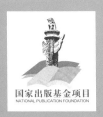

国家出版基金项目
NATIONAL PUBLICATION FOUNDATION

"十三五"国家重点图书出版规划项目

Precision
Medicine

精准医学出版工程

精准预防诊断系列

总主编 詹启敏

纳米技术与精准医学

Nanotechnology and Precision Medicine

崔大祥 等

编著

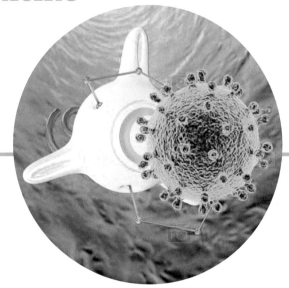

上海交通大学出版社
SHANGHAI JIAO TONG UNIVERSITY PRESS

内容提要

本书为"精准医学出版工程·精准预防诊断系列"图书之一。本书结合作者长期研究成果,围绕纳米精准医学的前沿热点方向,重点介绍了纳米技术在精准医学方面的研发现状、发展趋势与存在的挑战,以期促进纳米精准医学的发展。具体内容涵盖基于纳米技术的核酸及蛋白质提取、分离、纯化技术,基于纳米技术的 PCR 检测技术,纳米效应基础上的超敏感传感检测技术,纳米粒子标记的层析芯片技术,拉曼光谱在生物医学中的应用,二维纳米材料在肿瘤标志物检测中的应用,巨磁阻传感器及其在生物医学领域的应用,基于纳米技术的循环肿瘤细胞检测,基于纳米技术的 ctDNA 分离捕获与定量检测技术,活体原位生物合成纳米簇探针多模态精准成像,数字全息显微镜技术用于细胞成像,纳米孔测序技术,肿瘤手术边界示踪成像技术,基于原子力显微镜的单分子操纵及相关技术,基于纳米探针的诊疗一体化技术,纳米诊疗技术的临床转化,纳米精准医学面临的挑战与前景等。本书将为从事纳米技术与精准医学研究及应用的临床及科研人员提供重要的指导。

图书在版编目(CIP)数据

纳米技术与精准医学/崔大祥等编著. —上海:上海交通大学出版社,2020
精准医学出版工程/詹启敏主编
ISBN 978 - 7 - 313 - 20478 - 3

Ⅰ.①纳… Ⅱ.①崔… Ⅲ.①纳米技术-应用-医学 Ⅳ.①R-39

中国版本图书馆 CIP 数据核字(2018)第 269022 号

纳米技术与精准医学
NAMI JISHU YU JINGZHUN YIXUE

编　　著:崔大祥 等
出版发行:上海交通大学出版社　　　　　　　地　　址:上海市番禺路 951 号
邮政编码:200030　　　　　　　　　　　　　电　　话:021-64071208
印　　制:苏州市越洋印刷有限公司　　　　　经　　销:全国新华书店
开　　本:787 mm×1092 mm　1/16　　　　　印　　张:22.75
字　　数:452 千字
版　　次:2020 年 3 月第 1 版　　　　　　　　印　　次:2020 年 3 月第 1 次印刷
书　　号:ISBN 978 - 7 - 313 - 20478 - 3
定　　价:188.00 元

王玉霞(中国人民解放军军事科学院军事医学研究院研究员)

杨宇明(上海交通大学纳米生物医学工程研究所助理研究员)

岳彩霞(上海交通大学纳米生物医学工程研究所助理研究员)

张春雷(上海交通大学纳米生物医学工程研究所助理研究员)

张　倩(上海交通大学纳米生物医学工程研究所助理研究员)

赵建龙(中国科学院上海微系统与信息技术研究所副所长,研究员)

周洪波(中国科学院上海微系统与信息技术研究所研究员)

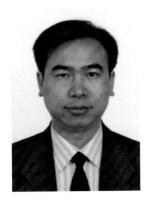

崔大祥,1967 年出生。第四军医大学(现中国人民解放军空军军医大学)生物化学与分子生物学专业博士,国家纳米重点研发计划项目首席科学家,上海交通大学转化医学研究院副院长、纳米生物医学工程研究所所长、电子信息与电气工程学院仪器科学与工程系主任,上海智能诊疗仪器工程技术研究中心主任,上海纳米技术及应用国家工程研究中心副主任,讲席教授、博士生导师。长期从事纳米功能材料的制备与表征、基于纳米效应的胃癌预警与早期诊断系统、智能响应的纳米机器与传感器技术、智能响应的纳米免疫治疗与干细胞治疗技术等研究。2001—2004 年在德国马克斯·普朗克科学促进学会从事博士后研究;2007—2008 年在日本早稻田大学任访问教授与客座教授。国家杰出青年科学基金获得者、教育部"长江学者"特聘教授、新世纪百千万人才工程国家级人选,享受国务院政府特殊津贴。获国家科学技术进步奖二等奖、上海市技术发明奖一等奖等多项奖励和荣誉。同时担任中国抗癌协会纳米肿瘤学专业委员会主任委员、精准与数字医学专业委员会常委、精准医学专业委员会委员、中国光学学会生物医学光子学专业委员会常委、全国专业标准化技术委员会委员,*Nano Biomedicine and Engineering* 杂志主编。在 *Advanced Materials*、*ACS Nano*、*Nature Protocols*、*Journal of the American Chemical Society*、*Cancer Research* 等国际知名期刊发表 SCI 收录论文 380 多篇,论文被 *Science*、*Nature Nanotechnology*、*Chemical Reviews* 等期刊引用与评论,他引超过 15 000 次。主编专著 2 部,参编专著 8 部。多次受邀在国际学术会议上作报告。

　　"精准"是医学发展的客观追求和最终目标,也是公众对健康的必然需求。"精准医学"是生物技术、信息技术和多种前沿技术在医学临床实践的交汇融合应用,是医学科技发展的前沿方向,实施精准医学已经成为推动全民健康的国家发展战略。因此,发展精准医学,系统加强精准医学研究布局,对于我国重大疾病防控和促进全民健康,对于我国占据未来医学制高点及相关产业发展主导权,对于推动我国生命健康产业发展具有重要意义。

　　2015年初,我国开始制定"精准医学"发展战略规划,并安排中央财政经费给予专项支持,这为我国加入全球医学发展浪潮、增强我国在医学前沿领域的研究实力、提升国家竞争力提供了巨大的驱动力。国家科技部在国家"十三五"规划期间启动了"精准医学研究"重点研发专项,以我国常见高发、危害重大的疾病及若干流行率相对较高的罕见病为切入点,将建立多层次精准医学知识库体系和生物医学大数据共享平台,形成重大疾病的风险评估、预测预警、早期筛查、分型分类、个体化治疗、疗效和安全性预测及监控等精准预防诊治方案和临床决策系统,建设中国人群典型疾病精准医学临床方案的示范、应用和推广体系等。目前,精准医学已呈现快速和健康发展态势,极大地推动了我国卫生健康事业的发展。

　　精准医学几乎覆盖了所有医学门类,是一个复杂和综合的科技创新系统。为了迎接新形势下医学理论、技术和临床等方面的需求和挑战,迫切需要及时总结精准医学前沿研究成果,编著一套以"精准医学"为主题的丛书,从而助力我国精准医学的进程,带动医学科学整体发展,并能加快相关学科紧缺人才的培养和健康大产业的发展。

　　2015年6月,上海交通大学出版社以此为契机,启动了"精准医学出版工程"系列图书项目。这套丛书紧扣国家健康事业发展战略,配合精准医学快速发展的态势,拟出版一系列精准医学前沿领域的学术专著,这是一项非常适合国家精准医学发展时宜的事业。我本人作为精准医学国家规划制定的参与者,见证了我国精准医学的规划和发展,欣然接受上海交通大学出版社的邀请担任该丛书的总主编,希望为我国的精准医学发展及医学发展出一份力。出版社同时也邀请了吴孟超院士、曾溢滔院士、刘彤华院士、贺福初院士、刘昌孝院士、周宏灏院士、赵国屏院士、王红阳院士、曹雪涛院士、陈志南院士、陈润生院士、陈香美院士、徐建国院士、金力院士、周琪院士、徐国良院士、董家鸿院士、卞修武院士、陆林院士、田志刚院士、乔杰院士、黄荷凤院士等医学领域专家撰写专著、承担审校等工作,邀请的编委和撰写专家均为活跃在精准医学研究最前沿的、在各自领域有突出贡献的科学家、临床专家、生物信息学家,以确保这套"精准医学出版工程"丛书具有高品质和重大的社会价值,为我国的精准医学发展提供参考和智力支持。

编著这套丛书,一是总结整理国内外精准医学的重要成果及宝贵经验;二是更新医学知识体系,为精准医学科研与临床人员培养提供一套系统、全面的参考书,满足人才培养对教材的迫切需求;三是为精准医学实施提供有力的理论和技术支撑;四是将许多专家、教授、学者广博的学识见解和丰富的实践经验总结传承下来,旨在从系统性、完整性和实用性角度出发,把丰富的实践经验和实验室研究进一步理论化、科学化,形成具有我国特色的精准医学理论与实践相结合的知识体系。

"精准医学出版工程"丛书是国内外第一套系统总结精准医学前沿性研究成果的系列专著,内容包括"精准医学基础""精准预防""精准诊断""精准治疗""精准医学药物研发"以及"精准医学的疾病诊疗共识、标准与指南"等多个系列,旨在服务于全生命周期、全人群、健康全过程的国家大健康战略。

预计这套丛书的总规模会达到 60 种以上。随着学科的发展,数量还会有所增加。这套丛书首先包括"精准医学基础系列"的 10 种图书,其中 1 种为总论。从精准医学覆盖的医学全过程链条考虑,这套丛书还将包括和预防医学、临床诊断(如分子诊断、分子影像、分子病理等)及治疗相关(如细胞治疗、生物治疗、靶向治疗、机器人、手术导航、内镜等)的内容,以及一些通过精准医学现代手段对传统治疗优化后的精准治疗。此外,这套丛书还包括药物研发,临床诊断路径、标准、规范、指南等内容。"精准医学出版工程"将紧密结合国家"十三五"重大战略规划,聚焦"精准医学"目标,贯穿"十三五"始终,力求打造一个总体量超过 60 种的学术著作群,从而形成一个医学学术出版的高峰。

本套丛书得到国家出版基金资助,并入选了"十三五"国家重点图书出版规划项目,体现了国家对"精准医学"项目以及"精准医学出版工程"这套丛书的高度重视。这套丛书承担着记载与弘扬科技成就,积累和传播科技知识的使命,凝结了国内外精准医学领域专业人士的智慧和成果,具有较强的系统性、完整性、实用性和前瞻性,既可作为实际工作的指导用书,也可作为相关专业人员的学习参考用书。期望这套丛书能够有益于精准医学领域人才的培养,有益于精准医学的发展,有益于医学的发展。

本套丛书的"精准医学基础系列"10 种图书已经出版。此次集中出版的"精准预防诊断系列"系统总结了我国精准预防与精准诊断研究各领域取得的前沿成果和突破,将为实现疾病预防控制的关口前移,减少疾病和早期发现疾病,实现由"被动医疗"向"主动健康"转变奠定基础。内容涵盖环境、食品营养、传染性疾病、重大出生缺陷、人群队列、出生人口队列与精准预防，纳米技术、生物标志物、临床分子诊断、分子影像、分子病理、孕产前筛查与精准诊断，以及健康医疗大数据的管理与应用等新兴领域和新兴学科，旨在为我国精准医学的发展和实施提供理论和科学依据，为培养和建设我国高水平的具有精准医学专业知识和先进理念的基础和临床人才队伍提供理论支撑。

希望这套丛书能在国家医学发展史上留下浓重的一笔！

北京大学常务副校长
北京大学医学部主任
中国工程院院士
2018 年 12 月 16 日

　　纳米科技是基于人工制造的纳米结构基础上的纳米材料与独特的纳米效应发展起来的高新科学技术。1959 年，诺贝尔物理学奖获得者理查德·费曼在《在底部还有很大空间》的演讲中提出：物理学的规律不排除一个原子一个原子地制造物质的可能性，纳米技术的概念从此诞生。自 20 世纪 80 年代纳米科技迅速发展以来，纳米技术已渗透到各个传统行业与领域，促进了各个领域的技术进步与发展，发挥了独特的作用与难以取代的功能。大力发展纳米科技是时代发展的需求与必然选择。纳米科技是当代科技发展的前沿领域，尤其纳米制造技术是实现微纳米结构、器件、系统批量化生产的基础，是支撑微纳米科技走向应用的基础。材料、物理、化学和生物等基础科学的研究成果以及信息技术的进步带动了纳米制造技术的发展，而纳米制造技术同时也反过来推动了相关学科的进一步深入发展。纳米科技已与每一个学科形成了交叉促进发展的局面。据美国国家科学基金会的预测，未来 15～20 年，全球纳米技术市场规模将达到每年10 000 亿美元左右。各国政府都在加大投入，抢夺纳米科技的制高点。纳米科技与医学结合已形成纳米医学。纳米医学不同于常规的医学，是一个交叉学科，不仅进行纳米尺度的材料与器件的研发，而且更重要的是，应用于疾病的诊断、治疗、预测、监测与预防。

　　精准医学是指用现代遗传技术、分子影像技术、分子信息技术结合患者的生活环境和临床数据，实现精准的疾病分类与诊断，制定具有个性化的疾病预防和治疗方案。2015 年 1 月，原美国总统奥巴马在国情咨文演讲中提出"精准医学计划"，呼吁美国制定相关政策，投入研究经费，加快发展精准医学。2015 年 2 月，中国国家主席习近平批示国家科技部和国家卫生计生委（现国家卫生健康委员会），要求国家成立中国精准医疗战略专家组，由 19 位专家组成了国家精准医疗战略专家委员会。精准医学发展的短期目标是制定基于个体防癌治癌的靶向治疗方案，其长远目标是实现广大人民群众的健康管理即提升对疾病的风险评估以及对许多疾病最佳治疗方案的预测，包括检测、测量、分析广泛的生物医学信息，从而达到"防未病、治已病"的效果。疾病的病因学和分子机制研究、中国人群基因组学大数据库的建设、肿瘤遗传学与影像学特征研究、精准手术治疗与智能化医疗器械的研究开发、个体细胞储存与诱导培养回输、免疫细胞治疗亚健康与肿瘤、干细胞技术抗衰老研究等是中国精准医学发展的主要任务。

纳米科技具有显著的优势,与精准医学深度结合,出现了一个新的概念即纳米精准医学。纳米精准医学充分利用纳米材料、纳米器件等纳米科技的独特优势,解决疾病的精准诊断、精准治疗、精准监测和精准预防问题,并在临床医疗活动中进行精准应用,最终实现精准医学服务于人类健康长寿的目标。

纳米精准医学离不开纳米材料。纳米材料具有小尺寸效应、表面效应、量子尺寸效应与宏观隧道效应,在声、光、电、热、磁、力学方面呈现独特性质,利用纳米粒子的吸附、荧光信号和特殊的光谱信号,可显著增强生物分子检测的灵敏度。纳米技术与传统检测技术融合发展,出现新的检测技术,进一步增强了检测的灵敏度、精准性,部分实现了小型化、便携式、简便快速。常见的纳米粒子包括磁性纳米粒子、金银纳米粒子、量子点、碳纳米管、石墨烯等,在疾病标志物的捕获、分离以及检测中都有广泛的研究及应用。微流控芯片是一种发展比较快的微型化诊断技术。纳米技术与微流控芯片技术结合发展出系列新的检测器件与技术,可实现痕量标志物的快速检测。纳米粒子标记技术与基因芯片技术结合可显著增强基因检测的效率与精准度。利用石墨烯纳米膜开发出的传感器可以实现生物标志物的超灵敏检测。这些都反映了纳米技术使生物标志物检测更精准。

随着纳米技术的发展,分子影像的应用范围越来越宽,多功能的纳米探针设计与制备技术越来越成熟。把多模分子影像、光热治疗、磁热治疗、纳米药物的高效递送高度集成在一个纳米探针上,实现诊疗一体化,已成为发展趋势,也是纳米技术在精准医学中应用的最有代表性的体现。本书也对这一进展以及存在的问题与挑战进行了介绍。

本书主要围绕纳米精准医学的前沿热点,重点阐述了纳米技术在精准医学方面的研发现状,讨论了术语、概念及发展趋势与存在的挑战,目的是促进纳米技术在精准医学中的应用。本书由上海交通大学崔大祥教授主持编著,编撰工作得到诸多科研院所、高等院校和医疗机构的大力支持和帮助。其中第1章由张倩执笔,第2章由陈迪、林树靖执笔,第3章由章阿敏执笔,第4章由王侃执笔,第5章由宋春元执笔,第6章由汪联辉执笔,第7章由郅晓执笔,第8章由韩宇执笔,第9章由杨蒙执笔,第10章由金庆辉、牛嘉琪执笔,第11章由闫浩执笔,第12章由李天亮执笔,第13章由刘岩磊执笔,第14章由宋杰、冀斌执笔,第15章由张春雷执笔,第16章由陈云生执笔,第17章由崔大祥执笔。在此,衷心感谢各位专家的辛勤付出!

本书引用了一些作者的论著及其研究成果,特此向这些作者表示衷心的感谢!

本书虽试图在写作内容上尽可能涵盖相关领域的各个方面,但是也难免管中窥豹、挂一漏万。书中如有错谬之处,期待得到广大读者的反馈信息,以使本书臻于完善。

崔大祥

2018 年 8 月

目录

11 数字全息显微镜技术在细胞成像中的应用 ·········· 219

12 纳米孔测序技术 ·········· 230

13 肿瘤手术边界示踪成像技术 ·········· 250

1 基于纳米技术的核酸及蛋白质提取、分离、纯化技术

纳米材料作为一种新兴的小尺寸材料具有独特的功能和性质,这使得当前基于纳米技术的产业化应用迅速发展,并在各个行业中凸显绝对的优势。本章主要从纳米粒子的制备与表征技术、基于磁性纳米材料的核酸提取、分离及纯化技术、纳米粒子的标记与染色技术以及基于纳米粒子的蛋白质标志物分离技术等几个方面进行详细阐述。

1.1 纳米粒子的制备及表征技术

近 30 年来,纳米材料的多功能应用引起众多科研工作者的研究兴趣,并在各个领域兴起一股强劲的纳米热潮。纳米材料泛指三维空间中至少一维介于纳米尺寸(1~100 nm)的粒子,主要包括无机纳米材料、有机纳米材料、半导体纳米材料和复合型纳米材料等[1]。纳米材料随其粒径的不断减小,比表面积不断增大,呈现区别于宏观材料的多种独特效应,包括量子尺寸效应、表面和界面效应、小尺寸效应以及宏观量子隧道效应等[2],并同时产生优良的物理化学性质,可广泛应用于生物医药、能源、化工、电子、光学、建材及环境等领域,具有重大的高科技应用前景[3]。

1.1.1 纳米粒子的制备

纳米粒子的制备途径及方法种类繁多,但其制备途径主要分为以下两种[4]:一种是通过将大块固体颗粒经过物理方法细化获得纳米级材料即"top-down"途径;另一种是从原子、分子或离子等基本粒子出发,经过成核及进一步熟化等步骤获得纳米材料即"bottom-up"途径。"top-down"途径作为一种传统纳米材料制备技术,常广泛应用于影印、电子产品制造、光学器件等领域;"bottom-up"途径由于相对前者成本较低、对设备要求简单,已广泛应用于各个领域。如图 1-1 所示,利用"bottom-up"途径可以合成不同粒径、不同形状或不同组成元素的纳米材料[5]。纳米粒子的制备主要有物理方法和化学方法两类。物理方法主要包括机械粉碎法、离子溅射法、溶液蒸发法、蒸发冷凝法

及机械合金法等,但其对设备及技术要求严格、有很大的局限性。因此,目前主要采用化学方法完成纳米材料的制备。具体如下。

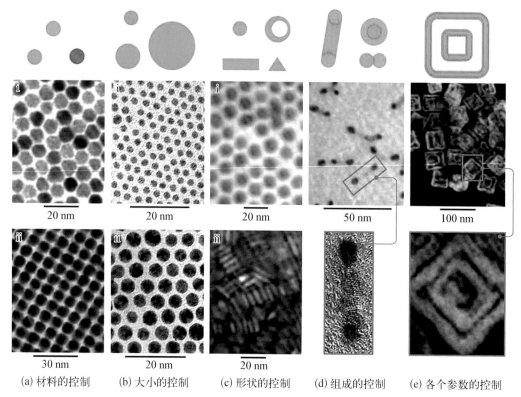

(a) 材料的控制　　(b) 大小的控制　　(c) 形状的控制　　(d) 组成的控制　　(e) 各个参数的控制

图 1-1　"bottom-up"途径合成的不同粒径、不同形状及不同组成元素的纳米材料

(图片修改自参考文献[5])

1) 沉淀法

沉淀法是指将加入的原料利用化学方法沉淀有效成分,经过进一步清洗、过滤、热分解等过程获得金属纳米粒子的一种方法。根据沉淀方式不同,沉淀法可分为直接沉淀法、均匀沉淀法、共沉淀法、醇盐水解法、水解沉淀法以及配位沉淀法等。其中,共沉淀法是目前常用的一种沉淀方法。

共沉淀法是指在溶液中含有两种或两种以上阳离子,它们以均相存在于溶液中,加入沉淀剂,经沉淀反应后,可得到各种成分的均一沉淀。该方法在合成过程中,在阳离子溶液中加入适当配比的沉淀剂(如−OH⁻),可形成所需粒径大小的纳米颗粒。再经过进一步清洗去除杂质、脱水烘干后即可得到纯度较高的纳米粒子。利用共沉淀法合成纳米粒子影响因素较多,主要有溶液浓度和 pH 值、反应温度、试剂所加次序以及搅拌速度等。以制备磁性纳米氧化物 Fe_3O_4 为例，其反应基本原理为 $Fe^{2+} + 2Fe^{3+} + 8OH^- = Fe_3O_4 + 4H_2O$，在反应过程中，通过控制反应条件可有效地调节 Fe_3O_4 纳米颗粒的形貌及尺寸。该方法反应简单，设备及耗材价格低廉，可广泛应用于产业化生产。但该方法获得的纳米粒子往往粒径分布不均一，极易出现大量沉淀，难以应用于对粒子质量需求较高的应用领域。

2）水热法

水热法又称为溶剂热反应法，是指前驱体（如金属或金属盐等）在水相溶液或蒸气等反应环境下进行高温高压化学反应，通过进一步的分离与热处理得到相应尺寸及形状纳米粒子的一种常用制备方法。该方法包括水热氧化、水热合成、水热还原、水热分解、水热结晶及水热沉淀等类型。水热法具有原料成本较低、反应环境温和、制备所得纳米颗粒纯度高、分散性好及尺寸大小可控等优点。水热法的主要工作原理是在高温高压的反应环境中，固体前驱体发生裂解、成核并重组等制备出纳米颗粒，常用的反应容器为高压釜，通过调整反应温度、时间及试剂配比可获得不同粒径大小及形状的纳米颗粒。崔大祥教授课题组[6,7]利用氯化铁在乙二醇溶剂中通过水热法制备出尺寸可控的磁性纳米颗粒，并通过控制反应条件获得 8～600 nm 范围不同粒径的磁性纳米颗粒。

3）溶胶-凝胶法

溶胶-凝胶法是将前驱体（如金属无机盐或金属醇盐等）溶解于水或有机溶剂中，经过反应后水解形成溶胶，并在稳定剂及调整剂作用下形成透明凝胶，最终经热处理后获得相应纳米材料的一种方法。该方法具有反应温度低、粒径小、纯度高等优点，可以制备 TiO_2、SnS、Al_2O_3 等多种纳米材料；但该方法成本较高、制备周期较长，这也限制了其广泛应用。

4）热分解法

热分解法是目前最受关注的一种合成方法。金属有机化合物在高沸点有机溶剂反应条件下，在表面活性剂存在的情况下，经过前驱体化合物裂解、成核并逐步长大形成粒径分布均一、形状可控的单分散疏水磁性纳米颗粒。目前常用的前驱体有油酸金属前驱体（如油酸铁、油酸锰）、金属氯化物（如氯化铝、氯化铁、氯化钴等）、金属羰基配合物（如五羰基铁、八羰基二钴等），表面活性剂有油酸、油胺及脂肪酸等。该方法制备的纳米材料粒径分布均一、形貌可控，尤其在合成高质量纳米材料的方法中是一种首选的方法，通过种子再生长方法还可以形成各种复合型纳米粒子[8]。制备所得疏水相粒子可以经过多种修饰［如聚乙二醇（PEG）、双亲性高分子聚合物及硅壳包被等］后转入水相溶液，其较高的稳定性和单分散性使其极易用于生物实验。以制备磁性纳米氧化物 Fe_3O_4 为例，孙守恒教授课题组[9,10]和 Hyeon 课题组[11,12]分别以乙酰丙酮铁和油酸铁作为前驱体合成粒径大小为 2～50 nm 的超顺磁性纳米颗粒，并且基于前驱体热分解方法和种子再生长方法两种经典方法进一步合成多种杂交型[13]及核壳型磁性纳米粒子[14]并应用于生物医疗及设备控件等领域[15,16]。

1.1.2 纳米粒子的表征技术

纳米材料的表征主要目的是确定纳米材料的一些物理化学特性如形貌、尺寸、粒径、等电点、化学组成、晶型结构、禁带宽度和吸光特性等[17,18]。根据检测内容不同,纳米材料的表征技术包括形貌表征[如透射电子显微镜(transmission electron microscopy,TEM)、扫描电子显微镜(scanning electron microscopy,SEM)、原子力显微镜(atomic force microscope,AFM)]、结构表征[如 X 射线衍射(X-ray diffraction,XRD)、傅里叶变换红外光谱(Fourier transform infrared spectrum,FT-IR)、拉曼光谱(Raman spectrum)]、成分分析[如原子吸收光谱(atomic absorption spectrum,AAS)、电感耦合等离子体质谱(inductively coupled plasma mass spectrum,ICP-MS)、X 射线光电子能谱(X-ray photo-electron spectroscopy,XPS)和能谱(energy dispersive spectroscopy,EDS)]以及材料性质表征[如紫外-可见吸收光谱(ultraviolet-visible absorption spectrum,UV-Vis)、Zeta 电位(Zeta potential)、动态光散射(dynamic light scattering,DLS)]等[19]。另外,根据不同种的纳米材料具有其他的材料表征技术可分别进行检测。例如,磁性纳米材料具有磁响应性,可通过物性分析仪测定其磁滞回归曲线等;可通过荧光光谱(fluorescence spectra)测定具有荧光信号的纳米材料(如量子点、金团簇、碳点、上转换材料等)。

透射电子显微镜是一种观察纳米材料形貌、粒径和尺寸的常规仪器,分辨率为 0.1～0.2 nm,放大倍数为几万到几百万倍,用于观察超微结构即小于 0.2 μm、光学显微镜下无法看清的结构[20]。扫描电子显微镜可以获取被测样品本身的各种物理、化学性质的信息,如形貌、组成、晶体结构和电子结构等[21]。紫外-可见吸收光谱也是一种常见的纳米材料表征技术,它的原理是基于金属粒子内部电子气的等离子体共振激发,或基于带间吸收引起材料在紫外-可见光光区范围内具有吸收谱带,且不同元素具有不同的特征吸收谱,通过观察吸收峰位置变化可断定其粒径变化、结构变化等[22]。原子力显微镜是一种可用来研究包括绝缘体在内的固体材料表面结构的分析仪器[23]。它通过检测待测样品表面和一个微型力敏感元件之间的极微弱的原子间相互作用力研究物质的表面结构及性质。将一个对微弱力极端敏感的微悬臂一端固定,另一端的微小针尖接近样品,这时针尖将与样品相互作用,作用力使得微悬臂发生形变或运动状态发生变化。扫描样品时,利用传感器检测这些变化就可获得作用力分布信息,从而以纳米级分辨率获得表面形貌结构信息及表面粗糙度信息。动态光散射利用微小颗粒在介质中的布朗运动导致光强波动,检测纳米材料的粒径大小及分布[24]。该图谱可清晰地判断出纳米材料在介质(如水溶液)中的分布情况以断定其分散性及稳定性。表征动态光散射的仪器为粒度仪,它还可同时检测纳米材料表面的 Zeta 电位,即分散粒子表面所带电荷吸引的反号离子在两相界面呈扩散状态分布而形成的扩散双电层中的外围扩散层。Zeta电位是连续相与附着在分散粒子上的流体稳定层之间的电势差,通过测定它的值可评定纳米材料在分散介质中的稳定性。电感耦合等离子体质谱可对样品中的各个元素进行采集、分析和测定,精确地判断该样品中的元素含量,并通过元素含量分析其成分构成,这是目前常用的一种元素分析测定技术[25]。X射线衍射即通过对材料进行X射线衍射,分析其衍射图谱,获得材料的成分、材料内部原子或分子的结构或形态等信息的研究手段。

1.2 基于磁性纳米粒子的核酸提取、分离、纯化技术

生物个体与分子(如蛋白质和核酸等)是生物体系的重要组成成分,如何简单、高效、高纯度地提取、分离及纯化具有高活性的目的生物分子等在生命科学及临床医学领域具有重要的研究意义[26]。传统分离技术包括离心、沉淀等,由于具有耗时长、收率低且分子易失活等缺点,难以广泛应用于生物医学中。基于磁性纳米粒子的磁分离技术利用外加磁场作用,可以将免疫亲和的目的分子在复杂的生物体系中快速、有效地分离出来。由于磁分离技术具有简单、高效且目标生物分子不易失活等特性,该技术已成为近几年常用的一种分离纯化手段[27]。

1.2.1 磁分离的基本原理

磁分离技术是指目的生物个体与分子通过表面受体与修饰于磁性纳米粒子表面的配体之间发生特异性相互作用,如抗原-抗体、亲和素-生物素等,在外加磁场作用下实现目的生物个体与分子快速分离的关键技术[28]。图1-2所示为通过表面功能化修饰,

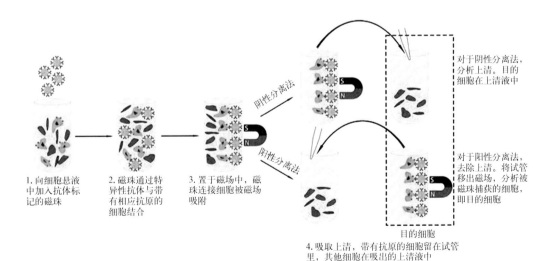

图 1-2 磁分离技术

可将磁性纳米粒子表面偶联相应抗体或生物素等制备成功能化的磁性纳米材料,当该材料与待分离溶液共同孵育时,目标生物分子表面受体与材料表面配体产生亲和作用,随后在外加磁分离装置作用下将目标分子分离出来,分离获得的目标分子经过多次清洗与提纯可实现产物的进一步纯化。在磁分离技术中,既能有效地在复杂生物环境中分离目的生物分子,也能实现其在低浓度目标物的强大富集。相比于其他分离纯化方法,磁分离技术具有快速、简单、高效且生物分子活性不易丧失等优点,目前已广泛应用于蛋白质、核酸、细胞及病毒的生物分离与检测[29,30]。

1.2.2　用于生物分离的磁性纳米粒子的特点

功能化磁性纳米材料在磁分离技术中起至关重要的作用,用于生物分离的磁性纳米粒子不仅需要特异性地识别、捕获目的分子,而且需要在外加磁场作用下能够实现目的分子的高效分离。常用于磁分离的磁性纳米材料具有以下优势:① 稳定性好,在胶体溶液甚至是复杂的生物环境下分散性好,不易发生团聚或沉淀;② 比表面积大且表面官能团丰富,能共价偶联不同配体分子实现其多功能化;③ 对外加磁场的磁响应灵敏,能快速、有效地将捕获的生物分子从复杂的环境中分离出来;④ 生物相容性好,对细胞及生物分子的活性和功能不易造成影响。

目前应用于磁分离的磁性纳米材料种类繁多,主要包括:① 单一的铁氧化合物,如 Fe_2O_3 NP 或 Fe_3O_4 NP;② 混合性铁氧化合物,如 $MnFe_2O_4$ NP、$CoFe_2O_4$ NP、$MgFe_2O_4$ NP 等;③ 有机高分子包覆的磁性微球,有机高分子(如壳聚糖、脂质体、多聚糖、聚乙烯等)与磁性纳米颗粒结合形成粒径大小为 $0.1 \sim 0.8\ \mu m$ 的复合微球。目前应用较多的主要为商品化的复合微球,其生物相容性好,可降解,已广泛应用于生物检测及磁分离;但由于其颗粒较大,易产生自身团聚,近年来制备出的尺寸较小、分散性好、饱和磁化强度高的超顺磁性纳米粒子充分发挥了其巨大的应用价值。

1.2.3　磁性纳米粒子在核酸提取、分离与纯化中的应用

传统的核酸提取与分离需要乙醇沉淀、苯酚/氯仿萃取、离心分离和柱层析处理等,烦琐的操作耗时耗力,很难实现核酸的自动分离及纯化,且分离所得核酸产物易失活,不利于后期使用。因此,如何快速有效地获得纯度高、活性强的核酸分子是磁分离技术的关键,常见磁珠法提取核酸技术如图 1-3 所示。根据磁性纳米颗粒的表面修饰及功能化不同,核酸分离可分为以下几种:① 羟基化磁性纳米材料分离核酸法;② 羧基化磁性纳米材料分离核酸法;③ 氨基化磁性纳米材料分离核酸法;④ 巯基化磁性纳米材料分离核酸法;⑤ 碱基互补配对法;⑥ 免疫亲和法等。Shan 等[31]利用分散聚合法获得的聚甲基丙烯酸修饰性纳米颗粒可快速提取大肠杆菌内质粒 DNA,回收率可达 95% 以上。有研究人员制备了利用 SiO_2 包被的超顺磁性纳米粒子,并将生物素分子标记的寡

核苷酸探针共价偶联于纳米粒子表面,并构建出一种具超顺磁性的 DNA 纳米分离探针,此探针可与目标单链寡核苷酸产生特异性结合,利用外加磁场作用将磁颗粒分离,进而实现对互补单链核苷酸片段的高效、快速分离富集。另外,免疫亲和法是指将单克隆抗体 DNA 连接于磁性纳米材料表面上,外加磁分离后,其载有 DNA/抗 DNA 复合物的磁性粒子可直接用于 PCR 的扩增而不需进一步洗脱,也能排除 PCR 抑制因子对扩增的影响,提高 PCR 反应的准确度。

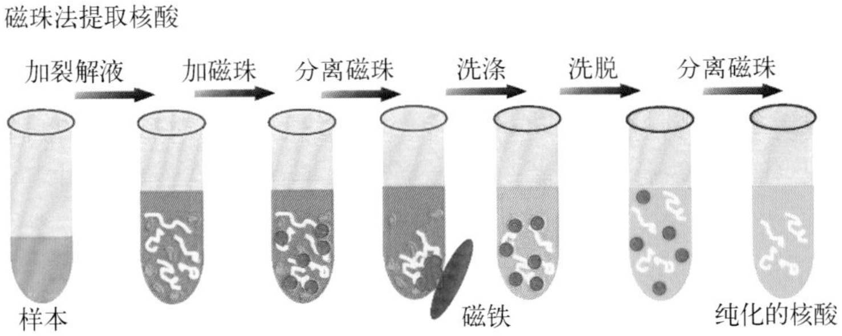

图 1-3　磁珠法分离提取核酸

磁性纳米颗粒也可用于核酸序列的分离检测。Mirkin 课题组[32]利用纳米金和纳米铁粒子为载体,在 PCR 扩增较少的情况下,实现对低浓度 DNA 的检测。他们分别用目标 DNA 序列和已知 DNA 序列将两种材料表面功能化,并进一步通过分子杂交技术将条码 DNA 与纳米金表面 DNA 杂交,再利用目的 DNA 将两种纳米材料结合在一起。在外加磁场作用下分离后实现进一步杂交化,得到更多条条码 DNA,这种方法可以减少 PCR 的扩增或少量 PCR 扩增,避免了材料检测时的耗时长、技术要求高、成本高等问题。同时,根据磁纳米材料的物理化学性质、在聚集时产生的独特弛豫信号,实现核酸的检测。例如,Perez 课题组就是利用此性质检测 DNA 的,经过分析后,被捕获的互补 DNA 链弛豫时间明显增强[33]。

1.3　纳米粒子的标记与染色技术

生物标记技术是目前生物学中最重要的技术之一,其发展方向主要为提高痕量检测水平、增强标志物生物兼容性以及进行活体内标记成像等,而发展标记性能卓越、生物兼容性好的新型生物标记材料是生物标记技术发展的重要条件。近几十年来,纳米材料与生物检测技术的结合使得生物分子的检测有了重要的发展,这一交叉学科现已成为生物分析领域最具活力的研究方向。下面对近期出现的新型纳米粒子标记物的性质、检测原理、特点和应用进行评述,并分析用该标记物进行分析的可能发展方向。

用纳米粒子作为标记物是近年来迅速发展的纳米材料在生物分析领域的重要应用。纳米粒子由于其尺寸在纳米量级（1～100 nm），呈现许多与大块物体或同质单个分子不同的性质[34]，如纳米粒子特有的量子尺寸效应使纳米粒子的光学性质具有随粒子直径大小变化的特性。报道的研究结果表明，用这些具有特殊性质的材料作为生物分析的标记物质，可大大改善标记物的性能，显著提升现有分析方法的灵敏度。

用于生物分析的纳米粒子标记物按材料可分为半导体纳米粒子、金属纳米粒子、复合型纳米粒子。

1.3.1 半导体纳米粒子的标记与染色技术

半导体纳米粒子即半导体纳米晶（nanocrystals，NC）或量子点（quantum dots，QD），是一种常用的生物标记纳米材料。当半导体纳米粒子的尺寸与其激子半径（exciton radius，为 5～10 nm）相近时，由于电子波函数的量子限制效应（quantum confinement effect），半导体纳米粒子能带的有效带隙（band gap）随粒子的半径减小而增加，导致吸收光谱和荧光光谱的蓝移，光谱性质主要取决于其半径大小而与组成无关[35]。通过改变粒子的大小可获得从紫外到近红外范围内任意点的光谱[34]。如核壳型 CdSe@ZnS 量子点，当直径为 2.1 nm 时，在紫外激发光照射下发射出绿光；而直径为 4.6 nm 时则发射出红光。因此，改变其颗粒大小可获得从蓝色到红色波长范围内的发射光谱[36-38]。

在近几年的研究中可以发现，常用于生物分子标记的半导体纳米材料多为核壳型结构，即以一种半导体材料的纳米粒子（如 CdSe、CdTe 等）为核心，表面包裹另一种不同厚度的半导体材料（如 ZnS、ZnSe 和 CdS 等），该结构相比于单层结构的半导体材料，具有较高的发光量子产率（30%～50%）和较好的光化学稳定性[39]。核壳结构的半导体纳米粒子在连接到生物分子上时，必须是水溶性的，这可通过在其表面引入极性的官能团达到[40,41]。例如，量子点与巯基乙酸反应可引入极性的-COOH，再通过交联剂 EDC [乙基-3-(二甲基氨丙基)-碳二亚胺]可与核酸或蛋白质结合；纳米晶与带巯基的硅烷化试剂反应，可生成水溶性的二氧化硅包裹的纳米晶。

相比于普通荧光染料分子，利用半导体纳米粒子作为标记物具有的优点是可进行多色标记、不易淬灭且发光强度高[42-44]。普通的染料荧光分子由于每种分子的激发波长不一样，多色标记就需要多种波长的激发，加上荧光分子的发射波长宽，不同颜色荧光分子的光谱易互相重叠，因而很难同时使用两种以上的荧光分子进行多色标记。而量子点激发波长宽，发射波长窄且对称，可用一种波长激发大小不同的同种量子点获得丰富的标记颜色。如核壳型 CdSe@ZnS 量子点，通过控制核壳厚度及粒子大小可得到 10 种不同的标记颜色[45]。Giepman 等利用量子点成功标记活细胞中的目标蛋白分子（见图 1-4），该成果发表于 *Science* 杂志[46]。

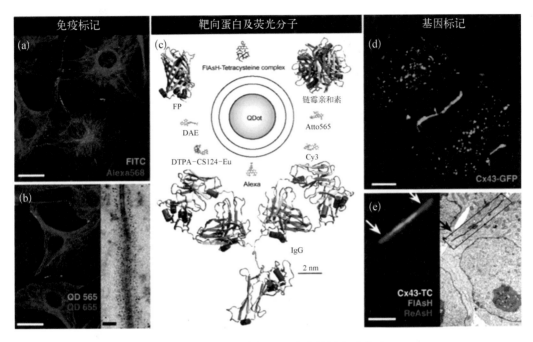

图 1-4 利用量子点标记细胞内的蛋白质分子

QDot：量子点；FP：同源荧光蛋白；FITC：异硫氰酸荧光素；IgG：免疫球蛋白 G（图片修改自参考文献[46]）

1.3.2 贵金属纳米粒子的标记与染色技术

金属纳米粒子标记物主要包括有贵金属金（Au）和银（Ag）两种纳米粒子，它们具有物理化学性质稳定、无光漂白、生物相容性好且易于修饰等优点，因而成为近年来纳米材料应用中的主要研究对象[47,48]。基于修饰金纳米粒子技术，研究人员发展了诸如可见光检测、表面增强拉曼散射（SERS）、瑞利共振散射等多种光放大方法对生物样品进行分析[49-51]。相比于荧光标记，基于散射光的贵金属纳米粒子标记具有较多优势，如消光系数大、无漂白、强度高、无闪烁以及无三线态等物理性质，而且 Au NP 和 Ag NP 等具有易于合成和表面修饰、生物相容性好等化学性质[52]。它们被广泛用于生物分析[53,54]、单分子示踪[55,56]、细胞成像[57-59]等方面。在图 1-5 中，Parak 课题组以标记有荧光染料的纳米金作为载体，观察不同材料浓度下人脐静脉内皮细胞（human umbilical vein endothelial cell，HUVEC）和人宫颈癌细胞（HeLa）的形态变化[60]。所以以 Au NP 和 Ag NP 为代表的贵金属纳米粒子非常适合作为荧光染料的替代物用于构建散射光相关光谱系统。

1.3.3 复合型纳米粒子的标记与染色技术

复合型纳米粒子是指具有发光的小分子或荧光纳米粒子通过高分子材料的包裹或

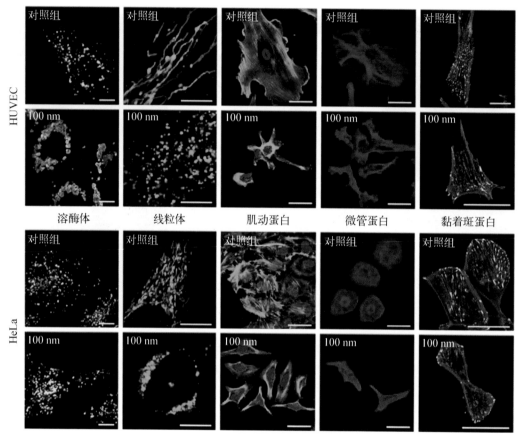

图 1-5　基于金纳米粒子对人脐静脉内皮细胞(HUVEC)和人宫颈癌细胞(HeLa)的示踪

(图片修改自参考文献[60])

连接形成几百个甚至上千个发光粒子构成的纳米粒子。例如包裹着若干个染料分子的荧光纳米球以及包含稀土螯合物的纳米粒子。这种包裹作用一方面能使更多的荧光分子连接在生物分子上起到信号放大作用,另一方面可克服外界环境对发光试剂的影响(如淬灭作用等),增加发光试剂的稳定性[61]。

　　将多个发光分子组合成的复合型纳米粒子作为标记物是目前一种较为先进的集成技术,已用于标记 DNA 结合蛋白探测、DNA 分子中的特异序列检测[62]以及灵敏度高的前列腺特异性抗原的测定等[63]。该方法与现有先进技术结合,大幅度地提升了检测灵敏度,可能成为未来标记物的主要方法之一。

1.3.4　稀土荧光纳米粒子的标记与染色技术

　　稀土荧光纳米材料具有诸多优势,包括荧光半衰期长、位移大、发射峰尖锐、发光性质由中心稀土离子决定等特点,同时可扣除背景荧光和自发荧光形成的干扰,避免激发光及散射光对突光信号产生的干扰,可根据实际要求对配体进行相应的结构改性等[64,65]。基于稀土荧光配合物的时间分辨荧光生物分析技术发展到今天已形成了成熟的体系,并以其操作简便、灵敏度高、检测限低、选择性高和无放射性污染等优点,广泛地应用于环境病原体的检测、免疫分析、生物活性小分子的测定、药物筛选以及组织和细胞活性测定等方面。针对活生物体系及其他易损伤体系的时间分辨荧光生化分析和成像,要求荧光配合物有良好的水溶性、发光强度强、量子产率高,并且最好为长波长激发。因此研制满足这样条件的配体与配合物具有重要的理论与实际意义。近年来,许多基于优良荧光性质稀土配合物的超高灵敏度时间分辨免疫分析测定方法被报道[66]。

另外,基于酶增幅时间分辨荧光免疫分析的原理,利用配合物 BCPDA-Eu³⁺ 标记的 IgG 测定甲胎蛋白(α-fetoprotein, AFP)的含量[67] 以及测定绒毛膜促性腺激素(choriogonadotrophin)的含量[68];利用 BCPA-Eu³⁺ 标记的唾液酸(SA)及甲状腺球蛋白(TG)测定 AFP 的生物含量[67] 以及测定人胰腺异淀粉酶(human pancreatic isoamylase)的含量[69] 等应用被报道。该方法是最灵敏的时间分辨荧光免疫分析方法之一。

总之,标记分析法灵敏度提高的最终目标是实现超灵敏的单个标记分子或单个粒子的检测。随着多学科与多技术的结合促使新一代基于纳米材料的各种分析方法的发展和完善,在未来的几年内,生物分子的标记检测技术可能得到很大的发展,将会真正实现各种生物分子事件的快速、灵敏、特异检测,成为揭示生命活动的最有力工具之一。

1.4 基于纳米粒子的蛋白质标志物分离技术

蛋白质标志物是标记于生物体(如组织、器官、细胞及系统等)的特异性蛋白质,它可用于客观测定和评价生理变化、疾病检测及诊断治疗,对现代生物医疗诊断及药物评价具有关键性作用。因此,蛋白质及蛋白质标志物的分离和纯化是当下生物领域中的核心技术,也是生物医药研究的必备前提[70]。根据蛋白质分子的大小、表面电荷、溶解度、生物亲和力以及表面吸附性质的差别,目前常见的分离纯化蛋白质的方法有超速离心、盐析、电泳、透析、色谱、微阵列以及分子筛法[71]。但这些技术一般耗时、成本高且分离难度大,极大地影响了蛋白质的有效分离。亲和色谱法是蛋白质分离和纯化中的一种重要方法。亲和色谱是基于目的蛋白质与固相化的配基特异性结合而滞留,其他杂蛋白会流过柱子,实现目的蛋白质的分离。目前常用的亲和标签有生物素、组氨酸和谷胱甘肽 S-转移酶等。但该方法也有明显的缺点,如需预处理去除杂质及污染物、操作复杂且耗时长、易发生非特异性吸附等问题,极大地影响了蛋白质的有效分离[72]。因此,基于纳米粒子的蛋白质分离成为近几年来的常用技术[73,74]。

1.4.1 基于磁分离技术的蛋白质标志物分离

与磁性纳米粒子分离核酸分子原理相似,蛋白质-蛋白质和蛋白质-小分子之间具有特异性相互作用。用特定的磁性纳米粒子对特定小分子或蛋白质片段进行表面功能化修饰,其特异性结合可将目的蛋白质或蛋白质标志物结合于磁性纳米粒子表面,并在外加磁场作用下将吸附有目的蛋白质的磁性纳米粒子从杂质中分离出来,再通过进一步处理将目的蛋白质从纳米材料上洗脱出来,实现蛋白质的分离及纯化。

Mirki 等[75]利用电化学方法将金沉积于镍纳米棒结合形成金-镍-金复合结构,并利用十一烷硫醇对金表面进行共价修饰,未反应的氨基与硝基化的链霉亲和素偶联,再利用链霉亲和素-生物素以及镍-组氨酸之间较强的亲和力,从混合溶液中分离带有生物素和组氨酸标签的蛋白质(见图 1-6)。李亚东课题组[76]在氧化铁纳米颗粒表面进行功能化修饰形成以氧化铁为核、周围为纳米金颗粒的 $Au-Fe_3O_4$ 杂交体,该杂交体可通过 Au-S 键修饰氨三乙酸,并有效捕获蛋白质,实现蛋白质的分离及检测。Park 等[77]在硅壳包被的磁性纳米材料表面修饰上疏水基团形成疏水槽,该槽可以特异性

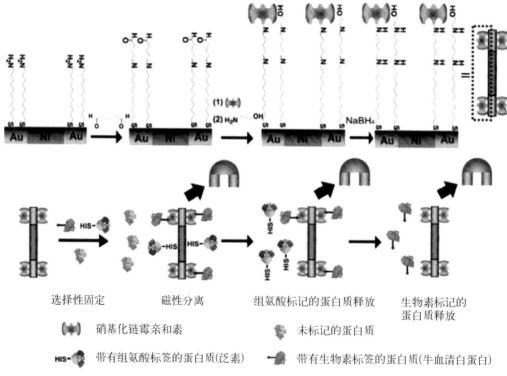

图 1-6　金-镍复合纳米材料用于分离带有组氨酸和生物素的蛋白质

(图片修改自参考文献[75])

地捕获牛血清白蛋白(BSA)分子，实现 BSA 的生物分离，且不会导致其活性的丧失（见图1-7）。

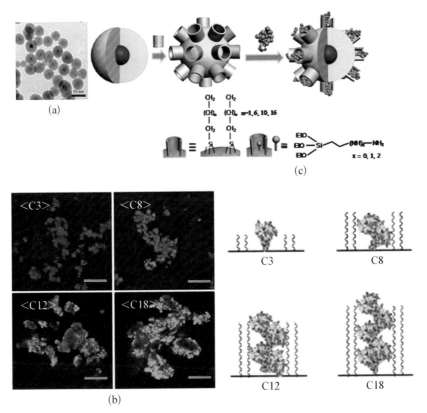

图 1-7　基于磁性纳米材料的疏水槽有效分离蛋白质

（图片修改自参考文献[77]）

1.4.2　基于微流控芯片技术的蛋白质标志物分离

微流控芯片技术(microfluidics)是指将生物、化学和医学分析过程的样品制备、反应、分离以及检测等基本操作单元集成到一块微米尺度的芯片上，并自动完成分析全过程。将微流控芯片技术应用于蛋白质标志物的分离是目前一种新型的分离技术，在芯片上进行蛋白质的毛细管电泳分离可以显著地提高分析速度和分离效率，并对分析仪器的集成化、微型化和便携化的发展具有重要意义。该技术与传统的蛋白质分离技术相比，具有分离效率高、速度快的优点，且可通过集成芯片对所得样品进行及时检测与分析[78]。

Harrison 等[79]将氧化硅纳米颗粒自组装于微流控芯片中，并通过聚合物包埋实现纳米材料的稳定性和灵敏性。当蛋白质混合物流经微流控通道时可实现不同大小的蛋

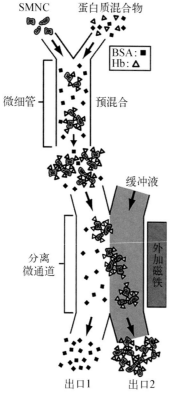

图 1-8　微流控芯片技术和磁分离技术结合分离目的蛋白质

SMNC,磁性纳米材料；BSA,牛血清白蛋白；Hb,血红蛋白
（图片修改自参考文献[81]）

白质分离,且经过微流控分离后可分选出分子量相差600的蛋白质分子。李洁等[80]将生物素修饰的适配体Apt15作为捕获探针固定在通道表面,适配体Apt29修饰后的银纳米粒子与凝血酶结合,在通道内以三明治夹心结构形式被捕获富集,利用银纳米粒子本身的颜色特性,可直接进行可视化分析,或转变为灰度值定量分析。实验结果显示,凝血酶浓度越大,通道显示的颜色越深。蛋白质的浓度在 $0.02\sim20$ nmol/L 范围内,和比色信号呈线性关系,检测限为 20 pmol/L。该方法充分利用了微流控芯片高通量、低分析时间的优势,灵敏度高,特异性好。纳米材料和微流控装置的结合在蛋白质的分离检测中有较大的开发潜力,有望应用于多种生物标志物的诊断和检测。

将微流控技术和磁分离技术结合在微流控板槽中可获得非常理想的蛋白质分离效果。图 1-8 所示为该技术是在微流控溶液槽一侧添加外加磁场,当功能化修饰的磁性纳米颗粒与蛋白质溶液分别于两个通道流入,两者混合后的目的蛋白质与功能化磁珠产生亲和聚集,并在外磁场作用下聚集于磁场一边,实现了蛋白质的分离,而其他杂质则随着微流控溶液分流至另一边。整个过程均在微流控芯片中,通过控制流速和时间以及免疫磁珠的多样性,可控制不同蛋白质的捕获与分离[81]。

1.5　小结与展望

综上所述,纳米材料的独特性质赋予其广泛的技术应用,尤其是基于磁分离技术纯化生物分子已成为目前纳米技术的研究热点,在生物医学领域具有广阔的研究前景;而基于纳米粒子的标记和染色技术可精确、直观地观察细胞形态变化及进行灵敏的标志物检测等,在基础研究中发挥了重要作用。

参考文献

[1] 王春先. 纳米材料的制备、表征及特效试剂的合成[D]. 济南：山东师范大学,2003.

[2] Burda C，Chen X，Narayanan R，et al. Chemistry and properties of nanocrystals of different

shapes[J]. Chem Rev, 2005, 105(4): 1025-1102.

[3] Goesmann H, Feldmann C. Nanoparticulate functional materials[J]. Angew Chem Int Ed Engl, 2010, 49(8): 1362-1395.

[4] Wang Y, Xia Y. Bottom-up and top-down approaches to the synthesis of monodispersed spherical colloids of low melting-point metals[J]. Nano Lett, 2004, 4(10): 2047-2050.

[5] Parak W. Complex colloidal assembly[J]. Science, 2011, 334(6061): 1359-1360.

[6] Huang P, Yin T, Zhang Q, et al. Synthesis of highly dispersed Fe_3O_4 submicrometer spheres in a one-pot anion-induced solvothermal system[J]. J Chin Chem Soc, 2017, 64: 217-223.

[7] Yin T, Zhang Q, Wu H, et al. In vivo high-efficiency targeted photodynamic therapy of ultra-small Fe_3O_4@polymer-NPO/PEG-Glc@Ce6 nanoprobes based on small size effect[J]. NPG Asia Mater, 2017, 9(5): 1-15.

[8] Zhang Q, Yin T, Gao G, et al. Multifunctional core@shell magnetic nanoprobes for enhancing targeted magnetic resonance imaging and fluorescent labeling in vitro and in vivo[J]. ACS Appl Mater Interfaces, 2017, 9(21): 17777-17785.

[9] Sun S, Zeng H, Robinson D B, et al. Monodisperse MFe_2O_4 (M = Fe, Co, Mn) nanoparticles [J]. J Am Chem Soc, 2004, 126(1): 273-279.

[10] Sun S, Zeng H. Size-controlled synthesis of magnetite nanoparticles[J]. J Am Chem Soc, 2002, 124(28): 8204-8205.

[11] Park J, An K, Hwang Y, et al. Ultra-large-scale syntheses of monodisperse nanocrystals[J]. Nat Mater, 2004, 3(12): 891-895.

[12] Kim B H, Lee N, Kim H, et al. Large-scale synthesis of uniform and extremely small-sized iron oxide nanoparticles for high-resolution T-1 magnetic resonance imaging contrast agents[J]. J Am Chem Soc, 2011, 133(32): 12624-12631.

[13] Yu H, Chen M, Rice P M, et al. Dumbbell-like bifunctional Au-Fe_3O_4 nanoparticles[J]. Nano Lett, 2005, 5(2): 379-382.

[14] Zeng H, Li J, Wang Z L, et al. Bimagnetic core/shell FePt/Fe_3O_4 nanoparticles[J]. Nano Lett, 2004, 4(1): 187-190.

[15] Zhang Q, Castellanos-Rubio I, Munshi R, et al. Model driven optimization of magnetic anisotropy of exchange-coupled core-shell ferrite nanoparticles for maximal hysteretic loss[J]. Chem Mater, 2015, 27(21): 7380-7387.

[16] Lai W, Mazin Abdulmunem O, Del Pino P, et al. Enhanced terahertz radiation generation of photoconductive antennas based on manganese ferrite nanoparticles[J]. Sci Rep, 2017, 7: 46261.

[17] Lechner M D, Mächtle W. Characterization of Nanoparticles[J]. Mater Sci Forum, 2000, 132: 87-90.

[18] Levin A D, Sadagov Y M, Koroli L L, et al. Development of optical-spectral techniques for the characterization of nanoparticles[J]. Nanotechnol Russ, 2013, 8(5): 373-378.

[19] Lue J T. A review of characterization and physical property studies of metallic nanoparticles[J]. J Phys Chem Solids, 2001, 62(9-10): 1599-1612.

[20] Malm J O, Svensson C, Magnusson M H, et al. Characterization of Ⅲ-Ⅴ semiconductor nanoparticles using TEM techniques[J]. Eur Phys J D, 1999, 9(1-4): 547-550.

[21] Rades S, Hodoroaba V D, Salge T, et al. High-resolution imaging with SEM/T-SEM, EDX and SAM as a combined methodical approach for morphological and elemental analyses of single engineered nanoparticles[J]. RSC Adv, 2014, 4(91): 49577-49587.

［22］ Petryayeva E，Krull U J. Localized surface plasmon resonance：nanostructures，bioassays and biosensing-A review［J］. Anal Chim Acta，2011，706(1)：8-24.

［23］ Shi H，Farber L，Michaels J N，et al. Characterization of crystalline drug nanoparticles using atomic force microscopy and complementary techniques［J］. Pharm Res，2003，20(3)：479-484.

［24］ Chu B，Liu T B. Characterization of nanoparticles by scattering techniques［J］. J Nanopart Res，2000，2(1)：29-41.

［25］ Helfrich A，Bruchert W，Bettmer J. Size characterisation of Au nanoparticles by ICP-MS coupling techniques［J］. J Anal At Spectrom，2006，21(4)：431-434.

［26］ Colombo M，Carregal-Romero S，Casula M F，et al. Biological applications of magnetic nanoparticles［C］. Chem Soc Rev，2012，41(11)：4306-4334.

［27］ 顾宁. 生物医用磁性纳米材料与器件［M］.北京：化学工业出版社，2013.

［28］ Lu A H，Salabas E L，Schuth F. Magnetic nanoparticles：synthesis，protection，functionalization，and application［J］. Angew Chem Int Ed Engl，2007，46(8)：1222-1244.

［29］ 唐劲天.磁性医药材料［M］.北京：清华大学出版社，2012.

［30］ Zhang Q，Yin T，Xu R，et al. Large-scale immuno-magnetic cell sorting of T cells based on a self-designed high-throughput system for potential clinical application［J］. Nanoscale，2017，9：13592-13599.

［31］ Shan Z，Wu Q，Wang X X，et al. Bacteria capture，lysate clearance，and plasmid DNA extraction using pH-sensitive multifunctional magnetic nanoparticles［J］. Anal Biochem，2010，398(1)：120-122.

［32］ Nam J M，Stoeva S I，Mirkin C A. Bio-bar-code-based DNA detection with PCR-like sensitivity［J］. J Am Chem Soc，2004，126(19)：5932-5933.

［33］ Perez J M，O'Loughin T，Simeone F J，et al. DNA-based magnetic nanoparticle assembly acts as a magnetic relaxation nanoswitch allowing screening of DNA-cleaving agents［J］. J Am Chem Soc，2002，124(12)：2856-2857.

［34］ Alivisatos A P. Semiconductor clusters，nanocrystals，and quantum dots［J］. Science，1996，271(5251)：933-937.

［35］ Tavares A J，Chong L R，Petryayeva E，et al. Quantum dots as contrast agents for in vivo tumor imaging：progress and issues［J］. Anal Bioanal Chem，2011，399(7)：2331-2342.

［36］ Hines M A，Guyot-sionnest P. Synthesis and characterization of strongly luminescing ZnS-Capped CdSe Nanocrystals［J］. J Phys Chem，1996，100(2)：468-471.

［37］ Hollingsworth J A. Semiconductor Nanocrystal Quantum dots［M］. Berlin：Springer，2008.

［38］ Mochalov K E，Bobrovsky A Y，Oleinikov V A，et al. Novel cholesteric materials doped with CdSe/ZnS quantum dots with photo-and electrotunable circularly polarized emission［J］. Proc SPIE，2012，8475(10)：847514-847515.

［39］ Peng X，Schlamp M C，Kadavanich A V，et al. Epitaxial growth of highly luminescent CdSe/CdS core/shell nanocrystals with photostability and electronic accessibility［J］. J Am Chem Soc，1997，119(30)：7019-7029.

［40］ Gerion D，Pinaud F，Williams S C，et al. Synthesis and properties of biocompatible water-soluble silica-coated CdSe/ZnS semiconductor quantum dots［J］. J Phys Chem B，2001，105(37)：8861-8871.

［41］ Pathak S，Choi S K，Arnheim N，et al. Hydroxylated quantum dots as luminescent probes for in situ hybridization［J］. J Am Chem Soc，2001，123(17)：4103-4104.

[42] Lin Z, Franceschetti A, Lusk M. Size dependence of the multiple exciton generation rate in CdSe quantum dots[J]. ACS Nano, 2011, 5(4): 2503-2511.

[43] Corato D R, Bigall C N, Ragusa A, et al. Multifunctional nanobeads based on quantum dots and magnetic nanoparticles: synthesis and cancer cell targeting and sorting[J]. ACS Nano, 2011, 5 (2): 1109-1121.

[44] Heine M, Bartelt A, Bruns O T, et al. The cell-type specific uptake of polymer-coated or micelle-embedded QDs and SPIOs does not provoke an acute pro-inflammatory response in the liver[J]. Beilstein J Nanotechnol, 2014, 5(1): 1432-1440.

[45] Han M, Gao X, Su J Z, et al. Quantum-dot-tagged microbeads for multiplexed optical coding of biomolecules[J]. Nat Biotechnol, 2001, 19(7): 631-635.

[46] Giepmans B N, Adams S R, Ellisman M H, et al. The fluorescent toolbox for assessing protein location and function[J]. Science, 2006, 312(5771): 217-224.

[47] Afonso A, Perez-Lopez B, Faria R, et al. Electrochemical detection of Salmonella using gold nanoparticles[J]. Biosens Bioelectron, 2013, 40(1): 121-126.

[48] Bakr O M, Wunsch B H, Stellacci F. High-yield synthesis of multi-branched urchin-like gold nanoparticles[J]. Chem Mater, 2006, 18(14): 3297-3301.

[49] Quaresma P, Osorio I, Doria G, et al. Star-shaped magnetite@gold nanoparticles for protein magnetic separation and SERS detection[J]. RSC Adv, 2014, 4(8): 3659-3667.

[50] Senapati T, Senapati D, Singh A K, et al. Highly selective SERS probe for Hg(II) detection using tryptophan-protected popcorn shaped gold nanoparticles[J]. Chem Commun, 2011, 47(37): 10326-10328.

[51] Zhang L, Li Y, Li D W, et al. Single gold nanoparticles as real-time optical probes for the detection of NADH-dependent intracellular metabolic enzymatic pathways[J]. Angew Chem Int Ed Engl, 2011, 50(30): 6789-6792.

[52] Ai K, Liu Y, Lu L. Hydrogen-bonding recognition-induced color change of gold nanoparticles for visual detection of melamine in raw milk and infant formula[J]. J Am Chem Soc, 2009, 131(27): 9496-9469.

[53] Kho K W, Kah J C Y, Lee C G L, et al. Applications of gold nanoparticles in the early detection of cancer[J]. J Mech Med Biol, 2007, 7(1): 19-35.

[54] Xia F, Zuo X L, Yang R, et al. Colorimetric detection of DNA, small molecules, proteins, and ions using unmodified gold nanoparticles and conjugated polyelectrolytes[J]. Proc Natl Acad Sci U S A, 2010, 107(24): 10837-10841.

[55] Xu C, Cang H, Montiel D, et al. Rapid and quantitative sizing of nanoparticles using three-dimensional single-particle tracking[J]. J Phys Chem C, 2007, 111(1): 32-35.

[56] Cang H, Xu C, Yang H., Progress in single-molecule tracking spectroscopy[J]. Chem Phys Lett, 2008, 457(4-6): 285-291.

[57] Murphy C J, Gole A M, Stone J W, et al. Gold nanoparticles in biology: beyond toxicity to cellular imaging[J]. Acc Chem Res, 2008, 41(12): 1721-1730.

[58] Jiang W, Kim B Y S, Rutka J T, et al. Nanoparticle-mediated cellular response is size-dependent [J]. Nat Nano, 2008, 3(3): 145-150.

[59] Li J, Wang L, Liu X, et al. In vitro cancer cell imaging and therapy using transferrin-conjugated gold nanoparticles[J]. Cancer Lett, 2009, 274(2): 319-326.

[60] Ma X, Hartmann R, Jimenez de Aberasturi D, et al. Colloidal gold nanoparticles induce changes

in cellular and subcellular morphology[J]. ACS Nano 2017, 11(8): 7807-7820.

[61] Wang H, Li Y, Slavik M. Rapid detection of Listeria monocytogenes using quantum dots and nanobeads-based optical biosensor[J]. J. Rapid Methods Autom Microbiol, 2007, 15(1): 67-76.

[62] Taylor J R, Fang M, Nie S M. Probing specific sequences on single DNA molecules with bioconjugated fluorescent nanoparticles[J]. Anal Chem, 2000, 72(9): 1979-1986.

[63] Harma H, Soukka T, Lovgren T. Europium nanoparticles and time-resolved fluorescence for ultrasensitive detection of prostate-specific antigen[J]. Clin Chem, 2001, 47(3): 561-568.

[64] Abdesselem M, Schoeffel M, Maurin I, et al. Multifunctional rare-earth vanadate nanoparticles: luminescent labels, oxidant sensors, and mri contrast agents[J]. ACS Nano, 2014, 8(11): 11126-11137.

[65] Dong B, Cao B S, He Y, et al. Temperature sensing and in vivo imaging by molybdenum sensitized visible upconversion luminescence of rare-earth oxides[J]. Adv Mater, 2012, 24(15): 1987-1993.

[66] Saha A K, Kross K, Kloszewski E D, et al. Time-resolved fluorescence of a new europium-chelate complex: demonstration of highly sensitive detection of protein and DNA samples[J]. J Am Chem Soc, 1993, 115(23): 11032-11033.

[67] Diamandis E P, Morton R C, Reichstein E, et al. Multiple fluorescence labeling with europium chelators. Application to time-resolved fluoroimmunoassays[J]. Anal Chem, 1989, 61(1): 48-53.

[68] Khosravi M J, Diamandis E P. Immunofluorometry of choriogonadotropin by time-resolved fluorescence spectroscopy, with a new europium chelate as label[J]. Clin Chem, 1987, 33(11): 1994-1999.

[69] Diamandis E P, Papanastasioudiamandi A, Lustig V, et al. Time-resolved immunofluorometric assay of human pancreatic isoamylase in serum, with use of two monoclonal antibodies[J]. Clin Chem, 1989, 35(9): 1915-1920.

[70] Yasui Y, Pepe M, Thompson M L, et al. A data-analytic strategy for protein biomarker discovery: profiling of high-dimensional proteomic data for cancer detection[J]. Biostatistics, 2003, 4(3): 449-463.

[71] Lee H J, Wark A W, Corn R M. Microarray methods for protein biomarker detection[J]. Analyst, 2008, 133(8): 975-983.

[72] Joo J, Kwon D, Yim C, et al. Highly sensitive diagnostic assay for the detection of protein biomarkers using microresonators and multifunctional nanoparticles[J]. ACS Nano, 2012, 6(5): 4375-4381.

[73] Li Z, Wang Y, Wang J, et al. Rapid and sensitive detection of protein biomarker using a portable fluorescence biosensor based on quantum dots and a lateral flow test strip[J]. Anal Chem, 2010, 82(16): 7008-7014.

[74] Hu Y, Li L, Guo L. The sandwich-type aptasensor based on gold nanoparticles/DNA/magnetic beads for detection of cancer biomarker protein AGR2[J]. Sens Actuators B, 2015, 209: 846-852.

[75] Oh B K, Park S, Millstone J E, et al. Separation of tricomponent protein mixtures with triblock nanorods[J]. J Am Chem Soc, 2006, 128(36): 11825-11829.

[76] Bao J, Chen W, Liu T, et al. Bifunctional Au-Fe$_3$O$_4$ nanoparticles for protein separation[J]. ACS Nano, 2007, 1(4): 293-298.

［77］Chang J H，Lee J，Jeong Y，et al. Hydrophobic partitioning approach to efficient protein separation with magnetic nanoparticles［J］. Anal Biochem，2010，405(1)：135-137.

［78］董娅妮. 微流控毛细管电泳分离蛋白质的研究［D］. 杭州：浙江大学，2008.

［79］Shaabani N，Jemere A B，Harrison D J. Size-based proteins separation using polymer-entrapped colloidal self-assembled nanoparticles on-chip［J］. Electrophoresis，2016，37(20)：2602-2609.

［80］李洁. 银纳米探针的蛋白质可视化分析方法研究［D］. 南京：南京大学，2014.

［81］Lee S H S，Hatton T A，Khan S A. Microfluidic continuous magnetophoretic protein separation using nanoparticle aggregates［J］. Microfluid Nanofluid，2011，11(4)：429-438.

基于纳米技术的 PCR 检测技术

2

聚合酶链反应（polymerase chain reaction，PCR）是一种用于放大扩增特定的 DNA 片段的分子生物学技术，它可看作是生物体外的 DNA 复制，能将微量的 DNA 大幅增加。1983 年美国的 Mullis 首先提出设想，1985 年由其发明了 PCR 技术，到如今，PCR 已发展到第三代技术。PCR 是利用 DNA 在体外 95℃ 高温时会变性成单链，低温（经常是 60℃ 左右）时引物与单链按碱基互补配对的原则结合，再调温度至 DNA 聚合酶的最适反应温度（72℃ 左右），DNA 聚合酶沿着母链 DNA 分子 $5'\rightarrow3'$ 方向合成互补链。

量子点作为荧光探针与传统的有机染料相比具有许多优点，如光稳定性好，通过包覆等工艺可以提高量子点的光稳定性，使其能够适应长时间的 PCR 反应监测；发光强度高，与有机染料相比具有更高的发光强度，使得 PCR 反应过程中对荧光信号的采集更加准确；荧光波长可调，与传统的有机染料相比，量子点可以激发出不同颜色的荧光，多色标记也使量子点在 PCR 反应以外的生物体系中得以广泛应用；除此之外，量子点还具有产率高、发射光谱窄且对称等优点。

实时荧光定量 PCR 技术是一种在 PCR 反应体系中加入荧光标记基团，通过荧光信号的累积变化实现对 PCR 反应过程的实时监测，从而对未知模板进行分析的方法。实时荧光定量 PCR 技术最早于 1996 年由美国 Applied Biosystems 公司提出，而后凭借其准确度高、便捷性好、灵敏度高、低污染等特点得到了广泛的应用，其应用领域包括基因表达分析、医疗诊断、植物病理分析等。对于普通的 PCR 技术需要对 PCR 反应完成后的产物进行定性和定量分析，而实时荧光定量 PCR 技术，可以由荧光信号的累积对 PCR 反应过程中每一个循环结束后的产物量化。可以说实时荧光定量 PCR 改变了生物医学科学研究的本质。

数字 PCR（digital PCR，dPCR）技术是继实时荧光定量 PCR 之后发展起来的一种核酸检测技术，该技术实现了对核酸样本的绝对定量分析，从而不需要利用对照样品和标准曲线就能够进行精确的绝对定量检测。

2.1 量子点的制备及表面功能化

量子点(quantum dots，QD)是一种准零维度的纳米晶体，其形状近似于球体，直径范围在 1～100 nm[1]。由于量子点的尺寸接近甚至小于对应体相材料的激子的波尔半径，当其受到激发而产生的电子和空穴在各方向上的运动都受到限制，所以其量子限域效应(quantum confinement effect)特别显著，具备独特的光学性质[2]。另外，标记有特异蛋白质的量子点还可用于识别特定的抗原抗体[3]。通常，量子点由 II-VI[4]、III-V[5] 和 IV-VI[6] 族元素制备。由于量子点具备独特的电子和发光特性，近年来，它在生物标记、发光二极管(light emitting diode，LED)、激光和太阳能电池等领域成为研究热点[7]。

2.1.1 量子点的制备

量子点的材料、结构、粒径和粒径尺寸分布决定了量子点的吸收光谱和发射光谱的特征峰、半高峰宽、强度、荧光效率和摩尔吸光系数等关键性参数。因此，研究量子点制备方法，制备出性能优异的量子点是其应用的基础。目前量子点合成方法主要包括物理外延技术和化学制备方法。物理外延技术主要有金属有机气相外延(metal organic vapor phase epitaxy，MOVPE)[8, 9]、分子束外延(molecular beam epitaxy，MBE)[10]、液相外延(liquid phase epitaxy，LPE)[11] 和外延剥离(epitaxial lift-off，ELO)[12] 等；化学制备方法包括金属有机合成法(organometallic route)[13]、水相合成法(aqueous phase synthesized)[14]、连续离子层吸附反应法(successive ionic layer adsorption and reaction，SILAR)[15]、溶剂热合成法(solvothermal method)[16]、溶胶-凝胶法(sol-gel method)[17]、化学气溶胶流动合成法(chemical aerosol flow synthesis，CAFS)[18] 和气溶胶辅助化学气相沉积合成法(aerosol-assisted chemical vapor deposition，AACVD)[19] 等。相比而言，通过有机合成法、水相合成法制备的量子点的晶体质量好、产率高。因此，本节主要介绍这两种合成方法。

1) 有机合成法制备量子点

利用有机合成法制备量子点时，前驱体溶液被快速地注入 250～350℃的配体溶液中。在此温度条件下，前驱体中组成纳米晶体的原子单体迅速热解释放、成核、并缓慢生长成为量子点。目前，配体溶剂主要有三辛基氧化膦(trioctyl phosphine oxide，TOPO)、吡啶(pyridine)、十二胺(dodecylamine，DDA)和三辛基膦(trioctylphosphine，TOP)等。

早在 1993 年，Bawendi 等以 $Cd(CH_3)_2$ 和 SeTOP 作为前驱体加入 TOPO 配体溶剂中，成功地制备了高效发光的 CdSe 量子点，其量子产率为 9.6%[20]。其典型的合成步骤如下[21]：2 ml 的 Se、$Cd(CH_3)_2$ 和三丁基膦[$(C_4H_9)_3P$]的混合液[按重量比 Se：$Cd(CH_3)_2$：$(C_4H_9)_3P = 1：2：38$]快速注入(远远小于 1 s)4 g 温度为 360℃(或

310℃,或 280℃)的 TOPO[或 TOPO 与丙烯酸羟丙酯(hydroxypropyl acrylate，HPA)的混合溶剂]有机溶剂中,混合后溶剂的温度将会降至 300℃(或 280℃,或 250℃)。如果需要多次注入前驱体,其注入方法与首次注入方式保持一致。值得注意的是,后一次注入的前驱体体积不得多于前一次注入体积的 60%,以防止形成新核。量子点合成反应可通过移除加热器终止反应。Ahamefula 等报道了在低温条件下十八烯中合成超小 CdSe 量子点的方法[22]。研究人员通过 3D AFM 和 SEM 对低温合成的 CdSe 量子点进行了测量和表征,并完成了 CdSe 量子点的吸收光谱和发射峰测试,其结果如图 2-1 所示。

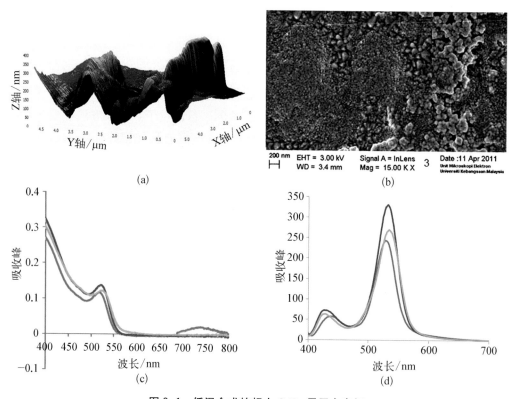

图 2-1　低温合成的超小 CdSe 量子点表征

(a) 低温合成的 CdSe 量子点的 3D AFM 影像图;(b) 低温合成的 CdSe 量子点的 SEM 影像图;(c) 低温合成的 CdSe 量子点吸光光谱曲线;(d) 低温合成的 CdSe 量子点发射峰曲线(图片修改自参考文献[22])

虽然利用该类方法制备量子点具有重现性好、简便、单分散性和结晶度好、具备较高的量子产率和荧光特性[23-25]等优点,但是此类方法制备过程复杂、反应温度高、试剂毒性强、实验成本高,且制备的量子点存在不溶于水和生物相容性差[26]等问题。在生物领域应用时,需要对这类量子点进行表面修饰和功能化处理,然而进行表面修饰和功能化处理时又容易导致荧光淬灭和稳定性降低的现象出现[13,27]。

2) 水相合成法制备量子点

针对有机合成法制备的量子点在表面修饰和功能化处理时,量子点表面容易出现钝化和荧光淬灭等问题。使用水相合成法制备量子点具有试剂无毒、廉价、操作简便、易引入官能团分子等优点,且该方法制备的量子点具备良好的生物相容性。因而,水相合成法制备的量子点在生物医药应用领域得到了很高的重视[14]。水相合成法是利用传统无机化学方法制备量子点,多以巯基化合物作为稳定剂,在特定的合成条件(如超声、微波、光照或特定温度等条件)下进行,量子产率通常超过 10%[28]。水相合成法主要的特点是以水为溶剂、无机盐为反应前驱体。虽然水相合成法制备的量子点尺寸分布较大,但是可以通过尺寸选择沉淀法进行尺寸筛选。值得关注的是,使用水相合成法制备的量子点在尺寸选择沉淀法处理后期光学性质基本保持不变,且对产率的影响不大[29]。

自 Mićić 等首次报道在水相体系中合成制备了 3-巯基-1,2-丙二醇包裹的 CdTe 量子点[30]以来,利用巯基小分子作保护剂制备具有水溶性量子点的技术逐步得到了发展。在此基础之上,水热合成法(hydrothermal synthesis)[31,32]在量子点制备领域得到广泛应用。水热合成法是利用密闭反应室(如高压反应釜)内部高压提高水的沸点进而提高制备量子点的反应温度。水热合成法具备水相合成法的优点,克服了水相合成法在常压下的回流温度不能超过 100℃ 的缺点。Pan 等利用水热合成法成功地合成了蓝光发光的石墨烯量子点,合成温度为 200~300℃,量子点产率可达 5%[32]。

2.1.2 量子点的表面功能化

量子点的特殊物理特性,这使得它在下一代光电器件应用中有着巨大的潜力[33]。自从 20 世纪 90 年代量子点被证实可作为细胞标定的光探针以来[34],量子点被作为一类新型荧光造影剂应用于生物医药领域。在生物传感和生物影像应用中,胶体在水环境中的稳定性和潜在毒性是首要考虑的因素。现阶段大多数的量子点是通过有机合成法制备的,在生物医药领域应用时,需要进行表面修饰和功能化处理,通常通过配体基交换、表面硅烷化、双亲组合处理和交联壳处理等方式增强这类量子点的水溶性和生物分子吸附能力。例如,Reiss 等于 2004 年提出了一种使用碳二硫酸及其盐的替代配体基团(X-Y-Z 基团,X 基团为与量子点表面密切相关的功能基;Y 基团为隔层;Z 为提供水溶性的终端基团)替代量子点表面的原始配合基(TOPO)的方法[35]。近年来,为提高量子点在生物医药领域的应用性能,研究人员在量子点表面修饰和功能化处理上开展了大量的研究工作。例如,高带隙的 ZnS 材料被广泛地应用于包裹量子点核,构成 Type I 型核/壳结构以提高量子点的生化、光学性能及生物相容性[36]。大量文献表明,在过去的数十年中量子点的合成与制备方法以及表面功能化都得到了很好的发展[37,38]。目前,用于生物医药领域的量子点表面功能化的常用方法和工艺如表2-1所示[38]。

表2-1 生物医药领域量子点表面功能化的常用方法和工艺

策略	流程	链接物	附着生物分子	量子点类型	文献
相转移	配体交换	聚乙二醇(PEG)接枝聚乙烯亚胺	—	CdSe/CdS/ZnS	[39]
		3-巯基丙酸(3-MPA)	DNA	CdSe/ZnS	[40]
		硫辛酸	—	CdSe	[41]
	硅烷化	生物素链霉亲和素	IgG	CdSe/ZnS	[42]
	配体修饰	硫辛酸	PEG	CdSe-ZnS	[43]
	聚合物涂料	三辛基氧化膦(TOPO)	双亲聚合物	CdSe/ZnS	[44]
	附加涂层	1-乙基-3-[3-二甲基氨基丙基]碳二亚胺盐酸盐和N-羟基磺基琥珀酰亚胺(磺基-NHS)EDC / NHS	抗-CD3抗体	CdTe CdTe(CdS和ZnS涂层)	[45]
颗粒物功能化	化学官能团聚乙二醇	巯基羧酸	PEG	CdSe/ZnS	[46]
		胺	PEG/叶酸	CdTe	[47]
		巯基丙酸	DNA	CdSe/ZnS	[48]
	生物分子	氨基聚乙二醇和磺基琥珀酰亚胺基-4-(N-马来酰亚胺甲基)环己烷-1-羧酸酯	肽	CdSeTe/ZnS	[49]
		巯基丙酸	蛋白质	$Zn_xHg_{1-x}Se$	[50]
		羧酸功能化聚乙烯醇	葡萄糖氧化酶	CdS	[51]
		聚乙二醇和硫醇	IgG	$CdTe/SiO_2$	[52]
		N-辛胺(OA)和5-氨基-1-戊醇对聚丙烯酸的改性	罗丹明异硫氰酸盐(RITC)	CdSe/ZnS	[53]

(表中数据来自参考文献[38])

量子点作为荧光探针已广泛应用于免疫测定、核酸检测、生物分子检测和催化监测领域。在体外检测时,为了使量子点具有多功能化和特异性,科研人员将特定的生物分子或蛋白质修饰到量子点表面。Zhang等于2011年利用表面功能化的CdSe-ZnS量子点对癌细胞进行了电化学发光(electrochemiluminescence,ECL)测定[53]。研究人员设计了一种靶向特定癌细胞的捕获 DNA,并将该捕获 DNA 与量子点组装成为 QD-DNA 光学探针。该 QD-DNA 探针的合成制备流程图如图 2-2 所示。

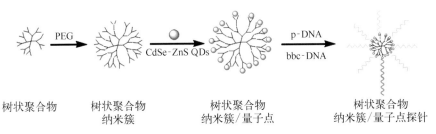

图 2-2   QD-DNA 探针的合成制备流程

(图片修改自参考文献[53])

总而言之,量子点在生物医药领域有着巨大的应用潜力。然而,量子点在应用于该领域时,需要进行修饰和表面功能化以满足特定的需求。量子点表面修饰和功能化虽然可增加量子点的溶解度和降低毒性,但会导致量子点尺寸增大和产率降低。因而,研究量子点表面修饰和功能化的方法是一件非常有挑战且有意义的工作。

2.2   基于量子点荧光淬灭的定量 PCR 技术

2.2.1   实时荧光定量 PCR 技术

实时荧光定量 PCR 技术的原理可分为以下两个方面。

1) 实时定量 PCR 反应体系

众所周知,经典的 PCR 反应体系是基于核酸的半保留复制,PCR 技术是利用 DNA 在体外高温时(一般为 95℃)变性会分解成两条单链,低温(一般为 60℃)时引物与单链通过碱基互补配对的原则结合形成双链,通过变性—退火—延伸过程的反复进行 DNA 得以大量复制。而实时荧光定量 PCR 技术与经典的 PCR 技术相比,其特点是在原有反应体系中加入荧光基团,并通过对积累的荧光信号强弱的监测实现对每一轮 PCR 反应产物实时监测,同时定量分析与产物量呈正相关的初始模板[54-56]。

2) 实时荧光 PCR 技术的检测模式

实时荧光 PCR 技术的检测模式一般可分为 TaqMan 探针方法和 DNA 结合染料方法。TaqMan 探针使用了 3 种寡核苷酸,分别为正向引物、反向引物和探针。TaqMan 探针技术,利用了酶(最常用为 Taq DNA 聚合酶)的 $5'\rightarrow3'$ 核酸外切酶活性,并且该核酸外切酶活性在很大程度上决定了检测效率。探针的 5′端连接荧光报告基团，3′端连接荧光淬灭基团[57]。当探针完整时，由于荧光报告基团和荧光淬灭基团比较接近，荧光报告基团产生的荧光信号会被荧光淬灭基团吸收，因此在这个过程中不会有荧光发射[见图 2-3(a)][58]。而在 PCR 扩增过程中，通过 Taq DNA 聚合酶的 5′→3′核酸外切酶活性，探针被水解，此时荧光报告基团与荧光淬灭基团分离，即荧光报告基团的荧光信号无法被荧光淬灭基团吸收，导致荧光发射增加[见图 2-3(b)][58]。并且，每扩增一条 DNA 就会有一次荧光信号发射，因此荧光信号累积反映了 PCR 反应的进程及 PCR 产物的量[58,59]。

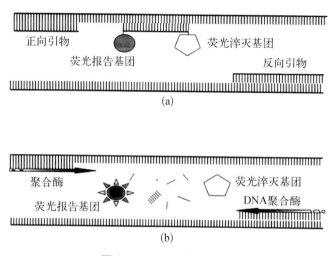

图 2-3　TaqMan 探针原理

(图片修改自参考文献[58])

上述提到的 TaqMan 探针是一种特异性的荧光标记，而 DNA 结合染料的方法则是利用非特异性的荧光染料，在此主要介绍基于 SYBR Green 荧光染料的检测模式，如图 2-4 所示[58]。SYBR Green 作为一种非特异性荧光染料具有显著特点即 SYBR Green 荧光染料能够结合到双链 DNA 的小沟部位，并且只有在与双链 DNA 结合受到激发之后才能发射荧光。根据此特点，DNA 变性时双链解开形成两条单链，此时 SYBR Green 无法与单链结合，也无法发射荧光，因此在变性过程中无法接收荧光信号。在退火、延伸的过程中，新的双链 DNA 形成，此时 SYBR Green 荧光染料与双链 DNA 结合，并且受激发射荧光。在每一次生成 DNA 双链的过程中，荧光信号都会增加，因此荧光信号的增加与 PCR 产物的增加保持同步[60]。SYBR Green 荧光染料检测模式的最大优点在于对 DNA 没有选择性[61]，使用方便且灵敏度高，但是它也存在对引物特异性要求高、与非特异性 DNA 结合会产生假阳性等问题。

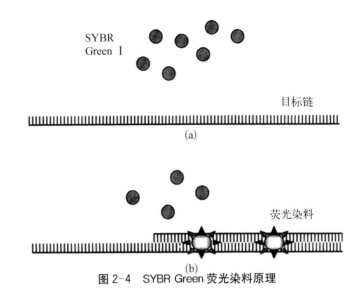

SYBR
Green I

目标链

(a)

荧光染料

(b)

图 2-4 SYBR Green 荧光染料原理

（图片修改自参考文献[58]）

2.2.2 基于量子点荧光淬灭机制的定量 PCR 技术

随着生物技术的发展,在复杂的生物体系中不同的应用场景对荧光探针提出了更高的要求[62]。量子点是一种新型的纳米材料,其特性及优点逐渐被学者们发掘,如今已经在细胞成像[63,64]、免疫测定[65]、DNA 分子标记与诊断[66]、病毒检测[67]等方面得到了成功的应用。

Cui 等研究了单壁碳纳米管在 PCR 反应体系中的影响,发现当单壁碳纳米管浓度小于 $3\,\mu g/\mu l$ 时可以提高 PCR 产物量,而当单壁碳纳米管浓度高于 $3\,\mu g/\mu l$ 时却产生相反的效果[68]。类似地,研究人员发现纳米金可以大幅度提高 PCR 扩增反应速率[69]。Yang 等研究人员研究了荧光定量 PCR 中纳米金和 DNA 聚合酶的作用关系,并且通过实验结果他们还发现,如果加入过量的纳米金对 PCR 的反应速率会产生抑制作用[70]。基于以上实验基础,可以发现量子点对 PCR 反应体系的作用与量子点的浓度有很大的关系。

关于量子点的制备和表征上节已经介绍,本节将主要介绍基于巯基乙酸修饰的 CdTe 纳米晶体(mQD)的超灵敏、高度特异性的实时荧光定量 PCR 系统(见图 2-5)[71],

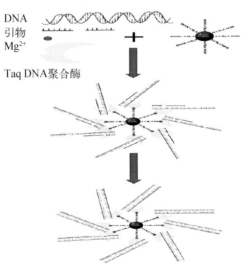

DNA
引物
Mg^{2+}

Taq DNA聚合酶

图 2-5 基于巯基乙酸修饰的量子点的实时荧光定量 PCR 原理

（图片修改自参考文献[71]）

阐述 mQD 与 PCR 反应体系的相互影响关系。

图 2-6(a)显示了基于不同量的 DNA 模板的 PCR 最终产物中 mQD 的光致发光光谱。图 2-6(b)显示了随着初始模板量的增加(0～40 ng/ml),光致发光强度逐渐降低,并且几乎与 DNA 浓度的对数呈负相关关系。但是光致发光强度峰值没有发生红移,显示双链 DNA 模板可以以剂量依赖性方式淬灭 mQD 的荧光信号,并且荧光淬灭强度可用于定量 DNA 模板[71]。

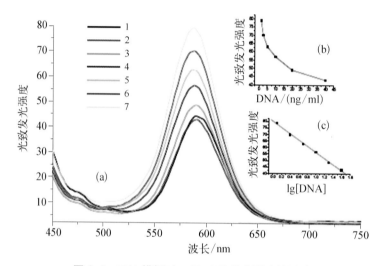

图 2-6　DNA 模板对 mQD 光致发光强度的影响

(图片修改自参考文献[71])

图 2-7(a)显示了不同 PCR 循环次数下的光致发光光谱,随着 PCR 循环增加,光致发光强度逐渐降低,光致发光峰值逐渐红移。图 2-7(b)显示了 mQD 的光致发光强度与 PCR 循环次数呈现负相关关系[71]。随着 PCR 循环次数的增加,PCR 反应增加的产物可以淬灭 mQD 的荧光信号。当 PCR 循环次数达到 40 时,PCR 产物的光致发光强度几乎降至 0。因此,可以通过测定 PCR 产物中 mQD 的光致发光强度计算出 PCR 产物的量。

Li 等研究了巯基乙酸修饰的 CdTe 量子点对 PCR 反应特异性的影响。他们将巯基乙酸修饰的 CdTe 量子点加入 PCR 反应体系中,发现随着 PCR 反应液体中量子点量的增加,非特异性扩增条带逐渐消失;PCR 反应液体的发光强度比 PCR 反应前低;PCR 反应后的紫外-可见吸收光谱高于 PCR 反应前。因此巯基乙酸修饰的 CdTe 量子点可以显著提高 PCR 反应特异性[72]。

学者们还研究了金属阳离子对量子点光致发光性能的影响。图 2-8 显示了在相同的 PCR 条件下,随着 PCR 试剂中金属离子的量增加,mQD 的光致发光强度相应降低。这些结果表明,金属阳离子可以以剂量依赖的方式淬灭 mQD 的荧光信号[73]。产生这

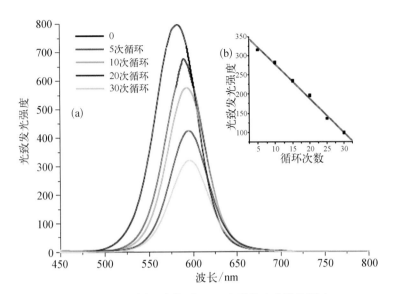

图 2-7　PCR 循环次数对 mQD 光致发光光谱的影响

(图片修改自参考文献[71])

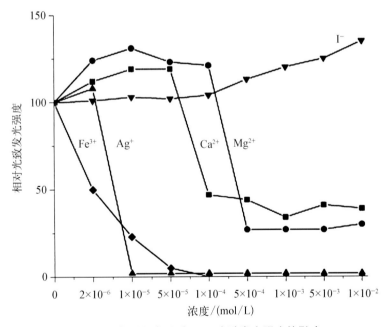

图 2-8　金属阳离子对 mQD 光致发光强度的影响

(图片修改自参考文献[73])

种淬灭机制的原因可能是在 mQD 表面具有负电荷,可与金属阳离子结合,从而引起 mQD 的光致发光强度降低。

Taq DNA 聚合酶的存在与否也会对 mQD 的光致发光强度产生影响。其机制有研究认为是合成的 mQD 表面存在一些缺陷，蛋白质如 Taq DNA 聚合酶可以覆盖 mQD 的表面，修复 mQD 的缺陷，因此 Taq DNA 聚合酶可以提高 mQD 的光致发光强度[74]。然而，Taq DNA 聚合酶的活性又与温度有很大的关系，因此温度会通过影响 Taq DNA 聚合酶的活性间接地影响 mQD 的光致发光强度。当温度过高、反应时间过长时，Taq DNA 聚合酶的变性会导致 mQD 的光致发光强度降低[75]。

2.3　数字 PCR 技术

2.3.1　数字 PCR 技术的原理及发展

数字 PCR 技术是继实时荧光定量 PCR 之后发展起来的一种核酸检测技术，该技术实现了对核酸样本的绝对定量分析，不需要利用对照样品和标准曲线就能够进行精确的绝对定量检测。与传统的定量 PCR 技术相比，数字 PCR 有着更高的灵敏度、特异性、精确性和更强的抗干扰能力。因此，数字 PCR 得到了迅速且广泛的应用，特别是在检测极微量核酸样本、检测复杂背景下的稀有突变和鉴定表达量的微小差异方面表现出巨大的优势。同时，数字 PCR 在核酸病毒载量的定量分析、孕妇的产前诊断、突变检测、转基因食品检测等方面有着广泛的应用前景。

数字 PCR 技术主要分为 PCR 扩增和荧光信号分析两部分内容。数字 PCR 的基本原理如图 2-9 所示，先将核酸样品稀释到单分子水平，把稀释后的核酸样品分配到大量的微反应单元中，使得每个反应单元最多只含有单个的 DNA 分子，然后对每个反应单元进行单独的扩增反应。不同于 qPCR 在每个循环都要进行实时荧光检测，数字 PCR 的荧光分析过程只需在扩增反应结束后进行。扩增反应结束后，采集每个反应单元的荧光信号，通过读取荧光信号的有无进行计数，最后根据泊松分布和荧光信号的数目可以得到核酸分子的个数，从而实现了对核酸样本的绝对定量。

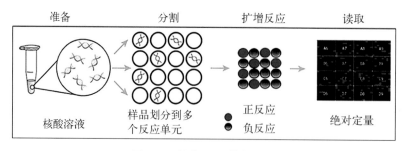

图 2-9　数字 PCR 基本原理

1992 年，Sykes 等[76]利用样品的有限稀释、PCR 和泊松统计的方法，检测了一种从正常淋巴细胞中过度重组的免疫球蛋白重链的突变基因，这种基因来自白血病的克隆体。这项研究建立了数字 PCR 的基本实验流程,以终点信号的有无作为定量方法,确定了数字 PCR 检测的重要原则,为数字 PCR 之后的发展奠定了基础。

1997 年,Kalinina 等[77]利用荧光能量转移的方法,在玻璃微毛细管中对 PCR 进行检测,实现了纳升级的 PCR 反应,验证了 TaqMan 探针能够用于检测模板单分子并对其进行定量,为微纳体系下的单模板扩增做出了突出贡献。

1999 年,Vogelstein 等[78]提出了一种方法,将 PCR 的指数、模拟性质转换为线性的数字信号。研究人员首次使用 384 孔板进行了微单元的 PCR 反应,在大肠癌患者的粪便中成功地发现了一种突变的致癌基因,证明了该方法的可行性,并且首次提出了数字 PCR 的概念。同时也验证了检测灵敏度随反应单元的增加而更高的结论,也为数字 PCR 的发展方向做出了指示。

2.3.2 数字 PCR 技术的分类

数字 PCR 自提出以来,得到了飞速的发展。数字 PCR 技术主要可以分为 3 类: 微反应室数字 PCR、微流控芯片数字 PCR 和微滴式数字 PCR。

2.3.2.1 微反应室数字 PCR

在数字 PCR 技术发展的早期,采用 96 孔板、384 孔板甚至 1536 孔板作为反应单元进行 PCR 反应。由于反应单元越多反应的灵敏度和准确度会越高。所以,普通的孔板无法满足检测的需求。同时,普通孔板对溶液的消耗极大,导致实验成本居高不下。

2006 年,Morrison 等[79]在尺寸为 25 mm×75 mm×0.3 mm 的不锈钢芯片上设计了具有 3 072 个微反应室的芯片(见图 2-10),每个微反应室的直径为 320 μm,每个反应室的体积仅为 33 nl。该方法使得反应体积大大降低,仅为 96 孔板的 1/64,通量也是 96 孔板的 24 倍。反应体积也从微升级降至纳升级,传统的使用移液器加样的方法无法满足精确、快速取样的需求,使得系统变得复杂无比,这无疑从另一个方面增加了实验成本。

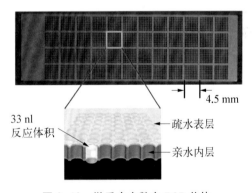

图 2-10 微反应室数字 PCR 芯片

(图片修改自参考文献[79])

2.3.2.2 微流控芯片数字 PCR

2003 年,Liu 等[80]引入微流体的概念,成功地在微流体芯片上进行容量仅为 3 nl 的 400 个独立 PCR 反应,该方法克服了利用 384 孔板甚至 1 536 孔板带来的样品分散操作复杂的困难以及消耗试剂量极大的缺点,突破了阻碍数字 PCR 发展的重要瓶颈。

2006 年,美国 Fluidigm 公司开发出第一台商品化的基于芯片的数字 PCR 系统。该系统结合了微流体、生物、微电子等多方面的技术,通过光刻等工艺在硅片或石英玻璃上刻出大量的微管道和微腔室,通过控制不同阀门的开关控制溶液的流动,从而达到扩增反应的目的。由于集成通路的技术特点使得反应过程得到极大的简化,同时也提高了分析通量以及灵敏度,纳升级的反应方式也大大地降低了成本。2008 年,Fluidigm 公司的 Dube 等[81] 开发出可同时进行 9 180 个反应的微流控芯片(见图 2-11),该芯片包含 12 个独立的微流体面板,每个面板包含 765 个独立的反应室,每个反应室可容纳 6 nl 的溶液,总共可进行 4.59 μl 的反应液扩增反应。与微反应室数字 PCR 相比,微流控芯片数字 PCR 通量更高,反应单元体积更小且操作简便。

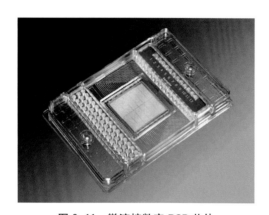 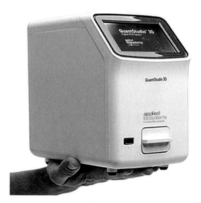

图 2-11　微流控数字 PCR 芯片　　　　图 2-12　QuantStudio 3D 数字 PCR 系统

(图片修改自参考文献[81])

2010 年,Life Technologies 公司也推出了基于微流控芯片的 OpenArray 数字 PCR 系统。OpenArray 平板上共含有 3 072 个可独立用于 PCR 反应的通孔,每个孔的直径和深度皆为 300 μm。平板有 48 个子阵列,每个阵列以 64 个孔的方式排列,最多可用于分析 48 个样品。2013 年,Life Technologies 公司又推出了采用高密度纳升微流控芯片技术的 QuantStudio 3D 数字 PCR 系统(见图 2-12)。该数字 PCR 仪具有工作流程简单、高灵敏度和精确度、成本较低等优点。但由于仅能对样品进行逐一分析,所以通量较低。

2.3.2.3　微滴式数字 PCR

2003 年,Dressman 等[82] 提出了一种基于 4 个主要成分(珠子、乳剂、扩增和磁性)的名为 BEAMing 的技术方法。该技术将模板、引物、核酸溶液和磁珠的混合液分成大量液滴,其中大部分液滴不含或只含一个核酸分子。扩增反应后,扩增产物会通过链霉亲和素的键合关联在磁珠上,可利用流式细胞仪检测荧光标记从而达到该技术的目的。这项技术为微滴式数字 PCR 的发展提供了重要理论基础。

2008 年,Beer 等[83] 利用微流控芯片(见图 2-13)实现了皮升级微滴的生成,通道中用油相包裹液滴,单个液滴中只包含了单个 DNA 分子模板,单个液滴体积仅有 70 pl。

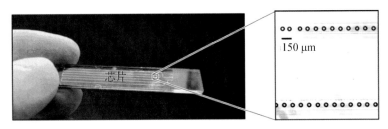

图 2-13　皮升级微滴生成芯片

（图片修改自参考文献[83]）

2010 年,QuantaLife 公司利用油包水微滴技术开发出最早的微滴式数字 PCR 技术（见图 2-14）[84]。2011 年,QuantaLife 公司被 Bio-Rad 公司收购,并将其开发的数字 PCR 仪改名为 QX100 微滴式数字 PCR 仪,并因此荣获 2011 年度 Frost&Sullivan 北美新产品创新奖。

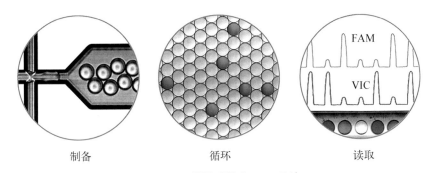

制备　　　　　　　循环　　　　　　　读取

图 2-14　微滴式数字 PCR 系统

（图片修改自参考文献[84]）

2011 年,Zhang 等[85]开发出了一种低密度液滴阵列 PCR 芯片（见图 2-15）,液滴体积达到纳升级,液滴阵列在化学修饰后的硅基片上很容易产生。每个样品和试剂的总消耗量仅为 500 nl。该芯片加工过程简单、便于操作,能够作为普通化学或生物实验室的通用方法。

2012 年,RainDance 公司推出型号为 Raindrop 的可将 1 个样品反应液分为 1 000万个微滴的超高微滴式数字 PCR 设备（见图 2-16）。该 PCR 仪检测范围大,可以通过调整两种荧光探针浓度及比例,实现同时对 2～10 个位点的检测。缺点是该设备和芯片的成本很高,价格十分昂贵。

2013 年,Bio-Rad 公司推出 QX100 的升级版产品 QX200 数字 PCR 仪（见图 2-17）。该数字 PCR 仪实验流程简单,一次可最多处理 8 个样品。QX200 由微滴发生器和微滴分析仪两部分组成,微滴发生器可生成 20 000 个纳升级微滴。缺点是操作烦琐,耗时较长。

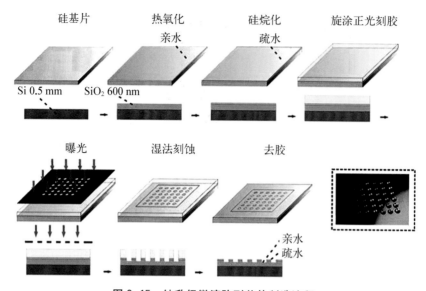

图 2-15 纳升级微滴阵列芯片制造流程

（图片修改自参考文献[85]）

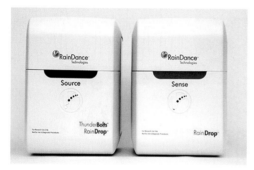

图 2-16 Raindrop 数字 PCR 仪

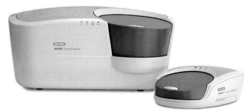

图 2-17 QX200 数字 PCR 仪

2.4 小结与展望

20世纪80年代诞生的 PCR 技术已经成为生物学领域的经典技术，本章介绍了由它衍生出来的实时定量 PCR 技术和数字 PCR 技术。尽管 PCR 技术基本反应已经非常成熟，但它的性能依然有很大的改进空间，扩增反应的速度就是其中最重要的参数之一，更快的 PCR 反应速度是本领域的研究热点。数字 PCR 是 PCR 领域最激动人心的创新之一，这一技术的诞生让绝对定量的梦想成为现实。实验方法和数据分析上的改良，将进一步提升该技术非凡的敏感性和特异性。数字 PCR 的应用范围也将进一步拓展，如单细胞分析、罕见肿瘤等位基因检测、产前诊断以及血液中游离肿瘤 DNA 的研究等应用领域。尽管实时定量 PCR 仪的价格在逐年下降，但许多小型实验室依然难以负担。另外，各种 PCR 技术一直是许多自己动手(DIY)爱好者的热衷领域，DIY 的实时定量 PCR 技术将大大提高资金匮乏区域的 DNA 诊断水平，也有助于人们对这些地区的埃博拉病毒、艾滋病病毒(HIV)、食源性污染甚至假冒伪劣产品的检测。PCR 技术的发展趋势仍将以优化反应和拓展应用为主，反应速度、延伸范围和检测成本的不断优化，将促使 PCR 技术继续在现代分子生物学中保持其领先地位。

参考文献

［1］王忆锋. 量子点制备方法的研究进展[J]. 红外，2008，29(11)：1-7.

［2］代泽琴，冯广卫. 量子点的合成及表面修饰[J]. 化学与生物工程，2010，27(10)：10-14.

［3］Chan W C，Nie S. Quantum dot bioconjugates for ultrasensitive nonisotopicdetection[J]. Science，1998，281(5385)：2016-2018.

［4］Dabbousi B O，RodriguezViejo J，Mikulec F V，et al. (CdSe)ZnS core-shell quantum dots：Synthesis and characterization of a size series of highly luminescent nanocrystallites[J]. J Phys Chem B，1997，101(46)：9463-9475.

［5］Uchida S，Ozaki N，Nakahama T，et al. Ultra-small near-infrared multi-wavelength light source using a heterojunction photonic crystal waveguide and self-assembled InAs quantum dots[J]. Jap J Appl Phys，2017，56(5)：050303.

［6］Woo J Y，Ko J H，Song J H，et al. Ultrastable PbSe nanocrystal quantum dots via in situ formation of atomically thin halide adlayers on PbSe(100)[J]. J Am Chem Soc，2014，136(25)：8883-8886.

［7］张丹宁，李定云，孙启壮，等. 量子点的制备方法综述与展望[J]. 渤海大学学报，2010，31(2)：104-112.

［8］Maleyre B，Briot O，Ruffenach S. MOVPE growth of InN films and quantum dots[J]. J Crystal Growth，2004，269(1)：15-21.

［9］Ruffenach S，Maleyre B，Briot O，et al. Growth of InN quantum dots by MOVPE[J]. Phys Status Solidi C，2005，2(2)：826-832.

［10］Bosacchi A，Frigeri P，Franchi S，et al. InAs GaAs self-assembled quantum dots grown by ALMBE and MBE[J]. J Crys Growth，1997，175(176)：771-776.

［11］Wang Y，Hu S，Lv Y，et al. Surface morphology of LPE-growth GaSb quantum dots[C]. Proc Photoelectron Techn Comm Conf. International Soc Optics and Photonics，2015：95222X-95222X-6.

［12］Bennett M F，Bittner Z S，Forbes D V，et al. Epitaxial lift-off of quantum dot enhanced GaAs single junction solar cells[J]. Appl Phys Lett，2013，103(21)：213902.

［13］Wuister S F，Donega C D，Meijerink A. Influence of thiol capping on the exciton luminescence and decay kinetics of CdTe and CdSe quantum[J]. J Phys Chem B，2004，108(45)：17393-17397.

［14］Su Y，He Y，Lu H，et al. The cytotoxicity of cadmium based，aqueous phase-synthesized，quantum dots and its modulation by surface coating[J]. Biomaterials，2009，30(1)：19-25.

［15］Guijarro N，Lana-Villarreal T，Shen Q，et al. Sensitization of titanium dioxide photoanodes with cadmium selenide quantum dots prepared by SILAR：photoelectrochemical and carrier dynamics studies[J]．J Phys Chem C，2010，114(50)：21928-21937．

[16] Feng J，Han J，Zhao X．Synthesis of CuInS₂ quantum dots on TiO2 porous films by solvothermal method for absorption layer of solar cells[J]．Prog Organ Coat，2009，64(2-3)：268-273．

[17] Lin K F，Cheng H M，Hsu H C，et al．Band gap variation of size-controlled ZnO quantum dots synthesized by sol-gel method[J]．Chem Phys Lett，2005，409(4-6)：208-211．

[18] Didenko Y T，Suslick K S．Chemical aerosol flow synthesis of semiconductor nanoparticle[J]．J Am Chem Soc，2005，127：12196-12197．

[19] Lewis D J，O'Brien P．Ambient pressure aerosol-assisted chemical vapour deposition of (CH₃NH₃)PbBr₃，an inorganic-organic perovskite important in photovoltaics[J]．Chem Commun (Camb)，2014，50(48)：6319-6321．

[20] Murray C B，Norris D J，Bawendi M G．Synthesis and characterization of nearly monodisperse CdE (E= sulfur，selenium，tellurium) semiconductor nanocrystallites[J]．J Am Chem Soc，1993，115(19)：8706-8715．

[21] Peng X，Manna L，Yang W，et al．Shape control of CdSe nanocrystals[J]．Nature，2000，404：59-61．

[22] Ahamefula U C，Sulaiman M Y，Ibarahim Z，et al．Low-temperature synthesis and characterisation of ultra-small cadmium selenide quantum dots in octadecene solution[J]．Energy Procedia，2012，25：62-69．

[23] Peng Z A，Peng X．Formation of high-quality CdTe，CdSe ，and CdS nanocrystals using CdO as precursor[J]．J Am Chem Soc，2001，123：183-184．

[24] Ji X，Peng F，Zhong Y，et al．Fluorescent quantum dots：synthesis，biomedical optical imaging，and biosafety assessment[J]．Colloids Surf B Biointerfac，2014，124：132-139．

[25] Liang R，Yan D，Tian R，et al．Quantum dots-based flexible films and their application as the phosphor in white light-emitting diodes[J]．Chem Mater，2014，26(8)：2595-2600．

[26] Chen N，He Y，Su Y，et al．The cytotoxicity of cadmium-based quantum dots[J]．Biomaterials，2012，33(5)：1238-1244．

[27] Liu W H，Choi H S，Zimmer J P，et al．Compact cysteine-coated CdSe(ZnCdS) quantum dots for in vivo applications[J]．J Am Chem Soc，2007，129(47)：14530-14531．

[28] Bao H，Gong Y，Li Z，et al．Enhancement effect of illumination on the photoluminescence of water-soluble CdTe nanocrystals：Toward highly fluorescent CdTe/CdS core-shell structure[J]．Chem Mater，2004，16(20)：3853-3859．

[29] Gaponik N，Talapin D V，Rogach A L，et al．Thiol-capping of CdTe nanocrystals：an alternative to organometallic synthetic routes[J]．J Phys Chem B，2002，106(29)：7177-7185．

[30] Rajh T，Mićić O I，Nozik A J．Synthesis and characterization of surface - modified colloidal CdTe quantum dots[J]．J Phys Chem B，1993，97(46)：11999-12003．

[31] Li M，Ge Y，Chen Q，et al．Hydrothermal synthesis of highly luminescent CdTe quantum dots by adjusting precursors' concentration and their conjunction with BSA as biological fluorescent probes [J]．Talanta，2007，72(1)：89-94．

[32] Pan D，Zhang J，Li Z，et al．Hydrothermal route for cutting graphene sheets into blue-luminescent graphene quantum dots[J]．Adv Mater，2010，22(6)：734-738．

[33] Klimov V I，Ivanov S A，Nanda J，et al．Single-exciton optical gain in semiconductor nanocrystals [J]．Nature，2007，447(7143)：441-446．

［34］Bruchez M，Moronne M，Gin P，et al. Semiconductor nanocrystals as fluorescent biological labels ［J］. Science，1998，281(5385)：2013-2016.

［35］Querner C，Reiss P，Bleuse J，et al. Chelating ligands for nanocrystals' surface functionalization ［J］. J Am Chem Soc，126(37)：11574-11582.

［36］Wang Y，Hu R，Lin G，et al. Functionalized quantum dots for biosensing and bioimaging and concerns on toxicity［J］. ACS Appl Mater Interfac，2013，5(8)：2786-2799.

［37］Ting S L，Ee S J，Ananthanarayanan A，et al. Graphene quantum dots functionalized gold nanoparticles for sensitive electrochemical detection of heavy metal ions［J］. Electrochimica Acta，2015，172：7-11.

［38］Karakoti A S，Shukla R，Shanker R，et al. Surface functionalization of quantum dots for biological applications［J］. Adv Colloid Interfac Sci，2015，215：28-45.

［39］Duan H W，Nie S M. Cell-penetrating quantum dots based on multivalent and endosome-disrupting surface coatings［J］. J Am Chem Soc，2007，129(11)：3333-3338.

［40］Sun D Z，Gang O. DNA-functionalized quantum dots：fabrication，structural，and physicochemical properties［J］. Langmuir，2013，29(23)：7038-7046.

［41］Palui G，Avellini T，Zhan N Q，et al. Photoinduced phase transfer of luminescent quantum dots to polar and aqueous media［J］. J Am Chem Soc，2012，134(39)：16370-16378.

［42］Yang P，Zhou G J. Phase transfer of hydrophobic QDs for water-soluble and biocompatible nature through silanization［J］. Mater Res Bull，2011，46(12)：2367-2372.

［43］Uyeda H T，Medintz I L，Jaiswal J K，et al. Synthesis of compact multidentate ligands to prepare stable hydrophilic quantum dot fluorophores［J］. J Am Chem Soc，2005，127(11)：3870-3878.

［44］Janczewski D，Tomczak N，Han M Y，et al. Synthesis of functionalized amphiphilic polymers for coating quantum dots［J］. Nature Protoc，2011，6(10)：1546-1553.

［45］Lo Y C，Edidin M A，Powell J D. Selective activation of antigen-experienced T cells by anti-CD3 constrained on nanoparticles［J］. J Immun，2013，191(10)：5107-5114.

［46］Yildiz I，Deniz E，McCaughan B，et al. Hydrophilic CdSe-ZnS core-shell quantum dots with reactive functional groups on their surface［J］. Langmuir，2010，26(13)：11503-11511.

［47］Lu M，Zhang W，Gai Y，et al. Folate-PEG functionalized silica CdTe quantum dots as fluorescent probes for cancer cell imaging［J］. New J Chem，2014，38(9)：4519.

［48］Hushiarian R，Yusof N A，Abdullah A H，et al. A novel DNA nanosensor based on CdSe/ZnS quantum dots and synthesized Fe3O4 magnetic nanoparticles［J］. Molecules，2014，19(4)：4355-4368.

［49］Chen Y，Molnar M，Li L，et al. Characterization of VCAM-1-binding peptide-functionalized quantum dots for molecular imaging of inflamed endothelium［J］. PLoS One，2013，8(12)：e83805.

［50］He X，Gao L，Ma N. One-step instant synthesis of protein-conjugated quantum dots at room temperature［J］. Sci Rep，2013，3：2825.

［51］Mansur A，Mansur H，Gonzalez J. Enzyme-polymers conjugated to quantum-dots for sensing applications［J］. Sensors，2011，11(10)：9951-9972.

［52］Wolcott A，Gerion D，Visconte M，et al. Silica-coated CdTe quantum dots functionalized with thiols for bioconjugation to IgG proteins［J］. J Phys Chem B，2006，110(11)：5779-5789.

［53］Jie G，Wang L，Yuan J，et al. Versatile electrochemiluminescence assays for cancer cells based on dendrimer/CdSe-ZnS3-quantum dot nanoclusters［J］. Anal Chem，2011，83(10)：3873-3880.

[54] Mackay I M, Arden K E, Nitsche A. Real-time PCR in virology[J]. Nucleic Acids Res, 2002, 30 (6): 1292-1305.

[55] 王梁燕, 洪奇华, 张耀洲. 实时定量 PCR 技术及其应用[J]. 细胞生物学杂志, 2004, 26(1): 62-67.

[56] Heid C A, Stevens J, Livak K J, et al. Real time quantitative PCR[J]. Genome Res, 1996, 6 (10): 986-994.

[57] Holland P M, Abramson R D, Watson R, et al. Detection of specific polymerase chain reaction product by utilizing the 5′-3′exonuclease activity of Thermusaquaticus DNA polymerase[J]. Proc Natl Acad Sci U S A, 1991, 88(16): 7276-7280.

[58] Giulietti A, Overbergh L, Valckx D, et al. An overview of real-time quantitative PCR: applications to quantify cytokine gene expression[J]. Methods, 2001, 25(4): 386-401.

[59] 刘小荣, 张笠, 王勇平. 实时荧光定量 PCR 技术的理论研究及其医学应用[J]. 中国组织工程研究, 2010, 14(2): 329-332.

[60] 钟江华, 张光萍, 柳小英. 实时荧光定量 PCR 技术的研究进展与应用[J]. 氨基酸和生物资源, 2011, 33(2): 68-72.

[61] Ririe K M, Rasmussen R P, Wittwer C T. Product differentiation by analysis of DNA melting curves during the polymerase chain reaction[J]. Anal Biochem, 1997, 245(2): 154-160.

[62] Bruchez M, Moronne M, Gin P, et al. Semiconductor nanocrystals as fluorescent biological labels [J]. Science, 1998, 281(5385): 2013-2016.

[63] Li Z, Huang P, He R, et al. Aptamer-conjugated dendrimer-modified quantum dots for cancer cell targeting and imaging[J]. Mater Lett, 2010, 64(3): 375-378.

[64] Smith A M, Gao X, Nie S. Quantum dot nanocrystals for in vivo molecular and cellular imaging [J]. Photochem Photobiol, 2004, 80(3): 377-385.

[65] Medintz I L, Uyeda H T, Goldman E R, et al. Quantum dot bioconjugates for imaging, labelling and sensing[J]. Nature Mater, 2005, 4(6): 435-446.

[66] Kumar R, Ding H, Hu R, et al. In vitro and in vivo optical imaging using water-dispersible, noncytotoxic, luminescent, silica-coated quantum rods [J]. Chem Mater, 2010, 22 (7): 2261-2267.

[67] 刘军, 顾水均, 潘开宇, 等. 量子点在病毒检测中的应用研究进展[J]. 中华实验和临床病毒学杂志, 2011, 25(5): 399-400.

[68] Cui D, Tian F, Kong Y, et al. Effects of single-walled carbon nanotubes on the polymerase chain reaction[J]. Nanotechnology, 2004, 15(1): 154D-157D.

[69] Li M, Lin Y C, Wu C C, et al. Enhancing the efficiency of a PCR using gold nanoparticles[J]. Nucleic Acids Res, 2005, 33(21): e184.

[70] Yang W, Mi L, Cao X, et al. Evaluation of gold nanoparticles as the additive in real-time polymerase chain reaction with SYBR Green I dye[J]. Nanotechnology, 2008, 19(25): 255101.

[71] Cui D, Li Q, Huang P, et al. Real time PCR based on fluorescent quenching of mercaptoacetic acid-modified CdTe quantum dots for ultrasensitive specific detection of nucleic acids[J]. Nano Biomed Eng, 2010, 2(1): 45-55.

[72] 李清, 贺蓉, 高峰, 等. 巯基乙酸修饰的 CdTe 量子点对聚合酶链反应特异性的影响[J]. 上海交通大学学报, 2008, 42(5): 693-696, 700.

[73] Susha A S, Javier A M, Parak W J, et al. Luminescent CdTe nanocrystals as ion probes and pH sensors in aqueous solutions[J]. Coll Surf A: Physicochem Eng Aspects, 2006, 281(1-3):

40-43.

[74] Mamedova N N, Kotov N A, Rogach A L, et al. Albumin-CdTe nanoparticle bioconjugates: preparation, structure, and interunit energy transfer with antenna effect[J]. Nano Lett, 2001, 1 (6): 281-286.

[75] Ganguly A, Prockop D J. Detection of single-base mutations by reaction of DNA heteroduplexes with a water-soluble carbodiimide followed by primer extension: application to products from the polymerase chain reaction[J]. Nucleic Acids Res, 1990, 18(13): 3933-3939.

[76] Sykes P J, Neoh S H, Brisco M J, et al. Quantitation of targets for PCR by use of limiting dilution [J]. Biotechniques, 1992, 13(3): 444-449.

[77] Kalinina O, Lebedeva I, Brown J, et al. Nanoliter scale PCR with TaqMan detection[J]. Nucleic Acids Res, 1997, 25(10): 1999.

[78] Vogelstein B, Kinzler K W. Digital PCR[J]. Proc Natl Acad Sci U S A, 1999, 96(16): 9236-9241.

[79] Morrison T, Hurley J, Garcia J, et al. Nanoliter high throughput quantitative PCR[J]. Nucleic Acids Res, 2006, 34(18): e123.

[80] Liu J, Hansen C, Quake S R. Solving the "world-to-chip" interface problem with a microfluidic matrix[J]. Anal Chem, 2003, 75(18): 4718-4723.

[81] Dube S, Qin J, Ramakrishnan R. Mathematical analysis of copy number variation in a DNA sample using digital PCR on a nanofluidic device[J]. PLoS One, 2008, 3(8): e2876.

[82] Dressman D, Yan H, Traverso G, et al. Transforming single DNA molecules into fluorescent magnetic particles for detection and enumeration of genetic variations[J]. Proc Natl Acad Sci U S A, 2003, 100(15): 8817-8822.

[83] Beer N R, Wheeler E K, Lee-Houghton L, et al. On-chip single-copy real-time reverse-transcription PCR in isolated picoliter droplets[J]. Anal Chem, 2008, 80(6): 1854-1858.

[84] Hindson B J, Ness K D, Masquelier D A, et al. High-throughput droplet digital PCR system for absolute quantitation of DNA copy number[J]. Anal Chem, 2011, 83(22): 8604.

[85] Zhang Y, Zhu Y, Yao B, et al. Nanolitre droplet array for real time reverse transcription polymerase chain reaction[J]. Lab Chip, 2011, 11(8): 1545.

3 纳米效应基础上的超敏感传感检测技术

纳米传感检测技术是纳米技术与传感检测技术相结合的新技术，是纳米技术的重要组成部分，也是将来检测技术领域中的一个重要发展方向。纳米材料是超敏感检测技术中研究最多、应用最为广泛的内容之一。纳米材料有着许多独特的性质。本章主要阐述了近年来以纳米材料为基础的纳米传感检测技术在生物检测及医学领域方面的研究成果和进展，阐述了不同纳米生物传感器技术的构建思路以及它们在精准医学检测技术方面的应用。

3.1 等离激元共振效应基础上的检测原理

3.1.1 表面等离激元

表面等离激元(surface plasmon，SP)是金属和介质界面区域的一种自由电子和光子相互作用形成的电磁模[1-5]。这一概念在 1957 年由 Huffman 等[6]首次提出，他认为金属中自由电子被外加电磁场激发后，会在正离子的背景下进行量子化的振荡即等离激元。这一现象由 Powell 等于 1959 年在一个金属铝的实验中首次证实。表面等离激元的本质是当光波(电磁波)入射材料与介质分界面时，材料表面的自由电子在外加电磁场的激发下，发生集体振荡，电磁波与材料表面自由电子耦合而形成的一种沿着材料表面传播的近场电磁波，并随传播深度的增加呈指数式衰减。如果电子的振荡频率与入射光波的频率一致就会产生共振，在共振状态下电磁场的能量被有效地转变为材料表面自由电子的集体振动能，这时就形成一种特殊的电磁模式——电磁场被局限在材料表面很小的范围内并增强，这种现象就称为表面等离激元现象[7]。但是要产生这种集体振荡，通常需要材料的介电常数具有绝对值较大的负实数部而虚数部为较小的正值。因此，能够产生表面等离激元的通常是金属材料如 Au[8,9,10]、Ag、Cu、Pt、Al 等。近年来，人们又从石墨烯等材料中观察到表面等离激元，从而推动了这一学科的进一步发展。表面电荷的集体振荡与光波电磁场间的相互作用使得表面等离激元具有很多新奇独特的性质。

根据表面等离激元的模式不同,可以分成两类,局域表面等离激元(localized surface plasmon, LSP)和传导的表面等离激元(propagating surface plasmon polariton, PSP)[11,12],如图3-1所示[13]。

在LSP中[见图3-1(a)]材料表面的自由电子在光波电磁场的激发下,会在金属表面产生集体振荡的情况。当材料表面的电子与激发光产生共振时,电场能有效地转化为金属表面自由电子的集体振动能。但是,局域的表面等离激元要求纳米结构的尺度要小于入射光的波长。此时,入射光会驱动金属表面的传导自由电子集体运动进而使表面电子云偏离原

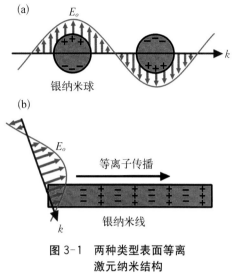

图 3-1 两种类型表面等离激元纳米结构

(a) 局域表面等离激元(LSP);(b) 传导的表面等离激元(PSP)(图片修改自参考文献[13])

子核。此时,电子云与原子核之间的库仑作用会吸引电子云使之重新向原子核的方向运动。因此,电子会在原子核的附近集体振荡,产生局域表面等离激元。当入射光的频率与自由电子的振荡频率一致时,会产生共振使得表面电子的集体振荡大幅增强,通常称为局域表面等离激元共振(localized surface plasmon resonance, LSPR)。这种共振将会产生两个重要的效应:第一,会使金属纳米颗粒产生对入射光的选择性共振吸收;第二,将会导致颗粒周围的局域场大幅增强,这种增强效果在颗粒的表面最为显著,并随着与颗粒表面距离的增加而迅速衰减。

在PSP中,自由电子与电场的相互作用产生沿着材料表面传播的电子疏密波[见图3-1(b)]。相对于LSP,PSP需要金属材料结构中至少存在某一维的尺寸接近激发光的波长或者大于激发光的波长。在这种情况下,E_0不是均一穿过的,因此PSP需要可以通过控制连续材料的几何参数进行调控。通常PSP的色散曲线位于光锥线的右侧,在相同频率下其波矢比光波矢量大,无法用平面光波激发出等离激元,需要引入一些特殊结构来满足波矢条件激发PSP。常用的激发方式有棱镜耦合、光栅耦合、波导模耦合、强聚焦光束和近场激发。

3.1.2 等离激元共振效应基础上的应用和检测

在纳米材料中,金属纳米材料具有很多有趣的光学特性,但是这些光学特性几乎都源自于该金属材料的局域表面等离激元共振特性。LSPR的宏观表现就是在消光(吸收散射)光谱中会有LSPR峰的出现。金属纳米材料的种类不同,其对应的LSPR峰也不同,例如20 nm左右金纳米球的LSPR峰在520 nm附近,但是20 nm左右银纳米球的LSPR峰在420 nm左右。LSPR峰的大小不仅和材料的种类有关,还和合成的金属纳

米材料的形貌有很大的关系。例如,金纳米球只有一个 LSPR 峰,但是金纳米棒却存在两个 LSPR 峰,一个是横向的 LSPR 峰,另一个是纵向的 LSPR 峰。如图 3-2 所示,其位于长波纵向的更强的那个 LSPR 峰可以通过调控纵横比(长宽比)调控峰的位置,有时候这个共振峰甚至可以到达近红外的区域,且纵横比越大,纵向的 LSPR 峰越向更长的波长方向移动[14]。除了金纳米棒,金纳米星也是一个形貌决定 LSPR 峰的位置的典型代表。利用种子调控、pH 值和硝酸银调控金纳米星的形貌(见图 3-3)[15],可以有效调节金纳米星的 LSPR 峰的位置(见图 3-4)[16]。

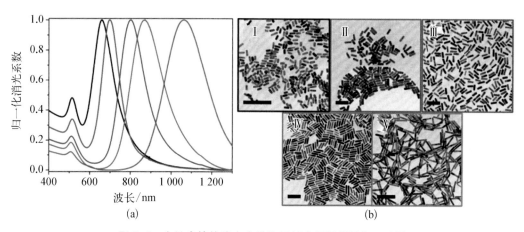

图 3-2 金纳米棒的消光光谱和透射电子显微镜(TEM)图

(a) 不同纵横比对应的金纳米棒消光光谱;(b) 不同纵横比金纳米棒的透射电子显微镜图。比例尺=150 nm
(图片修改自参考文献[14])

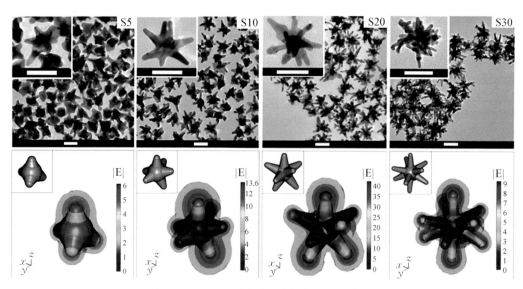

图 3-3 不同银离子浓度对金纳米星形貌的影响

S5: 5 μmol/L;S10: 10 μmol/L;S20: 20 μmol/L;S30: 30 μmol/L(图片修改自参考文献[15])

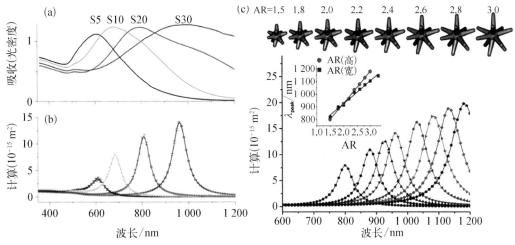

图 3-4 不同银纳米粒子浓度对金纳米星的吸收光谱影响

（a）相应的紫外吸收光谱和波长之间的曲线图；（b）金纳米星的消光光谱图；（c）极化平均吸收的散点图。S5：5 μmol/L；S10：10 μmol/L；S20：20 μmol/L；S30：30 μmol/L（图片修改自参考文献[16]）

鉴于表面等离激元金属纳米颗粒优异的光学性质，金属纳米材料广泛应用于纳米生物技术、分析化学、光催化和灵敏检测等领域。金属纳米材料表面的 LSPR 会随着颗粒的大小、颗粒的间距以及周围的介电常数（折射率）等因素的变化而变化，而且这种变化的效果十分显著。常见的 LSPR 应用方式主要有 3 种：

（1）通过材料色度的变化或者峰位移的改变检测生物分子或者蛋白质等。

（2）利用金属材料的 LSPR 效应增强拉曼散射。

（3）改变金属纳米材料的 LSPR 峰位移，使得 LSPR 峰位移到近红外区域，从而进行光热治疗和暗视野成像，可用于生物肿瘤成像与治疗。

表面等离激元学已经成为一门学科。伴随着纳米科学的蓬勃发展，以表面等离激元共振为基础的研究正在不断发展，并衍生出众多的研究分支。这些研究不断引发新的现象，提出新的问题，而且展示出具大的应用潜力。

3.2 表面增强拉曼散射检测原理

3.2.1 拉曼散射

1928 年，印度加尔各答大学的物理学家拉曼（Chandrasekhara Venkata Raman）[17]利用汞光源研究纯苯液体的光散射现象时发现，散射光谱中除了存在频率与入射光频率相同的瑞利散射光外，还存在着强度极弱的与入射光频率不同的分子特征谱线（频率增加或减小）。这一发现被称为拉曼散射。拉曼散射的本质是光子与介质间发生非弹性碰撞而引起频率发生变化的散射。在大多数的光散射效应中，大部分的散射光是不会发生频率改变的,即光子和介质之间发生弹性碰撞,光子自身的频率保持不变而只会发生运动方向的改变,这样的散射光称为瑞利散射。但是也会存在光子频率发生改变的拉曼散射即光子和分子之间会发生能量的交换,导致光子的频率和运动方向均发生改变,而且瑞利散射的光强度远远大于非弹性碰撞的拉曼散射。拉曼散射的概率极小,最强的拉曼散射也仅占整个散射光的千分之几,而最弱的甚至小于万分之一。当分子

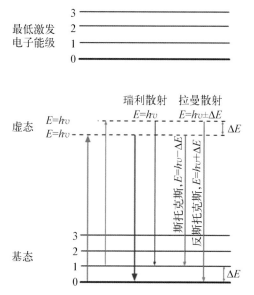

图 3-5　瑞利散射和拉曼散射的示意图

E 为能量,h 为普朗克常数,v 为波数

与光子作用,如果分子吸收入射光子的能量,散射光子的能量低于入射光子的能量,在拉曼散射中会出现斯托克斯散射。反之,如果分子损失能量,散射光子的能量高于入射光子的能量,则为反斯托克斯散射现象。如图 3-5 所示,处于 $E_v = 0$ 基态或者 $E_v = 1$ 能级的分子受入射光能量为 $E = hv$ 的激发跃迁到一个中间过渡虚态(虚态是不稳定的),然后分子再跃迁回基态 $E_v = 0$ 或者 $E_v = 1$ 能级,此过程反射光子的能量和入射光子的能量相等,则这样的碰撞为弹性碰撞即出现瑞利散射线。若处于虚态的分子跃迁回到 $E_v = 1$ 能级,则对应于非弹性碰撞,入射光子的部分能量传递给分子,散射光子的能量小于入射光子的能量,此时出现拉曼散射斯托克斯线。

相反,如果处于 $E_v = 1$ 能级的分子受 $E = hv$ 入射光子的激发跃迁到虚态,然后又跃迁回基态 $E_v = 0$,反射光子从分子得到部分能量,反射光子的能量高于入射光子的能量,此时会出现相对应的拉曼散射反斯托克斯线。但是,由于大部分分子都处于较低的振动能态,位于振动基态的分子数目要远远多于处于振动激发态的分子数目,斯托克斯散射光强度会大于反斯托克斯散射光强度。因此,在实验中通常只关心斯托克斯拉曼散射信号。

拉曼光谱技术作为一门重要的研究分子结构的工具,虽然一开始就受到了众人的关注,但是由于拉曼散射的强度太低,检测灵敏度太低,这一缺点严重限制了拉曼光谱的应用。直到 20 世纪 60 年代后,激光的发明为拉曼光谱技术带来了希望,它为拉曼光谱提供了理想的光源,将拉曼光谱的应用和推广向前推进了很大的一步。

3.2.2　表面增强拉曼散射的原理和增强基底

作为一门新兴的光谱技术,经过后人的不断努力,发展出许多拉曼增强手段,如共振拉曼散射、表面增强拉曼、受激拉曼散射等。其中,基于表面增强拉曼散射(surface enhanced Raman scattering，SERS）具有众多优点，特别是它的单分子检测能力、原位分析分子在表面的动态和拉曼体内成像等优点，该方法已经成为一项十分热门的检测技术，广泛应用于表面化学、光谱学、电化学和生物医学（见图 3-6）等领域。

1974 年，Fleischmann 团队首次发现吡啶分子在粗糙的银电极吸附之后，有很强的拉曼信号产生，这是 SERS 的首次发现。但是研究人员认为，粗糙的表面增加了比表面积从而增加了吸附的分子的量。随后，在1977 年 Van Duyne 团队研究之后发现，吸附于粗糙的银表面的吡啶分子增强 10^5 倍，

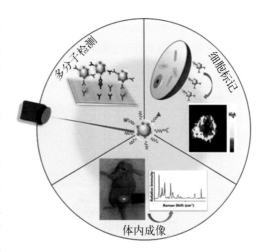

图 3-6　表面增强在生物医学领域细胞标记、体内成像和多分子检测中的应用

认为这是表面的形貌带来的增强效果，从而打开了 SERS 研究的大门。虽然，SERS 的概念在 20 世纪 70 年代提出，但是直至 90 年代激光技术和 CCD 的出现才极大地推进了该光谱技术的发展。其中，最为值得一提的突破是 S. M. Nie 团队于 1997 年利用银纳米粒子的 SERS 实现了对单分子罗丹明 6 的检测。随后，K. Kneipp 团队也在金纳米粒子表面观测到 10^{14} 倍的 SERS 增强。虽然单分子 SERS 光谱技术尚不成熟，但是该技术可以实现在分子水平上研究物质的结构，所以是一门极具潜力的测试技术。

为了实现 SERS 信号的放大，研究其增强机制十分重要。目前，普遍认为 SERS 的增强机制主要有两种：电磁场增强和化学增强。电磁场增强是由于金属纳米粒子表面等离激元振动引起的局域电磁场极大的增强，从而使吸附或靠近金属纳米粒子表面（小于 10 nm）的分子的拉曼信号增强 $10^4 \sim 10^8$ 倍。研究还发现，当两个纳米粒子靠得很近的时候，等离子体激发产生的局域电磁场较大，该区域被研究者称为热点。理论上，当分子处于热点区域（两个靠得很近的纳米粒子的间隙）时，电场增强达到 10^{10} 倍，该位置分子的拉曼信号增强效果最好。该种拉曼信号的增强是由于金属纳米粒子固有性质导致的 SERS 的增强效应。化学增强的机制是由于分子和基底表面产生化学作用，体系的极化率增强而产生 SERS 效应。最为接受的观点是由于分子与基底接触之后，会形成新的电荷转移激发态，体系内发生金属到分子或者分子到金属的共振电荷转移跃迁，有效地改变了分子的极化率，产生 SERS 效应。大量实验数据证明，这两种增强效果不会独立存在，在很多体系中是共存的，只是增强的程度不同。

现在，为了使 SERS 有效增强，最为常用的手段是构建含有热点的 SERS 基底。在后期实验研究中发现，Au、Ag、Cu 等贵金属在可见光及近红外光的激发下，可以产生强烈的表面等离激元共振特性，从而产生较好的 SERS 效应。因此，基于不同形貌贵金属

的 SERS 研究不断发展。常见的金属纳米材料有 Au 或者 Ag 纳米球、Au 壳结构、金纳米棒、金星、金纳米花、金银合金等(见图 3-7)[18]。

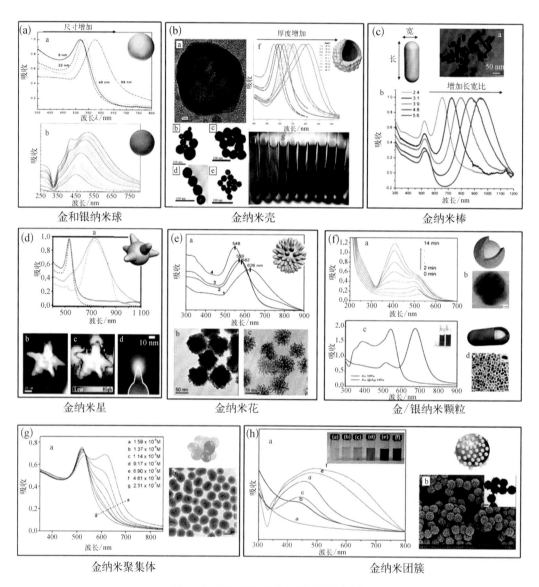

图 3-7　不同形貌贵金属的 SERS 基底

(图片修改自参考文献[18])

除此之外,厦门大学的田中群教授发现,过渡金属如 Pt、Ru、Pd、Fe、Co 和 Ni 也可以产生一定的拉曼增强效果。近期,北京大学的张锦教授研究组发现石墨烯同样具有增强能力,增强能力相对较弱。因此,金属-半导体、金属-石墨烯等复合材料得到广泛关注,成为近年来发展较快的新型 SERS 基底(见图 3-8)。

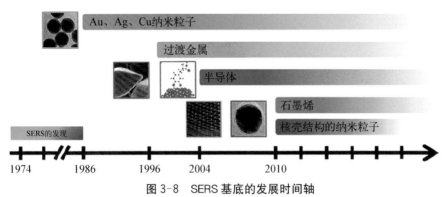

图 3-8 SERS 基底的发展时间轴

3.2.3 表面增强拉曼散射的应用

SERS 技术是具有超高灵敏度的光谱技术,号称为指纹振动光谱。该光谱技术适用于各种领域,如分析传感、食品安全、环境安全、文化遗产、材料科学、催化、储能和转化等。SERS 可以实现对材料及结构的表征,且利用其指纹鉴别的优势可以实现痕量分析和艺术品的鉴定。SERS 最为广泛的应用是其在生物传感领域的运用。

图 3-9 所示为 SERS 用于对蛋白质分子的检测。其中,检测采取的基本策略是分析物诱导的拉曼信标分子的聚集、分析物改变拉曼分子的拉曼信号、利用夹心免疫法协同拉曼信标分子实现对蛋白质标志物的检测、利用 Ag 或 Au 纳米材料放大 SERS 适配子传感器的拉曼信号实现对蛋白质的识别以及利用纳米材料的结合实现对蛋白质的检测[18]。

图 3-10 所示为徐抒平团队利用夹心免疫反应构建复合结构进行 SERS 测定,实现定量检测抗原的目的。在该工作中,首先用拉曼探针标记免疫金纳米粒子,然后将该金纳米粒子修饰抗体,使其通过与抗原的特异性识别作用组装到固相基底上,形成三明治复合结构,再利用银溶胶进一步增强探针的 SERS 信号,达到定性和定量检测抗原的目的。

除此之外,崔大祥教授课题组利用石墨烯复合金纳米材料对胃癌患者呼出气进行检测,巧妙地区分开健康人、早期胃癌患者和晚期胃癌患者。图 3-11 所示为崔大祥团队利用肼蒸汽在石墨烯表面原位还原出一层致密的金纳米颗粒,使得石墨烯表面产生大量的热点。之后利用石墨烯对有机分子的吸附作用,巧妙地将有机小分子吸附在石墨烯表面,再利用拉曼光谱实现对呼吸气体的检测[19]。

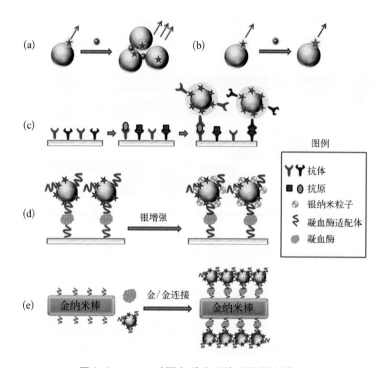

图 3-9 SERS 对蛋白质分子检测的基本策略

（图片修改自参考文献[18]）

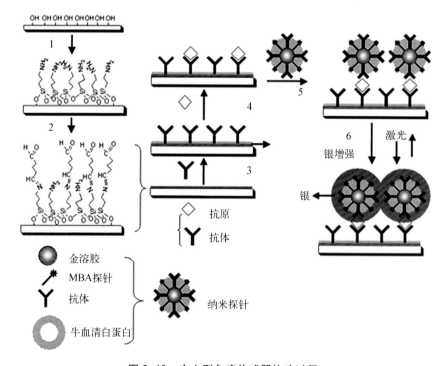

图 3-10 夹心型免疫传感器构建过程

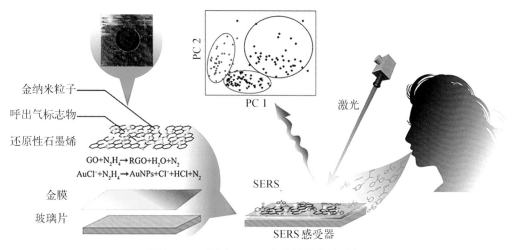

图 3-11 呼出气 SERS 传感器的构建过程

(图片修改自参考文献[19])

3.3 金纳米三角基础上的超敏感传感检测技术

金纳米颗粒由于具有很特殊的表面等离激元共振效应(LSPR),表现出独特的光学性能。基于此现象的传感器具有实时、设备简单和体积小的特点,在生物检测、定点诊断、细胞标记、分子动力学研究及癌症诊断等方面具有广阔的应用前景。目前,很多形状的单金属纳米颗粒(如球形和椭圆形、棒形和圆盘形、空心壳及核形、环形、菱形、星形和三角形等)的 LSPR 特性相继有团队进行研究。通过调控金纳米颗粒的形状和大小可以改变表面等离激元共振效应的模式,从而获得具有不同光行为的纳米材料。三角形金纳米片在可见光和近红外光区间具有多偶极表面等离激元共振吸收谱,在感光成像、生物检测、催化和表面增强拉曼散射(SERS)等领域具有很好的应用前景。

3.3.1 金三角纳米颗粒的制备和应用

目前,金纳米三角片的合成方法主要包括热力学方法、生物模板法、微波和超声辅助技术等。Liz-Marzan[1]等首先用热力学方法合成金纳米三角片,在加热和存在的条件下,用水杨酸还原 $HAuCl_4$ 得到了金胶体,该溶液中含有片状和类球形的纳米颗粒,其消光光谱有两个明显的表面等离激元共振峰分别对应于以上两种纳米颗粒,在可见光区域的共振带来自于球形纳米颗粒的偶极等离激元共振模式,而近红外区域的共振带则要归因于金纳米三角片;但是与后期的工作相比,该近红外区域的共振带的峰宽较宽,说明胶体溶液中各向异性纳米颗粒的尺寸和形貌分布较分散。Norman[20]等用

Na₂S 作为还原剂合成金纳米三角片得到了与上述相似的光谱。

单晶的金纳米三角片还可以用一些植物提取物中的物质辅助合成。在制备过程中,植物提取物作为还原剂以及保护剂。例如,Shankar 等[21]用柠檬草提取物还原 HAuCl₄ 得到金纳米种子,这些种子在乙醛和丙酮的混合体系中慢慢形成金纳米三角片。Liu 等用类似的方法合成金纳米三角片和截角三角片混合物,不过他们采用的是褐藻的提取物作为稳定剂以及还原剂。Brown 等调查多肽链在金结晶过程中所起的作用,他们在常温下用多肽链与 HAuCl₄、KOH 和 AA 混合发现,多肽链会诱导金三角片的形成;另外他们也发现金纳米三角片的形成有两个条件,首先多肽链要有催化功能,其次多肽链对金表面要有一定的吸附能力,且这种吸附能力不是硫金键的作用。

金纳米三角片也可以用超声微波辅助纳米颗粒合成。在合成过程中,微波能够快速均匀加热反应体系,与传统加热过程相比,成核更均匀、结晶时间短。溶液在超声过程中会产生声空化现象,即在超声条件下合成液中会出现小气泡生成、长大和向内破裂的现象。随着超声的功率不同,形成气泡破裂的温度甚至能够达到 700℃ 以上。超声除了产生高温和高压之外,气泡还会产生冲击波,影响金三角颗粒的形成。例如,Tsuji[22,23]小组用一种微波辅助多元醇合成金纳米三角片即发现此现象。

张百慧等[24]利用烟草花叶病毒合成金纳米三角片(见图 3-12)。溶液在搅拌过程中黄色消失,变为暗灰色,最终变为紫红色。这种溶液颜色的转变通常标志着金属价态的改变。紫红色为零价态金纳米颗粒溶胶典型的颜色,据此判断产生了金纳米结构材料。合成的金纳米三角边长为 97 nm±37 nm,厚度为 14.5 nm±1.2 nm。紫外可见光谱分析显示在 560 nm 处有一个较强的 SPR 吸收峰;740 nm 处出现一个相对较弱的 SPR 吸收峰。次吸收峰归因于三角形金纳米片的不对称表面等离激元共振吸收。Chu 等[25]在水相溶液中 CTAB 存在的情况下,利用柠檬酸三钠热还原 HAuCl₄ 制备金三角(见图 3-13)。通过改变试剂的浓度、反应溶液的温度,金三角的尺寸可以从几十纳米到几百纳米甚至几微米。此外,发现调节[CTAB]/[HAuCl₄]的比例有利于形成金纳米板。金纳米板具有明确定义的锐利边缘形状。

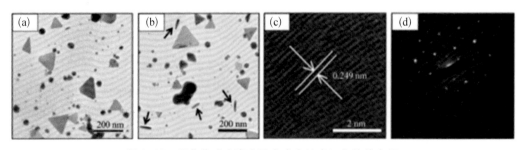

图 3-12　烟草花叶病毒介导合成金纳米三角片的表征

(a)和(b)为烟草花叶病毒介导合成金纳米三角片的典型 TEM 照片,(b)图中箭头指示部分为垂直于碳膜表面的金纳米片;(c)和(d)为金纳米三角片一角处的 HRTEM 照片(c)与其对应的 SAED 花样(d)(图片修改自参考文献[24])

综上所述,可以用多种方法合成金纳米三角片,所合成的金纳米三角片具有统一的光学和结晶学特点,不同的合成方法所合成的金纳米三角片的产率、大小和分散性也不同(见图3-14)。

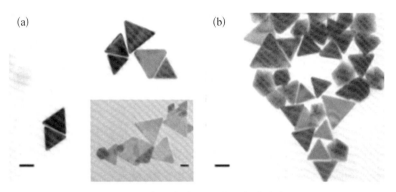

图 3-13　水热合成金纳米三角片的表征

(a)(b)为水热合成的金纳米三角片的 TEM 图,比例尺为 50 nm(图片修改自参考文献[25])

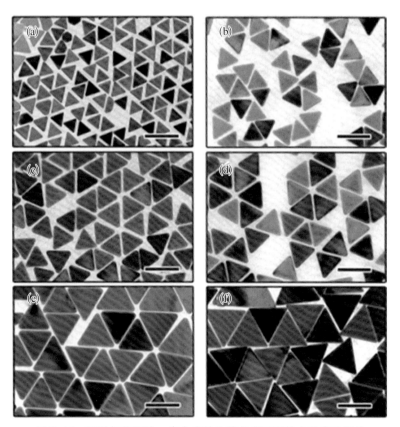

图 3-14　通过氧化刻蚀一步合成的边缘长度可调的金纳米三角片

每个样品的平均边缘长度分别为(a) 45.22 nm±3.38 nm;(b) 65.48 nm±2.92 nm;(c) 70.26 nm±3.07 nm;(d) 78.25 nm±3.16 nm;(e) 107.34 nm±8.01 nm;(f) 117.29 nm±5.78 nm。比例尺为100 nm(图片修改自参考文献[20])

3.3.2 金三角纳米颗粒的超敏感传感检测技术

拉曼光谱作为一种检测手段一直受限于其极小的拉曼散射截面,这严重限制了其使用。近几十年来,基于金属粒子的SERS的迅速发展极大地放大了拉曼信号,增强数量级通常在10^6以上,甚至可以达到检测单分子拉曼光谱的水平。SERS的增强机制已有深入研究,主要分为两种,即电磁(EM)增强机制和化学增强(CE)机制。利用SERS的增强机制可以实现超灵敏度检测。SERS有很强的振动信号、很低的检测极限以及很好的吸附选择性,因而具有很好的应用潜能。

已经观测到称为热点的靠得很近的两个金纳米颗粒之间的区域能够产生非常强的拉曼信号,同时观测到金纳米三角等金属纳米颗粒的锋利针尖也能够产生非常强的拉曼信号。因此,金纳米三角是SERS基底的理想候选材料。形状可控、尺寸均一的金纳米三角的针尖相互靠近可以通过"避雷针"效应和"热点效应"以及表面等离激元共振效应大大提高吸附在金纳米三角基底附近的分析物的拉曼散射强度。研究金纳米三角SERS活性的报道最近几年也有很多。Smitha等[26]以肉桂叶子汤作为还原剂合成金纳

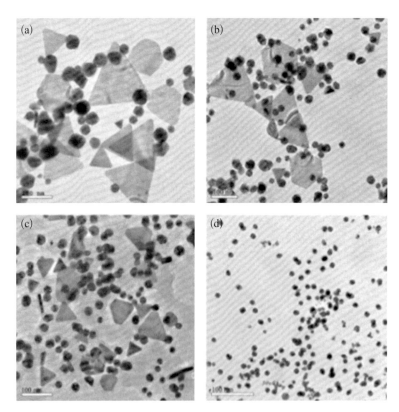

图3-15 不同肉桂叶子汤浓度合成的金纳米三角片

(a) 4 ml,(b) 6 ml,(c) 8 ml和(d) 17 ml(图片修改自参考文献[26])

米三角(见图 3-15),以 2-氨基苯硫酚(2-ATP)和结晶紫(CV)作为探针分子,研究这种金纳米三角的 SERS 活性。结果表明用最小叶肉浓度制备的具有更多数量的三角形颗粒的纳米颗粒显示出约为 10^7 的 SERS 活性。同时,研究人员还对金纳米三角和金纳米球的 SERS 活性进行了对比。他们的研究发现,金纳米颗粒的尺寸和形状对叶子汤的浓度非常敏感。SERS 研究发现,金纳米颗粒对 2-ATP 的增强因子在叶子汤浓度最低的时候能够达到 10^7,对 CV 的增强因子能够达到 10^6,如图 3-16 和图 3-17 所示。

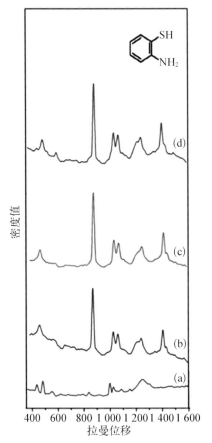

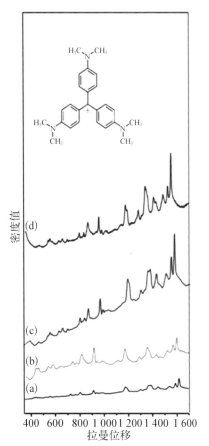

图 3-16　不同肉桂叶子汤浓度下金纳米三角的 SERS 活性变化(以 2-ATP 为探针)

(a) 正常 2-ATP 的拉曼光谱;(b) 激光为 785 nm,叶子汤为 4 ml 时的 SERS 谱图;(c) 激光为 785 nm,叶子汤为 8 ml 时的 SERS 谱图;(d) 激光为 514 nm,叶子汤为 17 ml 时的 SERS 谱图(图片修改自参考文献[26])

图 3-17　不同叶子汤浓度下金纳米三角的 SERS 活性变化(以 CV 为探针)

(a) 正常 CV 的拉曼光谱图;(b) 激光为 785 nm,叶子汤为 4 ml 时的 SERS 谱图;(c) 激光为 785 nm,叶子汤为 8 ml 时的 SERS 谱图;(d) 激光为 514 nm,叶子汤为 17 ml 时的 SERS 谱图(图片修改自参考文献[26])

Chen 等[27]基于纳米球光刻技术、离子刻蚀反应以及物理溅射技术的联合应用,制备了颗粒间距离可控的金纳米三角阵列。研究金纳米三角作为 SERS 的基板时发现,

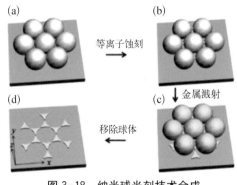

**图 3-18 纳米球光刻技术合成
金纳米三角的原理**

(图片修改自参考文献[27])

拉曼信号强烈依赖于颗粒间的距离。他们合成金纳米三角的原理如图 3-18 所示。从图中也不难发现金纳米三角之间的距离是可控的。研究这种金纳米三角阵列作为 SERS 基底的 SERS 活性时,通过控制离子刻蚀时间控制粒子间距离,离子刻蚀时间越长则粒子间距离越短。以 10^{-4} mol/L 的 R_6G 作为检测物时发现,这种金纳米颗粒具有很强的 SERS 增强活性,且粒子间距离越短增强效果越好(见图 3-19)。目前金纳米三角的 SERS 超灵敏研究还处于起步阶段,还有许多工作需要完善,还有许多难点需要攻克。

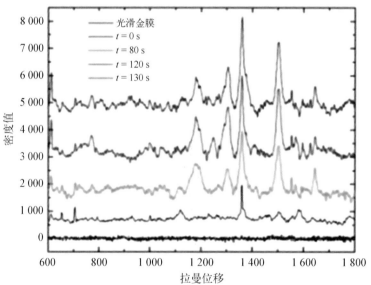

**图 3-19 10^{-4} mol/L 的 R_6G 吸附在制备好的不同光刻时间的金三角
纳米盘 SERS 基板上的 SERS 谱图**

(图片修改自参考文献[27])

3.3.3 三角形金属纳米结构传感特性的优点分析

对于单三角形金属纳米颗粒,消光谱共振峰位置与三角形的形状尖锐度和体积有密切关系。在相同的形状尖锐程度下,体积越大,参与振荡的总自由电子数越多,激发共振所需的能量越少,共振波长红移。在相同的体积下,形状越尖锐,尖端处的自由电子数密度越大,相应激发共振所需的能量也越少,共振波长红移。随着共振波长的红移,折射率灵敏度相应地增大,如果折射率灵敏度的增加大于半峰全宽的增加,则品质因子改善,否则品质因子无法提高,无法获得性能优良的传感器,因此不仅要设法增加折射率灵敏度,而且还要使消光谱峰尖锐。除了体积和形状尖锐度外,共振峰波长还与近场之间的耦合效应密切相关。间距越小,耦合效应越强,激发共振所需的能量越少,共振波长红移也越明显。可见,要获得大的共振峰红移,对于单三角形结构应增加形状尖锐度和体积,对于双三角结构还应减小间距[28]。

金纳米三角强烈的 SERS 拉曼信号增强的活性主要来自金纳米三角锋利的角的局域电磁场的提高。可以得到的结论就是,增强因子与 SPR、激发波长、金纳米三角的边缘长度和角相关。单独的金纳米三角的表面等离激元共振能够通过调节激光的频率实现。但想要获得理论计算的金纳米三角的最佳 SERS 活性依然是个难点与挑战。

3.4 空心银微球基础上的超敏感传感检测技术

处于纳米尺度的金属颗粒常表现出异于其宏观块体的光学性质,金属纳米颗粒的光学性能与其尺寸、形貌及所处介质的介电常数等因素密切相关。匹配波长的光辐射会引起金属纳米颗粒电子的共振,从而产生特殊的表面等离激元共振(SPR)。SPR 行为是金属纳米材料极其独特的光学性质,它会导致粒子表面某些区域局域电磁场的激增,而增强的局域电磁场在金属纳米颗粒表面会引起类似"光学天线"的效应。这些效应对于超灵敏检测有潜在的应用前景,也是目前超灵敏传感器的研究热点之一。

SERS 克服了传统的拉曼散射灵敏度的局限性,极大地拓展了拉曼光谱在化学、生命科学等领域的研究。但是目前 SERS 基底主要是 Ag、Au 和 Cu。其增强活性与这些金属纳米颗粒的大小、形态以及粒子间距离密切相关。这与 SERS 占主要增强机制的电磁增强原理密接相关。控制好这些因素一般能够获得很强的增强效果,通常能够达到 10^8 甚至 10^{10}。

3.4.1 空心银微球的合成及表征

纳米材料的性能一般取决于其形状、结构、尺寸、组成和结晶性[29],热力学条件和动力学条件都对其有很大的影响。因此,纳米颗粒相应的制备方法十分重要。银纳米颗粒制备方法主要分为物理法和化学法。物理法[30]包括高能机械球磨法、物理粉碎法、蒸发冷凝法等。一般来说,物理法原理简单,但设备复杂且费用昂贵。和物理法相比,化学法经济成本低、对设备要求也较低,形貌控制方便。化学法主要分为微乳液法、化学还原法、电化学还原法和光化学还原法。

化学还原法是在液相条件下,用还原剂将 Ag^+ 还原成单质银,从而制备纳米银颗粒的方法,这种方法对纳米银材料的尺寸、形貌能够进行较好的控制,重复性好,是目前制备纳米银材料最常用的方法。由于模板法制备的银纳米颗粒的尺寸和形貌可通过选择合适的模板进行控制,该方法已经发展成为简单制备银纳米颗粒的一种通用方法。

任志宇等[31]报道以聚苯乙烯微球为模板,联合种子生长法和原位还原在聚苯乙烯微球的表面铺上银纳米颗粒,应用十六烷基三甲基溴化铵作为结构导向剂,在聚苯乙烯表面实现介孔二氧化硅的可控包覆盖,之后把模板除去,可得到 Ag/mSiO$_2$ 空心微球。介孔二氧化硅表面的介孔气阻效应能够有效地保护银纳米离子的活性。图 3-20 为他们制得的 Ag/mSiO$_2$ 空心微球的 SEM 图和 TEM 图。结果表明,经过 400℃焙烧处理后球形结构保持完好。制得的微球为空心结构,二氧化硅的厚度为 20 nm,壳上有孔存在。

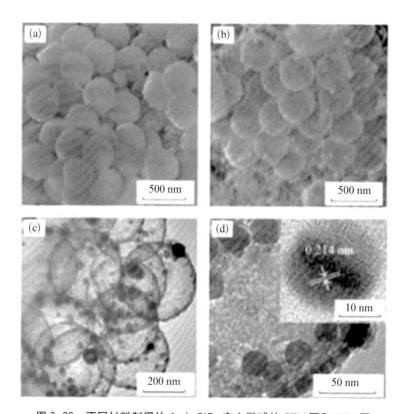

图 3-20　不同材料制得的 Ag/mSiO$_2$ 空心微球的 SEM 图和 TEM 图

(a)和(b)分别为 PS/Ag@SiO$_2$ 微球煅烧前后的 SEM 图,(c)和(d)为该中空微球的 TEM 图
(图片修改自参考文献[31])

Sharifi 等[32]采用牺牲模板的方法合成中空银微球。使用的模板是水热碳化过程合成的碳质微球(CMS),通过 300℃的煅烧移除核处的模板就可以合成中空银球。壳的厚度可以通过控制前驱体的浓度控制。最终得到厚的、均一的或者不连续壳的尺寸在 5～10 μm 的中空银微球。其原理如图 3-21 所示。

Yang[33]等利用一种细菌 Str. thermophilus 作为模板合成中空银微球(见图 3-22)。

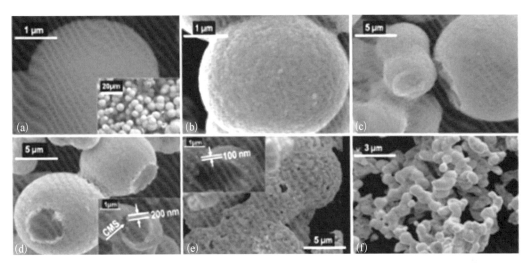

图 3-21 采用牺牲模板法合成的中空银微球的 SEM 图

(图片修改自参考文献[32])

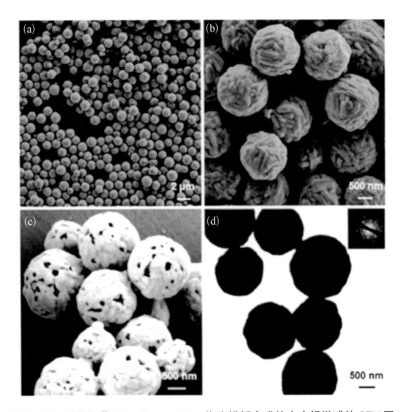

图 3-22 利用细菌 *Str . thermophilus* 作为模板合成的中空银微球的 SEM 图

(图片修改自参考文献[33])

他们制备出的银微球尺寸分布窄,中空,多孔。使用 2-Mpy 作为探测分子研究这种中空多孔微球的 SERS 活性发现,这种中空多孔微球能够作为超灵敏检测的优异基板。

Wang 等[34]首次报道利用天然蜂蜡乳剂的相转换作为模板合成单分散尺寸可调节的中空银微球。他们的方法有几个很重要的优点。首先,蜂蜡是一种包含多种小分子的刚性物质,而刚性的模板结合了单分散和尺寸可控的优点。其次,作为模板的天然蜂蜡可回收利用,整个制备过程是绿色环保的。再次,因为天然蜂蜡具有较低的从固体到液体的相转移温度,蜂蜡作为模板能够很容易移除。其合成原理如图 3-23 所示。先将含有 KBr 的 CTAB 加热到 75℃,使其融化形成溶液,通过超声得到单分散、稳定的蜂蜡乳化剂液滴。超声过程中加入少量 AgNO₃ 溶液形成带负电的 AgBr 种子,这种种子能够吸附在带正电的蜂蜡液滴上。冷却之后,AgBr 种子被还原银纳米颗粒封装在固体的蜂蜡颗粒上,蜂蜡上的银纳米颗粒作为催化剂加入还原过程,更多的 AgNO₃ 被加入和还原,更多的 Ag 还原在蜂蜡上形成单分散和稠密的银包覆蜂蜡球。之后加入少部分乙醇,加热到 70℃,蜂蜡从固体转换为液体蜂蜡核,很容易从内部转移到外部,于是得到中空纳米银球。图 3-23 为合成的中空银纳米球的 SEM 图。

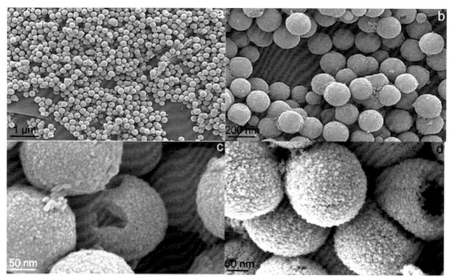

图 3-23 以天然蜂蜡作为模板的典型中空银纳米球的 SEM 图

(图片修改自参考文献[34])

3.4.2 空心银微球超敏感传感检测技术的表面增强拉曼散射应用

空心银微球具有很好的 SERS 活性,目前已经有很多研究以空心银微球作为 SERS 基板实现了超灵敏检测。

任志宇等报道以聚苯乙烯微球为模板,联合种子生长法和原位还原在聚苯乙烯微

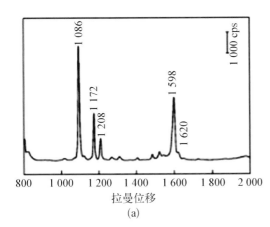
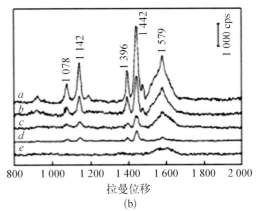

图 3-24　4-ATP 的拉曼表征图

(a)为固体 4-ATP 的拉曼光谱;(b)为 4-ATP 吸附在中空 Ag/mSiO₂ 银微球的 SERS 谱图。
(b)a. 10^{-3};b. 10^{-4};c. 10^{-5}; d. 10^{-6};e. 10^{-7}(图片修改自参考文献[31])

球的表面铺上银纳米颗粒,应用十六烷基三甲基溴化铵作为结构导向剂在聚苯乙烯表面实现介孔二氧化硅的可控包覆,之后把模板除去后得到性质很稳定的 Ag/mSiO₂ 空心微球。这种微球的二氧化硅壳厚度约为 20 nm,表面的介孔孔径为 2.1 nm 且分布均匀。他们通过虹吸作用研究通过介孔进入微球内与银粒子结合的 4-ATP 的 SERS 活性。结果发现,该灵敏传感器的检测限达到 10^{-7} mol/L,SERS 增强因子达到 10^5。图 3-24 为 4-ATP 的拉曼表征图。

　　Yang[33] 等利用细菌 *Str. thermophilus* 作为模板合成尺寸分布窄的中空多孔银微球(见图 3-25),并使用 2-Mpy 作为探测分子研究这种中空多孔微球的 SERS 活性,发现这种中空多孔微球能够作为超灵敏检测的优异基板。这种基板的检测限为 10^{-15} mol/L,增强因子能够达到 10^{11}。与传统的 SERS 基板相比,这种基板可再生、灵敏度超高且银微球成本低廉。

　　Lengert 等[35] 通过使用碳酸钙核作为模板合成空心银藻酸盐微球。在银离子存在的情况下交联,藻酸盐被固定在高度多孔的碳酸盐微

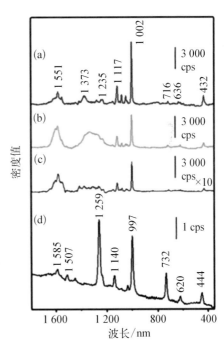

图 3-25　利用细菌 *Str. thermophilus* 作为模板合成中空银微球作为 SERS 基底吸附 2-Mpy 分子的 SERS 谱图

(a) 1×10^{-9} mol/L 2-Mpy;(b) 1×10^{-12} mol/L 2-Mpy;(c) 1×10^{-15} mol/L 2-Mpy;(d) 0.1 mol/L 2-Mpy(图片修改自参考文献[33])

上。同时,银纳米颗粒生长在藻酸盐上。通过维生素 C 移除碳酸钙模板后,得到空心银藻酸盐微球。图 3-26 为制备原理图以及微球的 SEM 图。

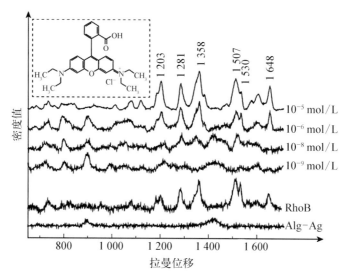

图 3-26　碳酸钙作为模板合成中空银纳米藻酸盐微球(Alg-Ag)作为 SERS 基底吸附罗丹明 B(RhoB)分子的 SERS 谱图

(图片修改自参考文献[35])

　　因为大量的银纳米颗粒存在以及他们在藻酸盐网络上的独特电解使微球能够作为 SERS 基底。罗丹明 B 被用作这种多功能的中空银藻酸盐微球的潜在应用检测案例。图 3-26 所示为证明其具有很低的浓度检测限,对罗丹明 B 的检测限达到 10^{-9} mol/L。

　　总之,中空银纳米微球是 SERS 的理想基底,在超灵敏检测领域具有很强的潜在应用价值。鉴于中空银纳米微球的应用潜力,尤其是在超灵敏检测领域的利用价值,多种中空银纳米微球的制备方法以及其超灵敏检测应用研究已经成为研究热点。目前联合物理模板法和化学还原法的制备方法是制备中空银纳米微球的通用办法。但是不同的合成方法和不同模板选择使合成的中空银纳米微球的尺寸和形貌各不相同,其性能和功能也各不相同。这使不同的模板得到中空银纳米微球作为 SERS 基底时,虽然都具有很好的 SERS 活性、很高的增强因子和很低的检测限,但 SERS 活性依然差别很大。要合成性能优异甚至达到理论计算的增强因子的 SERS 基底,使之具有更低的检测浓度依然是一个巨大的挑战。

3.5 整体柱的加工制备及集成

3.5.1 基于整体柱的表面增强拉曼光谱检测

传统的 SERS 基底是表面形态各异的纳米颗粒。其中，由于金、银、铜具有产生较强 SERS 信号的能力，它们是最为常见的 SERS 活性基底；此外，通过不同方法制备的核壳结构的纳米颗粒也能产生明显的 SERS 信号。整体柱表面结构粗糙且具有非常丰富的孔隙结构，是一种非常有发展潜力的 SERS 活性基底，在近年来的 SERS 研究中崭露头角。

3.5.2 整体柱的加工制备方法

根据材质不同，整体柱可以分成有机聚合物整体柱、硅胶整体柱和有机-硅胶杂化整体柱三大类。有机聚合物整体柱出现较早，该类整体柱的主要优点是制备过程简单，通透性及孔径可调整，pH 值使用范围宽，生物相容性好，可供选择的单体材料非常丰富等；缺点是机械强度低，容易发生溶胀及受热变形等。硅胶整体柱的优点是机械强度高，耐高温和有机溶剂，通透性好，比表面积大，但是制备工艺复杂、周期比较长，并且储备的硅胶整体柱需表面修饰或衍生之后才能使用。有机-硅胶杂化整体柱是将有机单体在硅胶整体柱形成过程中加到硅胶基质上，省去了硅胶整体柱的后续修饰过程，该方法将有机聚合物整体柱和硅胶整体柱的优点结合起来，近年来受到广泛关注。

3.5.2.1 有机聚合物整体柱加工制备方法

有机聚合物整体柱按聚合物材质可分为聚丙烯酰胺整体柱、聚苯乙烯整体柱和聚丙烯酸酯类整体柱。其中，聚丙烯酸酯类整体柱选择性广、使用范围宽，在 pH 值 2~12 都具有良好的稳定性。该类整体柱的制备主要以甲基丙烯酸酯和甲基丙烯酸缩水甘油酯等为单体，乙二醇二甲基丙烯酸酯为交联剂，正丙醇、正十二醇等为致孔剂，偶氮二异丁腈等为引发剂。其制备过程如下：先把毛细管内壁预处理；将含单体、交联剂、致孔剂和引发剂的预聚合液引入毛细管；以热或紫外光光源引发聚合反应；反应后冲洗毛细管。李青青等用甲基丙烯酸缩水甘油酯-二甲基丙烯酸酯乙二酯为材料合成了不同孔径的整体柱材料，如图 3-27 所示。

分子印迹有机整体柱是近年来发展起来的一种选择性非常高的有机整体柱，分子印迹制备过程包括以下步骤：在致孔剂中，模板分子官能团与单体官能团之间由于共价或者非共价作用形成配合物；加入引发剂引发交联剂和配合物发生自由基共聚，使模板分子周围形成高度交联的聚合物；将聚合物中的模板分子冲洗出来。这样在聚合物中就形成了与模板分子完全匹配的具有专一结合作用的孔穴，使得该聚合物具有特异的

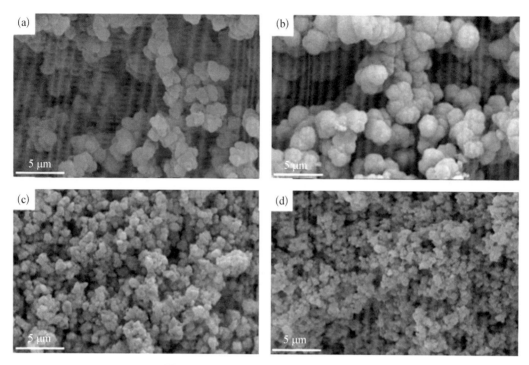

图 3-27　不同孔径的有机聚合物整体柱

记忆功能。Jun Matsui 首次利用原位聚合法制备了分子印迹整体柱。

3.5.2.2　硅胶整体柱加工制备方法

溶胶-凝胶法是硅胶整体柱制备的主要方法,溶胶-凝胶法的主要过程如下:烷氧基硅烷经弱酸催化水解形成溶胶,随后在一定条件下发生缩合聚合反应使得相分离形成凝胶,再经陈化、老化和热处理得到连续多孔的硅氧骨架结构。Nakanishi 等发现,当水和四甲氧基硅烷的摩尔比低于 1.5 时,不需要添加有机高分子就能形成双连续的多孔结构;而当两者的摩尔比高于 2 时,需要添加有机高分子材料致孔剂。目前大部分硅胶整体柱的制备都要添加有机高分子材料作为致孔剂,常见的有机高分子材料为聚乙二醇。

硅胶整体柱表面富含硅羟基,能提供很多的活性位点,因而通过表面修饰能在其表面获得多种性能。所有能够用于硅胶表面修饰的方法也可以用于硅胶整体柱。一般修饰过程是使用一定浓度的盐酸通过柱体,使得其表面硅羟基活化并暴露,随后再进行化学修饰。表面化学修饰途径一般有 3 种:有机硅烷化反应、格氏试剂反应和烷氧基硅烷水解反应。Horie 等用四甲氧基硅烷作为原料采用溶胶-凝胶法制备出硅胶整体柱,再用 N-(3-三乙氧硅基丙基)甲基丙烯酸和过硫酸铵的水溶液注入硅胶整体柱中,经过聚合反应使得硅胶表面修饰上丙烯酸聚合物。

与有机聚合物整体柱相比,硅胶整体柱的制备过程复杂得多,但是由于其介孔可分步处理,具有更高的比表面积。

3.5.2.3 有机-硅胶杂化整体柱加工制备方法

Hayes 等采用溶胶-凝胶法,以 N-十八烷基二甲基[3-(三甲氧基硅基)丙基]氯化铵为有机单体,四甲氧基硅烷为交联剂,在酸催化条件下将硅烷试剂中的甲氧基硅基水解为硅羟基,硅羟基在适当的温度下发生缩聚反应形成有机-硅胶杂化整体基质,与此同时毛细管内硅羟基也参与了缩聚过程,与形成的整体基质紧密结合,从而得到毛细管硅胶杂化整体柱。这种有机-硅胶杂化整体柱结合了有机聚合物整体柱和硅胶整体柱两者的优点,受到越来越多的关注,其制备方法主要有溶胶-凝胶法和"一锅法"。

用溶胶-凝胶法制备有机-硅胶杂化整体柱时,原料通常为四烷氧基硅烷和含有一个有机功能基团的三烷氧甲硅烷,在一定条件下硅烷试剂发生水解和缩聚反应形成硅胶骨架,同时有机功能基团直接被引入硅胶骨架表面制得有机-硅胶杂化整体柱,其制备过程如图 3-28 所示。

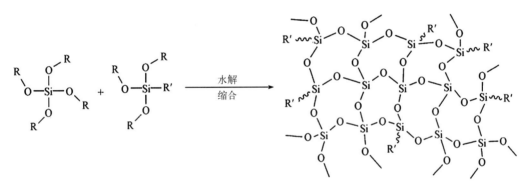

图 3-28 溶胶-凝胶法制备有机-硅胶杂化整体柱

Wu 等发展出"一锅法"制备有机-硅胶杂化整体柱,制备过程如下(见图 3-29):首先在冰浴中将四烷氧基硅烷(TMOS)和乙烯基三甲氧基硅烷(VTMS)加入含有聚乙二醇和尿素的乙酸(HAc)溶液,水解反应,随后加入有机单体和自由基聚合引发剂(AIBN),完成缩聚反应形成硅胶骨架,再升温反应完成有机单体和 VTMS 之间的自由基聚合反应,从而得到有机-硅胶杂化整体柱。

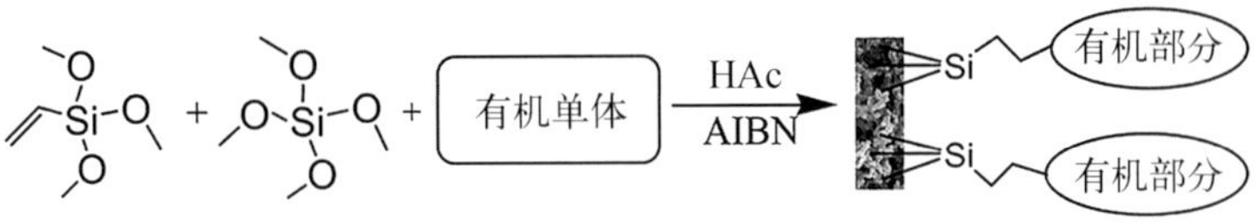

图 3-29 "一锅法"制备有机-硅胶杂化整体柱

3.6 纳米传感技术及其在精准医疗临床检测中的应用

随着生命科学的不断发展,人们对生物体的研究领域也不断微观化,从器官、组织到细胞结构、亚细胞结构,实现无创、方便、快捷、动态、微观化和实时监测已经成为当今生物传感器发展的主要趋势。结合新的材料科学的发展,纳米技术已经引起广泛的关注。多学科交叉,如生物、化学、医学和材料的相互融合补充,构建纳米传感器,使得实现微观检测和体内动态监测成为可能。这些传感器的共同特点是体积小、分辨率高、响应时间短、所需样品量少、对活细胞损伤小以及可进行动态的微创测量。本节主要探讨基于纳米材料的生物传感器和生物图像传感器的发展研究,以及这些传感技术在精准医疗临床检测中的应用。

3.6.1 纳米传感技术概述

纳米技术是当今检测技术中研究较为广泛的一门技术,它是一门在纳米范围内(0.1~100 nm)研究电子、原子和分子的运动规律及特性的崭新技术。纳米技术主要通过操控原子、分子或者原子团,制造出具有特定功能的纳米材料或者器件。纳米技术是一门综合性的科学技术,包括纳米材料学、纳米生物学、纳米动力学和纳米电子学等,是一门交叉性综合性学科。传感技术主要是通过某种灵敏手段获取自然信息,并在信息处理之后进行识别的多学科交叉的现代科学与工程技术,与通信和计算机技术并称为三大信息技术支柱。纳米传感技术就是纳米尺度的空间变化变换为可以用来接收的信息,或者是纳米尺度上的传感检测技术。通常,将用来获取信息的仪器称为传感器。最为广泛的定义是传感器是一个对象,可以作为一种换能器,将检测到的信号进行转换,提供各种类型的输出信号,常见的输出信号是电或光,常见的传感器有热敏的、光敏的和气敏的等。

3.6.2 纳米传感技术在精准医疗临床检测中的应用

利用纳米生物传感器,可深入细胞内部获得各种生化反应、化学信息和电化学信息,便于对生命现象和生物内部化学信息进行深入理解。在医学领域,利用生物纳米传感器可无创、灵敏地对致病机制进行研究。在临床手术上,利用纳米生物传感器可精确提供实时信息,以提高成功率。在原位给药方面,纳米级别的生物传感探针即纳米机器人可携带药物和靶向分子通过静脉随着血液游遍全身。在纳米传感器的引导下,可准确靶向病灶组织、癌细胞、有缺陷的基因、血栓或脂肪堆积物,进行"面对面"的治疗,并且纳米传感器在完成相应的疗程后可自动"消亡"。

3.6.2.1 电化学生物传感器对肿瘤细胞的检测

构建导电性好、生物相容性好的纳米材料,用于电化学生物传感器的构建,实现对肿瘤细胞和肿瘤标志物的超灵敏检测,是当今的一大潮流。贾能勤课题组和崔大祥课题组合作开发出不同纳米材料构建的生物传感器。该项目利用金电极作为工作电极,利用三电极体系作为检测体系,先合成了 400～500 nm 的 Ag@BSA,然后利用金硫键化学键连接到金电极表面,并用戊二醛的连接作用连接上靶向抗体 Anti-CEA,从而特异性靶向肿瘤细胞。利用 EIS 的电化学表征手段,定量检测 BXPC-3 细胞的数量为每毫升$(5.2～52)×10^7$ 个细胞,检测限达到每毫升 18 个细胞。利用该纳米生物传感器,成功地对肿瘤细胞进行了检测,并为其他肿瘤细胞的检测提供了契机[36]。

3.6.2.2 纳米生物传感探针在肿瘤诊断和治疗中的应用

随着纳米材料的不断发展,定向合成具有特殊物化性质、良好的生物兼容性、便捷的表面修饰的纳米材料是临床肿瘤诊疗的一大挑战。除此之外,如何应用纳米特性如小尺寸效应、纳米表面效应、量子效应和纳米结构独特的声、光、电、热、磁等特殊性质来改进癌症的体外检测、活体影像以及药物的靶向递送与治疗等方法是目前生命科学对纳米科技提出的一大要求,也是纳米科技发展面临的一项重大国家需求。

临床上,肿瘤诊断的常见手段有两种,最为常见的一种是肿瘤活体组织检查即活检,另一种是利用医学影像学方法检测和诊断恶性肿瘤。图 3-30 所示为常见的医学影像学方法包括磁共振成像(magnetic resonance imaging, MRI)技术、计算机断层成像

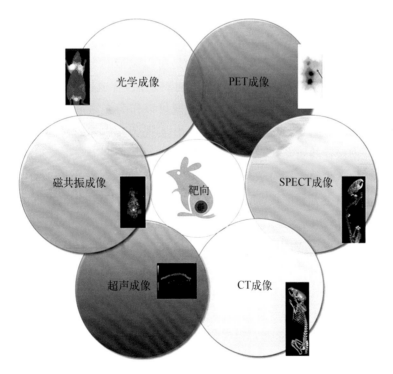

图 3-30 常见的医学影像方法

(computed tomography，CT）技术、核医学成像技术[包括正电子发射断层成像（positron emission tomography，PET）、单光子发射计算机断层成像（single-photon emission computed tomography，SPECT)等]和超声成像(ultrasonic imaging)技术等。在此基础上，多模式成像为肿瘤诊断提供了更加精准的诊断手段，如 PET/SPECT-CT 和 PET-MRI 联用等。在现有发展的成像手段上，多模式呈现肿瘤成像的方法将是未来肿瘤成像的重要手段。

伴随着肿瘤的准确诊断，如何治疗肿瘤疾病是当今医学领域一个重要的研究方向。常见的肿瘤治疗方式主要有外科手术治疗(常见为手术切除)、化疗(利用化学药物杀伤肿瘤细胞)以及放疗(通过高能电磁辐射线杀死肿瘤细胞)，这是恶性肿瘤的三大治疗手段。但是随着生物医学的发展和研究，还有许多其他的治疗手段，如生物治疗、靶向治疗、热疗、光动力治疗(PDD)、光热治疗(photo-thermal therapy，PTT)以及中医中药治疗等。现今，研究比较广泛的有热疗、光动力治疗、光热治疗以及协同缓释药物治疗。

热疗是通过加温的方法，改变肿瘤细胞所处的环境，使肿瘤细胞变性、坏死，达到治疗的目的。肿瘤细胞内部的温度达到 42℃时，就能够达到杀死肿瘤细胞的目的。利用纳米探针产热治疗肿瘤是纳米医学的研究热点之一。目前，已经研究出很多用于热疗的纳米材料，如在交变磁场的作用下利用磁性纳米材料产生热量来杀伤肿瘤细胞，在激光的照射下碳纳米管、氧化石墨烯等碳材料产生大量的热量杀死肿瘤细胞，不同形状的毒性较低且 LSPR 峰位置可以调整的金纳米材料(如金纳米棒、金纳米笼、金纳米星等)把吸收的近红外光转变为热能杀伤肿瘤细胞。研究人员主要采取的策略就是利用在近红外区具有 LSPR 峰的金属纳米粒子，常用的是可以调整的金纳米星或金纳米棒。聂广军课题组利用金纳米棒包裹一层二氧化硅材料之后，合成体内纳米生物传感探针。利用二氧化硅自身的孔径特点吸附 ICG，ICG 既可以作为光敏剂还可以作为荧光探针分子。如此可达到光动力与光热的协同治疗，并实现荧光成像的目的。这样的研究还有很多，体内生物探针的研究，为人类健康和未来恶性肿瘤的治疗带来很大的福音[37]。

3.6.2.3 纳米生物传感对于呼吸气体的检测

目前，关于癌症患者和正常人呼出气体的不同研究越来越多，利用呼出气体中的挥发性有机化合物来诊断癌症是一种无创而方便快捷的检测手段。癌组织的新陈代谢速度和氧化应激作用与正常组织有明显的差异，因此癌症患者会有特殊的挥发性有机化合物产生或引起挥发性有机化合物浓度发生相应的变化。这些挥发性有机化合物能进入血液，并通过皮肤、尿液、呼出气排出体外。呼出气的有机化合物含量较少，如何实现对微量的呼出气进行研究是本研究的困难和关键之处。研究表明，呼出气中大概有3 000 种挥发性有机化合物，健康人和癌症患者的个体差异造成呼出气的种类也不同。只有少部分挥发性有机化合物共同存在于健康人或不同癌症患者的呼出气中，其余呼出气中的有机分子均存在差异。因此，找到强有力的生物传感手段，实现对具有特异性差异的挥发性有机化合物(可以称为癌症挥发性有机标志物)进行灵敏性检测,可为早期胃癌诊断提供很好的检测手段,从而提高癌症的诊断和治疗效果。崔大祥课题组开发出一种 SERS 生物传感技术,很好地实现了对呼出气中有机化合物的灵敏检测。该项目对胃癌患者呼出气中的有机化合物进行了筛选,主要是利用 SPME/GC-MS 对正常人和癌症患者的呼出气样品进行了分析,筛选了 14 种与胃癌有关的挥发性有机标志物。同时,该项目在石墨烯表面利用肼蒸汽原位还原出致密的金纳米颗粒,达到 SERS 生物传感器对呼出气灵敏检测的目的。项目统计并分析了 14 个与挥发性有机标志物直接关联的指纹特征峰,从而建立了一种基于 SERS 传感器区分出早期胃癌患者、晚期胃癌患者和健康人的呼出气分析方法。该方法的建立,为未来的肿瘤诊断提供了良好的技术手段和理论研究基础,为精准医学的临床检测提供了较好的手段。

3.7 小结与展望

本章主要阐述了等离激元共振的基本原理、SERS 检测的基本原理以及金三角银纳米微球在传感检测技术上的应用。作为纳米技术和传感检测技术的结合体,纳米传感技术结合两种技术的优势为当今检测领域提供了又一重要的检测手段。纳米材料具有优良的物化特性,能够极大地提高检测的灵敏度和检测极限。SERS 技术是一个新颖、灵敏、快捷的检测技术,利用不同的纳米材料构建热点能够极大地提高拉曼检测的灵敏度,为拉曼在生物医学领域乃至分析领域的检测提供良好的工具。

参考文献

[1] Liz-Marzan L M, Murphy C J, Wang J. Nanoplasmonics[J]. Chem Soc Rev, 2014, 43(11): 3820-3822.

[2] Bozhevolnyi S I, Erland J, Leosson K, et al. Waveguiding in surface plasmon polariton band gap structures[J]. Phys Rev Lett, 2001, 86(14): 3008-3011.

[3] Darmanyan S A, Zayats A V. Light tunneling via resonant surface plasmon polariton states and the enhanced transmission of periodically nanostructured metal films: An analytical study[J]. Phys Rev B, 2003, 67(3): 035424-1-7.

[4] Nikolajsen T, Leosson K, Salakhutdinov I, et al. Polymer-based surface-plasmon-polariton stripe waveguides at telecommunication wavelengths[J]. Appl Phys Lett, 2003, 82(5): 668-670.

[5] Gramotnev D K, Bozhevolnyi S I. Plasmonics beyond the diffraction limit[J]. Nat Photonics, 2010, 4(2): 83-91.

[6] Huffman F N, Cheka J S, Saunders B G, et al. Spatial distribution of energy absorbed from an electron beam penetrating aluminum[J]. Phys Rev, 1957, 106(3): 435-440.

[7] Pattnaik P. Surface plasmon resonance[J]. Appl Biochem Biotechnol, 2005, 126(5): 79-92.

[8] Khlebtsov B, Khanadeev V, Khlebtsov N. Surface-enhanced Raman scattering inside Au@Ag

core/shell nanorods[J]. Nano Res，2016，9(8)：2303-2318.

[9] El-Sayed I H，Huang X，El-Sayed M A. Surface plasmon resonance scattering and absorption of anti-EGFR antibody conjugated gold nanoparticles in cancer diagnostics：applications in oral cancer [J]. Nano Lett，2005，5(5)：829-834.

[10] Serrano-Montes A B，Langer J，Henriksen-Lacey M，et al. Gold nanostar-coated polystyrene beads as multifunctional nanoprobes for SERS bioimaging[J]. J Phys Chem C，2016，120(37)：20860-20868.

[11] Lal S，Link S，Halas N J. Nano-optics from sensing to waveguiding[J]. Nat Photonics，2007，1 (11)：641-648.

[12] Shalaev V M. Optical negative-index metamaterials[J]. Nat Photonics，2007，1：41-48.

[13] Prince R C，Frontiera R R，Potma E O. Stimulated Raman scattering：from bulk to nano[J]. Chem Rev，2017，117(7)：5070-5094.

[14] Rycenga M，Cobley C M，Zeng J，et al. Controlling the synthesis and assembly of silver nanostructures for plasmonic applications[J]. Chem Rev，2011，111(6)：3669-3712.

[15] Hinman J G，Stork A J，Varnell J A，et al. Seed mediated growth of gold nanorods：towards nanorod matryoshkas[J]. Faraday Discuss，2016，191：9-33.

[16] Yuan H，Khoury C G，Hwang H，et al. Gold nanostars：surfactant-free synthesis，3D modelling，and two-photon photoluminescence imaging[J]. Nanotechnology，2012，23(7)：075102.

[17] Raman C V，Krishnan K S. A new type of secondary radiation[J]. Nature，1928，121(3048)：501-502.

[18] Wang Y，Yan B，Chen L. SERS tags：novel optical nanoprobes for bioanalysis[J]. Chem Rev，2013，113(3)：1391-428.

[19] Chen Y，Zhang Y，Pan F，et al. Breath analysis based on surface-enhanced Raman scattering sensors distinguishes early and advanced gastric cancer patients from healthy persons[J]. ACS Nano，2016，10(9)：8169-8179.

[20] Norman T J，Grant C D，Magana D，et al. Near infrared optical absorption of gold nanoparticle aggregates[J]. J Phys Chem B，2002，106(28)：7005-7012.

[21] Shankar S S，Rai A，Ankamwar B，et al. Biological synthesis of triangular gold nanoprisms[J]. Nat Mater，2004，3(7)：482-488.

[22] Tsuji M，Hashimoto M，Nishizawa Y，et al. Preparation of gold nanoplates by a microwave-polyol method[J]. Chem Lett，2003，32(12)：1114-1115.

[23] Tsuji M，Hashimoto M，Nishizawa Y，et al. Microwave-assisted synthesis of metallic nanostructures in solution[J]. Chem-Eur J，2005，11(2)：440-452.

[24] 张百慧，周全，卞僮，等. 烟草花叶病毒介导合成三角形金纳米片[J]. 影像科学与光化学，2014，32 (2)：157-162.

[25] Chu H C，Kuo C H，Huang M H. Thermal aqueous solution approach for the synthesis of triangular and hexagonal gold nanoplates with three different size ranges[J]. Inorg Chem，2006，45(2)：808-813.

[26] Smitha S L，Gopchandran K G. Surface enhanced Raman scattering，antibacterial and antifungal active triangular gold nanoparticles[J]. Spectrochim Acta A，2013，102：114-119.

[27] Chen J，Xu R，Yan Z，et al. Preparation of metallic triangular nanoparticle array with controllable interparticle distance and its application in surface-enhanced Raman spectroscopy [J]. Opt Commun，2013，307(15)：73-75.

[28] 罗庭军,万玲玉,黄继钦,等.三角形金属纳米结构的局域表面等离共振传感特性与优化分析[J]. 光学学报,2013,33(5):1-9.

[29] Wiley B, Sun Y, Mayers B, et al. Shape-controlled synthesis of metal nanostructures: the case of silver[J]. Chem-Eur J, 2005, 11(2): 454-463.

[30] Xu J, Yin J S, Ma E. Nanocrystalline Ag formed by low-temperature high-energy mechanical attrition[J]. Nanostruct Mater, 1997, 8(1): 91-100.

[31] 任志宇,李忠涛,杜世超,等. Ag/mSiO$_2$ 空心微球的制备及 SERS 标记性能[J].高等学校化学学报,2014,35(7):1541-1545.

[32] Sharifi N, Dadgostar S, Taghavinia N. Freestanding light scattering hollow silver spheres prepared by a facile sacrificial templating method and their application in dye-sensitized solar cells[J]. J Power Sources, 2013, 225: 46-50.

[33] Yang D P, Chen S, Huang P, et al. Bacteria-template synthesized silver microspheres with hollow and porous structures as excellent SERS substrate[J]. Green Chem, 2010, 12(11): 2038-2042.

[34] Wang Z, Chen M, Wu L. Synthesis of monodisperse hollow silver spheres using phase-transformable emulsions as templates[J]. Chem Mater, 2008, 20(10): 3251-3253.

[35] Lengert E, Yashchenok A M, Atkin V, et al. Hollow silver alginate microspheres for drug delivery and surface enhanced Raman scattering detection [J]. RSC Adv, 2016, 6 (24): 20447-20452.

[36] Hu C, Yang D P, Wang Z, et al. Improved EIS performance of an electrochemical cytosensor using three-dimensional architecture Au@BSA as sensing layer[J]. Anal Chem, 2013, 85(10): 5200-5206.

[37] Li Y, Wen T, Zhao R, et al. Localized electric field of plasmonic nanoplatform enhanced photodynamic tumor therapy[J]. ACS Nano, 2014, 8(11): 11529-11542.

纳米粒子标记的
层析芯片技术

本章主要介绍基于纳米粒子标记的免疫层析芯片技术的发展、进步以及配套定量检测平台的搭建和研发;通过选用不同材料的纳米粒子进行探针标记,制备不同类型的免疫层析芯片,可以实现针对不同检测源、检测物质的快速定量检测;同时,大幅度地提高了检测的灵敏度、特异性和准确性。随着光电检测技术和磁检测技术的大力发展,配套的定量检测设备可以准确地提供芯片检测的数据,实现快速、精准的检测。

4.1 免疫层析分析技术

早在数千年前,人们就发现患某种传染病的患者在康复后可对这种传染病具有终身的抵抗力,这种现象就是免疫(immunity)。免疫反应中最基本的两个概念是抗原和抗体。抗原是指一类可以刺激动物机体免疫系统,并能诱导免疫应答,从而产生体液免疫的抗体和(或)细胞免疫的效应淋巴细胞,并在体内外与之反应的物质;而抗体则是指在机体对抗抗原刺激的免疫应答中,由 B 淋巴细胞所产生的一类糖蛋白[1]。免疫分析法(immunoassay,IA)就是以抗原或抗体作为检测分析的试剂,利用抗原抗体的特异性结合反应对待测物质中的微量物质进行定性或定量分析的检测分析方法[2]。抗原-抗体反应的特异性和专一性决定了免疫反应具有很高的选择性。常规免疫检测分析技术主要是用于检测抗原或抗体的体外免疫血清学反应或者免疫血清学技术。随着现代免疫检测技术的快速发展已有许多新的方法和技术出现。免疫检测分析技术具有特异性强、灵敏度高、操作简便等优点,在医学检验中占有重要地位,应用范围遍及医学检验各个领域[3]。随着科学技术的发展,免疫检测分析技术正逐渐向自动化[4-6]、简便化[7,8]、多元分析[9-11]、高灵敏度[12-15]和高特异性[16-18]、定量化[12,16,19,20]方向发展。

即时检验(point-of-care testing,POCT)在临床诊断学中是一个发展非常快速的领域,并被看作未来体外诊断市场上的主要驱动力之一[21]。即时检验通常作为一种辅助性的、在床旁的或者患者旁就可以进行的、非中心实验室的检测手段,也就是说,这种检测可以在医院急诊科或者医生办公室、病床边甚至在患者家中就可以直接进行，而不需要通过医院的中心实验室执行各种免疫学、病理学、细胞学、生物化学等复杂的检测流程。即时可得的检测结果、简单易操作的检测方法、高效低成本等优点使其有着极大的市场需求。目前，大多数商业化的即时检验方法主要以免疫层析试验（immunochromatography assay，ICA）居多，这种检测方法又被称为横向测流检测（lateral flow test，LFT）[22]。免疫层析技术（immunochromatography）是20世纪80年代末发展起来的新兴快速检测分析技术，是通过化学发光原理达到检测目的的[23]。免疫层析技术可以分为两类，一类是以酶促反应为显色基础，通过显色高度实现定量[24]；另一类则是使用乳胶颗粒、胶体金、胶体硒以及脂质体等着色标志物，通过层析反应，标志物与待测物的络合物被相应的配体捕获从而聚集显色在硝酸纤维素膜上的检测线，通过纤维膜上显色条带的有无、颜色的深浅和光反射情况进行定性或定量判断[25]。图4-1为在免疫层析试纸条中所使用各种有色颗粒标志物所占的比例[26]。

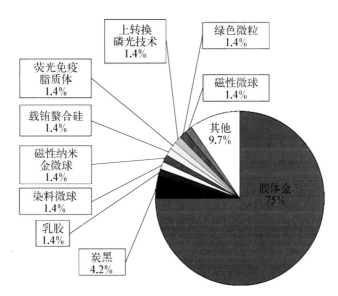

图4-1　在免疫层析试纸条中使用的有色颗粒标志物

（图片修改自参考文献[26]）

免疫学实验原理和薄层色谱技术相结合使得免疫层析试验的操作方法十分简单，在完成加样步骤之后就可在规定时间内（如10或20分钟）获得检测结果[27]。图4-2所示[28]为免疫层析试验中所使用的试纸条，主要包括样品垫、标志物垫、硝酸纤维素膜、吸收垫和背衬板5个部分。样品垫主要用于过滤样本中的颗粒物质、对样本的pH值进行调节、对样本中会对层析反应进行干扰的物质进行结合，其材质可以是纤维素、玻璃纤维、人造纤维等滤过性介质；标志物垫主要用于标志物的装载以及在层析反应中稳定释放,其材质可以是玻璃纤维、聚酯纤维或人造纤维等;硝酸纤维素膜主要用于抗原或抗体的固化以及为层析反应提供场所,通过接触式或非接触式点样仪将抗原或抗体在膜上线状固化形成检测线(test line)和质控线(control line);吸收垫主要用于控制层析反应中待检样品持续流动的方向,其材质一般为高密度纤维素;背衬板主要用于为免疫层析试纸条的层叠结构提供刚性支持,其材质可以是聚苯乙烯或者他塑料材料[29]。将待测样品(血清、尿液等)加入免疫层析试纸条的样品垫后,标志物垫中的标志物就会和样品发生反应形成复合物,复合物在毛细作用下通过硝酸纤维素膜向吸收垫方向流动,在流动过程中,硝酸纤维素膜上在检测线和质控线上固化的抗原或抗体等配体分子会捕获样品中的靶分子并与标志物形成复合物进行显色,从而可以通过肉眼或者配套设备进行检测。免疫层析检测法由于具有简便、有效、廉价等优点在目前的即时检验中市场需求十分旺盛,基于此检测模式的各种标记分析方式还在不断地被开发并应用于医学检测分析[12,30-33]、环境检测[34,35]、农牧业检测[36,37]和食品质量检测[38-40]等领域。

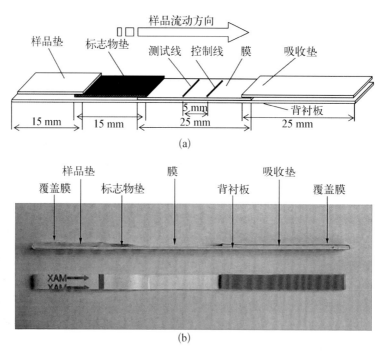

(a)

(b)

图 4-2 免疫层析试纸条结构

(图片修改自参考文献[28])

4.2 基于纳米技术的免疫层析技术

纳米材料是指在三维空间尺度中至少有一维处于纳米量级即 $1\sim100$ nm 的材

料[41]。由于处于微观世界向宏观世界过渡的区域,当物质的尺寸缩小到纳米级时就会表现出一系列独特的性质,使得纳米微粒在光学、电学、磁学、热学、催化性能以及化学活性等性质上与本体物质有明显不同[42],如量子尺寸效应[43]、小分子效应[44]、表面效应[45]和宏观量子隧道效应[46]等。近年来,纳米技术与生物分析技术不断深入结合,成为国际生物医学分析的前沿技术领域和热点问题。在免疫分析中主要研究纳米粒子的光学特性。纳米粒子的光学特性主要表现在对光的吸收较本体具有很大的增强,并且光反射率低,因此纳米粒子是很好的光电、光热转换材料[47-49]。从紫外光到可见光范围内的纳米粒子的发光性质都是研究者们感兴趣的内容。纳米粒子标记化学发光免疫分析的突破性进展得益于 20 世纪末纳米技术的迅猛发展,并开启了纳米生物标记成像诊断的天地[50,51]。关于纳米粒子的研究,从最开始的以金(Au)为代表的贵金属纳米粒子,到以钴(Co)为代表的磁性纳米材料,一直到后来以硒化镉(CdSe)为代表的半导体量子点,具有标记功能的纳米粒子在纳米生物医学分析研究中一直是研究热点。

4.2.1　金属纳米材料标记的层析芯片

在免疫层析研究中,最具代表性的金属纳米粒子就是纳米金,纳米金粒子除了具有一般纳米粒子的表面效应和量子尺寸效应外,还具有很好的生物相容性。纳米金是指金微小粒子,粒子直径一般在 $1\sim100$ nm,颗粒表面带有负电荷,由于静电排斥力的作用,纳米金粒子在水中保持稳定状态,从而形成稳定的胶体,故又称为胶体金[52]。胶体金是由氯金酸($HAuCl_4$)被还原成金颗粒后形成的带负电荷的疏水胶体。胶体金具有呈色性,最小的胶体金($2\sim5$ nm)显橙黄色,中等大小的胶体金($10\sim20$ nm)显酒红色,较大的胶体金($30\sim80$ nm)则显示紫红色。胶体金的摩尔消光系数是 2.4×10^8 L・mol^{-1}・cm^{-1},是最好的有机染料的三倍[53]。因为胶体金颗粒表面有较多电荷,能够对蛋白质等高分子物质进行吸附结合,通过这种表面吸附作用使蛋白质吸附在胶体金颗粒表面,就得到了胶体金标记的蛋白质。由于胶体金颗粒具有较高的电子密度,当标志物在固相载体上聚集达到一定密度时就可呈现肉眼可见的红色至紫红色[24,54]。

Begge[55]于 1990 年首次报道了使用胶体金免疫层析法对孕妇尿液和血清中人绒毛膜促性腺激素(human chorionic gonadotropin, HCG)进行定性测定。Müller 等[56]研制的心肌肌钙蛋白 T(cardiac troponin T, cTnT)试条,检测下限可达 0.4 ng/ml。如今,纳米金免疫层析技术已发展成熟,众多公司投入生产,品种多达近百种,检测项目包括促甲状腺素(thyroid-stimulating hormone, TSH)[57]、癌胚抗原(carcinoembryonic antigen, CEA)[58]等肿瘤标志物系列;心肌肌钙蛋白 I(cardiac troponin I, cTnI)[59]、肌酸激酶同工酶(creatine kinase isoenzyme, CK-MB)[60]等心肌梗死系列;人类免疫缺陷病毒(human immunodeficiency virus, HIV)[61]、乙肝两对半[62]、甲肝抗体[63]、幽门螺杆菌(Helicobacter pylori, HP)[64]等传染病系列;安非他明(amphetamine, AMP)、吗啡

(morphine，MOP)[65]、可卡因（cocaine，COC)[66]、甲基苯丙胺（methamphetamine，MAP)[67]等毒品系列；HCG[68]、黄体生成素(luteinizing hormone，LH)[69]等激素系列；风疹病毒(rubella virus，RV)[70]、单纯疱疹病毒(herpes simplex virus，HSV)[71]等优生优育系列。图 4-3 为用于检测 DNA 结合蛋白 c-jun 的纳米金免疫层析试纸条示意图，使用该方法可以在 10 min 内实现快速检测[72]。纳米金免疫层析检测方法非常适合临床实验室、野外现场诊断以及家庭中自我检测的使用，是 21 世纪即时检验广为应用的方法[73-76]。

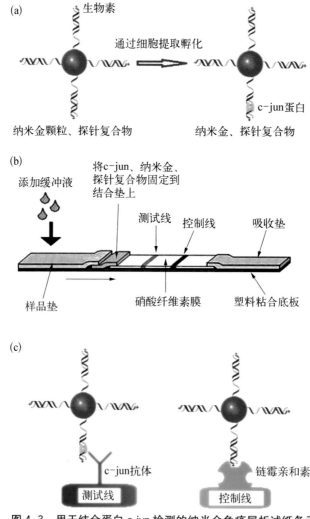

图 4-3　用于结合蛋白 c-jun 检测的纳米金免疫层析试纸条示意图

（图片修改自参考文献[72]）

　　由于传统的基于纳米金的免疫层析试纸条灵敏度有限，许多研究人员开始把目光转向新的标记方式如酶法、银染增强法、化学发光法或是荧光法，希望能以此增加免疫层析检测的灵敏度[77]。免疫金银染色法利用胶体金对溶液中银离子有还原催化作用使金属银在金的表面聚集,在聚集的同时银又起催化作用,从而使更多的银被还原。这样得到的粒子半径增加了 10～50 倍,从而提高了检测的灵敏度。免疫金银染色法广泛应用于 DNA 检测中,灵敏度最高可达 50 pmol/L[78]。近年来,随着材料科学的发展,尤其是新型纳米材料的制备及应用研究的快速发展,逐渐涌现出一系列新型标志物,如胶体碳、稀土元素、上转换发光、荧光微球、量子点和磁性纳米颗粒等,这些标志物各具特点(见表 4-1),适用于不同的检测要求。

表 4-1 应用于免疫层析的标志物比较

标志物名称	简 介	特 点
胶体碳	由碳粉制备得到的纳米级碳颗粒,通常由粒径大小不同的碳颗粒组成	原材料价格低廉,易制备;碳粉稳定性好;黑白反差大,具有比胶体金更高的灵敏度;对环境无污染;不过标记过程比较复杂
稀土元素	指镧系元素 Eu、Tb、Sm、De 等	有较大的 Stokes 位移,激发光谱和发射光谱间不会相互重叠;发射光谱信号峰窄,荧光寿命长,可避免本底荧光干扰
上转化发光	一类由包埋于氧化硫等惰性材料中的稀土镧系元素组成的纳米级晶体粒子	可由低能级的红外光激发产生高能级的可见光,可完全排除背景干扰;同一激发光可激发不同颗粒产生不同波长的磷光,适合多元检测;信号稳定,无光漂白
荧光微球	直径在纳米级至微米级,微球内裹荧光物质	体表面积大,表面吸附力强;相对单纯的荧光物质,发光强度高,稳定性好;使用不同颜色的荧光微球也可进行多元检测;但荧光染料容易泄漏
纳米磁珠	超顺磁性纳米颗粒,最常见的材料是 Fe_3O_4	利用磁珠的超顺磁性,通过磁性检测仪测量
量子点	通常由Ⅱ～Ⅵ族、Ⅲ～Ⅴ族或Ⅳ～Ⅵ族元素组成,粒径通常不超过 10 nm	荧光强度高,稳定性好;激发光谱宽,覆盖紫外至远红外区,发射光谱窄且对称;抗光漂白;不同粒径或组成成分发射不同波长荧光,适合多元检测

4.2.2 磁性纳米粒子标记的层析芯片

磁性微球(magnetic microsphere)[79]是指内部含有的磁性金属氧化物(通常为铁的氧化物如 Fe_3O_4 等)与有机高分子、生物大分子或无机物等非磁性材料以一定结构结合,并通过修饰手段对表面进行功能化修饰后得到的具有表面功能特性及磁响应性的球形粒子,也称为磁性纳米粒子(magnetic nanoparticle)或纳米磁珠(magnetic nanobead)。磁性纳米粒子所具有的表面效应、量子效应、小尺寸效应和宏观量子隧道效应等特性赋予了它们独特的光学、磁学、电学、热学、力学及化学活性。磁性材料往往自身呈现多磁畴的结构以降低体系的退磁性能,当粒子的尺寸处于单磁畴范围时,则具备高的矫顽力,同时具备较低的居里温度。当磁性材料温度增高到某一点(居里温度)时,铁磁体可以转换为顺磁体;而处于铁磁体下的物质,自身磁场很难被改变,但顺磁体下的物质,自身磁场很容易随外磁场变化而改变[80]。当磁性颗粒足够小时(纳米级),在常温下即可出现磁极的随意性即在有外加磁场存在时,表现出较强的磁性;当外磁场撤销时,无剩磁就不再表现出磁性,这种现象称为超顺磁现象,具有这样性质的粒子则称为超顺磁性纳米粒子。

磁性纳米粒子被用作生物识别的标志物,在定量、高灵敏度的免疫层析中检测纳米粒子的磁性可实现对生物分子的定量检测,该技术发展前景十分广阔。Dynal 公司开发出一些商品化的磁性高分子微球戴诺磁珠(Dynal beads),并且成功地应用于微生物学、免疫学、癌症研究等领域[81]。磁性纳米粒子由于受背景干扰较小,从提高灵敏度和定量角度看是较为理想的标记材料。由于其特殊的磁学性质,磁性纳米粒子使免疫层析分析中硝酸纤维素膜中的反应信号呈现形式不再像以往的胶体金或者染料的二维模式,而转变成三维模式,信号的利用率远远高于其他依靠观察色度判定结果的免疫层析方法。上述提及的标志物检测包括扫描检测线的灰度、荧光强度等,都是基于光学反射原理,这类检测只能探测到硝酸纤维素(nitrocellulose)膜表面 $10\ \mu m$ 厚度的信号。在免疫层析技术中,通常采用的硝酸纤维素膜有 $100\ \mu m$ 厚,标志物不仅在膜的表面流动,而且渗透在膜的内部,这就造成大部分标志物不能被检测,限制了检测的灵敏度。因此,采用能检测磁标记信号的设备对有磁性标记的层析试纸条直接进行检测分析,可以获得更加灵敏的定量的检测数据。Puertas 等[82]将磁性粒子偶联上抗体检测 HCG 已经取得很好的效果。在其他方面,磁性免疫层析测试已被用于检测人乳头瘤病毒[83]、心肌肌钙蛋白 I[84]、细胞因子 γ 干扰素[85]、大肠杆菌[86]和艾滋病病毒抗体[87]等。检测甲基对氧磷的磁试纸条检测限达 $1.7\ ng/ml$[88],检测中毒性休克综合征毒素及葡萄球菌肠毒素 A 的试纸条检测限分别为 $4\ pg/ml$ 和 $10\ pg/ml$[89]。顺磁粒子的优势也表现在不衰减、不降解、不变性,试纸条可以长期保存并能重新检测而信号不丢失;待测样本和试纸条材料引起的背景干扰几乎为零;标记纯化非常方便,纯化时利用其置于强磁场中产生的磁性吸附聚集,无需烦琐的离心、过滤等过程。不过顺磁粒子的制备要求很高,首先粒子要求无磁记忆以避免凝聚;其次磁检测信号与粒子半径的三次方呈正相关,粒径的变化会极大影响试纸条的稳定性,因此保证各粒子粒径均一非常关键[90]。

4.2.3 量子点标记的层析芯片

量子点(quantum dots,QD)最早由 Mark A Reed 在 1988 年提出,是指由一种半导体材料组成的、尺寸在 $1\sim10$ nm 的纳米晶体,一般由ⅡB~ⅥB 或ⅢB~ⅤB 族元素组成的纳米颗粒显示显著的量子局限效应(quantum confinement effect)[91]。20 世纪 90 年代后期,随着量子点制备技术水平的不断提高,其在生物医学研究中显示出广阔的应用前景[92-94]。

由于量子点的尺寸小于波尔半径,量子局限效应赋予其显著不同于块状固体材料的特殊性能,其中最引人关注的便是其独特的光学特性。量子点的发光原理类似于发光二极管,和发光二极管需要电激发相似,量子点的发光需要光激发[95]。量子点的摩尔消光系数为 $(0.5\sim5)\times10^6$ L·mol^{-1}·cm^{-1},高于有机染料 $10\sim50$ 倍[96-98]。量子点与传统的有机荧光染料对比总结如表 4-2 所示[99]。与传统的有机荧光染料相比,量子点具有高荧光亮度、强抗光漂白能力、尺寸和成分可调的发射光谱[100]、宽吸收光谱等多种独特的优势。通过控制量子点的尺寸和化学成分,发射荧光光谱可以从近紫外跨越可见光谱一直调节到近红外区域,如图 4-4 所示[101-103]。

表 4-2　量子点和有机荧光染料的对比

	量　子　点	有机荧光染料
激发光谱	宽 紫外光可激发全部尺寸量子点	窄 接近发射光谱
发射带宽	$20\sim40$ nm	$50\sim100$ nm
荧光寿命	$10\cdot40$ ns	几纳秒
光稳定性	强于有机荧光染料 $50\sim10\,000$ 倍	由荧光基团的类型决定
摩尔消光系数	$(0.5\sim5)\times10^6$ L·mol^{-1}·cm^{-1}	$(5\sim10)\times10^8$ L·mol^{-1}·cm^{-1}
检测灵敏度	+++++	+
多色编码能力	++++	+++
定量能力	+++++	+++

(表中数据来自参考文献[99])

自从 1998 年 Alivisatos 和 Nie 两个不同的小组分别报道了在生物学研究中使用量子点作为标志物,大量的研究工作开始围绕着量子点在生物医学的应用展开[93, 94]。Luminex 公司[104]、Genicon Science 公司[105]和 Quantum Dots 公司[106]等都是将量子点应用于生物免疫分析领域的领先公司,他们都对量子点的前景寄予很大希望。目前,研

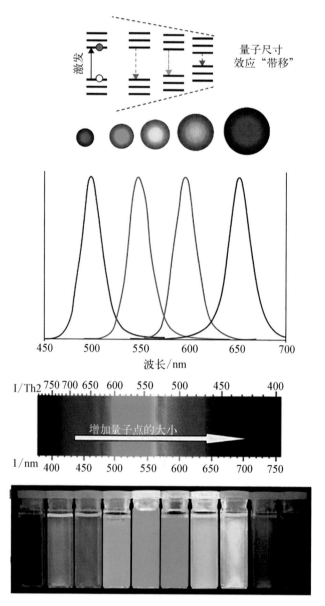

图 4-4　量子点尺寸大小改变的光学特性变化

（图片修改自参考文献[101]）

究比较多的量子点主要有硒化镉（CdSe）、硫化镉（CdS）以及碲化镉（CdTe）等，用量子点标记的探针直接靶向靶分子后可以通过分析其所对应的量子点探针荧光强度值定性或定量地判定靶分子的存在与否以及量的差别[107-109]。量子点应用到生物学研究中最大的问题是量子点-生物分子偶联物的纯化，由于它们粒径超小且表面电势极大，各种针对量子点-生物分子偶联物的纯化方法，如分子排阻层析法、电泳分离后割胶回收、超滤纯化等均存在操作复杂、价格昂贵、回收率低或难以大量制备等问题。超高速离心法也是纯化量子点偶联物的常用方法之一,但离心速度通常要在 40 000 r/min 以上才能使量子点全部沉降,对仪器要求很高。

近年来,以量子点为标志物的免疫层析试纸条研究报道大量涌现。Zou 等[110]用自制的量子点试纸条检测加标记的 3,5,6-三氯吡啶-2-醇样品,并通过便携式试纸条读取仪进行定量检测,结果表明基于量子点标记的免疫层析试纸条是一种灵敏度高、使用简单、价格低廉且适用于现场的检测方法。Lin 等[111]运用量子点标记的免疫层析试纸条实现了人血清中前列腺特异性抗原(prostate specific antigen,PSA)的快速检测。上海交通大学崔大祥教授团队[112]研发的量子点标记免疫层析试纸条,通过制备水溶性量子点,建立了一种简单、灵敏的基于量子点的单靶点快速检测方法,成功地用于检测临床血清样本中的梅毒钩端螺旋体抗体。量子点作为一种新的荧光标记物,可用于免疫层析试纸条,其灵敏度和特异性也得到了初步的验证。图 4-5(a)中为金纳米粒子标记的试纸条,(b)为量子点标记的试纸条,可以看出量子点标记的层析试纸条的检测灵敏度明显高于同等实验条件下金纳米粒子标记的层析试纸条。Bai 等[113]用量子点作为标记物研制检测甲胎蛋白的试纸条,其灵敏度比金纳米粒子标记试纸条高 10 倍。Wang 等[114]用研制的基于量子点标记适配子的荧光试纸条检测赭曲霉毒素 A,其检测限可达 1.9 ng/ml,性能优于金纳米粒子标记试纸条。

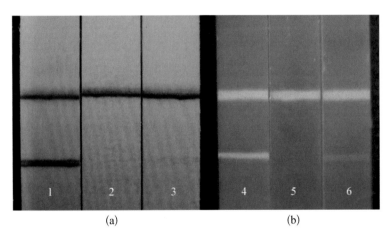

图 4-5　胶体金和量子点标记的免疫层析试纸条检测结果对比

(图片修改自参考文献[112])

量子点荧光微球是以分散性、稳定性及生物相容性较好的纳米球材料作为载体,将量子点组装或包埋到纳米球上,并在表面引入功能基团(羧基、氨基)的荧光纳米球。2001年,Nie[115]采用溶胀法将量子点掺杂进聚苯乙烯微球中,第一次成功制备了量子点荧光微球。一般量子点微球通过溶胀法、层层自组装法或聚合物包覆法制备而成,通过控制量子点和包被材料如聚苯乙烯或氧化硅的大小和比例,可以得到半径为 $0.1\sim10\ \mu m$ 的微球。这种包裹着量子点的荧光微球有如下优点:首先,使更多发光因子(量子点)连接在一个生物分子上,放大荧光信号强度[116,117];其次,克服外界条件对量子点光稳定性和化学稳定性的干扰,从而提高其使用寿命;再次,量子点微球的粒径较大,为几十到几千纳米,容易分离纯化,方便科研工作者的操作。量子点荧光微球的优良特性使其备受关注,并开始应用于免疫层析技术或其他检测技术。王欣[118]制备了粒径约为 50 nm 的 SiO_2 包覆的量子点荧光微球并将其应用到莱克多巴胺的免疫层析检测中,检测灵敏度比商业化胶体金高出 30 倍;杨秀梅[119]制备了 SiO_2 包被的 CdTe 量子点荧光微球并将其应用于尿纤维连接蛋白的免疫层析检测,试纸条的特异性、稳定性、重复性良好,检测灵敏度达 150 ng/ml。

4.3　免疫层析技术的发展

由于免疫层析技术具有简便、快速的特点,免疫层析技术在越来越多的领域发挥着重要作用。20 世纪 90 年代以来,研究人员对免疫层析技术进行了不断的研究和改进,并且取得了显著的成果。目前,针对免疫层析技术的改进研究主要集中在提高检测灵敏度、多元化检测以及由定性检测向定量检测的发展。

4.3.1　提高检测灵敏度的研究

检测灵敏度的提高主要通过改变标记物、加入显色增强剂和放大免疫反应等方式实现。Horton 等[120]检测鼠免疫球蛋白 G(immunoglobulin G,IgG)时,在胶体金被检测线捕捉后,用银液加强染色,灵敏度可提高 100 倍;Müller-Bardorff 等[121]将亲和素和生物素引入免疫层析系统检测心肌肌钙蛋白 T,1 个亲和素上有 4 个能跟生物素结合的位点,故而起到放大作用;有人用脂质体作为标记物进行免疫层析实验[122],由于脂质体具有可塑性,膜上能嵌合多个抗原抗体分子,膜内水相空间能包含大量的指示剂,具有更高的灵敏度;Gerd 等[123]将铕微颗粒作为标记物应用在免疫层析技术中,通过检测嗜酸性粒细胞的蛋白 X 和嗜中性粒细胞的脂蛋白反映血液中嗜酸性粒细胞和嗜中性粒细胞的浓度。磁性纳米微球作为近年来发展起来的新型材料,应用于免疫层析检测中时,通过对磁性强度进行检测比普通发光检测法的灵敏度更高[124],但是磁性纳米微球相对尺寸较大,在免疫层析实验中响应时间较长。

4.3.2　多元化检测的发展

有时临床诊断需要对多种检测指标进行综合的检测判定,所以多元检测既可以在同一条膜上实现多种物质的同时检测,也是免疫层析技术发展的一个方向,这样可以提高检测效率,降低检测成本。尤其对有联检意义的多个指标进行检测有很大的应用价值。例如,可通过检测血清前 S1 蛋白(PreS1)、血清前 S2 蛋白(PreS2)、乙肝表面抗原(hepatitis B surface antigen,HBsAg)和乙肝 e 抗原(hepatitis B e-antigen,HBeAg)等多项指标进行乙型肝炎的诊断;还可以针对不同检测需求实现同时检测多种性激素、多种过敏原、多种细胞因子等。Tjitra 等[125]运用免疫层析技术,研制成功了可以同时检测恶性疟和间日疟的检测试纸条,有较高的敏感度和特异性,有较好的临床应用价值。Buechler 等[126]通过采用一条膜包被多条抗体带的方法实现对尿液中 7 种违禁药物的同时检测。Sterling 等[127]则采用多膜复合,在膜的不同位置使用不同的膜和不同的酶进行待测物的分离和显色,同时检测血中的血红蛋白、葡萄糖和胆固醇 3 种物质。

4.3.3 由定性向定量检测的发展

免疫层析技术操作简单、快速、特异性好、结果清楚、易于判断和保存,且无需仪器。但是由于目前只能进行定性测定,阻碍了这一技术的进一步发展。图 4-6 所示为免疫层析试纸条定性检测实例,依次显示为阳性、阴性和无效检测结果。显然,在许多应用场合仅实现定性检测是不够的。很多试纸条只能定性判断女性是否怀孕,而先兆流产、异位妊娠、药物引流以及某些妇产科疾病的术后治疗过程等都需要对 HCG 指标的定量变化进行跟踪,对 HCG 进行定量检测。目前已经有不少关于定量/半定量免疫层析技术的研究。定量检测在医学上对及时诊断急性病如心肌梗死具有非常重要的意义;而且检测对于有关质检部门制定卫生标准也是非常重要的手

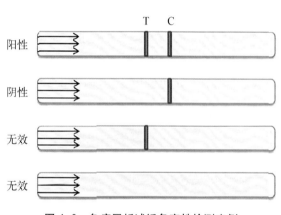

图 4-6 免疫层析试纸条定性检测实例

段。Tippkötter 等[128]在对微囊藻毒素浓度的快速检测中,通过试纸条显色的颜色值和检测浓度建立了关系曲线,实现了定量检测,图 4-7 为根据检测结果绘制的关系曲线图。在临床医学检测中,快速、简便的定量检测可以帮助医生及时了解病情,实施救治措施,对于急性疾病如心肌梗死等具有特别重要的意义。定量检测的实现,不仅是试纸条制备的问题,而且还关系到检测设备的开发研究。目前的主要定量研究方式是通过光电检测的手段,将免疫层析反应中的光信号进行直接或间接的光电转换变成数字化信号,从而得到定量的检测结果。

另一方面,针对磁粒子标记的免疫层析试纸条,还可通过磁通量检测设备,实现定量检测。

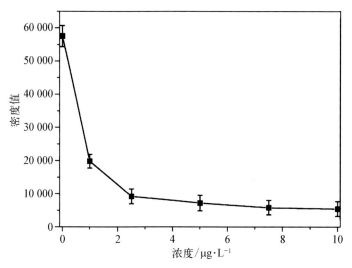

图 4-7　试纸条上平均显色值和微囊藻毒素浓度的关系曲线

（图片修改自参考文献[128]）

　　毒品泛滥是危害人民健康的重要因素之一。目前对毒品的定量检测方法,结果准确,但是设备昂贵,对实验条件要求较高,国内外都在寻找一种简易、快速、准确的检验方法。高跃明等[129]探索了基于免疫胶体金的毒品快速定量测试方法。人体内一些物质的含量常在一定范围内变动,因而仅给出阳性或阴性的结果并不能令人满意。有人以酶显色为基础,以层析条上显色高度对照标准曲线来实现对血中茶碱和胆固醇的定量检测。无论是医学临床检测还是兽药残留或毒品等的检测,都急需能实现简便、快速、定量化。

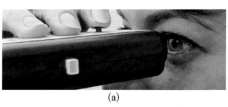

(a)

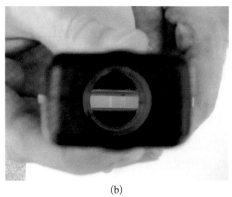

(b)

图 4-8　德国 ESE 试纸条定性检测设备

（图片修改自参考文献[130]）

4.3.4　配套检测系统的研究

　　为了配合免疫层析检测技术的广泛应用和定量检测的研究发展,提高其检测准确度和操作规范性,免疫层析检测相关配套设备的研究工作正在广泛开展中。合理齐全的检测系统可以帮助操作人员更加准确地获得检测结果,减少环境因素的干扰等。相对于大量免疫层析检测方法的文献,配套的免疫层析检测设备的研究论著要少得多。图 4-8 为德国 ESE

公司开发的定性检测设备,该设备提供激发光,用于观察层析试纸条上荧光条带的发射光,但是不具备定量检测的功能[130]。

相对定性的检测设备,成功推向市场的定量检测产品就更少了。只有一些国外的厂商和国内部分厂商有具体的产品,这些产品的检测内容主要集中于对胶体金标记的试纸条的检测。例如,美国的 BBI 公司、欧洲的 Boehringer Mannheim 公司和 Nycomed 公司等在纳米金免疫层析试纸条的半定量、定量检测上开展了大量的研究,其中Boehringer Mannheim 公司推出的用于急性心肌梗死诊断的肌钙蛋白和肌红蛋白的纳米金免疫层析试纸条和匹配的简便测度器已经通过临床测试,其精密度和准确性均符合定量测定的需求[131]。Chandler 等[132]在 2000 年提出在试纸条上显示阶梯式的浓度定量线,然后通过便携式仪器把试纸条上的变色信号转换为数字信号,从而实现纳米金免疫层析试纸条的定量检测。Kim 等[133]设计了 CD-RO 形式的光学检测仪用于进行乙型肝炎病毒(hepatitis B virus,HBV)的定量检测,图 4-9 为该检测仪的机械部件和光学探测头示意图。通过电机进行检测样品的传送,实现了一套价格低廉、检测快速的层析检测系统。Li 等[134]研制了针对蛋白质标志物进行超灵敏检测的便携设备,可以实现对量子点试纸条的定量检测,对硝化铜蓝蛋白的检测限达到 1 ng/ml。Zou 等[110]运用量子点标记的免疫层析检测系统,实现了三氯吡啶醇的定量检测。

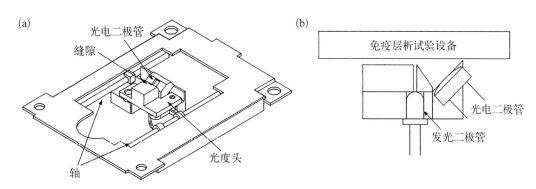

图 4-9　检测仪机械部分(a)和光学部分(b)示意图

(图片修改自参考文献[133])

MagnaBioSciences 公司开发的免疫磁性试纸条检测系统 MAR™ 对传统的基于纳米金标记或乳胶颗粒标记等的免疫层析试纸条来说就是一次巨大的升级[135]。图 4-10为检测仪实物图,该检测系统通过振荡磁场对 60～180 nm 的超顺磁性纳米磁性微球标记的靶分子进行磁化后,直接检测试纸条中相应的三维空间磁性标记区域的磁化强度,从而达到比传统方法更高的检测灵敏度。由于该方法不同于传统的基于颜色深度判别的试纸条那样易受样本中其他有色物质的干扰并且灵敏度高,设备自问世以来就受到大量关注,并有大量的基于该检测系统的体外诊断应用研究相继发表[136-141]。

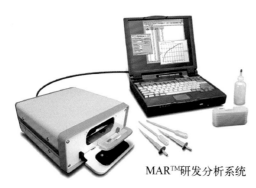

MAR™研发分析系统

图 4-10　免疫磁性试纸条检测系统 MAR

(图片修改自参考文献[135])

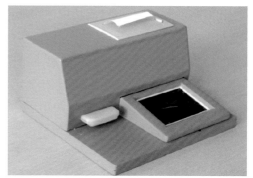

图 4-11　嵌入式层析阅读仪

(图片修改自参考文献[142])

　　我国关于免疫层析试纸条的定量研究起步较晚,也主要集中在纳米金免疫层析试纸条的定量检测上。中国科学院广州生物医药与健康研究院将免疫层析技术应用于 DNA 结合蛋白的检测,运用金纳米粒子开发的生物传感器可以在 10 min 内完成快速检测[72]。南开大学研制的嵌入式阅读仪采用高分辨的互补金属氧化物半导体(complementary metal oxide semiconductor, CMOS)进行图像采集,对不同浓度的液体可卡因进行检测,仪器检测精度为 1 ng/ml,变异系数(coefficient of variation, CV)小于 3%,图 4-11 为该阅读仪样机[142]。

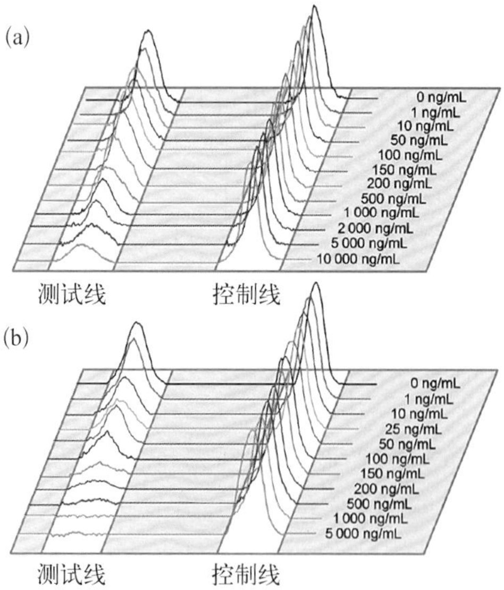

　　中国科学院化学研究所运用磁性纳米粒子检测农药残留状况,图 4-12 为测定的层析试纸条光密度值和对氧磷甲基浓度的对应曲线,检测极限达到 1.7 mg/ml[143]。上海光学精密机械研究所通过反射光度计对金纳米粒子标记试纸条进行定量检测,推导出 cTnI 的定量检测方程,测得样品浓度与光学检测值的相关系数达到 0.989,变异系数小于 5%,图 4-13 为该反射光度计结构图[59]。

　　福州大学研制的基于电荷耦合器件(charge-coupled device, CCD)的金纳米粒子标记试纸条检测设备对 HCG 实现了定量检测,两组不同的测定方法测得的样品浓度

(a)

0 ng/mL
1 ng/mL
10 ng/mL
50 ng/mL
100 ng/mL
150 ng/mL
200 ng/mL
500 ng/mL
1 000 ng/mL
2 000 ng/mL
5 000 ng/mL
10 000 ng/mL

测试线　　控制线

(b)

0 ng/mL
1 ng/mL
10 ng/mL
25 ng/mL
50 ng/mL
100 ng/mL
150 ng/mL
200 ng/mL
500 ng/mL
1 000 ng/mL
5 000 ng/mL

测试线　　控制线

图 4-12　不同浓度对氧磷甲基与光密度值对应关系

(图片修改自参考文献[143])

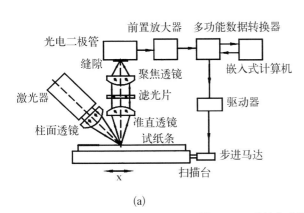

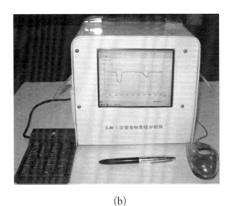

(a) (b)

图 4-13　反射光度计结构图

（图片修改自参考文献[59]）

与检测光密度值相关系数分别达到 0.997 5
和 0.991 4[144]。而关于磁性试纸条和量子
点试纸条的配套定量检测设备，国内寥寥无
几。上海交通大学开发了基于 CCD 技术的
量子点标记的免疫层析试纸条检测设备，实
现了在早期胃癌检测中对细胞毒素相关基
因 A（cytotoxin-associated gene A，CagA）、
尿素酶及 CEA、糖类抗原（carbohydrate
antigen，CA）724 等标志物的定量检
测[145-147]（见图 4-14），并获得了医疗器械注
册证书。

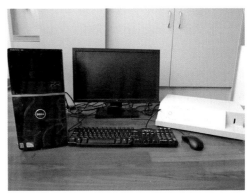

**图 4-14　基于 CCD 技术的量子点标记免疫
层析检测仪**

（图片修改自参考文献[145]）

　　在以上研究基础上，上海交通大学开发了基于嵌入式技术的便携式免疫层析芯片
检测仪[148]（见图 4-15）。该系统基于共聚焦成像原理，通过高性能发光二极管阵列光

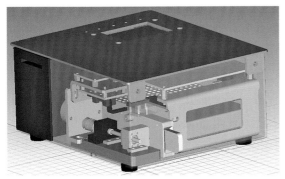

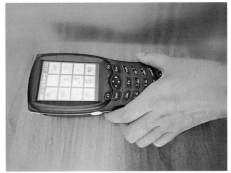

图 4-15　便携式生物免疫层析检测仪

源、低噪声高精度的光电二极管以及定位模块的配合,对量子点免疫层析试纸条上的荧光信号实现了更加精准的采集和分析,单次检测时间约为 1~2 min,探测灵敏度为 0.4 荧光分子/μm^2,空间分辨力为 1 000 μm。嵌入式系统的应用大大缩小了设备的体积,增加了便携性。在重大疾病抢救过程中,可以及时、快速地获得检测结果,有效地争取治疗时间,挽救患者的生命,在社区普查中,便携设备可以弥补大型设备移动不便的缺陷,方便社区居民在家门口就可以进行基本的预防筛查,使得整个设备更加适合即时检验的需求。

4.3.5 基于智能平台的检测仪器

传统的检测仪器,虽然在小型化、便携化上做了很多改进,但是其处理平台是基于普通的台式计算机或者便携式计算机,还有的是基于嵌入式开发的检测仪器。在信息化和互联网高速发展的时代,新一代检测设备,尤其是基于智能平板计算机和智能手机,甚至智能可穿戴设备的报道不断见诸文献。

意大利 Zangheri 研究组[149]基于智能手机开发了一款检测皮质醇的分析仪器。在唾液样品中检测范围为 0.3~60 ng/ml,检测比较准确快速,并且可以将检测信息保存在手机中并发送给指定的医生。该小型仪器的附加设备是一个手机外壳,根据不同型号的手机可以匹配不同型号的检测仪器的外壳。该小型便携式智能检测仪器完全可以满足家庭、社区医疗以及个性化医疗的需求。Oncescu 研究组[150]研发了一款可以同时检测唾液中 pH 值和汗液中钠离子含量的检测仪器,同样是基于智能手机实现的。唾液中 pH 值是衡量口腔健康的一项重要指标,该项检测对个人健康护理和医疗保健有很大的意义。与此同时,这款仪器还能够实现对汗液中钠离子的定量检测,该项指标可以衡量身体的健康水平,尤其是运动员或者剧烈运动者,对身体状况的监测有极其重要的意义。这些检测对于个性化医疗的发展有很大的潜在价值。Takao 研究组[151]研发了一套基于智能平台和中心数据服务器的脑卒中检测和管理系统。该系统以脑卒中高危人群和相关医疗机构作为主体用户,用户一旦出现脑卒中状况,手机系统中的脑卒中管理系统就会自动报警,并且将急救警报发送到距离该用户最近的医疗机构,医疗机构能够在最短的时间内紧急救治患者,这对挽救脑卒中患者的生命是极其重要的。在医疗机构系统中,其拥有远程会诊的功能,处在不同地区的脑卒中领域的专家医生可以同时在线会诊,这使得对患者的治疗更加精准;并且,在手术实施过程中可以实现现场直播,同一领域的不同医生可以实时关注手术的进展,这也为在手术实施过程中准确定位病灶、精确实施手术、降低误诊率提供了保障。Yeo 研究组[152]研发了一款基于智能手机的荧光检测设备,使用该设备可以检测多种禽流感病毒的亚型,检测灵敏度为96.66%,特异度为 98.55%。该检测设备很好地将检测数据与大数据分析相结合,集成了地图标记服务,在地图上可以很清晰地看到发生禽流感的位置和区域。这为流行性疾病的管控提供了较为可靠的数据支持。上海交通大学的研究人员[153]开发了一款基于智能手机的双模态层析芯片检测系统(见图4-16),该系统在便携性、操作性和检测稳定性以及可重复性上得到了极大的提高。该系统不仅可以实现白光模式下有色芯片的检测,而且还可以实现荧光芯片的定量检测,可以通过手机的 Wi-Fi(wireless-fidelity,无线保真)模块实现网络数据的传输与互联,实现数据上传服务器和通过管理员端对所有的数据进行检索、分析。

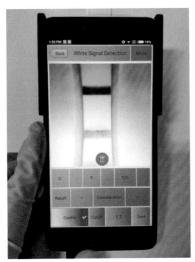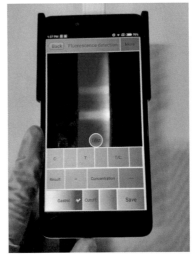

图4-16 基于智能手机的双模态层析芯片检测系统

这些基于智能手机或互联网技术的医疗平台,必然是未来医疗发展的趋势所在[154-156]。互联网医疗可以整合中国目前不平衡的医疗资源,满足人们日益增长的对医疗和健康的需求,这也是目前中国国家卫生健康委员会积极倡导和支持的医疗发展模式。

4.4 免疫层析技术在精准医学中的应用

免疫层析技术保留了以前种种免疫检测技术中抗原抗体反应特异性的优点,而且由于它把免疫反应转移到玻璃纤维和硝酸纤维素膜上进行,不需要进行结合标志物与自由标志物的分离,省去了烦琐的加样、洗涤步骤,因而操作简单、快速(20 min内出结果),且人员不用培训,也不需或仅需简单的仪器。该技术非常适合现场检测,现在已经广泛地应用于医学、农业、畜牧兽医、环境、食品监管等各检测领域。

4.4.1 免疫层析技术在医学领域的应用

免疫层析技术在医学上的第一次应用是对 HCG 的检测,这种检测方法目前已经非常成熟并且广泛应用于女性早期妊娠的检测。在临床诊断上,免疫层析技术具有非常重要的意义,是典型的即时检验。免疫层析技术的快速检测,可以确保医务人员对患者状况做出及时诊断并实施及时抢救,对挽救生命具有非常重大的意义。在免疫层析检测中,肌红蛋白(Mb)[157]、肌酸激酶同工酶(CK-MB)[60]、肌钙蛋白 I(cTnI)[136]和肌钙蛋白 T(cTnT)[158]等都是医生常用于帮助诊断急性心肌梗死(acute myocardial infarction,AMI)的生化标志物。免疫层析技术在粪血检测[159]等方面的应用也得到了广泛的关注。Clavijo 等[160]运用免疫层析技术对血清中布鲁氏菌的特异性抗体进行检测,经过实验对比,检测灵敏度高于传统的 ELISA 检测方法。

1) 病原微生物的检测

Takeda 等[161]用免疫胶体金层析试纸条直接检测水样便中的大肠杆菌,与 ELISA检测结果的一致率为 87.2%,与培养法检测结果的一致率为 89.10%,层析时间为5 min,大大短于其他的检测方法。此外,免疫层析技术还被用于其他病原微生物的检测,如霍乱弧菌、腺病毒、乙型肝炎病毒以及幽门螺杆菌等。应用免疫层析技术可以方便、快速且低成本地对患者进行各种可疑微生物指标的检测。

2) 人体激素或相关蛋白质的检测

自免疫层析技术第一次应用于 HCG 检测后,研究人员开发了不同的免疫层析系统以检测不同的激素和蛋白质指标。例如,Osikwicz 等[162]用胶体硒检测了 HCG;Hedström[163]检测了急性胰腺炎患者尿液中的胰蛋白酶原-2;Müller-Bardorff 等[121]应用亲和素生物素免疫层析技术检测了 cTnI。免疫层析技术对疾病相关蛋白的检测与以前的化学发光或其他检测手段相比,检测速度有了极大的提高,对于及时诊断和治疗疾病具有重要意义。

3) 寄生虫病的诊断

许多寄生虫病由于具有流行性、高度感染等特点,非常需要简便、快速、高效、廉价且便于大规模现场应用的诊断方法。因此,免疫层析技术在寄生虫病的诊断中也得到了广泛的应用。目前,疟疾、血吸虫病、利什曼病、阿米巴病、丝虫病、锥虫病、隐孢子虫病等[164]的免疫层析诊断方法均已建立。

4) 血、尿中药物浓度的监测

Buecher[165]采用胶体金作为标记物,检测出尿中 7 种违禁药物,包括阿片类、巴比妥类、四氢大麻酚、苯丙胺类、可卡因类、苯二氮䓬类、苯环利定,检测的灵敏度和特异度与气相色谱质谱联用(GC-MS)和酶放大免疫测定技术(enzyme multiplied immunoassay technique,EMIT)很吻合。

免疫层析技术在国内的应用研究也有很多,赵锐敏等[166]使用沙眼衣原体免疫层析试剂盒监测沙眼衣原体、解脲支原体等感染的发生率并分析其对抗菌药物的敏感性和耐药性;李月越等[167]研究了免疫层析技术在流感病毒快速检测中的应用。此外,乙型肝炎病毒[168]、布鲁氏菌[169]及幽门螺杆菌[170]等病原微生物的检测也是免疫层析技术的研究热点。杨永红等[171]通过使用结核分枝杆菌分泌蛋白抗原包被硝酸纤维素膜检测血清和胸腔积液中的结核抗体。

4.4.2 免疫层析技术在毒品检测领域的应用

全球范围的毒品泛滥正日益成为威胁社会稳定和人民健康的重要因素之一。免疫层析技术在检测可卡因、大麻、咖啡因、海洛因等毒品方面已经得到广泛的应用,目前已经有不少毒品检测试剂盒实现了商业化。

4.4.3 免疫层析技术在动物检疫及食品中农药和兽药残留检测领域的应用

免疫层析技术在动物检疫工作中广泛用于诸如猪瘟、蓝耳病、细小病毒病、传染性法氏囊病、新城疫、狂犬病等传染病病原微生物的抗原、抗体检测。随着工业化的发展,越来越多的农药、激素、抗生素被应用到作物栽培和畜牧业中。这些物质在食品中的残留会严重影响人们的健康和生命。由于食品的使用和流通量很大,而免疫层析技术的检测方法操作简单、检测快速、成本低廉,使用它乃当务之急。目前免疫层析技术已经大量应用于食品安全检测中,如抗生素残留检测、农药残留检测、激素检测等。

4.4.4 免疫层析技术在环境检测领域的应用

由于各种原因环境中可能存在对人体有害的微生物、激素等物质,监管部门有必要对怀疑的环境(水体或空气)进行及时检测。当前已经有不少关于环境检测的免疫层析研究。人们越来越关注环境变化对人类健康的影响,以前那些耗时费力的检测方式必将会越来越多地被简便、经济的免疫层析检测技术所取代。到目前为止,免疫层析检测技术几乎应用于所有人们生活中能接触到的各种检测领域。但是免疫层析技术也不是万能的,还有很多需要改进的地方,还有很多值得研究的地方。免疫层析技术在各应用领域的研究引起了众多学者、企业的关注并且不断有创新研究,这使得免疫层析技术能够更好地服务于人类的生活。

4.5 小结与展望

纳米粒子标记的免疫层析检测芯片及其配套检测设备实现了定性定量检测,灵敏度高于传统试纸条 100～1 000 倍,是传统胶体金标记试纸条的替代产品,市场应用前景广阔,可在食品安全、临床检验和野外快速检测市场中广泛应用。随着层析芯片走进市场,由于其灵敏度高,必将促进传统检测市场的变革,引起传统产品厂家的关注和更新换代,也可能引发新的诊断市场的革命,最终获益者是患者。随着配套检测设备进入市场,有关配件的厂家会从中获益,促使企业更加关注产品质量的改进,带动制造业的发展。这也将有助于拉动 GDP 的增长,创造新的利润,增加税收,繁荣经济,并促进相关学科的发展。

参考文献

[1] Newman D J, Thakkar H, Edwards R G, et al. Serum cystatin C measured by automated immunoassay: a more sensitive marker of changes in GFR than serum creatinine[J]. Kidney Int, 1995, 47(1): 312-318.

[2] Van W B, Schuurs A. Immunoassay using antigen-enzyme conjugates[J]. FEBS Letter, 1971, 15 (3): 232-236.

[3] Hales C, Randle P. Immunoassay of insulin with insulin-antibody precipitate[J]. Biochem J, 1963, 88: 137-146.

[4] Ahene A B, Morrow C, Rusnak D, et al. Ligand binding assays in the 21st century laboratory: automation[J]. AAPS J, 2012, 14(1): 142-153.

[5] Tung N H, Chikae M, Ukita Y, et al. Sensing technique of silver nanoparticles as labels for immunoassay using liquid electrode plasma atomic emission spectrometry[J]. Anal Chem, 2012, 84(3): 1210-1213.

[6] Guitard J, Sendid B, Thorez S, et al. Evaluation of a recombinant antigen-based enzyme immunoassay for the diagnosis of noninvasive aspergillosis[J]. J Clin Microbiol, 2012, 50(3): 762-765.

[7] Verch T, Bakhtiar R. Miniaturized immunoassays: moving beyond the microplate [J]. Bioanalysis, 2012, 4(2): 177-188.

[8] Zhang B Y, Song H X, Chen T, et al. A microfluidic platform for multi-antigen immunofluorescence assays[J]. Appl Mech Mater, 2012, 108: 200-205.

[9] Strathmann F G, Borlee G, Born D E, et al. Multiplex immunoassays of peptide hormones extracted from formalin-fixed, paraffin-embedded tissue accurately subclassify pituitary adenomas [J]. Clin Chem, 2012, 58(2): 366-374.

[10] Flatley J E, Garner C M, Al-Turki M, et al. Determinants of urinary methylmalonic acid concentration in an elderly population in the United Kingdom[J]. Am J Clin Nutr, 2012, 95(3): 686-693.

[11] Arai M, Togo S, Kanda T, et al. Quantification of hepatitis B surface antigen can help predict spontaneous hepatitis B surface antigen seroclearance[J]. Eur J Gastroenterol Hepatol, 2012, 24 (4): 414-418.

[12] Sloan J H, Ackermann B L, Carpenter J W, et al. A novel, high-sensitivity and drug-tolerant sandwich immunoassay for the quantitative measurement of circulating proteins[J]. Bioanalysis, 2012, 4(3): 241-248.

[13] Bayes G A, Antonio M, Galán A, et al. Combined use of high-sensitivity ST2 and NT proBNP to improve the prediction of death in heart failure[J]. Eur J Heart Fail, 2012, 14(1): 32-38.

[14] Mehta P K, Kalra M, Khuller G K, et al. Development of an ultrasensitive polymerase chain reaction-amplified immunoassay based on mycobacterial RD antigens: implications for the

serodiagnosis of tuberculosis[J]. Diagn Microbiol Infect Dis, 2012, 72(2): 166-174.

[15] Maple P, Breuer J, Quinlivan M, et al. Comparison of a commercial Varicella Zoster glycoprotein IgG enzyme immunoassay with a reference time resolved fluorescence immunoassay (VZV TRFIA) for measuring VZV IgG in sera from pregnant women, sera sent for confirmatory testing and pre and post vOka vaccination sera from healthcare workers[J]. J Clin Virol, 2012, 23(3): 201-207.

[16] Smits G P, Gageldonk P G, Schouls L M, et al. Development of a bead-based multiplex immunoassay for the simultaneously quantitative detection of IgG serum antibodies against Measles, Mumps, Rubella and Varicella Zoster[J]. Clin Vaccine Immunol, 2012, 19(3): 369-400.

[17] Deutschbein T, Broecker-Preuss M, Flitsch J, et al. Salivary cortisol as a diagnostic tool for Cushing's syndrome and adrenal insufficiency: improved screening by an automatic immunoassay [J]. Eur J Endocrinol, 2012, 166(4): 613-618.

[18] Wang Z, Zong S, Li W, et al. SERS-fluorescence joint spectral encoding using organic-metal-QDs hybrid nanoparticles with a huge encoding capacity for high-throughput biodetection: putting theory into practice[J]. J Am Chem Soc, 2012, 134(6): 2993-3000.

[19] Connolly P, Hage C A, Bariola J R, et al. Blastomyces dermatitidis antigen detection by quantitative enzyme immunoassay[J]. Clin Vaccine Immunol, 2012, 19(1): 53-56.

[20] Lattanzio V M, Nivarlet N, Lippolis V, et al. Multiplex dipstick immunoassay for semi-quantitative determination of Fusarium mycotoxins in cereals[J]. Anal Chim Acta, 2012, 718(3): 99-108.

[21] Warsinke A. Point-of-care testing of proteins [J]. Anal Bioanal Chem, 2009, 393(5): 1393-1405.

[22] Brooks D E, Devine D V, Harris P C, et al. RAMPTM: A rapid, quantitative whole blood immunochromatographic platform for point-of-care testing[J]. Clin Chem, 1999, 45(9): 1676.

[23] Shim W B, Yang Z Y, Kim J S, et al. Development of immunochromatography strip-test using nanocolloidal gold-antibody probe for the rapid detection of aflatoxin B1 in grain and feed samples [J]. J Microbiol Biotechnol, 2007, 17(10): 1629-1637.

[24] Zuk R, Ginsberg V, Houts T, et al. Enzyme immunochromatography — aquantitative immunoassay requiring no instrumentation[J]. Clin Chem, 1985, 31(7): 1144-1150.

[25] Lingerfelt B M, Mattoussi H, Goldman E R, et al. Preparation of quantum dot-biotin conjugates and their use in immunochromatography assays[J]. Anal Chem, 2003, 75(16): 4043-4049.

[26] Ngom B, Guo Y, Wang X, et al. Development and application of lateral flow test strip technology for detection of infectious agents and chemical contaminants: a review[J]. Anal Bioanal Chem, 2010, 397(3): 1113-1135.

[27] Shim W B, Yang Z Y, Kim J Y, et al. Immunochromatography using colloidal gold-antibody probe for the detection of atrazine in water samples[J]. J Agric Food Chem, 2006, 54(26): 9728-9734.

[28] Zhang G, Guo J, Wang X. Immunochromatographic lateral flow strip tests[J]. Methods Mol Biol, 2009, 504(3): 169-83.

[29] Kolosova A Y, De S S, Sibanda L, et al. Development of a colloidal gold-based lateral-flow immunoassay for the rapid simultaneous detection of zearalenone and deoxynivalenol[J]. Anal Bioanal Chem, 2007, 389(7): 2103-2107.

[30] Zong C, Wu J, Wang C, et al. Chemiluminescence imaging immunoassay of multiple tumor

markers for cancer screening[J]. Anal Chem, 2012, 84(5): 2410-2415.

[31] Guirgis B S, Sá C C, Gomes I, et al. Gold nanoparticle-based fluorescence immunoassay for malaria antigen detection[J]. Anal Bioanal Chem, 2012, 402(3): 1019-1027.

[32] Ren G, Yu Z, Ma S, et al. Determination of polybrominated diphenyl ethers and their methoxylated and hydroxylated metabolites in human serum from electronic waste dismantling workers[J]. Anal Methods, 2011, 3(2): 408-413.

[33] Wu D, Li R, Wang H, et al. Hollow mesoporous silica microspheres as sensitive labels for immunoassay of prostate-specific antigen[J]. Analyst, 2012, 137(3): 608-613.

[34] Schreier S, Doung C G, Triampo D, et al. Development of a magnetic bead fluorescence microscopy immunoassay to detect and quantify Leptospira in environmental water samples[J]. Acta Tropica, 2012, 122(1): 119-125.

[35] Mandappa I M, Ranjini A, Haware D J, et al. Immunoassay for the detection of lead ions in environmental water samples[J]. Int J Environ Anal Chem, 2012, 92(3): 334-343.

[36] Rossi C N, Takabayashi C R, Ono M A, et al. Immunoassay based on monoclonal antibody for aflatoxin detection in poultry feed[J]. Food Chem, 2012, 132(4): 2211-2216.

[37] Martínez M A, Ballesteros S. Two suicidal fatalities due to the ingestion of chlorfenvinphos formulations: simultaneous determination of the pesticide and the petroleum distillates in tissues by gas chromatography-flame-ionization detection and gas chromatography-mass spectrometry[J]. J Anal Toxicol, 2012, 36(1): 44-51.

[38] Reither K, Saathoff E, Jung J, et al. Evaluation of Diagnos TB AG, a flow-through immunoassay for rapid detection of pulmonary tuberculosis[J]. Int J Tuberc Lung Dis, 2010, 14(2): 238-240.

[39] Qi Y H, Shan W C, Liu Y Z, et al. Production of the polyclonal antibody against sudan 3 and immunoassay of sudan dyes in food samples[J]. J Agric Food Chem, 2012, 60(9): 2116-2122.

[40] Li X, Zhang G, Deng R, et al. Development of rapid immunoassays for the detection of ractopamine in swine urine[J]. Food Addit Contam, 2010, 27(8): 1096-1103.

[41] Wang J. Nanomaterial-based electrochemical biosensors[J]. Analyst, 2005, 130(4): 421-426.

[42] Wang J. Nanomaterial-based amplified transduction of biomolecular interactions[J]. Small, 2005, 1(11): 1036-1043.

[43] Ekimov A, Efros A L, Onushchenko A. Quantum size effect in semiconductor microcrystals[J]. Solid State Commun, 1985, 56(11): 921-924.

[44] Jun Y, Huh Y M, Choi J, et al. Nanoscale size effect of magnetic nanocrystals and their utilization for cancer diagnosis via magnetic resonance imaging[J]. J Am Chem Soc, 2005, 127(16): 5732-5733.

[45] Dingreville R, Qu J, Cherkaoui M. Surface free energy and its effect on the elastic behavior of nano-sized particles, wires and films[J]. J Mech Phys Solids, 2005, 53(8): 1827-1854.

[46] Kawabata S, Kashiwaya S, Asano Y, et al. Effect of zero-energy bound states on macroscopic quantum tunneling in high-Tc superconductor junctions [J]. Phys Rev B, 2005, 72 (5): 052506-052509.

[47] Yu I, Isobe T, Senna M. Optical properties and characteristics of ZnS nano-particles with homogeneous Mn distribution[J]. J Phys Chem Solids, 1996, 57(4): 373-379.

[48] Hao E, Bailey R C, Schatz G C, et al. Synthesis and optical properties of "branched" gold nanocrystals[J]. Nano Lett, 2004, 4(2): 327-330.

[49] Novak J P, Brousseau L C, Vance F W, et al. Nonlinear optical properties of molecularly bridged

gold nanoparticle arrays[J]. J Am Chem Soc，2000，122(48)：12029-12030.

[50] Caruso F，Rodda E，Furlong D N，et al. DNA binding and hybridization on gold and derivatized surfaces[J]. Sensor Actuat B-Chem，1997，41(13)：189-197.

[51] Zhao H，Lin L，Li J，et al. DNA biosensor with high sensitivity amplified by gold nanoparticles [J]. J Nanopart Res，2001，3(4)：321-323.

[52] 刘丽强，彭池芳，金征宇，等.纳米金技术的发展及在食品安全快速检测中的应用[J].食品科学，2007，28(5)：348-352.

[53] Mirkin C A. Programming the assembly of two-and three-dimensional architectures with DNA and nanoscale inorganic building blocks[J]. Inorg Chem，2000，39(11)：2258-2272.

[54] Glad C，Grubb A O. Immunocapillarymigration with enzyme-labeled antibodies：rapid quantification of C-reactive protein in human plasma[J]. Anal Biochem，1981，116(2)：335-340.

[55] Beggs M，Novotny M，Sampedro S. A selfperforming chromatographic immunoassay for the qualitative determination of human chorionic gonadotrophin（HCG）in urine and serum[J]. Clin Chem，1990，36(11)：1084-1085.

[56] Müller B M，Freitag H，Scheffold T，et al. Development and characterization of a rapid assay for bedside determinations of cardiac troponin T[J]. Circulation，1995，92(10)：2869-2875.

[57] Zhang B，Tang D，Liu B，et al. Nanogold-functionalized magnetic beads with redox activity for sensitive electrochemical immunoassay of thyroid-stimulating hormone[J]. Anal Chim Acta，2011，711(20)：17-23.

[58] Perfézou M，Turner A，Merkoçi A. Cancer detection using nanoparticle-based sensors[J]. Chem Soc Rev，2012，41(7)：2606-2602.

[59] Huang L，Zhang Y，Xie C，et al. Research of reflectance photometer based on optical absorption [J]. Optik-Int J Light Electron Opt，2010，121(19)：1725-1728.

[60] Hampl J，Hall M，Mufti N A，et al. Upconverting phosphor reporters in immunochromatographic assays[J]. Anal Biochem，2001，288(2)：176-187.

[61] Ma Y，Ni C，Dzakah E E，et al. Development of monoclonal antibodies against HIV-1 p24 protein and its application in colloidal gold immunochromatographic assay for HIV-1 detection[J]. Biomed Res Int，2016，2016：6743904.

[62] 胡丽华.乙肝两对半测试卡快速检测血清乙肝三系应用及评价[J].齐齐哈尔医学院学报，2001，22(12)：1433-1434.

[63] 曲萌，毕胜利，董志恒.胶体金免疫层析技术同步检测甲，戊型肝炎病毒 IgM 抗体的研究[J].中国实验诊断学，2003，7(2)：90-92.

[64] 钱玉琴，周志英.健康体检人群血清幽门螺杆菌抗体阳性率调查分析[J].中华现代内科学杂志，2009，6(2)：155-155.

[65] 姜燕，吕昌龙，单凤平.吗啡和甲基安非他明单克隆抗体联合胶体金检测试卡的研制[J].中国免疫学杂志，2007，23(7)：637-640.

[66] Kim G M，Wutzler A，Radusch H J，et al. One-dimensional arrangement of gold nanoparticles by electrospinning[J]. Chem Mater，2005，17(20)：4949-4957.

[67] Tyndall S J，Walikonis R S. The receptor tyrosine kinase Met and its ligand hepatocyte growth factor are clustered at excitatory synapses and can enhance clustering of synaptic proteins[J]. Cell Cycle，2006，5(14)：1560-1568.

[68] Kim H S，Pyun J C. Hyper sensitive strip test with chemi-luminescence signal band[J]. Procedia Chem，2009，1(1)：1043-1046.

［69］刘佳宁，刘一兵，贾娟娟，等. 促黄体生成激素酶促化学发光免疫分析方法的建立［J］. 同位素，2010，23(1)：28-33.

［70］李盛初. 早期流产与早产孕妇的病原体检测［J］. 广西医学，2007，29(4)：496-497.

［71］Laderman E I，Whitworth E，Dumaual E，et al. Rapid, sensitive, and specific lateral-flow immunochromatographic point-of-care device for detection of herpes simplex virus type 2-specific immunoglobulin G antibodies in serum and whole blood［J］. Clin Vaccine Immunol，2008，15(1)：159-163.

［72］Fang Z，Ge C，Zhang W，et al. A lateral flow biosensor for rapid detection of DNA-binding protein c-jun［J］. Biosens Bioelectron，2011，21(1)：192-196.

［73］Glynou K，Ioannou P C，Christopoulos T K et al. Oligonucleotide-functionalized gold nanoparticles as probes in a dry-reagent strip biosensor for DNA analysis by hybridization［J］. Anal Chem，2003，75(16)：4155-4160.

［74］Azizi M D. Comparison study of semiquantitative test strips for detecting human serum albumin (HSA) in urine specimens［J］. J Diabetes Metab Disord，2011，10(1)：1-5.

［75］Dineva M A，Mahilum T L，Lee H. Sample preparation：a challenge in the development of point-of-care nucleic acid-based assays for resource-limited settings［J］. Analyst，2007，132(12)：1193-1199.

［76］Omidfar K，Kia S，Larijani B. Development of a colloidal gold-based immunochromatographic test strip for screening of microalbuminuria［J］. Hybridoma，2011，30(2)：117-124.

［77］Holgate C S，Jackson P，Cowen P N，et al. Immunogold-silver staining：new method of immunostaining with enhanced sensitivity［J］. J Histochem Cytochem，1983，31(7)：938-944.

［78］Löning T，Henke R P，Reichart P，et al. In situ hybridization to detect Epstein-Barr virus DNA in oral tissues of HIV-infected patients［J］. Virchows Arch，1987，412(2)：127-133.

［79］Molday R S，Yen S P，Rembaum A. Application of magnetic microspheres in labelling and separation of cells［J］. Nature，1977，268(4)：437-438.

［80］刘新权，景猛，李长宇，等. 磁性纳米材料的研究现状及其在神经干细胞移植中的应用［J］. 实用临床医药杂志，2003，7(3)：232-235.

［81］Gangopadhyay S，Hadjipanayis G C，Dale B，et al. Magnetic properties of ultrafine iron particles ［J］. Phys Rev B Condens Matter，1992，45(17)：9778-9787.

［82］Puertas S，Moros M，Fernández-Pacheco R，et al. Designing novel nano-immunoassays：antibody orientation versus sensitivity［J］. J Phys D Appl Phys，2010，43：474012-474019.

［83］Patel D，Huang S M，Baglia L A，et al. The E6 protein of human papillomavirus type 16 binds to and inhibits co - activation by CBP and p300［J］. EMBO J，1999，18(18)：5061-5072.

［84］Hamm C W，Goldmann B U，Heeschen C，et al. Emergency room triage of patients with acute chest pain by means of rapid testing for cardiac troponin T or troponin I［J］. N Engl J Med，1997，337(23)：1648-1653.

［85］Liu T，Khanna K M，Carriere B N，et al. Gamma interferon can prevent herpes simplex virus type 1 reactivation from latency in sensory neurons［J］. J Virol，2001，75(22)：11178-11184.

［86］Seo K H，Brackett R E，Frank J F. Rapid detection of Escherichia coli O157：H7 using immuno-magnetic flow cytometry in ground beef, apple juice, and milk［J］. Int J Food Microbiol，1998，44(1)：115-123.

［87］Carbonari M，Cibati M，Cherchi M，et al. Detection and characterization of apoptotic peripheral blood lymphocytes in human immunodeficiency virus infection and cancer chemotherapy by a novel flow immunocytometric method[J]. Blood，1994，83(5)：1268-1277.

[88] Liu C，Jia Q，Yang C，et al. Lateral flow immunochromatographic assay for sensitive pesticide detection by using Fe_3O_4 nanoparticle aggregates as color reagents[J]. Anal Chem，2011，83(17)：6778-6784.

[89] Orlov A V，Khodakova J A，Nikitin M P，et al. Magnetic immunoassay for detection of staphylococcal toxins in complex media[J]. Anal Chem，2012，85(2)：1154-1163.

[90] 江雯，温贤涛，王伟，等. 超顺磁单分散性 Fe_3O_4 磁纳米粒的制备及性能表征[J]. 无机材料学报，2009，24(4)：727-731.

[91] Drummen G P. Quantum dots — from synthesis to applications in biomedicine and life sciences [J]. Int J Mol Sci，2010，11(1)：154-163.

[92] Alivisatos A P. Semiconductor clusters，nanocrystals，and quantum dots[J]. Science，1996，271 (5251)：933.

[93] Bruchez M，Moronne M，Gin P，et al. Semiconductor nanocrystals as fluorescent biological labels [J]. Science，1998，281(5385)：2013-2016.

[94] Chan W C，Nie S. Quantum dot bioconjugates for ultrasensitive nonisotopic detection[J]. Science，1998，281(5385)：2016-2018.

[95] Watson A，Wu X，Bruchez M. Lighting up cells with quantum dots[J]. Biotechniques，2003，34 (2)：296-300，302-303.

[96] Xing Y，Xia Z，Rao J. Semiconductor quantum dots for biosensing and in vivo imaging[J]. IEEE T Nanobiosci，2009，8(1)：4-12.

[97] Leatherdale C A，Woo W K，Mikulec F V，et al. On the absorption cross section of CdSe nanocrystal quantum dots[J]. J Phys Chem B，2002，106(31)：7619-7622.

[98] Alivisatos A P. Perspectives on the physical chemistry of semiconductor nanocrystals[J]. J Phys Chem，1996，100(31)：13226-13239.

[99] Rousserie G，Sukhanova A，Even-Desrumeaux K，et al. Semiconductor quantum dots for multiplexed bio-detection on solid-state microarrays[J]. Crit Rev Oncol Hematol，2010，74(1)：1-15.

[100] Smith A M，Gao X，Nie S. Quantum dot nanocrystals for in vivo molecular and cellular imaging [J]. Photochem Photobiol，2004，80(3)：377-385.

[101] Mansur H S. Quantum dots and nanocomposites [J]. Wiley Interdiscip Rev Nanomed Nanobiotechnol，2010，2(2)：113-129.

[102] Wehrenberg B L，Wang C，Guyot-Sionnest P. Interband and intraband optical studies of PbSe colloidal quantum dots[J]. J Phys Chem B，2002，106(41)：10634-10640.

[103] Bailey R E，Nie S. Alloyed semiconductor quantum dots：tuning the optical properties without changing the particle size[J]. J Am Chem Soc，2003，125(23)：7100-7106.

[104] Luminex[EB/OL]. http：//www. luminexcorp. com.

[105] Genicon Sciences Corp[EB/OL]. http：//www. geniconsciences. com/.

[106] Quantum Dots Company[EB/OL]. http：//www. qdots. com.

[107] Ornberg R L，Harper T F，Liu H. Western blot analysis with quantum dot fluorescence technology：a sensitive and quantitative method for multiplexed proteomics[J]. Nat Methods，2005，2(1)：79-81.

[108] Yang H，Guo Q，He R，et al. A quick and parallel analytical method based on quantum dots labeling for ToRCH-related antibodies[J]. Nanoscale Res Lett，2009，4(12)：1469.

[109] Ho J A, Wauchope R D. A strip liposome immunoassay for aflatoxin B1[J]. Anal Chem, 2002, 74(7): 1493-1496.

[110] Zou Z, Du D, Wang J, et al. Quantum dot-based immunochromatographic fluorescent biosensor for biomonitoring trichloropyridinol, a biomarker of exposure to chlorpyrifos[J]. Anal Chem, 2010, 82(12): 5125-5133.

[111] Lin Y Y, Wang J, Liu G, et al. A nanoparticle label/immunochromatographic electrochemical biosensor for rapid and sensitive detection of prostate-specific antigen[J]. Biosens Bioelectron, 2008, 23(11): 1659-1665.

[112] Yang H, Li D, He R, et al. A novel quantum dots-based point of care test for syphilis[J]. Nanoscale Res Lett, 2010, 5(5): 875.

[113] Bai Y, Tian C, Wei X, et al. A sensitive lateral flow test strip based on silica nanoparticle/CdTe quantum dot composite reporter probes[J]. RSC Adv, 2013, 2(5): 1778-1781.

[114] Wang L, Chen W, Ma W, et al. Fluorescent strip sensor for rapid determination of toxins[J]. Chem Commun, 2011, 47(5): 1574-1576.

[115] Kairdolf B A, Smith A M, Nie S. One-pot synthesis, encapsulation, and solubilization of size-tuned quantum dots with amphiphilic multidentate ligands[J]. J Am Chem Soc, 2008, 130(39): 12866-12867.

[116] Lei J, Ju H. Signal amplification using functional nanomaterials for biosensing[J]. Chem Soc Rev, 2012, 41(6): 2122-2134.

[117] Zhang P, Lu H, Chen J, et al. Simple and sensitive detection of HBsAg by using a quantum dots nanobeads based dot-blot immunoassay[J]. Theranostics, 2014, 4(3): 307.

[118] 王欣. 基于二氧化硅和聚合物修饰的水溶性 Cdse/ZnS 荧光量子点的制备和应用研究[D]. 开封: 河南大学, 2012.

[119] 杨秀梅. 纳米粒子免疫层析法在检测异位妊娠和膀胱癌中的应用[D]. 上海: 上海师范大学, 2012.

[120] Horton J K, Swinburne S, O'Sullivan M J. A novel, rapid, single-step immunochromatographic procedure for the detection of mouse immunoglobulin[J]. J Immunol Methods, 1991, 140(1): 131-134.

[121] Müller-Bardorff M, Freitag H, Scheffold T, et al. Development and characterization of a rapid assay for bedside determinations of cardiac troponin T[J]. Circulation, 1995, 92(10): 2869-2875.

[122] Edwards K A, Baeumner A J. Optimization of DNA-tagged dye-encapsulating liposomes for lateral-flow assays based on sandwich hybridization[J]. Anal Bioanal Chem, 2006, 386(5): 1335-1343.

[123] Rundström G, Jonsson A, Mårtensson O, et al. Lateral flow immunoassay using europium (III) chelate microparticles and time-resolved fluorescence for eosinophils and neutrophils in whole blood[J]. Clin Chem, 2007, 53(2): 342-348.

[124] Sharma S K, Eblen B S, Bull R L, et al. Evaluation of lateral-flow Clostridium botulinum neurotoxin detection kits for food analysis[J]. Appl Environ Microbiol, 2005, 71(7): 3935-3941.

[125] Tjitra E, Suprianto S, Dyer M, et al. Field evaluation of the ICT malaria Pf/Pv immunochromatographic test for detection of plasmodium falciparum and plasmodium vivax in patients with a presumptive clinical diagnosis of malaria in Eastern Indonesia[J]. J Clin

Microbiol，1999，37（8）：2412-2417.

[126] Buechler K F，Moi S，Noar B，et al. Simultaneous detection of seven drugs of abuse by the Triage panel for drugs of abuse[J]. Clin Chem，1992，38（9）：1678-1684.

[127] Sterling B，Kiang T，Subramanian K，et al. Simultaneous patient-side measurement of hemoglobin，glucose，and cholesterol in finger-stick blood[J]. Clin Chem，1992，38（9）：1658-1664.

[128] Tippkötter N，Stückmann H，Kroll S，et al. A semi-quantitative dipstick assay for microcystin [J]. Anal Bioanal Chem，2009，394（3）：863-869.

[129] 高跃明，杜民，甘振华，等.毒品快速定量测试方法的探讨[J].生物医学工程学进展，2006，27（2）：81-83.

[130] Faulstich K，Haberstroh K，Gruler R，et al. Handheld and portable test systems for immunodiagnostics，nucleic acid detection and more [C] //SPIE Defense and Security Symposium. International Society for Optics and Photonics，2008：69450H-69450H-10.

[131] 杜民.基于光电检测与信息处理技术的纳米金免疫层析试条定量测试的研究[D]. 福州：福州大学，2005.

[132] Chandler J，Gurmin T，Robinson N. The place of gold in rapid tests[J]. IVD Technology，2000，6（2）：37-49.

[133] Kim S，Park J K. Development of a test strip reader for a lateral flow membrane-based immunochromatographic assay[J]. Biotechnol Bioproc E，2004，9（2）：127-131.

[134] Li Z，Wang Y，Wang J，et al. Rapid and sensitive detection of protein biomarker using a portable fluorescence biosensor based on quantum dots and a lateral flow test strip[J]. Anal Chem，2010，82（16）：7008-7014.

[135] MagnaBioSciences，LLC（MBS）[EB/OL]. http：//www. magnabiosciences. com/.

[136] Xu QF，Xu H，Gu H，et al. Development of lateral flow immunoassay system based on superparamagnetic nanobeads as labels for rapid quantitative detection of cardiac troponin I[J]. Mat Sci Engin C，2009，29（3）：702-707.

[137] Wang Y，Xu H，Wei M，et al. Study of superparamagnetic nanoparticles as labels in the quantitative lateral flow immunoassay[J]. Mat Sci Engin C，2009，29（3）：714-718.

[138] Granade T C，Workman S，Wells S K，et al. Rapid detection and differentiation of antibodies to HIV-1 and HIV-2 using multivalent antigens and magnetic immunochromatography testing[J]. Clin Vaccine Immunol，2010，17（6）：1034-1039.

[139] Peck R B，Schweizer J，Weigl B H，et al. A magnetic immunochromatographic strip test for detection of human papillomavirus 16 E6[J]. Clin Chem，2006，52（11）：2170-2172.

[140] Workman S，Wells S K，Pau C P，et al. Rapid detection of HIV-1 p24 antigen using magnetic immuno-chromatography（MICT）[J]. J Virol Methods，2009，160（1）：14-21.

[141] Handali S，Klarman M，Gaspard A N，et al. Development and evaluation of a magnetic immunochromatographic test to detect Taenia solium，which causes taeniasis and neurocysticercosis in humans[J]. Clin Vaccine Immunol，2010，17（4）：631-637.

[142] Mei J C，Ye Q，Zhou W Y，et al. Development and study of lateral flow test strip reader based on embedded system[C] //IEEE. Electronic Measurement and Instruments（ICEMI），2011 10th International Conference，2011：201-204.

[143] Liu C，Jia Q，Yang C，et al. Lateral flow immunochromatographic assay for sensitive pesticide detection by using Fe_3O_4 nanoparticle aggregates as color reagents[J]. Anal Chem，2011，83

(17)：6778-6784.

[144] Li Y R，Zeng N Y，Du M. Study on the methodology of quantitative gold immunochromatographic strip assay［C］//IEEE. Intelligent Systems and Applications（ISA），2010 2nd International Workshop，2010：1-4.

[145] Zhang X Q，Li D，Wang C，et al. A CCD-based reader combined quantum dots-labeled lateral flow strips for ultrasensitive quantitative detection of anti-HBs antibody［J］. J Biomed Nanotechnol，2012，8(3)：372-379.

[146] Gui C，Wang K，Li C，et al. A CCD-based reader combined with CdS quantum dot-labeled lateral flow strips for ultrasensitive quantitative detection of CagA［J］. Nanoscale Res Lett，2014，9(1)：57.

[147] Zheng Y，Wang K，Zhang J J，et al. Simultaneous quantitative detection of Helicobacter pylori based on a rapid and sensitive testing platform using quantum dots-labeled immunochromatiographic test strips［J］. Nanoscale Res Lett，2016，11(1)：1-11.

[148] Qin W J，Wang K，Xiao K，et al. Carcinoembryonic antigen detection with "Handing"-controlled fluorescence spectroscopy using a color matrix for point-of-care applications［J］. Biosens Bioelectron，2017，90：508-515.

[149] Zangheri M，Cevenini L，Anfossi L，et al. A simple and compact smartphone accessory for quantitative chemiluminescence-based lateral flow immunoassay for salivary cortisol detection［J］. Biosens Bioelectron，2015，64：63-68.

[150] Oncescu V，O'Dell D，Erickson D. Smartphone based health accessory for colorimetric detection of biomarkers in sweat and saliva［J］. Lab Chip，2013，13(16)：3232-3238.

[151] Takao H，Murayama Y，Ishibashi T，et al. A new support system using a mobile device (smartphone) for diagnostic image display and treatment of stroke［J］. Stroke，2012，43(1)：236-239.

[152] Yeo S J，Choi K，Cuc B T，et al. Smartphone-based fluorescent diagnostic system for highly pathogenic H5N1 viruses［J］. Theranostics，2016，6(2)：231.

[153] Hou Y F，Wang K，Qin W J，et al. Smartphone-based dual-modality imaging system for quantitative detection of color or fluorescent lateral flow immunochromatographic strips［J］. Nanoscale Res Lett，2017，12(1)：291.

[154] Agu E，Pedersen P，Strong D，et al. The smartphone as a medical device：Assessing enablers，benefits and challenges［C］//IEEE. Sensor，Mesh and Ad Hoc Communications and Networks (SECON)，2013 10th Annual IEEE Communications Society Conference，2013：76-80.

[155] Feng S，Caire R，Cortazar B，et al. Immunochromatographic diagnostic test analysis using Google Glass［J］. ACS Nano，2014，8(3)：3069-3079.

[156] 王建磊,韩璐,杨晓宇,等. 基于互联网医疗的移动诊疗方案分析与设计［J］. 中国数字医学，2015,10(8)：21-24.

[157] Ecollan P，Collet J P，Boon G，et al. Pre-hospital detection of acute myocardial infarction with ultra-rapid human fatty acid-binding protein（H-FABP）immunoassay［J］. Int J Cardiol，2007，119(3)：349-354.

[158] Kurihara T，Yanagida A，Yokoi H，et al. Evaluation of cardiac assays on a benchtop chemiluminescent enzyme immunoassay analyzer，PATHFAST［J］. Anal Biochem，2008，375(1)：144-146.

[159] 梁军,杨文权,王南华,等. 免疫胶体金法检测粪便隐血结果分析［J］. 检验医学与临床，2008,5

(2)：111-112.

[160] Clavijo E, Díaz R, Anguita Á, et al. Comparison of a dipstick assay for detection of Brucella-specific immunoglobulin M antibodies with other tests for serodiagnosis of human brucellosis[J]. Clin Diagn Lab Immunol，2003，10(4)：612-615.

[161] Takeda T, Yamagata K, Yoshida Y, et al. Evaluation of immunochromatography-based rapid detection kit for fecal Escherichia coli O157[J]. Kansenshogaku Zasshi, 1998, 72(8)：834-839.

[162] Osikwicz G, Beggs M, Brookhart P, et al. One-step chromatographic immunoassay for qualitative determination of choriogonadotropin in urine[J]. Clin Chem，1990，36(9)：1586.

[163] Hedström J, Korvuo A, Kenkimäki P, et al. Urinary trypsinogen-2 test strip for acute pancreatitis[J]. Lancet, 1996, 347(9003)：729-730.

[164] Wang J. Nanomaterial-based electrochemical biosensors[J]. Analyst，2005，130(4)：421-426.

[165] Buechler K F, Moi S, Noar B, et al. Simultaneous detection of seven drugs of abuse by the Triage panel for drugs of abuse[J]. Clin Chem, 1992, 38(9)：1678-1684.

[166] 赵锐敏,谭丹丹,陈杰,等. 292 例女性泌尿生殖道支原体、衣原体感染监测及耐药敏分析[J].中国实用医药，2008，3(28)：15-16.

[167] 李月越,陈杭薇,王萍,等.胶体金免疫层析法快速检测流感病毒应用研究[J].第四军医大学学报，2008，29(18)：1652-1654.

[168] 林赛君,张拥军.乙型肝炎表面抗体(HBsAb)胶体金诊断试剂生产工艺优化[J].现代生物医学进展，2008，8(2)：289-292.

[169] 唐景峰,李晓艳,王兴龙,等.布病胶体金免疫层析检测方法的建立[J].中国生物制品学杂志，2007，20(2)：119-121.

[170] Chen T S, Chang F Y, Lee S D. Serodiagnosis of Helicobacter pylori infection：comparison and correlation between enzyme-linked immunosorbent assay and rapid serological test results[J]. J Clin Microbiol, 1997, 35(1)：184-186.

[171] 杨永红.胶体金免疫层析法在结核病快速诊断中的应用[J].甘肃科技，2008，24(22)：173-174.

5

拉曼光谱及其在生物医学中的应用

光谱学与生物、医学科学的深度融合发展出生物医学光谱学这门新兴的交叉学科。利用各种光谱技术既能实施基因、蛋白质、组织等各种生物物质的快速、无损检测，又能借助光谱信息开展物质分子成分的定性、定量检测，实现从分子水平到组织水平的光谱检测，并发展了与疾病相关的光谱诊断技术。常见的光谱学技术有吸收光谱、红外光谱、荧光光谱、拉曼光谱等。本章将介绍能提供分子结构信息的振动光谱技术——拉曼光谱及其在生物医学中的应用，并重点介绍随纳米技术发展兴起的表面增强拉曼散射技术的原理，及其在核酸、蛋白质等生物大分子传感检测方面的应用以及最新研究进展。

5.1 拉曼散射及其在生物医学中的应用

5.1.1 拉曼散射概述

1928 年印度科学家拉曼(Chandrasekhara Venkata Raman)观察到光穿过透明液体介质时有不同于入射光颜色的光出现，研究发现这些被散射的光子中一部分保留了入射光的频率，同时还包含了一部分频率发生变化的光，即部分入射光与分子相互作用后发生了非弹性散射现象[1,2]。这一现象被命名为拉曼散射(Raman scattering)或拉曼效应(Raman effect)。同年稍后，Landsberg 和 Mandelstam 在晶体中也发现散射光频率发生变化这一现象[3]。

单色入射光光子与分子相互作用时，会发生弹性碰撞和非弹性碰撞。在散射光谱中，光子频率与入射光频率相同的散射现象称为瑞利散射(Rayleigh scattering)，其强度只有入射光强度的 10^{-3} 左右；散射过程中发射频率变化的拉曼散射通常非常弱，强度只有瑞利散射光强度的 $10^{-6} \sim 10^{-3}$。

在经典理论中，光与分子的电偶极子相互作用被看成分子电场的一种扰动[4]。分子在入射光照射下将被极化，产生感应电偶极矩，单位体积的感应电偶极矩(即极化强度 P)与入射光波的电场强度 E 成正比：

$$P = \alpha E$$

其中，α 为极化率张量。感应电偶极矩将向空间辐射电磁波，并形成散射光。在光频范围内极化过程主要来自电子的贡献，而电子极化率会被晶格振动调制，从而产生频率改变的非弹性光散射。其中，频率减小的光散射称为斯托克斯散射（Stokes scattering），频率增加的光散射为反斯托克斯散射（anti-Stokes scattering）。在光谱上斯托克斯线和反斯托克斯线位于瑞利谱线的两侧并且间距相等，斯托克斯散射与反斯托克斯散射光频率与激发光源频率之差 $\Delta\nu$ 定义为拉曼位移（Raman shift）。拉曼位移是由分子振动能级的变化产生的，它的能级之间的能量变化由分子化学键的不同或者基态的振动方式不同决定。拉曼光谱（Raman spectrum）是对与入射光频率不同的散射光谱进行分析以得到分子振动、转动方面的信息，并应用于分子结构研究的一种分析方法。考虑到拉曼散射光子的频率都是相对于入射光子的频率而言，所以拉曼光谱中得到的振动谱峰的频率为拉曼位移。在实际应用中拉曼光谱通常采集的是斯托克斯散射光，这是因为拉曼散射过程中斯托克斯散射发生的概率要远大于反斯托克斯散射，因此信号相对更强。通过采集分子的拉曼光谱能够实现分子结构的鉴定。每种物质的拉曼散射即拉曼光谱都只与其自身的分子结构有关，与入射光的频率无关，拉曼光谱也称为分子的指纹谱。表 5-1 为常见生物分子的拉曼谱峰及其对应的振动结构。

表 5-1　常见生物分子的拉曼谱峰及指认

波段频率(cm^{-1})	振 动 模 式	指　认
蛋白质二级结构		
930～950	N-Cα-C 拉伸	骨架拉伸/α-螺旋
1 235～1 259	N-H 和 C-H 带	酰胺Ⅲ带/β-折叠
1 260	N-H 和 C-H 带	酰胺Ⅲ带/无序结构
1 300～1 340	N-H 和 C-H 带	酰胺Ⅲ带/α-螺旋
1 650～1 655	氢键化 C=O 拉伸	酰胺Ⅰ带/α-螺旋
1 670～1 680	氢键化 C=O 拉伸	酰胺Ⅰ带/β-折叠和 β-桶形
氨基酸残基		
508～545	S-S 拉伸	反式和偏转构象
655	C-S 拉伸	偏转构象
704	C-S 拉伸	反式构象
835/857	吲哚环的氢键	酪氨酸费米双态
875～880	吲哚环的氢键	色氨酸取向

（续表）

波段频率(cm⁻¹)	振 动 模 式	指 认
1 008/1 034	苯环	苯丙氨酸
1 551～1 556	吲哚环	色氨酸
1 605	苯环	苯丙氨酸
1 615	吲哚环	酪氨酸
RNA 和 DNA		
813～816	O-P-O 拉伸	A 形螺旋
914～925	C-O 和 C-C 拉伸	核糖磷酸
1 095	PO_2 对称拉伸	B-DNA 和 Z-DNA 标记
1 135, 1 235, 1 395	环拉伸	尿嘧啶
1 174, 1 325, 1 370	环拉伸	鸟嘌呤
1 245, 1 275	环拉伸	胞嘧啶
1 256, 1 514	环拉伸	腺嘌呤
1 671	C=O 拉伸	胸腺嘧啶
糖		
1 000～1 200	C-O 和 C-C 拉伸	β-D-葡萄糖，D-（+）右旋糖
1 025, 1 047, 1 155	从碳水化合物 CH_2OH 的 C-O 拉伸	甘氨酸
1 267	NH_2 摇动	N-乙酰葡糖胺和 N-乙酰半乳糖胺
1 300～1 500	CH_2 和 CH_2OH 形变	β-D-葡萄糖，D-（+）右旋糖
脂		
891, 908	CH_2 摇动	脂肪酸链长度
1 080	PO_2^-对称拉伸	磷脂
1 259	PO_2^-对称拉伸	磷脂
1 296	C=C 拉伸	无侧链饱和脂肪酸
1 660	C-C 拉伸	不饱和脂键
2 873, 2 931, 2 961	C-H 拉伸	脂酰基链
2 888, 2 926	CH_2 不对称拉伸	饱和脂键
3 009	H-C=C 拉伸	不饱和脂键

（表中数据来自参考文献[5]）

　　拉曼光谱作为常用的分析检测手段具有诸多优点：① 拉曼光谱具有指纹特征，能够在分子水平上研究物质的结构和成分变化；② 拉曼光谱检测需要的样品量非常少，是一种微量检测技术;③ 拉曼检测具有非破坏性,不需要对样品进行特殊制备;④ 相对于红外吸收谱,水的拉曼光谱信号极其微弱,是研究水溶液中生物样品和化学物质的理想工具;⑤ 拉曼光谱表征的是分子的振动信息,谱峰清晰尖锐,互不重叠和干扰,适合于分析和研究混合物质的成分和结构。

5.1.2 拉曼光谱在生物医学中的应用

拉曼光谱在生物医学领域已被证实具有广泛而多样的应用,如用于研究蛋白质、核酸和脂类的结构和功能,细菌的鉴定,化学毒素和违禁物质的检测,食品和产品的认证,以及疾病的诊断和生物医药的应用等方面[6-13]。

Xing 等采用同步拉曼光谱研究溶菌酶的热变性和化学变性机制。他们发现侧基的拉曼谱带先于骨架基团发生了变化,揭示了溶菌酶热变性的三态机制,证明了这种同步拉曼分析是研究蛋白质变性机制的有效手段[14]。Li 等将一种光镊拉曼光谱(LTRS)技术作为一种分析线粒体的非侵入性手段,将其与氧电极法和紫外分光光度法结合后,用于乙酸诱导酵母细胞线粒体拉曼光谱的体内和体外研究。结果表明,当体内酵母细胞的线粒体被乙酸诱导后,核酸谱峰($1\,081\ cm^{-1}$ 和 $1\,301\ cm^{-1}$),蛋白质谱峰($872\ cm^{-1}$、$1\,604\ cm^{-1}$、$1\,445\ cm^{-1}$ 和 $1\,657\ cm^{-1}$),脂类谱峰($1\,125\ cm^{-1}$、$1\,301\ cm^{-1}$、$1\,445\ cm^{-1}$ 和 $1\,657\ cm^{-1}$),细胞色素 c 谱峰($750\ cm^{-1}$ 和 $1\,125\ cm^{-1}$)以及线粒体呼吸谱峰($1\,604\ cm^{-1}$)会随着乙酸应激持续时间延长而显著减小,结果表明,乙酸能够渗透进细胞内部并且直接影响线粒体,从而导致线粒体内含物的释放,随后通过线粒体诱导凋亡的途径引起酵母细胞的凋亡[15]。Liu 等利用 785 nm 共聚焦显微激光拉曼光谱仪记录了 20 例脑肿瘤患者组织的拉曼光谱,共对 133 个光谱进行了研究。他们采用通常用于模式识别的学习矢量量化(LVQ)神经网络分析了正常组织和肿瘤组织的光谱峰,正常组织的诊断准确率为 85.7%,而胶质瘤的诊断准确率达到 89.5%。利用拉曼光谱并结合学习矢量量化(LVQ)神经网络,不需要光谱峰值一一对应,就能够快速、方便地获得较高的检测准确率[16]。Taketani 等报道了一种无创的小型拉曼内窥镜(mRE)系统用于监测小鼠结肠肿瘤的进展,利用该 mRE 系统可以非侵入性地观察已被麻醉的小鼠结肠肿瘤内任何目标点并可开展拉曼光谱检测。连续监测相同的肿瘤可以观察其分子组成与尺寸的变化以及肿瘤病情的进展,可将实验小鼠中的病变肿瘤与正常组织区分出来,其准确率达到 86.8%[17]。Sahu 等对 14 例颊黏膜、40 例舌癌及 16 例健康对照样品的血清进行拉曼光谱研究。光谱特征表明,分析组中蛋白质、DNA 和氨基酸如苯丙氨酸(Phe)、色氨酸(Trp)和酪氨酸(Tyr)以及 β-胡萝卜素对拉曼光谱强度存在贡献差异。他们采用主成分线性判别分析(PC-LDA),随后采用弃一法交叉验证(LOOCV)进行数据分析,并进行谱图和患者的双向验证,结果表明可以区分正常血清和舌癌血清[18]。Xie 等利用受激拉曼光谱技术,通过检测 $3\,015\ cm^{-1}$ 处的拉曼峰(不饱和脂肪酸)和 $2\,920\ cm^{-1}$

处的拉曼峰,对癌细胞内吞不饱和 ω-3 脂肪酸尤其是二十碳五烯酸(EPA)的过程进行了监测和成像研究,他们发现 EPA 被细胞内吞并聚集在脂质颗粒上[19]。

5.2 表面增强拉曼散射及其在生物医学中的应用

5.2.1 表面增强拉曼散射概述

拉曼光谱技术尽管具有诸多优势,但是当入射光照射被分析物时,在散射光中,瑞利散射光的强度大约是入射光的 10^{-3},而拉曼散射的强度只有瑞利散射光强度的 $10^{-6} \sim 10^{-3}$。通常分子的拉曼散射截面较小,检测获得的常规拉曼信号强度一般低于 1 光子计数/秒[20],微弱的拉曼信号严重限制了拉曼光谱技术的灵敏性及实际应用。这一致命缺陷主要源于拉曼过程中很小的散射截面,一般在 $10^{-31} \sim 10^{-29}$ cm²/分子,在共振时这个值会更大一些,但相比荧光的散射截面低 10~12 个数量级。此外,生物样品自身的荧光背景也对拉曼信号的检测产生干扰。这些因素共同影响了拉曼光谱技术的灵敏性,严重限制其更广泛的实际应用,尤其是在生物医学领域,原因在于生物样品通常微量、复杂而且生物分子的拉曼散射界面通常较小。

20 世纪 70 年代中期,英国南安普敦大学 Fleischmann 等在对平滑的银电极表面加以电化学粗糙化处理后,意外地获得了吸附在银电极表面的单分子层吡啶分子的高强度拉曼光谱[21]。起初他们认为这是由于粗糙化的表面吸附了更多的拉曼分子引起的拉曼信号放大。随后,Van Duyne[22] 和 Creighton[23] 等经过计算得到粗糙银电极表面吡啶分子的拉曼信号要比溶液状态时增强了约 10^6,据此他们指出,这是一种与粗糙表面相关的表面增强效应,并称为表面增强拉曼散射(surface enhanced Raman scattering, SERS)效应。

已有研究认为,拉曼散射增强效应主要来源于两个部分,分别是作用于分子上的电场的增强和分子极化率的变化。基于此,SERS 理论一般把增强效应分为两类:针对电场 E 的物理增强和针对分子极化率张量 α 的变化而提出的化学增强[24]。

物理增强又称为电磁场增强(electromagnetic enhancement,EM),是指入射光照射到具有一定表面粗糙度的类自由电子金属基底时,金属表面会产生增强的电磁场[25]。由于拉曼散射强度与分子所处光电场强度的平方成正比,金属表面产生的增强电磁场将会显著地增加金属表面吸附分子的拉曼散射截面,从而可以检测到增强的拉曼散射信号。引起电磁场增强的因素有很多种,目前较为普遍接受的电磁场增强模式主要有局域表面等离激元共振(localized surface plasmon resonance,LSPR)、避雷针效应(lightning rod effect)和 SERS"热点"(SERS hot-spot)[26,27]。化学增强模型认为,吸附在粗糙金属表面的物质分子在局域增强的电磁场作用下,分子的极化率发生改变而引起拉曼信号的增强[28-31]。目前,最广泛认可的理论模型是电荷转移(charge transfer,

CT)模型[32]。SERS效应通常是物理和化学增强机制共同作用的结果,其中物理增强起主要作用,研究表明电磁场增强的增强因子可高达10^{11}左右[33],化学增强因子为$10^2 \sim 10^{3[34]}$。对于某一具体的增强体系,增强过程涉及分子、表面及其相互作用等复杂因素,很难同时严格定量地区分两种增强的贡献。

SERS效应通常用增强因子(enhancement factor,EF)来表示,其计算公式如下:

$$EF = \frac{I_{SERS}/N_{SERS}}{I_{normal}/N_{normal}}$$

其中,I_{SERS}为SERS信号强度;N_{SERS}为增强基底表面SERS扫描区域拉曼分子数量;I_{normal}为相同测试条件下无增强基底时测得的拉曼信号强度;N_{normal}为常规拉曼检测时检测区域的平均拉曼分子数。已有研究证实,SERS增强因子可高达10^{15},能够实现单分子水平的检测[35,36]。

SERS技术被认为是一种高灵敏检测分析方法,具有如下显著技术优势(见图5-1)[37]:① 超灵敏性,是一种具有单分子检测能力的技术;② 高选择性,可在复杂体系中选择性增强目标分子或基团,可最大限度减小复杂样品的背景干扰;③ 检测样品用量小,是一种微量检测技术;④ 检测条件温和,具有非破坏性,且不会自淬灭和光漂白;⑤ 信号采集时间短,通常只需毫秒(ms)或秒(s)量级,是一种快速的检测方法;⑥ 拉曼谱峰通常清晰而尖锐,易于分辨,且可在同一激发波长下激发不同分子的SERS信号,有利于实现多种物质的联合检测,是一种适合于多组分样品同时检测的技术;⑦ SERS的增强效应来源于纳米结构的表面等离激元共振效应,SERS传感器尺寸可以小至纳米级别,适合于构建小型化的SERS检测器件,可利用便携式拉曼光谱仪实现现场即时检验(POCT),是一种便捷的检测技术。SERS技术已经在生物学、诊断学、医

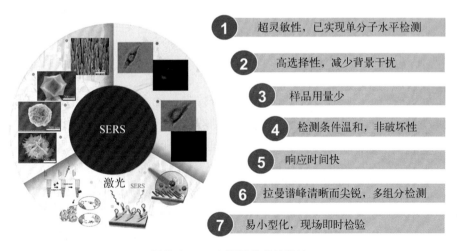

图5-1　SERS检测技术的优势

学、分析科学及表面科学等众多领域有大量的理论及应用研究,尤其是在生命科学领域已经显示出巨大的应用潜力。目前该技术的应用已经从生物小分子检测扩展至对基因、核酸、蛋白质、细胞、病毒、细菌以及组织等的研究。

5.2.2 表面增强拉曼散射技术在生物医学中的应用

SERS生物传感与检测技术根据SERS信号的来源(即是否使用标记物)可分为两类:内源检测(又称为非标记检测)和外源检测(又称为标记检测)。SERS内源检测技术直接检测待分析物质自身的拉曼信号,生物样品无须进行额外的标记处理,因而该方法相对简便且可以避免对生物体的破坏。但是在实际应用中大部分生物分子的拉曼散射截面较小,生物分子自身的拉曼信号很弱而很难检测得到或灵敏度很低;另一方面,生物样品一般成分复杂,拉曼信号重复性差且杂乱,很难准确定量。因此,利用各种标记物的可测量性示踪待检测物,发展用于生物检测的标记技术,可以更为敏感地检测生物样品中复杂、微量的生物活性分子。本节将重点介绍SERS技术在核酸、蛋白质等生物大分子传感检测方面的应用及其最新研究进展。

5.2.2.1 核酸检测

核酸是由许多核苷酸聚合成的生物大分子化合物,是生命基本的遗传物质,而且在蛋白质的生物合成上起着储存、复制和传递遗传信息的重要作用,因而在生长、遗传、变异等一系列重大生命现象中起决定性作用[38]。根据化学组成不同,核酸可分为核糖核酸(RNA)和脱氧核糖核酸(DNA)。发展快速、可靠的核酸(DNA/RNA)检测方法在疾病诊疗、法律取证、食品安全控制以及农业等领域均有迫切需要和实际应用价值。

基于非标记型检测技术,Halas小组研究发现腺嘌呤的拉曼特征峰在736 cm^{-1},可以作为SERS核酸检测的内源信号,可以通过监控腺嘌呤的SERS信号变化跟踪DNA的杂交过程。而且他们发现,2-氨基嘌呤(2-AP)的特征峰在807 cm^{-1},可以作为腺嘌呤的替代物。将含有腺嘌呤的目标链和用2-AP取代的探针链互补配对后,连接到金纳米颗粒表面进行SERS测试,可根据736 cm^{-1}和807 cm^{-1}特征峰强度的比值判定DNA杂交效率,为核酸的SERS检测提供了一种较为普遍适用的方法,如图5-2所示[39]。

间接检测方法是利用特殊的SERS探针示踪,通过对探针上标记物的检测和分析,实

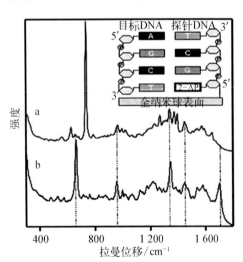

图5-2 基于SERS技术结合2-AP取代的探针链直接检测癌细胞DNA

(图片修改自参考文献[39])

现对目标核酸分子的定性和定量测定。随着 DNA 纳米技术的发展,DNA 作为基本结构单元,通过准确的碱基互补配对方式,精确、有序地构造各种尺寸、形状的纳米结构,可以呈现一维的单链、二维的发卡结构和三维的立体结构[40]。根据检测所用 DNA 探针类型的不同,可将基于 SERS 标记技术的核酸检测策略分为 3 类:一维 DNA 探针,即单链 DNA 探针;二维 DNA 探针,即"分子信标";三维 DNA 探针,即四面体 DNA 探针。

早期的 SERS 标记检测技术采用一维单链 DNA 构建 SERS 探针,通常基于"三明治"结构检测策略实施核酸的高灵敏检测。该类 SERS 探针通常由四部分组成[41],包括:① 金属核,作为 SERS 基底;② 拉曼活性分子,用于输出 SERS 信号;③ 一维单链 DNA 探针,用于特异性识别待检测样品中的目标核酸;④ 保护层,用于避免非特异性吸附以及提高 SERS 探针的稳定性。基于一维单链 DNA 探针构建得到的 SERS 探针结构如图 5-3 所示。

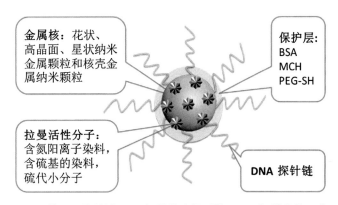

图 5-3　基于一维单链 DNA 探针构建得到的 SERS 探针结构示意图

"三明治"结构检测策略工作原理如图 5-4 所示。首先将检测基底与待检测样品共培养,借助检测基底上的 DNA 捕获链与样品中的目标核酸分子杂交,实现待检测核酸分子与检测样品的分离,随后将捕获有目标核酸分子的检测基底与 SERS 探针杂交并形成稳定的"检测基底-目标核酸-SERS 探针"三明治结构,最后通过检测基底上捕获到的 SERS 探针信号,实现对目标核酸分子的高灵敏识别和定性定量检测;反之,若样品中不存在目标核酸分子,则不会形成三明治结构,基底上几乎没有 SERS 探针,因而检测不到 SERS 信号[42]。

2002 年,美国西北大学的 Chad. A. Mirkin 小组在 *Science* 杂志上首次报道了 SERS 核酸探针及检测芯片(见图 5-5)[43]。他们首先设计了能与待检测核酸分子特异性识别的 DNA 探针链,该探针链的一端同时修饰 Cy3 染料分子和巯基;随后将探针链通过金属-硫共价键固定到金球表面构建得到 SERS 探针;此外,在金属基片表面的阵列型区域分别固定 DNA 捕获链,构建得到"芯片化"的检测基底;检测应用后形成"金

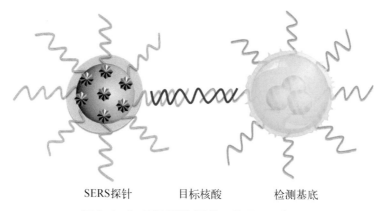

SERS探针　　　　目标核酸　　　　检测基底

图 5-4　"三明治"检测结构工作原理示意图

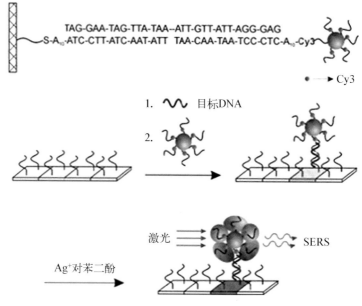

图 5-5　基于"三明治"结构的 SERS 核酸检测

（图片修改自参考文献[43]）

球-目标 DNA-金属基底"三明治结构复合物。为了进一步增强 SERS 信号,对形成三明治复合物的芯片进行"银染",银原子会与金纳米颗粒表面的 DNA 反应,进而沉积在颗粒表面形成活泼的银层。通过扫描方式读取阵列上 Cy3 的 SERS 信号,实现了对 DNA 的高灵敏检测,检测限达到 20 fmol/L。

相比于上述基于固相界面的检测,液相检测具有更好的杂交效率,通常选择具有超顺磁性的纳米颗粒构建检测基底,实现对检测分子的特异性捕获,并通过施加外磁场高效地实施样品的分离、提纯和富集。2016 年,Tuan Vo-Dinh 小组用电镀置换反应制备了新型的多孔 Au@Ag 核壳结构,由于核壳间隙有更大的比表面积以及存在纳米级的间隙,他们在金核银壳间隙之间负载 HITC 拉曼活性分子,在银壳外表面修饰 DNA 探针链,构建得到 SERS 探针;结合磁性纳米颗粒检测基底,实施"三明治"结构检测方案,实现了对疟疾基因的高灵敏检测(见图 5-6)[44]。

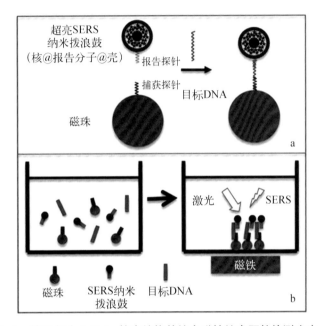

图 5-6　基于多孔 Au@Ag 核壳结构并结合磁性纳米颗粒检测疟疾基因

(图片修改自参考文献[44])

由于一维单链 DNA 探针刚性弱,在基底表面易发生倒伏,探针之间相互拥挤、缠绕影响其在基底表面修饰的定向性及有序性,导致探针与目标分子的杂交效率低,检测灵敏度不高。二维结构 DNA,如发卡结构的分子信标,由茎-环结构取代单链,可以减少探针之间相互缠绕,提高杂交效率和检测灵敏度[40]。

"分子信标"SERS 探针一般由两部分构成,分别为用于特异性杂交目标核酸分子并能输出拉曼信号的分子信标和 SERS 活性基底。1996 年 Tyagi 和 Kramer 首次提出这种具有发夹结构的"分子信标",基于荧光技术开展了核酸检测[45]。典型的荧光分子信标是一条在 5′端和 3′端分别标记有染料分子和淬灭剂的寡核苷酸探针链,该探针链自身两端的部分核酸序列互补配对形成发夹结构的茎-环,茎干部分一般为 8 对互补碱基,茎-环一般为 15~30 个核苷酸并能与目标核酸分子互补配对[37]。相比于荧光分子信标,用于构建 SERS 传感器的分子信标保持了分子信标固有的发夹结构,只是将分子信标一端修饰的荧光淬灭剂替换为巯基,用于组装到 SERS 活性材料表面。

分子信标型 SERS 探针在核酸检测中优势明显,具体包括:相比于一维单链 DNA 探针,分子信标稳定性、特异性更好,选择性和信噪比高;能可靠地区分基因突变等单碱基错配的核酸序列;适合基于固态 SERS 基底构建"芯片"式传感器,可用于实时的医学快速检测;茎-环结构具有"互补—解离—再互补—再解离"的可再生性,使用过的分子信标仅需通过简单的高温—冷却清洗处理步骤即可恢复发夹结构。基于分子信标构建的传感器可循环使用,降低检测成本。

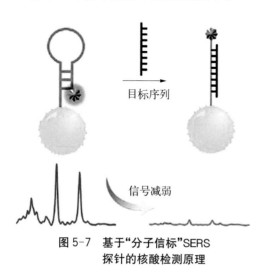

图 5-7　基于"分子信标"SERS 探针的核酸检测原理

基于发夹形"分子信标"的核酸 SERS 检测方案只需一步杂交过程,工作原理如图 5-7 所示。初始状态,SERS 探针上分子信标自身互补配对形成发夹结构,染料分子距离 SERS 基底表面非常近(间距<1 nm),激光照射时由于基底表面巨大的电磁场增强,输出显著增强的 SERS 信号;当目标核酸与分子信标杂交配对时,分子信标茎干区解离,环状区结构打开,导致拉曼染料分子远离金属表面,此时染料分子受到的电磁场增强显著减弱而呈现出衰减的 SERS 信号;通过分析拉曼染料分子 SERS 信号强度的衰减,即可对目标核酸分子实现定性定量检测[37]。

2005 年 Tuan Vo-Dinh 小组开创性地提出将两端分别修饰巯基和染料分子的"发夹形"DNA 组装于纳米银球表面,制备得到了基于"分子信标"的 SERS 探针,并成功地开展了针对 HIV-1 基因 PCR 产物的检测[46];随后他们利用此方法开展了乳腺癌致病基因检测,检测限达到 1 nmol/L。考虑到胶体态纳米颗粒在稳定性以及 SERS 信号可重复性方面的不足,基于大面积均一、稳定的固态基底构建的 SERS 探针得到更为广泛的应用。2014 年,Hui Wang 小组采用 HF 刻蚀的方法将银颗粒原位生长于硅片表面,通过调控硝酸银的 pH 值制备得到 SERS 增强性能优异的基底,并进一步在其表面修饰分子信标构建 SERS 探针,在实际样品体系中实现了耳聋突变基因的识别,检测限达到 fmol/L 级别[47]。类似地,Xiao 等采用平版印刷技术在硅片表面组装一单层聚合物微球,通过调控颗粒形状、大小、间距等制备得到合适的周期性模板,用氧气等离子体刻蚀技术调控模板的微观结构,最后蒸镀 Cr 膜和 Au 膜制备得到增强性能优异的 SERS 活性基底。随后在金属膜 SERS 基底上固定修饰有 Cy3 的分子信标,实现了对病毒中 FBI-F2 蛋白的 RNA 基因标志物的检测,检测限为 2.67 amol/L(见图 5-8)[48]。一般而言,"分子信标"检测策略只需简单的一步杂交,检测过程简单快速、试剂用量少、成本低。此外,分子信标不仅需要根据碱基互补配对原则设计与目标核酸分子互补的环状区结

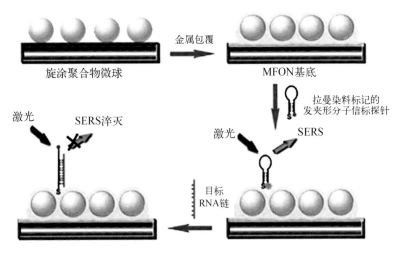

图 5-8　检测 FBI-F2 蛋白的 RNA 标志物原理示意图

(图片修改自参考文献[48])

构,而且还需要注意分子信标与目标分子结合过程中可发生可逆性解离的茎干区[49]。

　　SERS 光谱具有指纹特性,且谱峰窄,不易发生重叠,是较为理想的多组分分析技术,在多种核酸分子联合检测方面有突出优势。2016 年,南京邮电大学汪联辉课题组基于斜角沉积法蒸发镀膜技术制备了大面积、均一性好、SERS 性能好的 AgNR 阵列型 SERS 基底,并在基底表面修饰了三种带有不同拉曼活性分子的分子信标 DNA 探针,构建得到了阵列型微 RNA(microRNA, miRNA)SERS 传感器(见图 5-9),并开展了人血清样品中肺癌标志物核酸 miRNA-21、miRNA-486、miRNA-375 的联合检测,三种分子信标 SERS 信号强度与待检测目标核酸分子浓度之间存在良好的线性关系,检测

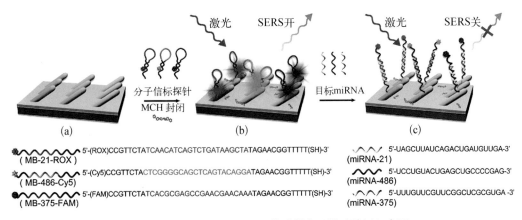

图 5-9　阵列型 miRNA SERS 传感器多元核酸检测示意图

(图片修改自参考文献[50])

限分别达到 393 amol/L、176 amol/L、144 amol/L[50]。此类传感器表现出稳定性好、可重复性优和可循环使用等优点,可用于血清样品中多种低丰度肿瘤核酸标志物的快速、联合检测。

分子信标的茎-环结构可以减少 DNA 之间的相互缠绕,但茎-环结构的刚性仍有限,探针在基底表面分布的定向性和密度不易调控,探针结构容易受到表面拥挤等因素影响,致使分子信标会自发打开而产生假阳性信号,或者分子信标与目标分子结合过程中因为过于拥挤而无法良好接触并高效杂交,导致分子信标无法有效打开,产生假阴性信号[40]。随着 DNA 纳米技术的发展,三维 DNA 纳米结构因其独特的优势逐渐进入科学家的视野,并开始用于构建高灵敏 SERS 传感器,用于核酸的高灵敏、高特异性检测。

三维 DNA 结构已被越来越多地应用到生物检测中。科学家们通过 DNA 碱基配对的高度特异性和可编程特性,设计组装形成了多种三维 DNA 纳米结构。相比于传统的一维或二维结构,三维 DNA 纳米结构具有更好的结构稳定性和刚性,可以有效提高 DNA 探针在表面分布的有序性和定向性。2005 年,A. J. Turberfield 小组在 *Science* 杂志上首次提出"四面体 DNA"的概念,图 5-10 的模型及 AFM 表征为四条特殊设计的 DNA 单链经过高温退火后,高产率地自组装形成具有固定尺寸和四面体构型的 DNA 纳米结构[51]。四面体 DNA 探针用于体外生物检测具有众多优势[37]:① 具有良好的结构刚性和稳定性;② 四面体 DNA 有 4 个顶点、8 个开口,易于多功能化,可修饰适配体、siRNA、靶向分子等;③ 由于 DNA 具有特异的 A-T、G-C 碱基互补配对规则,可以精确

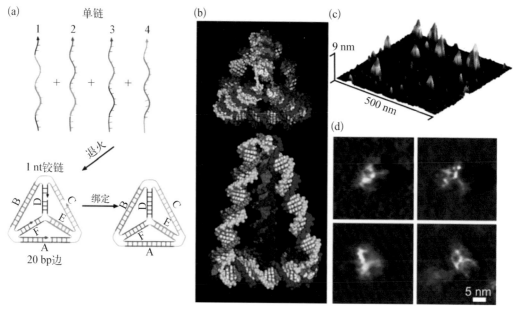

图 5-10　四面体 DNA 的形成(a)、模型(b)和原子力显微镜(AFM)表征(c、d)

nt,核苷酸(图片修改自参考文献[51])

地控制四面体 DNA 纳米结构的大小、顶点位置以及引入功能化序列，进而精确调控探针之间的距离；④ 通过调控四面体结构尺寸，能够方便地调控 DNA 探针在基底表面分布的密度；⑤ 优异的空间定位能力可以改善探针在基底表面的有序性和定向性，进而增加探针对目标分子的捕获能力和杂交效率；⑥ 能够高效封闭基底表面的未修饰位点，无需额外小分子（MCH 等）封闭，可有效降低检测环境中干扰分子的非特异性吸附；⑦ 四面体结构有一定的高度（约 6 nm），提供类溶液的反应环境，提高亲和力；⑧ 具有较强的抗酶降解能力，可以提高生物样品检测的特异性和灵敏度。

目前，四面体 DNA 纳米结构探针的研究主要聚焦于电化学和荧光技术传感领域。2010 年，樊春海课题组率先将三维的四面体 DNA 纳米结构应用于电化学生物检测。他们将自行设计的四面体探针，通过三个顶点上修饰的巯基固定于金电极表面，顶端延伸出一段捕获探针链，借助简单的"三明治"结构检测方案，实施了多种生物分子如核酸、凝血酶、可卡因、蛋白质等的高灵敏检测（见图 5-11）[52]。

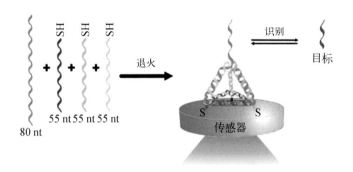

图 5-11　三维的四面体 DNA 纳米结构应用于核酸检测

nt,核苷酸(图片修改自参考文献[52])

miRNA 的表达失控与肿瘤的发生和发展密切相关，miRNA 在特定组织及特定发育阶段表达，具有组织特异性和时序性，这就决定了 miRNA 在疾病诊断中的重要作用。2017 年，汪联辉课题组设计并构建了用于肺癌 miRNA 标志物检测的四面体 DNA，同时还制备了复合 SERS 活性和超顺磁性的磁核枝杈状金壳纳米颗粒。他们将具有良好结构刚性、稳定性和空间定位能力的四面体 DNA 组装到纳米材料的表面，构建得到复合 SERS 和超顺磁性的检测基底。此外，他们还基于金纳米颗粒构建了 SERS 探针。在检测过程中，利用碱基互补配对原则形成"检测基底-目标核酸-SERS 探针"三明治结构复合物，借助外加磁场分离检测液中的复合物并富集后进行 SERS 检测（见图 5-12），实现了血清中肿瘤核酸标志物 miRNA-21 的高灵敏、特异性检测，检测限达到 623 amol/L[53]。

5.2.2.2　蛋白质检测

蛋白质是由二十多种氨基酸按不同比例和顺序组合而成的有机大分子，它们的性

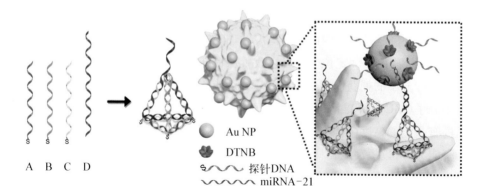

Au NP
DTNB
探针DNA
miRNA-21

图 5-12 利用四面体 DNA 探针修饰磁核枝杈枝权状金壳纳米颗粒开展 SERS 核酸检测示意图
Au NP,金纳米颗粒;DTNB,5,5′-二硫代双(琥珀酰亚氨基-2-硝基苯甲酸)(图片修改自参考文献[53])

质、功能各异,是构成生命的基本有机物质。蛋白质在体内不断地进行代谢与更新,是生命活动的主要承担者。免疫检测是蛋白质检测最常用的方法之一,其最大的特点就是高度的特异性,主要是利用抗体(抗原)作为选择性试剂,分析和测定各种抗原(抗体)及半抗原以及能发生免疫反应的多种生物活性物质(如激素、蛋白质、药物、毒物等)。抗体对相应抗原具有高度的特异性和亲和力,抗原、抗体的结合只发生在抗原的抗原决定簇与抗体的抗原结合位点之间,被认为是生物分析和传感最佳的识别元素。抗原抗体反应具有高度的特异性,即使其他共存物的浓度大于待测抗原浓度 2～3 个数量级,抗体也可在上百种共存物中识别出微量的抗原[54]。

(1) 制备带有捕获抗体的表面

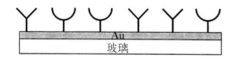

(2) 接触待分析物

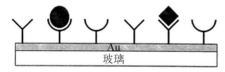

(3) 加入拉曼分子标记的免疫金

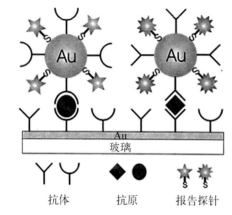

抗体　　抗原　　报告探针

图 5-13 SERS 免疫探针构建示意图

(图片修改自参考文献[55])

1999 年,Porter 小组首次提出了 SERS 免疫探针及基于 SERS 免疫探针的"三明治"结构免疫检测应用,引起了广泛关注。该免疫探针构建历经三个阶段(见图 5-13)[55],分别是制备金纳米颗粒、在金纳米颗粒表面标记拉曼活性分子 5,5′-二硫代双(琥珀酰亚氨基-2-硝基苯甲酸)(DTNB),以及进一步在纳米颗粒表面修饰特异性抗体分子。所用的检测基底通过在覆盖金膜的玻片表面固定特异性抗体制得。图 5-14 为 SERS 探针免疫

检测的"三明治"夹心式免疫结构,先由免疫基底捕获样品中的目标抗原,然后进一步与
SERS 免疫探针发生免疫反应,形成"三明治"夹心结构[56]。利用激光照射"三明治"夹
心结构,采集并读取 SERS 探针的特征 SERS 信号,实现对被分析物的高灵敏、特异性
检测和分析。他们先后检测了超低浓度的前列腺特异性抗原[57]和猫环状病毒病的病原
体猫环状病毒(feline calicivirus)[58],检测限分别达到约 1 pg/ml 和 10^6 个病毒/ml。基
于三明治结构的 SERS 免疫检测,已经成为应用广泛的基于 SERS 技术的蛋白质检测
策略。

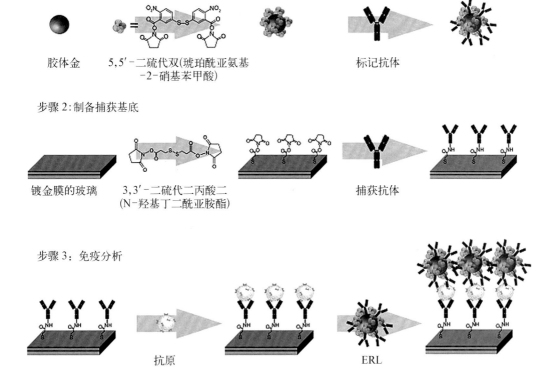

图 5-14　SERS 探针免疫检测示意图

(图片修改自参考文献[56])

考虑到以单个金纳米颗粒构建的 SERS 探针拉曼信号增强性能有限,为进一步提
高 SERS 探针的响应性能和检测灵敏度,2009 年 Song 等提出一种基于金纳米颗粒聚集
体的 SERS 免疫探针制备方法[59]。研究人员在金纳米颗粒表面标记拉曼活性分子(巯
基苯甲酸)的过程中,通过调控拉曼分子的加入量诱导金纳米颗粒适度聚集而形成稳定
的金纳米聚集体,随后进一步修饰上特异性抗体分子,构建聚集体型 SERS 免疫探针。

相比于单个金纳米颗粒构建的 SERS 探针,聚集体纳米颗粒一方面为抗体和拉曼分子提供了更大的负载面积,另一方面由于颗粒之间形成了丰富的 SERS"热点"而表现出更为优异的 SERS 增强性能。此外,他们还在 SERS 活性的固体基底表面固定特异性的抗原,构建了 SERS 活性的免疫基底。利用聚集体型 SERS 免疫探针和 SERS 活性免疫基底,研究人员以人免疫球蛋白检测为模型开展了应用研究(见图 5-15)。研究结果显示,该检测结构可灵敏、特异性地检测人免疫球蛋白(IgG),检测限可低至 100 fg/ml。

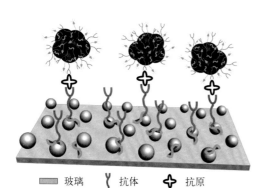

图 5-15 聚集体型 SERS 探针、SERS 活性免疫基底及其三明治结构免疫检测示意图

(图片修改自参考文献[59])

根据"三明治"检测结构中使用的检测基底不同,可以分为液相和固相检测,其中液相检测通常是利用胶体态纳米颗粒构建检测基底,整个免疫反应在液相中进行;固相检测则是以固态基片构建检测基底,免疫反应在固相表面进行。具备超顺磁性的磁性纳米颗粒是常用的液相检测基底材料。这类超顺磁性的纳米材料在没有外加磁场的环境中,磁性纳米颗粒本身并不具有磁性,但是在外部磁场的作用下则会被磁化,并且当外部磁场作用消失后,纳米颗粒的磁性很快消失而不表现剩磁。超顺磁性纳米颗粒及其复合材料能够在外加磁场作用下定向移动,因而常被用作液相检测基底用于实施磁分离和富集[60-64]。利用超顺磁性构建检测基底并开展"三明治"结构免疫检测,可以在外部磁场作用下实现对复杂环境中的三明治结构免疫产物高效分离与提纯,也可富集免疫产物实现更灵敏的检测[65]。例如,Lou 等利用胶体态 Fe_3O_4@Au 纳米颗粒构建检测基底,采用"三明治"结构检测方法,在液相下实施了针对肿瘤蛋白质标志物癌胚抗原(CEA)的检测,检测限达到 0.1 pg/ml[66]。2014 年,汪联辉课题组以 Fe_3O_4 为核,经二氧化硅包壳后进一步吸附金种子(Au seeds),然后基于金种子生长了一层金壳,制备得到具有 SERS 活性的磁性纳米复合结构[67]。同时,他们基于便捷的水相合成方法,利用氯金酸为金源、十六烷基三甲基氯化铵为稳定剂、维生素 C 为还原剂,一步制得了绣球花状金纳米颗粒,并通过调控生长时间、生长温度、试剂投料量等参数,实现了对颗粒形貌、光学等特性的调控[68]。该绣球花状纳米颗粒因具有丰富的"花瓣"及夹隙而表现出优异的 SERS 活性。他们基于 SERS 活性的磁性纳米颗粒构建了免疫基底,并生物功能化花状纳米颗粒构建了高灵敏 SERS 免疫探针,利用"三明治"免疫检测方案对 IgG 进行了检测(见图 5-16),输出的 SERS 信号强度与 IgG 浓度在 1 ng/ml 到 1 fg/ml 范围呈线性关系,最低检测限达到 1 fg/ml[68]。同时,他们基于上述 SERS 探针和检测策略开展了肿瘤标志物 CEA 的超灵敏检测,结果显示当 CEA 浓度在 0.01 fg/ml 到

1 ng/ml时,检测到的拉曼信号强度与 CEA 浓度之间存在良好的线性关系,最低检测限为 0.01 fg/ml[69]。随后他们基于该纳米材料构建了用于肺癌肿瘤蛋白质标志物 CEA 和神经元特异性烯醇化酶(NSE)联合检测的免疫基底,对血清中的两种标志物实现了联合检测(见图 5-17),检测限分别达到 1.48 pg/ml 和 2.04 pg/ml[70]。

近年来,基于固相的检测已从起初利用玻片、硅片等非 SERS 活性的基底逐渐发展为基于各类 SERS 性能优异的基底构建免疫检测基底。这是由于"三明治"免疫结构中 SERS 探针与 SERS 活性检测基底间会发生电磁场增强的耦合效应而显著提高检测的灵敏度。例如,汪联辉课题组采用斜角蒸发沉积方法制备了增强性能优异、大面积、信号重复性好的银纳米棒阵列型 SERS

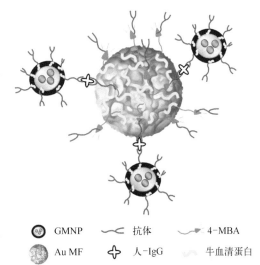

图 5-16 SERS 活性磁性免疫基底、绣球花状金纳米颗粒 SERS 探针及其免疫检测示意图

GMNP,金绣球花状纳米颗粒;4-MBA,4-巯基苯甲酸;Au MF,金绣球花(图片修改自参考文献[68])

基底,并通过电置换反应在银棒表面沉积一层金膜,改善了基底的稳定性和生物相容性。他们在该基底上固定了特异性抗体制备得到免疫检测基底,同时基于金纳米颗粒构建了 SERS 探针,开展了以人免疫球蛋白为检测对象的 SERS 免疫检测(见图 5-18)[71]。结果显示,基于该 SERS 活性检测基底的免疫检测表现出优异的检测灵敏度,可在 100 fg/ml 到 100 ng/ml 内实现对人免疫球蛋白的灵敏检测,检测限为 2.5 fg/ml。

5.2.2.3 其他生物分子检测及应用

基于 SERS 技术的疾病检测除了实施上述蛋白质或核酸分析外,Zong 等提出了一种基于 SERS 技术测量端粒长度的新颖方法,如图 5-19 所示。端粒长度与一些致命的疾病如动脉粥样硬化和癌症密切相关,因而端粒长度的评估至关重要。他们首先构建了端粒特异性的 SERS 端粒探针和着丝粒特异性的 SERS 着丝粒探针,然后将两种 SERS 纳米探针分别与端粒和着丝粒进行原位杂交。对于较长的端粒,更多的端粒酶探针将与端粒杂交并产生更强的 SERS 信号。同时为了排除可能对表面增强拉曼光谱强度产生影响的外界因素(如探针浓度、细胞数量或不同批次的纳米探针),他们将着丝粒作为内部对照组,通过 SERS 着丝粒探针进行识别。根据这一思路,他们提出一种利用端粒与着丝粒比率评估端粒长度的新方法[72]。

SERS 也是一个高度敏感的细胞分析平台及成像工具,可以实时检测细胞中微小的变化[73-77]。El-Sayed 小组报道了一种具有主动靶向性能的金纳米颗粒光热治疗纳米

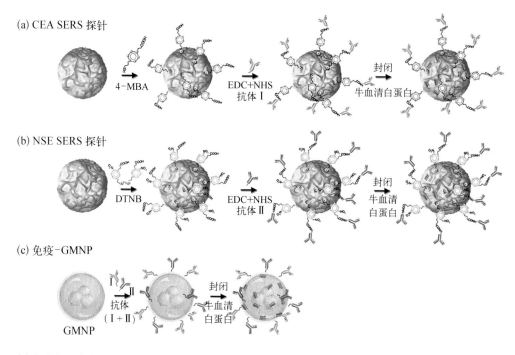

(a) CEA SERS 探针

(b) NSE SERS 探针

(c) 免疫-GMNP

(d) 免疫检测方案

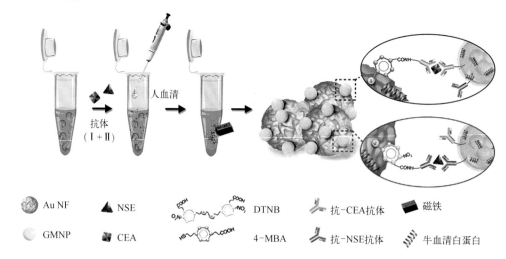

图 5-17　基于磁分离的多元免疫检测

CEA,癌胚抗原;4-MBA,4-巯基苯甲酸;EDC,1-(3-二甲氨基丙基)-3-乙基碳二亚胺盐酸盐;NHS,N-羟基琥珀酰亚胺;NSE,神经元特异性烯醇化酶;DTNB,5-5′-二硫代双(琥珀酰氨基-2-硝基苯甲酸);GMNP,金绣球花状纳米颗粒;Au NF,金纳米花(图片修改自参考文献[70])

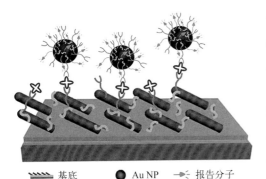

图 5-18　**银纳米棒阵列型 SERS 检测基底及其免疫检测示意图**

Au NP,金纳米颗粒(图片修改自参考文献[71])

试剂,该试剂可以主动靶向肿瘤细胞,并在外加激光照射下利用金纳米颗粒的光热效应引发局部升温致使细胞死亡,又能通过实时拉曼光谱监控单细胞胞内蛋白质和脂质结构的变化[78]。研究证明,利用 SERS 实时监测光热引发细胞死亡,可以帮助获取细胞死亡过程中分子水平的变化以及分析光热过程中癌细胞死亡的分子机制。氧化还原平衡和信号传导对于调节细胞功能有重要意义,如何定量测量细胞内氧化还原电位仍存在很多挑战。Auchinvole 等研发了一种测量细胞内电位的 SERS 传感器,他们将能

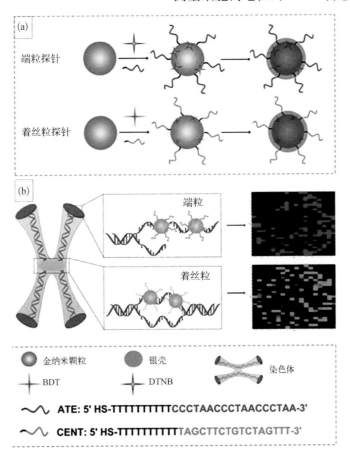

图 5-19　**基于 SERS 技术的端粒酶长度测量**

(a) SERS 纳米探针制备;(b) SERS 纳米探针与基因组 DNA 杂交。BDT,1,3-苯并二硫-2-氧;DTNB,5,5′-二硫代双(琥珀酰亚氨基-2-硝基苯丙酸)(图片修改自参考文献[72])

响应局部氧化还原电位的分子组装到金纳米壳表面制备得到纳米 SERS 传感器。传感器上信号分子的 SERS 光谱取决于它的氧化状态,金纳米壳会显著增强拉曼信号,这样细胞内的电位可以由简单的光学方法测量得到,如图 5-20 所示[79]。在包括医疗、食品安全和公共安全以及基础科学研究在内的许多领域内,需要以定量的方式区分活细菌和死细菌,Zhou 等发展了一种通过 SERS 快速计数活细菌和死细菌的方法,他们将银纳米颗粒吸附到细菌表面(细菌@Ag NP)并研究发现,从含有革兰氏阴性菌的样品中银颗粒表面有选择性地产生活细菌的强 SERS 信号,而从含有死细菌样品中几乎没有检测到 SERS 信号。他们进一步通过单细胞水平的 SERS 成像,成功定量了液体和玻璃表面不同死细菌的百分比,并用此方法检测了大肠杆菌菌株对人类药物中所使用的几种抗生素的耐药性[80]。

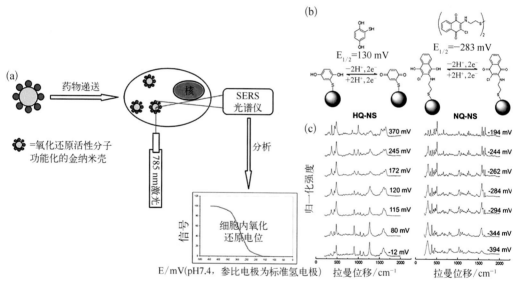

图 5-20　细胞内电位测量的 SERS 传感器

(a) 工作示意图;(b) SERS 纳米传感器;(c) 电位与 SERS 谱关系(图片修改自参考文献[79])

5.3　小结与展望

1928 年,印度科学家拉曼首次发现拉曼散射。在 90 余年的发展历程中,拉曼光谱技术在光谱仪研制和光谱技术开发及应用等诸多方面均取得了快速的发展,拉曼光谱技术也从初期的普通拉曼光谱和共振拉曼光谱(resonance Raman spectroscopy)技术发展形成了受激拉曼光谱(stimulated Raman spectroscopy)、相干反斯托克斯拉曼光谱(coherent anti-Stokes Raman spectroscopy)、表面增强拉曼光谱(surface enhanced

Raman spectroscopy)、针尖增强拉曼光谱（tip enhanced Raman spectroscopy）、空间位移拉曼光谱（spatially offset Raman spectroscopy，SORS）等多种拉曼光谱分析技术；拉曼仪器也从20世纪40年代发明的拉曼光栅光谱仪，历经激光拉曼光谱仪、显微拉曼光谱仪和光纤拉曼光谱仪等，至现今广泛使用的大型的激光扫描共聚焦显微拉曼光谱仪和手持式的便携式拉曼光谱仪。不仅为拉曼光谱技术的应用提供了强大的硬件设备，而且也提供了丰富的光谱分析手段，极大地推动了拉曼光谱及其分析技术在物理、化学、材料、生物和医学等诸多领域的广泛应用。同时，拉曼光谱技术在生物医学领域的应用仍面临诸多挑战，如拉曼光谱在肿瘤检测和外科手术引导方面的应用大多还处于科学研究阶段，要实现在临床上的真正应用还有一些技术问题亟待解决。SERS的研究进展也已表明，该技术可作为生物和生物医学领域强有力的分析工具。未来，SERS在生物医学诊断方面的发展趋势将是诊断和治疗相结合，如把SERS探针与载药和光热治疗等相结合。SERS技术在生物医学方面的应用，一方面仍需在SERS活性材料及结构制备上取得突破，开发具有高增强性能、SERS重复性好、物化性能稳定的SERS基底，探索并优化生物分子在SERS基底表面的高效修饰方法；另一方面，SERS技术也存在从基础科学研究向临床应用转化的迫切需求。此外，可以预见的是，基于拉曼和SERS技术及仪器的发展，SERS不仅能够有效地实施体外检测，而且未来值得期待的成就将是开发集成SERS图像引导的现场手术平台，可以在手术过程中借助SERS对体内肿瘤进行高时间-空间分辨率的成像，快速、灵敏地识别和切除肿瘤的原发部位及微转移灶。要实现这一意义重大的应用，需要光谱学、生物光子学、材料科学、分析化学、生物医学工程等多学科科学家们以及仪器工程师们的努力和合作。

参考文献

［1］Raman C V. A new radiation［J］. Indian J Phys，1928，206(2)：387-398.

［2］Singh R. C. V. Raman and the discovery of the Raman effect［J］. Phys Perspect，2002，4(4)：399-420.

［3］Landsberg G，Mandelstam L. Eine neue Erscheinung bei der Lichtzerstreuung in Krystallen［J］. Naturwissenschaften，1928，16(28)：557-558.

［4］张光寅，蓝国祥，王玉芳. 晶格振动光谱学［M］. 北京：高等教育出版社，2001.

［5］Ellis D I，Cowcher D P，Ashton L，et al. Illuminating disease and enlightening biomedicine：Raman spectroscopy as a diagnostic tool［J］. Analyst，2013，138(14)：3871-3884.

［6］Jehlicka J，Vandenabeele P，Edwards H G M，et al. Raman spectra of pure biomolecules obtained using a handheld instrument under cold high-altitude conditions［J］. Anal Bioanal Chem，2010，397(7)：2753-2760.

［7］Egawa T，Lee H J，Ji H，et al. Identification of heme propionate vibrational modes in the resonance Raman spectra of cytochrome c oxidase［J］. Anal Biochem，2009，394(1)：141-143.

［8］ Grun J，Manka C K，Nikitin S，et al. Identification of bacteria from two-dimensional resonant-Raman spectra［J］. Anal Chem，2007，79(14)：5489-5493.

［9］ Kinalwa M N，Blanch E W，Doig A J. Accurate determination of protein secondary structure content from Raman and Raman optical activity spectra［J］. Anal Chem，2010，82（15）：6347-6349.

［10］ Lee S A，Anderson A，Smith W，et al. Temperature-dependent Raman and infrared spectra of nucleosides. Part I-adenosine［J］. J Raman Spectrosc，2000，31(10)：891-896.

［11］ Lee S A，Li J，Anderson A，et al. Temperature-dependent Raman and infrared spectra of nucleosides. II-Cytidine［J］. J Raman Spectrosc，2001，32(9)：795-802.

［12］ Lee S A，Schwenker M，Anderson A，et al. Temperature-dependent Raman and infrared spectra of nucleosides. IV-Deoxyadenosine［J］. J Raman Spectrosc，2004，35(4)：324-331.

［13］ Li J，Lee S A，Anderson A，et al. Temperature-dependent Raman and infrared spectra of nucleosides. III-deoxycytidine［J］. J Raman Spectrosc，2003，34(3)：183-191.

［14］ Xing L，Lin K，Zhou X G，et al. Multistate mechanism of lysozyme denaturation through synchronous analysis of Raman spectra［J］. J Phys Chem B，2016，120(41)：10660-10667.

［15］ Li B，Lu M Q，Wang Q Z，et al. Raman spectra analysis for single mitochondrias after apoptosis process of yeast cells stressed by acetic acid［J］. Chin J Ana，Chem，2015，43(5)：643-650.

［16］ Liu T，Chen C S，Shi X Z，et al. Evaluation of Raman spectra of human brain tumor tissue using the learning vector quantization neural network［J］. Laser Phys，2016，26(5)：055606.

［17］ Taketani A，Hariyani R，Ishigaki M，et al. Raman endoscopy for the in situ investigation of advancing colorectal tumors in live model mice［J］. Analyst，2013，138(14)：4183-4190.

［18］ Sahu A，Sawant S，Mamgain H，et al. Raman spectroscopy of serum：an exploratory study for detection of oral cancers［J］. Analyst，2013，138(14)：4161-4174.

［19］ Freudiger C W，Min W，Saar B G，et al. Label-free biomedical imaging with high sensitivity by stimulated Raman scattering microscopy［J］. Science，2008，322(5909)：1857-1861.

［20］ 田中群. 表面增强拉曼光谱学中的纳米科学问题［J］. 中国基础科学，2001，3：4-10.

［21］ Fleischmann M，Hendra P J，Mcquillan A J. Raman spectra of pyridine adsorbed at a silver electrode［J］. Chem Phys Lett，1974，26(2)：163-166.

［22］ Jeanmaire D L，Van Duyne R P. Surface Raman spectroelectrochemistry：Part I. Heterocyclic，aromatic，and aliphatic amines adsorbed on the anodized silver electrode［J］. J Electroanal Chem Interfacial Electrochem，1977，84(1)：1-20.

［23］ Albrecht M G，Creighton J A. Anomalously intense Raman spectra of pyridine at a silver electrode［J］. J Am Chem Soc，2002，99(15)：5215-5217.

［24］ Kneipp K，Moskovits M，Kneipp H. Surface-Enhanced Raman Scattering：Physics and Applications［M］. Berlin：Springer，2006.

［25］ Moskovits M. Surface-enhanced Raman spectroscopy：a brief retrospective［J］. J Raman Spectrosc，2005，36(6-7)：485-496.

［26］ Kirtley J R，Jha S S，Tsang J C. Surface-plasmon model of surface enhanced Raman-scattering［J］. Solid State Commun，1980，35(7)：509-512.

［27］ Liao P F，Wokaun A. Lightning rod effect in surface enhanced Raman-scattering［J］. J Chem Phys，1982，76(1)：751-752.

［28］ Park W H，Kim Z H. Charge transfer enhancement in the SERS of a single molecule［J］. Nano Lett，2010，10(10)：4040-4048.

［29］Stranahan S M，Willets K A. Super-resolution optical imaging of single-molecule SERS hot spots ［J］. Nano Lett，2010，10(9)：3777-3784.

［30］Arenas J F，Tocon I L，Otero J C，et al. The charge transfer mechanism in the SERS of 2-methylpyrazine on silver electrode［J］. Vib Spectrosc，1999，19(2)：213-221.

［31］Lopez-Tocon I，Centeno S P，Otero J C，et al. Selection rules for the charge transfer enhancement mechanism in SERS：dependence of the intensities on the L-matrix［J］. J Mol Struct，2001，565：369-372.

［32］Park T-H，Galperin M. Charge-transfer contribution to surface-enhanced Raman scattering in a molecular junction：Time-dependent correlations［J］. Phys Rev B，2011，84(7)：075447.

［33］Xu H，Aizpurua J，Käll M，et al. Electromagnetic contributions to single-molecule sensitivity in surface-enhanced Raman scattering［J］. Phys Rev E，2000，62(3)：4318.

［34］Doering W E，Nie S. Single-molecule and single-nanoparticle SERS：examining the roles of surface active sites and chemical enhancement［J］. J Phys Chem B，2002，106(2)：311-317.

［35］Kneipp K，Wang Y，Kneipp H，et al. Single molecule detection using surface-enhanced Raman scattering (SERS)［J］. Phys Rev Lett，1997，78(9)：1667.

［36］Nie S，Emory S R. Probing single molecules and single nanoparticles by surface-enhanced Raman scattering［J］. Science，1997，275(5303)：1102-1106.

［37］汪联辉,宋春元,张磊,等.纳米等离子激元材料及其生物医学应用［M］.北京：科学出版社，2017.

［38］郑用琏.基础分子生物学［M］.北京：高等教育出版社，2012.

［39］Barhoumi A，Halas N J. Label-free detection of DNA hybridization using surface enhanced Raman spectroscopy［J］. J Am Chem Soc，2010，132(37)：12792-12793.

［40］林美华.四面体 DNA 纳米结构探针设计及其在生物传感中的应用［D］.上海：中国科学院研究生院（上海应用物理研究所），2015.

［41］杨琰君.肿瘤核酸标志物高灵敏 SERS 传感器的构建及应用研究［D］.南京：南京邮电大学，2017.

［42］宋春元,杨琰君,汪联辉.基于 SERS 技术的核酸检测［J］.化学进展，2014，26(9)：1516-1526.

［43］Cao Y C，Jin R，Mirkin C A. Nanoparticles with Raman spectroscopic fingerprints for DNA and RNA detection［J］. Science，2002，297(5586)：1536-1540.

［44］Ngo H T，Gandra N，Fales A M，et al. Sensitive DNA detection and SNP discrimination using ultrabright SERS nanorattles and magnetic beads for malaria diagnostics［J］. Biosens Bioelectron，2016，81：8-14.

［45］Tyagi S，Kramer F R. Molecular beacons：probes that fluoresce upon hybridization［J］. Nat biotechnol，1996，14(3)：303-308.

［46］Wabuyele M B，Vo-Dinh T. Detection of human immunodeficiency virus type 1 DNA sequence using plasmonics nanoprobes［J］. Anal Chem，2005，77(23)：7810-7815.

［47］Wang H，Jiang X，Wang X，et al. Hairpin DNA-assisted silicon/silver-based surface-enhanced Raman scattering sensing platform for ultrahighly sensitive and specific discrimination of deafness mutations in a real system［J］. Anal Chem，2014，86(15)：7368-7376.

［48］Pang Y，Wang J，Xiao R，et al. SERS molecular sentinel for the RNA genetic marker of PB1-F2 protein in highly pathogenic avian influenza (HPAI) virus［J］. Biosens Bioelectron，2014，61：460-465.

［49］胡娟,张春阳.应用于基因分析的最新 SERS 技术［J］.化学进展，2010，22(8)：1641-1647.

［50］Song C，Yang Y，Yang B，et al. An ultrasensitive SERS sensor for simultaneous detection of multiple cancer-related miRNAs[J]. Nanoscale，2016，8(39)：17365-17373.

[51] Goodman R P，Schaap I A T，Tardin C F，et al. Rapid chiral assembly of rigid DNA building blocks for molecular nanofabrication[J]. Science，2005，310(5754)：1661-1665.

[52] Pei H，Lu N，Wen Y，et al. A DNA nanostructure-based biomolecular probe carrier platform for electrochemical biosensing[J]. Adv Mater，2010，22(42)：4754-4758.

[53] Yang Y，Jiang X，Chao J，et al. Synthesis of magnetic core-branched Au shell nanostructures and their application in cancer-related miRNA detection via SERS[J]. Sci China Mater，2017，60(11)：1129-1144.

[54] 李春艳. 免疫学基础[M].北京：科学出版社，2015.

[55] Ni J，Lipert R J，Dawson G B，et al. Immunoassay readout method using extrinsic Raman labels adsorbed on immunogold colloids[J]. Anal Chem，1999，71(21)：4903-4908.

[56] Porter M D，Granger M C，Siperko L M，et al. Nanomaterial strategies for immunodetection [C]//Society of Photo-optical Instrumentation Engineers. Proceedings of SPIE-The International Society for Optical Engineering，2011.

[57] Grubisha D S，Lipert R J，Park H Y，et al. Femtomolar detection of prostate-specific antigen：An immunoassay based on surface-enhanced Raman scattering and immunogold labels［J］. Anal Chem，2003，75(21)：5936-5943.

[58] Driskell J D，Kwarta K M，Lipert R J，et al. Low-level detection of viral pathogens by a surface-enhanced Raman scattering based immunoassay[J]. Anal Chem，2005，77(19)：6147-6154.

[59] Song C Y，Wang Z Y，Zhang R H，et al. Highly sensitive immunoassay based on Raman reporter-labeled immuno-Au aggregates and SERS-active immune substrate[J]. Biosens Bioelectron，2009，25(4)：826-831.

[60] Gao J，Gu H，Xu B. Multifunctional magnetic nanoparticles：design，synthesis，and biomedical applications[J]. Acc Chem Res，2009，42(8)：1097-1107.

[61] Yang T，Guo X，Wu Y，et al. Facile and label-free detection of lung cancer biomarker in urine by magnetically assisted surface-enhanced Raman scattering[J]. ACS Appl Mater Interfaces，2014，6(23)，20985-20993.

[62] Valentini P，Fiammengo R，Sabella S，et al. Gold-nanoparticle-based colorimetric discrimination of cancer-related point mutations with picomolar sensitivity［J］. ACS Nano，2013，7(6)，5530-5538.

[63] Baniukevic J，Boyaci I H，Bozkurt A G，et al. Magnetic gold nanoparticles in SERS-based sandwich immunoassay for antigen detection by well oriented antibodies[J]. Biosens Bioelectron，2013，43：281-288.

[64] Zhang L，Xu J，Mi L，et al. Multifunctional magnetic-plasmonic nanoparticles for fast concentration and sensitive detection of bacteria using SERS[J]. Biosens Bioelectron，2012，31(1)：130-136.

[65] Wang Y，Yan B，Chen L. SERS tags：novel optical nanoprobes for bioanalysis[J]. Chem Rev，2012，113(3)：1391-1428.

[66] Lou L，Yu K，Zhang Z，et al. Dual-mode protein detection based on Fe_3O_4-Au hybrid nanoparticles[J]. Nano Res，2012，5(4)：272-282.

[67] Song C Y，Zhou N，Yang B，et al. Facile synthesis of hydrangea flower-like hierarchical gold nanostructures with tunable surface topographies for single-particle surface-enhanced Raman scattering[J]. Nanoscale，2015，7(40)：17004-17011.

［68］Song C Y，Min L H，Zhou N，et al. Synthesis of novel gold mesoflowers as SERS tags for immunoassay with improved sensitivity［J］. ACS Appl Mater Interfaces，2014，6（24）：21842-21850.

［69］Song C Y，Min L H，Zhou N，et al. Ultrasensitive detection of carcino-embryonic antigen by using novel flower-like gold nanoparticle SERS tags and SERS-active magnetic nanoparticles［J］. RSC Adv，2014，4(78)：41666-41669.

［70］Song C Y，Yang Y J，Yang B Y，et al. Combination assay of lung cancer associated serum markers using surface-enhanced Raman spectroscopy［J］. J Mater Chem B，2016，4（10）：1811-1817.

［71］Song C Y，Chen J，Zhao Y P，et al. Gold-modified silver nanorod arrays for SERS-based immunoassays with improved sensitivity［J］. J Mater Chem B，2014，2(43)：7488-7494.

［72］Zong S，Chen C，Wang Z，et al. Surface enhanced Raman scattering based in situ hybridization strategy for telomere length assessment［J］. ACS Nano，2016，10(2)：2950-2959.

［73］Vo-Dinh T，Liu Y，Fales A M，et al. SERS nanosensors and nanoreporters：golden opportunities in biomedical applications［J］. Wiley Interdiscip Rev Nanomed Nanobiotechnol，2015，7（1）：17-33.

［74］Vendrell M，Maiti K K，Dhaliwal K，et al. Surface-enhanced Raman scattering in cancer detection and imaging［J］. Trends Biotechnol，2013，31(4)：249-257.

［75］Chourpa I，Lei F H，Dubois P，et al. Intracellular applications of analytical SERS spectroscopy and multispectral imaging［J］. Chem Soc Rev，2008，37(5)：993-1000.

［76］Song C，Yang B，Chen W，et al. Gold nanoflowers with tunable sheet-like petals：facile synthesis，SERS performances and cell imaging［J］. J Mater Chem B，2016，4(44)：7112-7118.

［77］宋春元，陈文蔷，杨琰君，等. 基于 SERS 探针技术的细胞识别、成像与诊疗［J］. 化学进展，2015，27(1)：97-102.

［78］Aioub M，El-Sayed M A. A real-time surface enhanced Raman spectroscopy study of plasmonic photothermal cell death using targeted gold nanoparticles［J］. J Am Chem Soc，2016，138(4)：1258-1264.

［79］Auchinvole C A R，Richardson P，McGuinnes C，et al. Monitoring intracellular redox potential changes using SERS nanosensors［J］. ACS Nano，2011，6(1)：888-896.

［80］Zhou H，Yang D，Ivleva N P，et al. Label-free in situ discrimination of live and dead bacteria by surface-enhanced Raman scattering［J］. Anal Chem，2015，87(13)：6553-6561.

6

二维纳米材料在肿瘤
标志物检测中的应用

当前，癌症已成为病死率最高的疾病之一，严重危害人类身体健康。据 2014 年发布的《世界癌症报告》(世界卫生组织)统计，中国新增癌症病例高居世界第一位。对于癌症早期患者来说，治疗后的 5 年生存率可达 80%～90%，而癌症晚期患者治疗后 5 年生存率低于 10%。由于癌症的早期症状并不明显以及人们缺乏定期体检的意识，80%的患者确诊时已经处于中晚期，甚至发生了肿瘤细胞的转移，大大增加了治疗难度，也降低了癌症患者的治疗生存率。因此，对于癌症患者来说，实现早发现、早确诊、早治疗是延长其生命的有效手段之一。近年来，随着临床检验诊断学的发展，滴血芯片检测、基因检测、热断层扫描技术、正电子发射计算机断层成像等新型体检方法已逐渐用于癌症早期诊断，实现了物理、生化指标、肿瘤标志物、免疫、设备、全身等全方位的精细检查，从而极大提高了癌症早期诊断的准确率，避免漏诊、误诊的可能性。为了更早地实现肿瘤早期检测和降低检测成本，低成本、快速、简单、准确的生物检测技术在临床诊断领域脱颖而出，已成为肿瘤早期检测的重要手段之一。因此，发展和建立灵敏、快速、低成本的低丰度肿瘤标志物检测方法已成为当前癌症早期诊断的重要任务之一。

核酸(DNA/微 RNA)和蛋白质(抗原/抗体)已被研究证明作为肿瘤标志物对恶性肿瘤(癌症)的早期发病、诊治及术后监控都有很好的预警作用，因此它们的高灵敏、特异性检测日渐成为疾病诊断的重点研究领域[1-3]。生物传感器是近几十年来发展最迅猛的研究领域之一，它是一种由生物感应元件和信号处理元件组成，用于对各种生物、化学物质进行检测的分析系统。生物传感器涵盖了生物学、物理学、材料学、化学、医学、微电子技术等众多学科，是多学科交叉联系发展起来的交叉学科和检测分析技术。生物传感器具有选择性好、灵敏度高、分析速度快、成本低、可在复杂体系进行在线连续监测等优点，特别是高度自动化、微型化和集成化的特点，促使其在医学检测领域蓬勃发展。生物传感器通过分析和检测生命体内的物质可以获取生命相关过程的化学和生物信息，尤其是对疾病早期诊断与致病机制的研究有重大帮助，如通过测定肿瘤标志物的存在或含量可辅助诊断肿瘤、分析病程、指导治疗、监测复发或转移、判断预后[4-6]。随着纳米技术的高速发展,纳米材料的介入为生物传感器的发展注入了新的活力。纳米结构具有比表面积大、表面反应活性高、表面原子配位不全等导致表面活性位点增加、催化效率提高、吸附能力增强的特性,为生物传感研究提供了新的思路。与传统的传感器相比,新型纳米材料传感器不仅体积更小、速度更快,而且精度更高、可靠性更好[7-9]。因此,探索研制基于纳米结构及纳米材料的生物传感器对于疾病的早期诊断具有重要的临床意义。

自 2004 年英国曼彻斯特大学的 Geim 等采用机械法成功地将石墨剥离成单层石墨烯以来,以石墨烯为代表的二维片层纳米材料在全世界范围内引起了极为广泛的关注,如石墨烯及其衍生物、过渡金属硫化物和六方氮化硼等[10-12]。二维纳米材料不仅在结构方面具有可设计性、可调控性,而且还具有高的载离子迁移率、大的比表面积、高的光学透明度和高的化学稳定性、良好的生物相容性和易于功能化等特点,使其在催化、能源、传感、载药与治疗等方面显示了广阔的应用前景[13-19]。二维纳米材料除了自身具有独特的性质外,通过对二维纳米材料的表面功能化,还能进一步提高该纳米材料在各领域的应用前景。例如,将贵金属纳米颗粒与二维纳米材料进行复合,可显著提高二维纳米材料的光电性能和生物相容性,同时也有助于该纳米复合材料表面生物分子的吸附和固定,从而提高生物检测的灵敏度和选择性。

鉴于其优越的光电性能,结合荧光、表面增强拉曼散射、场效应晶体管(field-effect transistor,FET)和电分析化学等多种检测手段,二维纳米材料及其复合物已广泛用于构建各类传感器,实现对化学或生物分子的高灵敏、特异性检测。本章主要关注二维纳米材料生物传感器在肿瘤标志物检测中的应用,简要总结基于二维纳米材料生物传感器近 10 年来在核酸和蛋白质检测方面的研究进展,为构建新型的生物检测平台和检测器件提供理论支持和数据支撑。

6.1 基于二维纳米材料的荧光生物传感器

荧光生物传感器作为光学生物传感器的一种具有信号产生和读取快速、灵敏度高和操作简便等优点,已广泛用于核酸和蛋白质等肿瘤标志物的检测。荧光生物传感器主要通过荧光信号与分析物浓度的依赖关系,借助荧光的增强、淬灭或发射波长的移动实现对目标物的分析检测。但是,荧光技术本身固有的一些性质,如有机荧光染料易漂白、荧光量子产率不高、荧光探针的稳定性等,极大地限制了荧光生物传感器的灵敏度、选择性和应用范围。近年来,随着纳米技术飞速发展,具有优越光学性能的纳米材料也逐渐用于构建荧光生物传感器,促进了荧光生物传感器的快速发展。其中二维片层纳米材料由于自身具有良好的荧光淬灭能力,主要依赖于"荧光共振能量转移效应"使荧光染料的荧光减弱乃至完全淬灭,该类纳米材料被广泛用作荧光淬灭剂,用于构建荧光生物传感器,实现核酸和蛋白质的高灵敏检测。

二维纳米材料对单链 DNA 的吸附亲和力要大于双链 DNA 或 DNA-微 RNA 双链,这一独特的性质为构建新型的荧光传感器提供了研究思路。2009 年,福州大学的杨黄浩教授课题组首次利用氧化石墨烯高的荧光淬灭能力,设计构建一种荧光传感平台,实现了对 HIV 单链 DNA 的高灵敏检测[20]。在此研究的基础上,中国科学院上海应用物理研究所的樊春海研究员课题组,设计了一系列基于石墨烯的荧光生物传感器,可实现对多种目标 DNA 分子的同时检测。他们利用 3 种不同荧光分子(FAM、Cy5 和 ROX)发射波长的差异,实现了对三种基因片段 *p16*、*p21* 和 *p53* 的高灵敏、特异性检测[21]。有趣的是,其他二维纳米材料也具有类似的荧光淬灭能力,如二硫化钼(MoS_2)、二硫化钨(WS_2)、二硫化钛(TiS_2)和二硫化钽(TaS_2)等。新加坡南洋理工大学的张华教授课题组利用二硫化钼优越的荧光淬灭能力,构建了基于二硫化钼的荧光传感检测平台,实现了特定 DNA 序列的高灵敏、特异性检测[22]。2015 年,南京邮电大学的汪联辉教授课题组与新加坡南洋理工大学的张华教授课题组合作,开发了一系列基于二维纳米材料的荧光生物传感器。研究发现,二硫化钼、二硫化钛和二硫化钽三种过渡金属二硫属化物纳米片层材料均具有优异的荧光淬灭能力,在相同条件下其淬灭效率能分别达到 98%、97% 和 99%。值得一提的是,当荧光分子标记的单链 DNA 探针与目标 DNA 杂交形成双链从片层纳米材料表面脱离时,其荧光值可分别恢复到初始值的 63%、67% 和 59%。在此基础上,他们构建了基于 TaS_2 的荧光生物传感器,可实现对 H1N1 和 H5N1 两种基因片段的高灵敏同时检测[23](见图 6-1)。

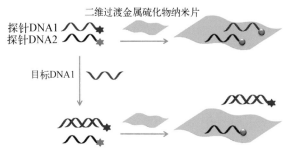

二维过渡金属硫化物纳米片

探针DNA1
探针DNA2

目标DNA1

图 6-1　基于二维纳米片层材料荧光传感器用于 2 种 DNA 的同时检测

(图片修改自参考文献[23])

为了获得更好的检测性能,各种信号放大检测体系也被成功引入二维纳米材料荧光传感器中,用于肿瘤标志物的超高灵敏检测。中国科学院院士湖南大学俞汝勤教授课题组巧妙地将双链特异性核酸酶(DSN)只剪切 DNA/RNA 双链中 DNA 链的特性和二硫化钨对多于 10 个碱基的单链 DNA 探针和少于 10 个碱基核酸片段的亲和力不同,设计构建了基于二硫化钨的荧光生物传感器,用于对 miRNA-21 的高灵敏检测。利用二硫化钨优越的荧光淬灭能力以及对不同长度核酸序列的亲和力不同,可检测低至 300 fmol/L 的 miRNA-21。不仅如此,该荧光传感器还具有很好的选择性,能有效地区分同一微 RNA 家族单碱基错配的微 RNA(见图 6-2)[24]。南京大学的李根喜教授课题组发展了一种氧化石墨烯辅助的滚环扩增放大荧光生物传感器,用来检测微 RNA 单核苷酸多态性(SNP)。该检测体系可使微 RNA SNP 的检测信号值放大 100 倍,其检测值是当前一些方法的 10 倍。在最优条件下,可实现一个 SNP 的可视化检测[25]。其他一些信号放大体系也逐渐用于二维纳米材料电化学生物传感器,如杂交链式反应(HCR)、滚环扩增技术(RCA)等,极大地提高了该类生物传感器的检测性能,为低丰度肿瘤标志物的高灵敏检测提供了研究方法[26-28]。

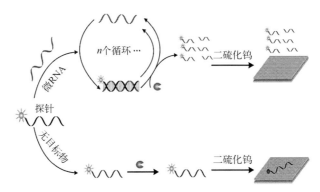

图 6-2　双链特异性核酸酶信号放大检测体系用于微 RNA 高灵敏检测

(图片修改自参考文献[24])

　　二维纳米材料荧光生物传感器还可以用于蛋白质的高灵敏检测。与核酸检测的原理类似,科研工作者利用二维纳米材料对 DNA 单、双链的亲和力不同,结合核酸适配体(aptamer)与蛋白质之间的特异性作用,利用核酸适配体的结构变化,实现对蛋白质的高灵敏检测。曲阜师范大学的渠凤丽教授课题组利用核酸适配体与前列腺特异性抗原的特异性作用,构建了基于二硫化钼的荧光传感器。当核酸适配体与前列腺特异性抗原作用后,核酸适配体的构型发生改变,使其与二硫化钼之间的亲和力变弱,更容易从二硫化钼表面脱落,造成检测体系的荧光恢复(见图 6-3)。该检测体系具有良好的检测灵敏度和选择性,其检测限为 0.2 ng/ml 前列腺特异性抗原,可满足当前临床检测的

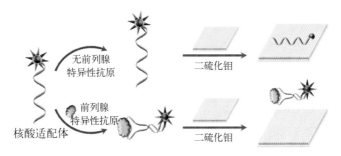

图 6-3　基于核酸适配体荧光生物传感器用于前列腺特异性抗原的高灵敏检测

(图片修改自参考文献[29])

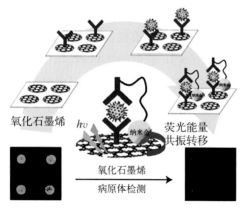

图 6-4　基于氧化石墨烯荧光免疫传感器的构建

(图片修改自参考文献[30])

需求[29]。

二维纳米材料除了可用作荧光淬灭剂外,科研人员还可利用其自身的荧光特性构建生物传感器。韩国科学技术院的 Seo Tae Seok 教授课题组利用氧化石墨烯自身的荧光和纳米金优异的荧光淬灭能力,构建了荧光免疫传感器。图 6-4 所示为当有轮状病毒存在时,金纳米颗粒将靠近氧化石墨烯表面,使得氧化石墨烯自身的荧光发生淬灭。该荧光传感器可有效区分低至 10^5 pfu/ml 的轮状病毒,这一数值可比肩传统的 ELISA 检测方法[30]。

6.2　基于二维纳米材料的表面增强拉曼散射生物传感器

表面增强拉曼散射(SERS)是一种超灵敏的分子振动光谱检测方法,由于样品表面或近表面的电磁场增强,吸附分子的拉曼散射信号大大增强,能极大提高待测样品的检测灵敏度,其检测限甚至可达到单个分子水平。由于其光谱具有特异性高、响应速度快、光稳定性好以及水干扰小等特点,表面增强拉曼散射已广泛用于构建快速、简单、高灵敏的传感器,用于特定生物或化学样品的测定。

中国科学院院士刘忠范教授课题组率先对石墨烯的拉曼增强效果进行了研究。他们利用溶液浸泡和热蒸发的方法将罗丹明(R6G)、酞菁(Pc)和结晶紫(CV)等拉曼探针分子固定到物理剥离石墨烯表面,探究单层石墨烯对这些探针分子的拉曼光谱。实验结果表明,石墨烯不仅可有效淬灭分子荧光,而且还对分子拉曼光谱有明显的增强效果。通过比较这些探针分子在石墨烯基底和二氧化硅/硅(SiO_2/Si)基底的拉曼光谱,进一步证明了石墨烯自身的拉曼增强作用,还发现该增强效果为化学增强机制;而且单层石墨烯的拉曼增强效果最好,随着石墨烯层数的增多,其拉曼增强因子逐渐降低(见图 6-5)[31]。不仅石墨烯具有拉曼增强效果,其他的二维纳米材料,如二硫化钼、六方氮化硼也相继被证明具有类似的性质,具有一定的拉曼增强效果[32]。

为了获得更佳的拉曼增强作用,

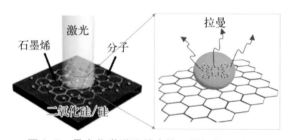

图 6-5　具有化学增强效应的石墨烯拉曼基底

(图片修改自参考文献[31])

基于二维纳米材料的纳米复合材料日益引起科研工作者的关注。金银纳米颗粒被公认为理想的表面增强拉曼基底材料,其拉曼增强机制为电磁增强。与以石墨烯为代表的二维纳米材料进行复合后,该类复合材料兼具电磁增强和化学增强两个方面的作用,其协同作用能极大提高拉曼增强效果,能有效提高表面增强拉曼传感器的检测性能,实现目标物的超高灵敏检测。中国科学院上海应用物理研究所的樊春海研究员课题组,将纳米金有效功能化到石墨烯表面,构建了基于石墨烯的表面增强拉曼传感器。由于2种拉曼增强机制的协同作用,该复合材料的拉曼增强因子可达到 1.8×10^4。该表面增强拉曼传感器可检测低至 10 pmol/L 的目标 DNA。在单一目标物检测的基础上,该课题组还将该传感器成功用于甲型肝炎病毒 Vall7 聚蛋白基因和乙型肝炎病毒表面抗原基因 2 种基因片段的同时检测(见图 6-6)[33]。

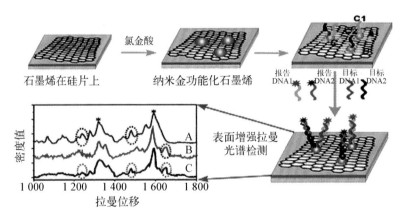

图 6-6　基于纳米金功能化石墨烯表面增强拉曼基底用于 2 种
DNA 基因片段的同时检测

(图片修改自参考文献[33])

2015 年,新加坡南洋理工大学 Hongwei Duan 课题组制备了一种新型的二维纳米材料-贵金属纳米颗粒表面增强拉曼散射基底。他们将硫化氧化石墨烯(tGO)纳米片夹在两层紧密排列的等离激元纳米颗粒(Au@Ag)之间,形成一种三层拉曼基底(Au@Ag-tGO-Au@Ag)。令人惊喜的是,此三层拉曼增强基底的拉曼增强因子达到 2.7×10^8,远高于之前的单层纳米复合材料。基于该纳米复合材料所构建的表面增强拉曼传感器不仅可以实现 3 种细菌病原体(如大肠杆菌 O157:H7、金黄色葡萄球菌和单核细胞增多性李斯特菌)基因序列的单独检测,还可以实现 3 种基因序列的同时检测(见图 6-7)[34]。

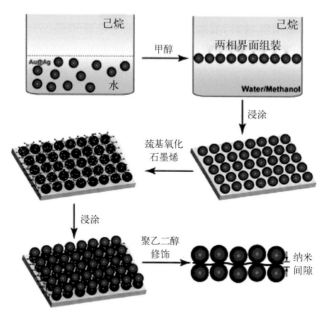

图 6-7　基于石墨烯三层表面增强拉曼基底的制备

（图片修改自参考文献[34]）

6.3　基于二维纳米材料的电化学生物传感器

电化学传感器是基于电化学反应原理检测目标物的一类传感器，它以电极作为传感器转换元件，修饰在电极表面的材料作为敏感元件，敏感元件与被测物质的离子或分子接触发生化学反应或变化，转换元件将这种反应或变化直接或间接转化为电信号，建立目标物的浓度、成分等化学量与输出电信号的关系，从而实现目标物的定量检测。电化学传感器具有灵敏度高、选择性好、操作简单、检测快速、易微型化、能在复杂系统中进行在线监测甚至活体分析等特点，已成为电分析化学中十分活跃的研究领域，并且已经在临床检验、食品和药品分析、环境监测、生命科学等方面得到了广泛的应用。近年来，纳米材料逐渐被引入构建电化学传感器，用来提高电化学传感器的检测性能和稳定性。

与其他纳米材料一样，二维纳米材料也广泛用于构建电化学生物传感器，用于肿瘤标志物的检测。二维材料领域知名学者新加坡南洋理工大学张华教授的课题组利用石墨烯对 DNA 具有较强亲和力的特性，构建了免标记的石墨烯电化学生物传感器。当单链探针 DNA 吸附到氧化石墨烯修饰电极表面后，修饰电极的导电性有所下降，导致电化学阻抗值增大。这主要归结于单链 DNA 带有大量的负电荷，由于静电斥力使得电化学媒介体$[Fe(CN)_6]^{3-/4-}$远离电极表面；另外，DNA 自身被认为是半导体，这也导致修饰电极的传电子能力下降。当目标物耐甲氧西林金黄色葡萄球菌(MRSA)DNA 与探针 DNA 杂交后,所形成的双链 DNA 仍然很好地吸附在氧化石墨烯表面,造成修饰电极的阻抗值进一步增大。基于修饰电极阻抗值的变化,该电化学生物传感器能实现低至 100 fmol/L 目标 DNA 的高灵敏检测。需要注意的是,该研究中的双链 DNA 仍能很好地吸附在氧化石墨烯表面,这与其他的研究结果有所不同,这可能与石墨烯的制备方法和表面修饰情况不同有关,具体的作用机制还在探索中[35]。利用类似的检测机制,中国科学院长春应用化学研究所的牛利教授、土耳其锡诺普大学的 Yola Mehmet Lütfi 教授课题组等国内外知名课题组相继开发了各种基于石墨烯的免标记电化学生物传感器,用于 DNA 或微 RNA 的高灵敏检测[36-38]。除了石墨烯,类石墨烯的二硫化钼也被用于构建免标记的电化学生物传感器。青岛科技大学焦奎教授和杨涛副教授课题组利用二硫化钼对 DNA 单、双链的亲和力不同,合作开发了一种基于二硫化钼的电化学生物传感器,用于副溶血性弧菌相关基因片段的高灵敏检测。图 6-8 所示为当比表面积大的二硫化钼修饰到碳糊电极(CPE)表面后,电化学指示剂亚甲基蓝(MB)富集到修饰电极表面,使其电化学信号变大。当单链探针 DNA 吸附到二硫化钼修饰电极表面后,亚甲基蓝与单链 DNA 中鸟嘌呤碱基之间的强亲和力,使得亚甲基蓝大量结合到修饰电极表面,造成电化学信号的极大增加。随着目标基因片段的加入,目标 DNA 与探针

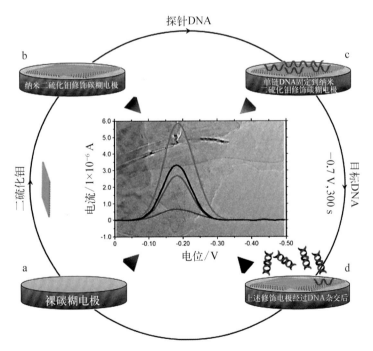

图 6-8 基于二硫化钼免标记电化学生物传感器用于 DNA 高灵敏检测

(图片修改自参考文献[39])

DNA 杂交形成的双链 DNA 脱离电极表面,使电极表面的亚甲基蓝的数目变少,造成电化学信号的降低。研究结果表明,基于二硫化钼的传感检测平台具有宽的线性范围($1.0\times10^{-16}\sim1.0\times10^{-10}$ mol/L)、低的检测限(1.9×10^{-17} mol/L)和良好的选择性,可作为新型传感检测平台用于生物分子的高灵敏、选择性检测[39]。

为了获得更好的检测性能,各种信号放大策略的电化学生物传感器受到越来越多的关注。福建医科大学林新华教授及其合作者制备了一种基于三维石墨烯结构的电化学 DNA 传感器,用于存活蛋白基因的高灵敏检测[40]。利用电化学沉积法,将纳米金沉积到石墨烯修饰电极表面,有效地增大了修饰电极的活性表面积(2.629 cm^2),是相同条件下纳米金修饰电极的 8.8 倍。将经典的 DNA"三明治"结构通过 Au-S 键固定到石墨烯修饰电极表面,在过氧化氢(H_2O_2)存在条件下,利用辣根过氧化物酶(HRP)催化底物 3,3',5,5'-四甲基联苯胺(TMB)发生氧化还原反应,使 TMB 的还原电流显著增大,从而实现对检测信号的有效放大。在最优条件下,该传感器的检测线性范围为 50 fmol/L 到 5.0 pmol/L,检测限为 3.4 fmol/L(信噪比为 3)。除了能很好地实现人工合成目标 DNA 的高灵敏检测,该传感器还可实现对 PCR 产物的有效检测(见图 6-9)。除了酶催化放大,纳米信号放大探针是另外一种常用的放大策略。安徽师范大学的张玉忠教授课题组先将探针 DNA 组装到金纳米棒功能化氧化石墨烯修饰电极表面,然后结合 DNA 经典的"三明治"结构,将标记有 DNA 片段的纳米金探针组装到修饰电极表面。实验结果表明,纳米金探针能有效实现检测信号的放大。与非放大体系相比,该生物传感器具有更宽的线性范围($1.0\times10^{-16}\sim1.0\times10^{-9}$ mol/L)和更低的检测限(3.5×10^{-17} mol/L)。不仅如此,该传感器还具有良好的选择性和稳定性,可用于实际体系中 DNA 的高灵敏检测[41]。

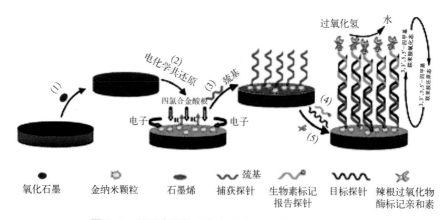

图 6-9 利用酶催化反应实现电化学检测信号的放大

(图片修改自参考文献[40])

为了验证不同电化学分析方法对二维纳米材料电化学生物传感器检测性能的影响,南京邮电大学汪联辉教授和苏邵副教授合作设计了一种基于二硫化钼电化学生物传感器。他们以$[Fe(CN)_6]^{3-/4-}$和$[Ru(NH_3)_6]^{3+}$为电化学指示剂,利用$[Fe(CN)_6]^{3-/4-}$与DNA链间的静电排斥作用和$[Ru(NH_3)_6]^{3+}$与DNA链间的静电吸引作用,结合电化学交流阻抗法和差示脉冲伏安法实现对同一传感体系中微RNA的高灵敏检测。研究表明,层状纳米探针自身的特性,使得用电化学交流阻抗法测得的信号放大效果比差示脉冲伏安法好,其信号放大值是没有纳米信号放大探针检测体系的2.13倍。有意思的是,无论是用电化学交流阻抗法还是差示脉冲伏安法,该传感器的响应信号都与微RNA浓度的对数值在10 fmol/L到1 nmol/L内呈线性关系,其检测限分别为0.45 fmol/L和0.78 fmol/L(见图6-10)[42]。

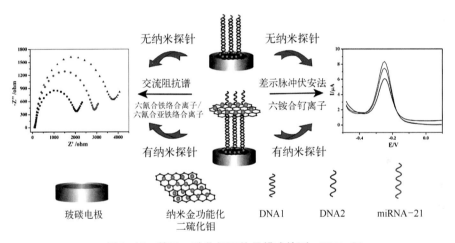

图6-10 基于二硫化钼双信号模式检测miRNA-21

(图片修改自参考文献[42])

由于二维纳米材料独特的物理、化学性质,科研人员对于二维纳米材料电化学免疫传感器非常关注。南京邮电大学汪联辉教授课题组利用二硫化钼和硫堇的协同还原作用,可控制备了球形、三角形、四叶草形和花形纳米金功能化二硫化钼纳米复合材料。复合材料中的硫堇不仅可作为还原剂参与不同形貌纳米金的合成,而且还可用作电化学指示剂监控整个电化学检测过程。在纳米材料制备的基础上,他们构建了免标记的电化学免疫传感器,用于癌胚抗原的高灵敏检测。研究表明,随着电极表面的修饰以及免疫反应的发生,硫堇的氧化还原峰电流明显降低,这主要归结于抗原、抗体是电子的不良导体。在最优条件下,该传感器的峰电流与癌胚抗原浓度的对数值在1 pg/ml到10 ng/ml内呈线性关系,检测限为0.52 pg/ml。不仅如此,该传感器还具有良好的选择性、重复性和稳定性,可用于实际体系中癌胚抗原的高灵敏检测(见图 6-11)[43]。

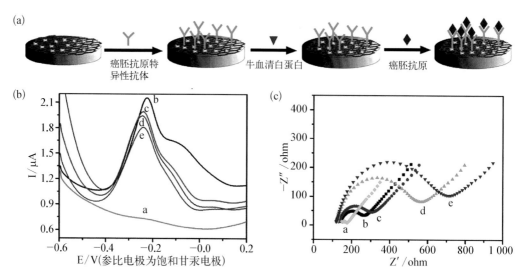

图 6-11 基于二硫化钼电化学免疫传感器免标记检测癌胚抗原

(图片修改自参考文献[43])

南京大学的朱俊杰教授课题组将纳米金功能化石墨烯既作为电极修饰材料又作为纳米信号放大探针构建材料,制备了基于石墨烯的电化学免疫传感器。氧化石墨烯比表面积大,能负载大量辣根过氧化物酶(HRP)标记的抗体,并可通过 HRP 催化过氧化氢与邻苯二胺的氧化反应,实现电化学检测信号的双重放大。该传感器具有优异的检测性能,如宽的线性范围(0.1~200 ng/ml)、低的检测限(0.05 ng/ml)、良好的检测选择性、令人满意的稳定性和重复性,可实现实际样本中人免疫球蛋白 G 的高灵敏检测[44]。除了可对单一蛋白质进行高灵敏检测,二维纳米材料还可构建电化学免疫传感器,用于多种蛋白质的同时检测。首都师范大学的马占芳教授课题组将 2 种电化学指示剂甲苯胺蓝(TB)和亚甲基蓝(MB)分别功能化到石墨烯片层表面。与此同时,分别将抗癌胚抗原抗体(anti-CEA)和抗甲胎蛋白抗体(anti-AFP)也修饰到石墨烯表面,制备得到 2 种基于石墨烯的纳米生物探针。图 6-12 所示为当目标抗原 CEA 和 AFP 存在时,形成经典的"三明治"结构夹心型免疫生物传感器,同时实现对 CEA 和 AFP 的高灵敏检测。所制得的多元检测电化学免疫传感器具有优越的检测性能,其在血清样品中的检测结果与标准的 ELISA 方法的参考值一致[45]。显而易见,二维纳米材料具有独特的优势,其在电化学免疫传感器领域的研究还有待进一步探索。

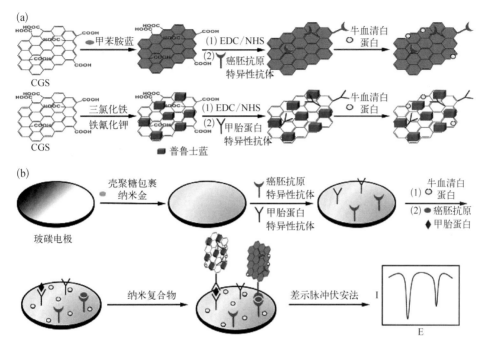

图 6-12 基于石墨烯电化学免疫传感器同时检测 2 种蛋白质

EDC, 1-(3-二甲氨基丙基)-3-乙基碳二亚胺盐酸盐; NHS, N-羟基琥珀酰亚胺(图片修改自参考文献[45])

6.4 基于二维纳米材料的场效应晶体管生物传感器

在众多的生物传感器中,场效应晶体管能直接转换目标生物分子与晶体管表面的相互作用为可读电信号,从而受到越来越多科研人员的关注。场效应晶体管生物传感器主要由生物识别器和场效应晶体管两部分构成,生物识别器固定着具有分子识别功能生物物质的敏感膜,而场效应晶体管起着信号转换的作用。目前,已有多种纳米材料用于构建场效应晶体管生物传感器,如碳纳米管、硅纳米线、石墨烯等。

近年来,基于二维纳米材料的场效应晶体管生物传感器已广泛用于肿瘤标志物的高灵敏检测。以石墨烯为例,它是带隙为零的半金属或半导体材料,在室温下具有极高的电子迁移率(约为 15 000 $cm^2 \cdot V^{-1} \cdot s^{-1}$),比碳纳米管要高。由于石墨烯的电子密度受到电场的调控,因此它可用于构建场效应晶体管传感器。鉴于石墨烯独特的物理、化学特性,美国海军研究实验室的 Cy. R. Tamanaha 教授课题组利用氧化石墨烯,制备了实时、免标记的场效应晶体管生物传感器。研究表明,当有目标 DNA 加入时,该传感器才有明显的信号响应;而加入非互补的 DNA 序列时,该传感器没有明显的信号响应。该传感器的检测限为 2 nmol/L,其检测性能还有待进一步提升[46]。为了避免氧化石墨烯的大小、形状、表面褶皱和氧化程度对场效应晶体管检测性能的影响,南京工业大学的董晓臣教授等人利用化学气相沉积法(CVD)制备了大尺寸的石墨烯薄膜,并成功将其从镍(Ni)基底转移到玻璃基底,构建了基于石墨烯的场效应晶体管。单纯石墨烯为检测通道的时候,场效应晶体管的最小器件电导($V_{g, min}$)随着探针 DNA 的成功组装以及探针 DNA 与目标 DNA 的杂交而左移,而且 $V_{g, min}$ 的改变量随着目标 DNA 浓度的增加而增大。当目标 DNA 的浓度为 10 nmol/L 时,其改变量达到饱和。有趣的是,如果将纳米金功能化到石墨烯表面,该场效应晶体管的检测性能显著提高,其检测上限可达到 500 nmol/L[47]。

基于二维纳米材料的场效应晶体管还可用于微 RNA 和蛋白质的检测。湖北中医药大学的张国军教授及其合作者报道了一种基于纳米金功能化石墨烯场效应晶体管生物传感器,用于免标记检测微 RNA。相比于之前的场效应晶体管传感器,该传感器选用肽核酸(PNA)作为 miRNA let-7b 的捕获探针可使其检测限达到 10 fmol/L。研究表明,该生物传感器还具有良好的选择性,能有效区分单碱基错配微 RNA 和完全非互补微 RNA 序列。不仅如此,该生物传感器还可用于人血清中微 RNA 的检测[48]。为了提高检测灵敏度,美国威斯康星大学密尔沃基分校陈君红教授课题组制备了纳米金-抗体结合物功能化还原氧化石墨烯场效应晶体管。他们成功地借鉴了其他检测方法中成熟的检测策略,极大地提高了所制备场效应晶体管的检测性能。该场效应晶体管的响应信号在 2 ng/ml 到 0.02 mg/ml 浓度范围内,随着免疫球蛋白 G(lgG)浓度增高而变大。在没有优化实验条件下,其检测限(2 ng/ml)优于当时多数基于碳材料的蛋白质传感器(见图 6-13)[49]。不仅如此,该晶体管传感器还具有良好的选择性,能很好地区分免疫球蛋白 M(lgM)和辣根过氧化物酶(HRP)。

随着对其他二维纳米材料研究的不断深入,具有能带可调、类石墨烯结构的二硫化钼被认为有望成为构建下一代低成本场效应晶体管传感器的理想材料。美国加州大学圣塔芭芭拉分校的 Kaustav Banerjee 教授及其合作者构建了基于二硫化钼的场效应晶体管生物传感器。研究发现,二硫化钼场效应晶体管传感器的检测灵敏度是石墨烯场效应晶体管传感器的 74 倍,其检测 100 fmol/L 蛋白质的灵敏度可达到 196(见图 6-14)[50]。不仅如此,他们还从场效应晶体管传感器的检测灵敏度、器件制造和大规模集成、设备可扩展性和灵活性及透明度等多方面进行了比较,发现二硫化钼场效应晶体管生物传感器相比于石墨烯、碳纳米管和硅纳米线场效应晶体管生物传感器,具有更加优越的性能。2015 年,韩国大阪湾大学的 Nae-Eung Lee 教授课题组也构建了二硫化钼场效应晶体管生物传感器,用于 DNA 的高灵敏检测[51]。由于二硫化钼对 DNA 单、双链的亲和力不同,目标 DNA 与吸附在二硫化钼表面的探针 DNA 杂交后,形成 DNA 双链,使其从二硫化钼表面分离,从而导致场效应晶体管的致阈值电压(V_{th})在负方向上发生偏移和漏极电流增加。在最优条件下,该传感器的检测限为 10 fmol/L、灵

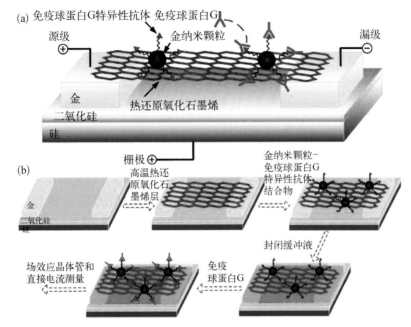

图6-13 基于纳米金功能化石墨烯场效应晶体管传感器用于 IgG 的高灵敏检测

(图片修改自参考文献[49])

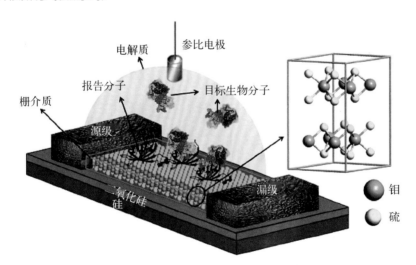

图6-14 新一代基于二硫化钼场效应晶体管生物传感器

(图片修改自参考文献[50])

敏度为 17 mV/dec、动态范围为 10^6。

　　同样二硫化钼场效应晶体管生物传感器还可用于蛋白质的检测。美国哈佛大学的 Lu Wang 等在前人研究的基础上，用多层二硫化钼作为生物传感平台，实现前列腺特异性抗原(PSA)的高灵敏检测。当前列腺特异性抗原与对应的抗体发生特异性结合后，二硫化钼场效应晶体管的漏极电流会发生改变。利用这一现象,该传感器可灵敏检测 375 fmol/L 的前列腺特异性抗原。值得一提的是,即使在浓度高达 40 000 倍的牛血清白蛋白溶液中,二硫化钼场效应晶体管也没有信号响应,表明该传感器具有高的选择性[52]。在上述研究的基础上,美国密歇根大学的 Xiaogan Liang 教授课题组构建了基于二硫化钼多配件的场效应晶体管传感器,通过这些组件的协同作用实现对肿瘤坏死因子-α(TNF-α)的高灵敏检测,还可定量表征抗体与 TNF-α 相互作用的亲和力/动力学性质(见图 6-15)[53]。为了测量抗体与 TNF-α 间的结合解离动力学,他们将微流控通道集成到晶体管传感器的顶部,并利用电动注射泵驱动 TNF-α 溶液通过入口/出口管道套件流入和流出微流体通道。研究结果表明,该场效应晶体管的检测限为 60 fmol/L,其平衡常数 $K_D = 369\ fmol/L \pm 48\ fmol/L$,抗体-TNF-α 间的结合-解离速率分别为 $(5.03 \pm 0.16) \times 10^8\ L \cdot mol^{-1} \cdot s^{-1}$ 和 $(1.97 \pm 0.08) \times 10^{-4}\ L \cdot mol^{-1} \cdot s^{-1}$。

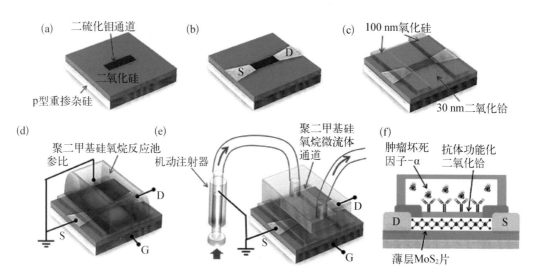

图 6-15　基于二硫化钼场效应晶体管传感器检测肿瘤坏死因子-α

(图片修改自参考文献[53])

6.5　小结与展望

随着纳米技术的不断发展,基于二维纳米材料的生物传感器取得了长足的进步。纳米诊疗技术与精准医学的提出,为纳米生物传感器带来新的发展机遇和新的挑战。未来生物传感器应用于肿瘤标志物检测的趋势有:① 合成具有更好性能的新型功能化二维纳米复合材料是发展高性能生物传感器的材料基础;② 用于多个肿瘤标志物联合检测策略的集成可以有效地最大化利用二维纳米材料生物传感器;③ 开发与手机等移动设备联用的低成本、便携式和集成检测设备,可用于实时和现场检测;④ 与流动注射技术等其他分析技术联用构建应用于肿瘤标志物早期筛查的高通量芯片实验室,可以准确、快速检测临床复杂样本。可以预见,纳米生物传感器未来将是疾病早期检测的重要手段之一。

参考文献

[1] Kosaka N, Iguchi H, Ochiya T. Circulating microRNA in body fluid: a new potential biomarker for cancer diagnosis and prognosis[J]. Cancer Sci, 2010, 101(10): 2087-2092.

[2] Cortez M A, Bueso-Ramos C, Ferdin J, et al. MicroRNAs in body fluids — the mix of hormones and biomarkers[J]. Nat Rev Clin Oncol, 2011, 8(8): 467-477.

[3] Kingsmore S F. Multiplexed protein measurement: technologies and applications of protein and antibody arrays[J]. Nat Rev Drug Discov, 2006, 5(4): 310-321.

[4] Haes A J, Chang L, Klein W L, et al. Detection of a biomarker for Alzheimer's disease from synthetic and clinical samples using a nanoscale optical biosensor[J]. J Am Chem Soc, 2005, 127 (7): 2264-2271.

[5] Luo X, Davis J J. Electrical biosensors and the label free detection of protein disease biomarkers [J]. Chem Soc Rev, 2013, 42(13): 5944-5962.

[6] Arya S K, Bhansali S. Lung cancer and its early detection using biomarker-based biosensors[J]. Chem Rev, 2011, 111(11): 6783-6809.

[7] Chung C, Kim Y K, Shin D, et al. Biomedical applications of graphene and graphene oxide[J]. Acc Chem Res, 2013, 46(10): 2211-2224.

[8] Yang Y, Asiri A M, Tang Z, et al. Graphene based materials for biomedical applications[J]. Mater Today, 2013, 16(10): 365-373.

[9] Xu J J, Zhao W W, Song S P, et al. Functional nanoprobes for ultrasensitive detection of biomolecules: an update[J]. Chem Soc Rev, 2014, 43(5): 1601-1611.

[10] Novoselov K S, Geim A K, Morozov S V, et al. Electric field effect in atomically thin carbon films [J]. Science, 2004, 306(5696): 666-669.

[11] Wang Q H, Kalantar-Zadeh K, Kis A, et al. Electronics and optoelectronics of two-dimensional transition metal dichalcogenides[J]. Nat Nanotech, 2012, 7(11): 699-712.

[12] Chhowalla M, Shin H S, Eda G, et al. The chemistry of two-dimensional layered transition metal dichalcogenide nanosheets[J]. Nat Chem, 2013, 5(4): 263-275.

[13] Lightcap I V, Kosel T H, Kamat P V. Anchoring semiconductor and metal nanoparticles on a two-dimensional catalyst mat. Storing and shuttling electrons with reduced graphene oxide[J]. Nano Lett, 2010, 10(2): 577-583.

[14] Chang K, Chen W. L-cysteine-assisted synthesis of layered MoS_2/graphene composites with excellent electrochemical performances for lithium ion batteries[J]. ACS Nano, 2011, 5(6): 4720-4728.

[15] El-Kady M F, Kaner R B. Scalable fabrication of high-power graphene micro-supercapacitors for flexible and on-chip energy storage[J]. Nat Commun, 2013, 4, 1475.

[16] Xie J, Zhang J, Li S, et al. Controllable disorder engineering in oxygen-incorporated MoS_2

ultrathin nanosheets for efficient hydrogen evolution[J]. J Am Chem Soc, 2013, 135(47): 17881-17888.

[17] Kuila T, Bose S, Khanra P, et al. Recent advances in graphene-based biosensors[J]. Biosens Bioelectron, 2011, 26(12): 4637-4648.

[18] Li X, Shan J, Zhang W, et al. Recent advances in synthesis and biomedical applications of two-dimensional transition metal dichalcogenide nanosheets[J]. Small, 2016, 13(5): 1602660.

[19] Lee H, Choi T K, Lee Y B, et al. A graphene-based electrochemical device with thermoresponsive microneedles for diabetes monitoring and therapy[J]. Nat Nanotech, 2016, 11, 566-572.

[20] Lu C H, Yang H H, Zhu C L, et al. A graphene platform for sensing biomolecules[J]. Angew Chem, 2009, 121(26): 4879-4881.

[21] He S J, Song B, Li D, et al. A graphene nanoprobe for rapid, sensitive, and multicolor fluorescent DNA analysis[J]. Adv Funct Mater, 2010, 20(3): 453-459.

[22] Zhu C F, Zeng Z, Li H, et al. Single-layer MoS_2-based nanoprobes for homogeneous detection of biomolecules[J]. J Am Chem Soc, 2013, 135(16): 5998-6001.

[23] Zhang Y, Zheng B, Zhu C, et al. Single-layer transition metal dichalcogenide nanosheet-based nanosensors for rapid, sensitive, and multiplexed detection of DNA[J]. Adv Mater, 2015, 27(5): 935-939.

[24] Xi Q, Zhou D M, Kan Y Y, et al. Highly sensitive and selective strategy for microRNA detection based on WS_2 nanosheet mediated fluorescence quenching and duplex-specific nuclease signal amplification[J]. Anal Chem, 2014, 86(3): 1361-1365.

[25] Zhu X, Shen Y, Cao J, et al. Detection of microRNA SNPs with ultrahigh specificity by using reduced graphene oxide-assisted rolling circle amplification[J]. Chem Commun, 2015, 51(49): 10002-10005.

[26] Yan G, Wang Y, He X, et al. A highly sensitive label-free electrochemical aptasensor for interferon-gamma detection based on graphene controlled assembly and nuclease cleavage-assisted target recycling amplification[J]. Biosens Bioelectron, 2013, 44(15): 57-63.

[27] Yang L, Liu C, Ren W, et al. Graphene surface-anchored fluorescence sensor for sensitive detection of microRNA coupled with enzyme-free signal amplification of hybridization chain reaction [J]. ACS Appl Mater Inter, 2012, 4(12): 6450-6453.

[28] Liu M, Song J, Shuang S, et al. A graphene-based biosensing platform based on the release of DNA probes and rolling circle amplification[J]. ACS Nano, 2014, 8(6): 5564-5573.

[29] Kong R M, Ding L, Wang Z, et al. A novel aptamer-functionalized MoS_2 nanosheet fluorescent biosensor for sensitive detection of prostate specific antigen[J]. Anal Bioanal Chem, 2015, 407(2): 369-377.

[30] Jung J H, Cheon D S, Liu F, et al. A graphene oxide based immuno-biosensor for pathogen detection[J]. Angew Chem Int Ed, 2010, 49(33): 5708-5711.

[31] Ling X, Xie L, Fang Y, et al. Can graphene be used as a substrate for Raman enhancement[J] Nano Lett, 2009, 10(2): 553-561.

[32] Ling X, Fang W, Lee Y H, et al. Raman enhancement effect on two-dimensional layered materials: graphene, h-BN and MoS_2[J]. Nano Lett, 2014, 14(6): 3033-3040.

[33] He S J, Liu K K, Su S, et al. Graphene-based high-efficiency surface-enhanced Raman scattering-active platform for sensitive and multiplex DNA detection[J]. Anal. Chem, 2012, 84(10): 4622-4627.

[34] Duan B, Zhou J, Fang Z, et al. Surface enhanced Raman scattering by graphene-nanosheet-gapped plasmonic nanoparticle arrays for multiplexed DNA detection[J]. Nanoscale, 2015, 7(29): 12606-12613.

[35] Wang Z, Zhang J, Chen P, et al. Label-free, electrochemical detection of methicillin-resistant staphylococcus aureus DNA with reduced graphene oxide-modified electrodes[J]. Biosens Bioelectron, 2011, 26(9): 3881-3886.

[36] Bo Y, Yang H, Hu Y, et al. A novel electrochemical DNA biosensor based on graphene and polyaniline nanowires[J]. Electrochim Acta, 2011, 56(6): 2676-2681.

[37] Hu Y, Li F, Bai X, et al. Label-free electrochemical impedance sensing of DNA hybridization based on functionalized graphene sheets[J]. Chem Commun, 2011, 47(6): 1743-1745.

[38] Yola M L, Eren T, Atar N. A novel and sensitive electrochemical DNA biosensor based on Fe@Au nanoparticles decorated graphene oxide[J]. Electrochim Acta, 2014, 125(10): 38-47.

[39] Wang X, Nan F, Zhao J, et al. A label-free ultrasensitive electrochemical DNA sensor based on thin-layer MoS$_2$ nanosheets with high electrochemical activity[J]. Biosens Bioelectron, 2015, 64 (15): 386-391.

[40] Liu A L, Zhong G X, Chen J Y, et al. A sandwich-type DNA biosensor based on electrochemical co-reduction synthesis of graphene-three dimensional nanostructure gold nanocomposite films[J]. Anal Chim Acta, 2013, 767(12): 50-58.

[41] Shi A, Wang J, Han X, et al. A sensitive electrochemical DNA biosensor based on gold nanomaterial and graphene amplified signal[J]. Sens Actuat B-Chem, 2014, 200: 206-212.

[42] Su S, Cao W, Liu W, et al. Dual-mode electrochemical analysis of microRNA-21 using gold nanoparticle-decorated MoS$_2$ nanosheet[J]. Biosens Bioelectron, 2017, 94(15): 552-559.

[43] Su S, Zou M, Zhao H, et al. Shape-controlled gold nanoparticles supported on MoS$_2$ nanosheets: synergistic effect of thionine and MoS$_2$ and their application for electrochemical label-free immunosensing[J]. Nanoscale, 2015, 7(45): 19129-19135.

[44] Liu K, Zhang J J, Wang C, et al. Graphene-assisted dual amplification strategy for the fabrication of sensitive amperometric immunosensor[J]. Biosens Bioelectron, 2011, 26(8): 3627-3632.

[45] Chen X, Jia X, Han J, et al. Electrochemical immunosensor for simultaneous detection of multiplex cancer biomarkers based on graphene nanocomposites[J]. Biosens Bioelectron, 2013, 50: 356-361.

[46] Stine R, Robinson J T, Sheehan P E, et al. Real-time DNA detection using reduced graphene oxide field effect transistors[J]. Adv Mater, 2010, 22(46): 5297-5300.

[47] Dong X, Shi Y, Huang W, et al. Electrical detection of DNA hybridization with single-base specificity using transistors based on CVD-grown graphene sheets[J]. Adv Mater, 2010, 22(14): 1649-1653.

[48] Cai B, Huang L, Zhang H, et al. Gold nanoparticles-decorated graphene field-effect transistor biosensor for femtomolar MicroRNA detection[J]. Biosens Bioelectron, 2015, 74(15): 329-334.

[49] Mao S, Lu G, Yu K, et al. Specific protein detection using thermally reduced graphene oxide sheet decorated with gold nanoparticle-antibody conjugates[J]. Adv Mater, 2010, 22(32): 3521-3526.

[50] Sarkar D, Liu W, Xie X, et al. MoS$_2$ field-effect transistor for next-generation label-free biosensors[J]. ACS Nano, 2014, 8(4): 3992-4003.

[51] Lee D W, Lee J, Sohn I Y, et al. Field-effect transistor with a chemically synthesized MoS$_2$[J]. Nano Res, 2015, 8(7): 2340-2350.

[52] Wang L，Wang Y，Wong J I，et al. Functionalized MoS_2 nanosheet-based field-effect biosensor for label-free sensitive detection of cancer marker proteins in Solution[J]. Small，2014，10(6)：1101－1105.

[53] Nam H，Oh B R，Chen P，et al. Multiple MoS_2 transistors for sensing molecule interaction kinetics[J]. Sci Rep，2015，5：10546.

7 巨磁阻传感器及其在生物医学中的应用

在很多人看来比较神秘的"磁",其实离我们的生活并不遥远,吸铁的磁石和指示方向的指南针都与"磁"有关;而且,地球本身就可以看成一个天然的巨大磁体,叫作地磁场。如果把地磁场简化为一个条形磁铁的话,那么地磁南极实际上是在地理北极附近,而地磁北极实际上是在地理南极附近。科学研究表明:任何物质都具有或强或弱的磁性,任何空间都存在或高或低的磁场即磁石是普遍存在的。因此,在某种程度上也可以说人们生活在磁的世界里,磁的应用无所不在,如日常生活中的录音磁带、磁盘,医院中用于疾病检查的核磁共振仪,探测外太空物质的阿尔法磁谱仪,考古研究中的古地磁断代法,交通运输中的磁悬浮列车等。

随着社会的进步、科学的发展和高科技的应用,工业生产、国防建设、科学研究、高新技术和日常生活中已经越来越离不开磁的应用,磁已经成为电气化、电子化和信息化时代的宠儿。

7.1 磁阻效应

磁阻(magnetoresistance,MR)效应是指某些金属或半导体的电阻值随外加磁场变化而变化的现象。1857 年,英国的威廉·汤姆森(William Thomson)首先发现了铁磁多晶体的各向异性磁电阻效应[1]。同霍尔效应一样,磁阻效应也是由于载流子在磁场中受到洛伦兹力而产生的。在达到稳态时,某一速度的载流子所受到的电场力与洛伦兹力相等,载流子在两端聚集产生霍尔电场,比该速度慢的载流子将向电场力方向偏转,比该速度快的载流子则向洛伦兹力方向偏转。这种偏转导致载流子的漂移路径增加,或者说沿外加电场方向运动的载流子数减少,从而使电阻增加,这种现象称为磁阻效应。

磁阻效应可分为横向磁阻效应和纵向磁阻效应。若外加磁场与外加电场垂直,称为横向磁阻效应;若外加磁场与外加电场平行,称为纵向磁阻效应。一般情况下,载流子的有效质量的弛豫时间与方向无关,则纵向磁感强度不引起载流子偏移,因而无纵向磁阻效应。

衡量磁阻效应大小的物理量称为归一化磁电阻(normalized magnetoresisitence)，即用电阻率的相对改变量来标示磁阻，其表达式为

$$MR = \frac{\Delta\rho}{\rho} = \frac{\rho(H, T) - \rho(0, T)}{\rho(0, T)}$$

式中，$\rho(H, T)$和$\rho(H, T)$分别为有磁场和无磁场时的电阻率。

7.2 磁阻传感器的分类

磁阻效应主要有常磁阻(ordinary magnetoresistance，OMR)、巨磁阻(giant magnetoresistance，GMR)、庞磁阻(colossal magnetoresistance，CMR)、各向异性磁阻(anisotropic magnetoresistance，AMR)、隧道磁阻(tunnel magnetoresistance，TMR)、直冲磁阻、顺行磁阻、异常磁阻等，以及与电感、阻抗相关的巨磁阻抗(giant magnetoimpedance，GMI)效应。可谓内容丰富，各具特点。

1) 常磁阻效应

对所有非磁性金属而言，由于在磁场中受到洛伦兹力的影响，传导电子在行进中会偏折，使得路径变成沿曲线前进，如此将使电子行进路径长度增加，使电子碰撞概率增大，进而增加材料的电阻。在一般材料中，电阻的变化通常小于5%，这样的效应后来被称为"常磁阻"。

2) 巨磁阻效应

所谓巨磁阻效应，是指磁性材料的电阻率在有外磁场作用时较之无外磁场作用时存在巨大变化的现象。1988年Fert与Grinberg研究小组彼此独立地在人工纳米结构(铁/铬多层膜)中发现了高达50%的巨磁阻效应[2]，比各向异性磁阻效应高10倍。巨磁阻是一种量子力学和凝聚态物理学现象，它可以在磁性材料和非磁性材料相间的薄膜层(几个纳米厚)结构中观察到。这种结构是由铁磁材料和非铁磁材料薄层交替叠合而成。其物理机制与传导电子自旋散射相关。当铁磁层的磁矩相互平行时，载流子与自旋有关的散射最小，材料有最小的电阻；当铁磁层的磁矩为反平行时，与自旋有关的散射最强，材料的电阻最大。电阻在很弱的外加磁场下具有很大的变化量。2007年诺贝尔物理学奖授予来自法国国家科学研究中心的物理学家阿尔贝·费尔(Albert Fert)和来自德国尤利希研究中心的物理学家彼得·格林贝格(Peter Grünberg)，以表彰他们发现巨磁阻效应的贡献。巨磁阻效应已成为当前凝聚态物理的5个研究热点之一。

3) 庞磁阻效应

庞磁阻效应存在于具有钙钛矿(perovskite，ABO_3)的陶瓷氧化物中。其磁阻随着

外加磁场变化而有数个数量级的变化。其产生的机制与巨磁阻效应不同，而且往往比巨磁阻效应大许多，所以被称为"庞磁阻"。如同巨磁阻效应一样，庞磁阻材料也被认为可应用于高容量磁性储存装置的读写头。不过，由于其相变温度较低，不像巨磁阻材料可在室温下展现其特性，离实际应用尚有距离。

4）各向异性磁阻效应

坡莫合金材料的磁阻变化与磁场和电流间的夹角有关，当外部磁场与磁体内磁场方向成零度角时，电阻是不会随着外加磁场变化而发生改变的；但当外部磁场与磁体内磁场有一定角度的时候，磁体内部磁化矢量会偏移，磁体电阻降低，这称为各向异性磁阻效应。其根本原因是与材料中 s 轨域电子与 d 轨域电子散射的各向异性有关。由于各向异性磁阻的特性，可用来精确测量磁场。威廉·汤姆森（William Thomson）首先发现的各向异性磁阻的效应值为 3%～5%。

5）隧道磁阻效应

隧道磁阻效应是指在铁磁-绝缘体薄膜（厚度约为 1 nm）铁磁材料中，其隧穿电阻大小随两边铁磁材料相对方向变化的效应。此效应首先于 1975 年由 Michel Julliere 在 Co/Ge/Fe 磁性隧道结中发现。1995 年，Terunobu Miyazaki 与 Moodera 分别发现了室温隧道磁阻效应，隧道磁阻效应也从低温开拓到室温，从而进入实用化。磁性隧道结中两铁磁层间不存在或基本不存在层间耦合，只需要一个很小的外磁场即可将其中一个铁磁层的磁化方向反向，从而实现隧穿电阻的巨大变化，故磁性隧道结具有更高的磁场灵敏度。同时，磁性隧道结这种结构本身电阻率很高、能耗小、性能稳定。因此，磁性隧道结无论是作为读出磁头、各类传感器，还是作为磁随机存取存储器（magnetic random access memory，MRAM），都具有无与伦比的优点，其应用前景十分看好。

6）巨磁阻抗效应

巨磁阻抗效应是指磁性材料的交流阻抗随着外加直流磁场的变化而发生显著变化的效应。1992 年，日本名古屋大学的 K. Mohri 教授等在 CoFeSiB 软磁非晶丝中发现巨磁阻抗效应[3]。巨磁阻抗效应一般要比多层膜结构的巨磁阻效应高出一个数量级。与巨磁阻效应的最大不同之处是，巨磁阻抗效应的传感电流是交流[4]。这就为实现许多性能提供了方便，如调制和解调、滤波、振荡和共振等[5]，这都是磁阻效应传感器所不具备的。

7.3 巨磁阻结构体系

1986 年，Grünberg 等[6]发现在 Fe/Cr/Fe"三明治"结构中，Fe 层之间可以通过 Cr 层进行交换作用，当 Cr 层在合适的厚度时两铁层之间存在反铁磁耦合。1988 年 Baibich 等[2]研究了在(100)GaAs 基片上用分子束外延生长的单晶(100)Fe/Cr/Fe 三层膜的电子输运性质,结果发现当 Cr 层的厚度为 0.9 nm 时,在 4.2 K 下 20 kOe 的外磁场可以克服反铁磁层间耦合而使相邻 Fe 层磁矩方向平行排列,而此时电流方向平行于膜面的电阻率下降至不加外磁场(即相邻 Fe 层磁化方向反平行排列)时的一半,磁电阻率高达 100%。

此后不久,Parkin 等发现用较简单的溅射方法制备的多晶 Fe/Cr/Fe 三层膜和(Fe/Cr)$_n$ 多层膜同样有巨磁阻效应。在随后的几年中,发现许多由各种铁磁层(Fe、Ni、Co 及其合金)和非磁层(包括 3d、4d 以及 5d 非磁金属)交替生长构成的磁性多层膜都具有巨磁阻效应,其中尤以多晶(Co/Cu)$_n$ 多层膜的磁电阻效应最为突出。

磁性金属多层膜的巨磁阻效应与磁场方向无关,它仅依赖于相邻铁磁层的磁矩的相对取向,而外磁场的作用不过是改变相邻铁磁层的磁矩的相对取向。组成层间耦合多层膜的材料有很多,如(Co/Cu)$_n$、(Co/Ru)$_n$、(Co Fe/Co)$_n$、(Co/Ag)$_n$、(NiFe/Cu)$_n$、(NiCo/Cr)$_n$、(NiFeCo/Cu/Co)$_n$、(NiFeCo/Cu/Co)$_n$ 和(NiFeCo/Al+Al$_2$O$_3$/Co)$_n$ 等结构。这些材料在室温下的磁电阻率都达到 10% 以上甚至更高。虽然交换耦合的多层膜结构可以表现出较大的磁电阻效应,但是较高的饱和磁场导致其磁场灵敏度较低,在实际器件中的应用受到限制。

1991 年,Dieny 等[7]提出了"铁磁层/非磁隔离层/铁磁层/反铁磁层"的自旋阀结构,并首先在"NiFe/Cu/NiFe/FeMn"自旋阀中发现了一种低饱和场巨磁电阻效应。自旋阀具有如下优点:① 磁电阻率 $\Delta R/R$ 可对外磁场的响应呈线性关系,频率特性好;② 低饱和场,工作磁场小;③ 电阻随磁场变化迅速、操作磁通小、灵敏度高;④ 利用层间转动磁化过程能有效抑制 Barkhausen 噪声,信噪比高。自旋阀中出现巨磁电阻效应必须满足下列条件:① 传导电子在铁磁层中或在"铁磁/非铁磁"界面上的散射概率必须是自旋相关的;② 传导电子可以来回穿过两层铁磁层并能记住自己的身份(自旋取向)即自旋自由程、平均自由程大于隔离层厚度。由于在制备自旋阀时,基片上外加一诱导磁场,两磁性层磁矩平行排列,所以外加磁场为 0 时自旋阀电阻小。在外加反向磁场的作用下,自由层首先发生磁化翻转,两磁性层磁矩反平行排列,自旋阀电阻大。自旋阀电阻大小取决于两铁磁层磁矩(自旋)的相对取向,故称为自旋阀。自由层翻转磁场由其各向异性场和被钉扎层通过非磁性层产生的耦合作用引起的矫顽场(H_c)和耦合场(H_f)决定。这里耦合场指由被钉扎层和反铁磁钉扎层引起自由层磁滞回线的漂移。当外加磁场超过由反铁磁层交换耦合引起的交换偏置场时,被钉扎层发生磁化翻转,自旋阀电阻变小。

为了满足应用要求,需要研制低饱和场、稳定性好、巨磁阻效应大的自旋阀。要达到上述要求,需要对各层材料提出一定的要求。希望反铁磁层具有高电阻、耐腐蚀性且热稳定性好的特点,目前常用的反铁磁性材料包括 FeMn、IrMn、NiMn、PtMn、NiO、α-Fe$_2$O$_3$,选择何种材料要综合考虑临界厚度、失效温度、交换偏置场、抗腐蚀性等各个参数。自由层一般采用矫顽力较小且巨磁电阻效应大的材料,如 Co、Fe、CoFe、NiFe、NiFeCo、CoFeB 等。被钉扎层选择巨磁电阻效应大的材料。在此基础上进行适当改进可以得到性能更为优越的结构,包括合成反铁磁(synthetic antiferromagnetic,SAF)钉扎层的自旋阀[8]、双自旋阀[9] 等。此外,利用背散射效应(back-layer effect)[10]、镜像散射效应(specular scattering effect)[11] 等在自旋阀结构中插入适当的增效层也可以有效提高巨磁阻的效应。

另一种值得一提的自旋阀结构是用硬磁层代替反铁磁层和钉扎层,基本结构为"软磁层/非磁性隔离层/硬磁层"的结构,被称为伪自旋阀(pseudo spin valve)。其优点是结构简单,可以选择抗腐蚀性和热稳定性好的硬磁材料,缺点是硬磁层和自由层之间存在耦合,自由层的矫顽力增大,因而降低了自旋阀的灵敏度。

颗粒膜是指微颗粒弥散于薄膜中构成的复合薄膜。例如,Fe、Co 微颗粒镶嵌于 Ag、Cu 薄膜中而构成 FeAg、CoAg、CoCu 等颗粒膜[12],其中 Fe、Co 与 Ag、Cu 固溶度很低,因此不构成合金、化合物,而以微颗粒的形式弥散于薄膜中,属于非均匀相组成体系。颗粒膜与多层膜均属于二相或多相复合的非均匀体系,所不同的是纳米微粒在颗粒膜中呈混乱的统计分布,而多层膜中相分离具有人工周期结构。对物理问题的理论处理,多层膜优于颗粒膜,然而工艺制备颗粒膜却比多层膜简便因而在实用上颇受青睐[13]。

多层膜巨磁阻效应源于与自旋相关的电子散射,因此从本质上讲,颗粒膜与多层膜没有多大区别,从多层膜的巨磁阻效应延伸到颗粒膜是顺理成章的,它们有内在的必然性。电子在颗粒膜中输运时,将受到磁性颗粒与自旋相关的散射,该散射源于磁性颗粒的体散射以及磁性颗粒的表面散射。颗粒膜所存在的问题是饱和磁场较高,灵敏度较低。

1993 年,Helmolt 等在 $La_{2/3}Ba_{1/3}MnO_3$ 薄膜中观察到巨磁阻效应的现象,引起巨大反响,因为这个结果将巨磁阻效应的研究由金属、合金样品推至氧化物材料[14]。由于掺杂锰氧化物样品在磁场下的电阻率下降达几个数量级,为了描述这样巨大的磁阻效应,现在通常称之为庞磁阻效应。在应用研究上,掺杂稀土锰氧化物巨大的磁阻效应以及对施加磁场的记忆效应都可能开发出应用项目[15]。然而,巨大的磁电阻率是在低温和强磁场下观察到的,对于大多数应用,一般希望室温低磁场下能得到较高灵敏度的器件。此外,庞磁阻往往有很高的电阻温度系数,要实现应用仍需要进一步的探索。

1975 年 Slonczewski 提出"磁性金属/非磁绝缘体/磁性金属"的隧道结[16]。如果两铁磁电极的磁化方向平行,一个电极中多数自旋子带的电子将进入另一个电极中的多数自旋子带的空态,同时少数自旋子带的电子也从一个电极进入另一个电极的少数自旋子带的空态;但如果两电极的磁化方向反平行,则一个电极中的多数自旋子带电子的自旋与另一个电极的少数自旋子带电子的自旋平行,这样,一个电极中的多数自旋子带的电子必须在另一个电极中寻找少数自旋子带的空态,因而其隧道电阻必然与两电极磁化方向平行时的电阻有所差别。Slonczewski 将隧道电阻与铁磁电极的磁化方向相关的现象命名为磁隧道结效应,由此引起的磁电阻效应称为隧道磁阻效应,也称为自旋相关隧道(spin-dependent tunneling,SDT)效应。尽管隧道磁阻具有较高的低磁场灵敏度,且隧道结本身电阻值较大可实现低功耗的应用,但在应用方面仍然有一些难题需要解决。隧道磁阻的磁电阻率往往随外加电压发生变化,在较大的外电压下会发生不可逆转的隧道击穿,较高的电阻还会导致很大的 RC 常数。另外,隧道磁阻的磁电阻性质与非磁性绝缘层(往往在 1 nm 以下)的淀积质量密切相关,这在大规模生产时会遇到比较大的困难。

7.4　巨磁阻传感器的发展历程

自 William Thomson 于 1857 年发现铁磁多晶体的各向异性磁阻效应之后的一个多世纪,由于科学发展水平及技术条件的限制,数值不大的各向异性磁阻效应并未引起人们太多的关注。1971 年 Hunt 提出可以利用铁磁金属的各向异性磁阻效应制作磁盘系统的读出磁头,1985 年 IBM 公司把这一想法付诸实用化。这极大地促进了磁电子学这一学科的发展和完善。1988 年 Baibich 等发现的巨磁阻效应在凝聚态物理学、材料科学及电子工程技术等领域引起了划时代的轰动。国内外的物理学家和材料科学家在巨磁阻效应的基础理论研究及应用方面做了大量的工作,相继开发或正在开发一系列全新概念的磁电子学元器件,为电子技术的发展带来了新的革命。

巨磁阻效应自从被发现以来就被用于开发研制用于硬磁盘的体积小而灵敏的数据读出头。这使得存储单字节数据所需的磁性材料尺寸大为减小,从而使得磁盘的存储能力得到大幅度的提高。单以读出头为例,1994 年,IBM 公司研制成功的巨磁阻效应的读出头,将磁盘记录密度提高了 17 倍。1995 年,宣布制成每平方英寸 3 GB 硬盘面密度所用的读出头,创下了世界纪录。第一个商业化生产的数据读取探头是由 IBM 公司于 1998 年投放市场的,正是借助了巨磁阻效应,人们才能够制造出如此灵敏的磁头,能够清晰地读出较弱的磁信号,并且转换成清晰的电流变化。新式磁头的出现引发了硬盘的"大容量、小型化"革命。如今,便携式计算机、MP3 播放器等各类数码电子产品中所装备的硬盘,基本上都应用了巨磁阻效应,这一技术已然成为新的标准。2001 年,美国的摩托罗拉公司宣布成功研制出巨磁阻效应的磁随机读取存储器,这种存储器预示 1 000 亿美元的市场容量。

在我国,受限于技术和设备的条件,能够生产巨磁阻传感器的公司并不多。深圳华夏磁电子公司对巨磁阻传感器开展研究,近些年发展比较快,已经具有商业化的巨磁阻传感器并逐渐推向市场。东方微磁科技有限责任公司于 2015 年将磁产品投入生产。中巨磁能技术有限公司于 2015 年 11 月成立,目前还处于起步阶段,技术设施还不够完善,产品种类也较少。

在近三十年的发展过程中,有关巨磁阻材料的理论、结构及制备技术日臻完善,从最初的"三明治"结构到多层膜结构,再到自旋阀和磁隧道结(见图 7-1)[17],磁阻变化率和磁场灵敏度逐步得到提升[18-21]。综合公开报道资料,目前巨磁阻材料室温下的最高磁阻变化率已达 1 000%以上[22,23],磁场灵敏度则达 870%/mT(注:集成了磁力线聚集器,磁场增益为 10)[24]。

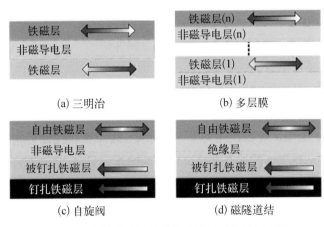

图 7-1　各种巨磁阻材料的薄膜体系结构示意图

随着巨磁阻材料的进步,巨磁阻传感器的性能也随之提升。1997 年,Smith 等重点探讨了 1/f 噪声对自旋阀型巨磁阻传感器低频磁场探测能力的影响规律,结果表明:① 1/f 噪声主要源于自由铁磁层内磁化强度的热扰动,与磁场灵敏度成正比,表现为电阻噪声性质;② 在低频域,1/f 噪声成为巨磁阻传感器的主要限制噪声,最小可探测磁场几乎与磁阻变化率无关。换言之,通过提升磁阻变化率已难以提高自旋阀磁传感器的低频磁场探测能力。2007 年,Chaves 等在 MgO 基磁隧道结中(聚集器增益 10)获得了 720%/mT 的磁场灵敏度,500 kHz 时其最小可探测磁场为 2pT/$\sqrt{Hz}$,但在 2.5 Hz 时则只有 330 pT/$\sqrt{Hz}$[24]。Chaves 小组的研究结果表明:① 增加磁隧道结的结面积虽然可以降低 1/f 噪声,但同时要求扩大磁力线聚集器的间隙,导致磁场增益值降低,进而造成整个磁传感器灵敏度的下降;② 施加横向偏置磁场虽能改善磁隧道结的磁滞和非线性,但不可避免地会导致磁场灵敏度的损失。2011 年,Liou 等报道的 MgO 基磁隧道结传感器采用了 64 单元非对称电桥结构,以提升整个磁传感器的信噪比,其磁场灵敏度达到了 750%/mT(聚集器增益约 77),低频最小可探测磁场为 133 pT/$\sqrt{Hz}$(@1Hz)。Liou 小组采用了以 CoFeB/NiFe 复合软磁层作为自由铁磁层和强磁退火等措施来抑制磁隧道结传感器的磁滞和非线性,但同样也造成了磁阻变化率和磁场灵敏度的明显下降。

目前,巨磁阻传感器的发展存在以下两大矛盾:① 1/f 噪声与低频磁场探测能力的矛盾,即提高巨磁阻敏感体的磁场灵敏度将同时引起 1/f 噪声的正比增加,导致巨磁阻传感器的低频磁场探测能力无法有效提升;② 磁滞抑制与磁场探测能力的矛盾,即常用的磁滞抑制手段(如横向偏置和复合自由铁磁层等)会造成巨磁阻传感器的灵敏度下降,也就意味着磁场探测能力的降低。因此,必须着重破解 1/f 噪声、磁滞与低频磁场探测能力之间的矛盾。此外,在三轴巨磁阻传感器方面,特别是在三轴测量模式上依然参照各向异性磁阻、阻抗相关的巨磁阻抗以及磁通门等传感器,通过多个磁敏感体或探头的立体正交组装完成三轴测量,其正交性无法得到保证。

7.5 巨磁阻传感器的当前挑战

巨磁阻材料的磁场灵敏度往往与其噪声水平、磁滞和非线性等指标存在着明显的矛盾,这给巨磁阻传感器性能提升带来了很大的困难。另外,普遍存在于三轴磁传感器中的三轴非正交问题也是一个不小的挑战。

在巨磁阻传感器中,1/f 噪声存在两种不同性质的来源:一种是源于电性机制的 1/f 噪声,如磁隧道结中绝缘层缺陷的“电子诱捕”机制所引起的 1/f 噪声[23,25];另一种是源于磁性机制的 1/f 噪声,如钉扎点附近磁畴壁热激发跳跃机制引起的 1/f 噪声,尤其是在高灵敏度的巨磁阻传感器中,磁性机制的 1/f 噪声更是占据主导地位[26]。然而,传统的电调制方法并不能克服磁性机制 1/f 噪声的影响,只有从信号最底层——磁信号层面进行调制,才能同时降低电、磁两种机制 1/f 噪声的影响。

2008 年,Guedes 等对磁力线调制技术开展了研究,其初始方案如图 7-2 所示。在一对磁力线聚集器的一侧设置一个沉积有软磁材料的静电复合薄膜悬臂梁,通过复合悬臂梁振动调制磁力线聚集器的气隙磁场[27]。虽然此调制方案的结构比较简单,但是由于磁力线调制的策动源位于磁力线聚集器的外侧,而不是在磁力线最为密集、最为敏感的气隙区(即自旋阀巨磁阻敏感体所在位置),最终所得的磁场调制效率很低,仅为 0.11%。

随后,Guedes 等又提出一种基于静电复合薄膜扭梁的新调制方案,以提升磁场调制效率[28],如图 7-3 所示。在磁隧道结上方设置了一个沉积有软磁材料的复合薄膜扭梁,在静电力驱动下复合薄膜扭梁可以上下扭转,直接调制磁隧道结所在位置的磁场。虽然该方案使得调制效率大幅提升,达到了 11%,但由于静电扭梁的存在,放置磁敏感体的空间受限,使得磁敏感体的体积过小,噪声特性不佳,最后导致调制后磁传感器的直流磁场探测水平仅为 40 nT/$\sqrt{Hz}$,远未达到 pT 级。

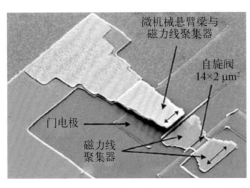 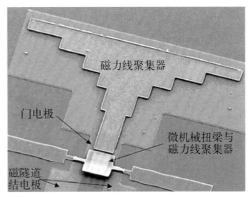

图 7-2 基于静电复合膜悬臂梁的磁力线调制方案　图 7-3 基于静电复合膜扭梁的磁力线调制方案

　　2010 年，Guedes 等又提出了一种基于压电悬臂梁的磁力线调制方案[29]。方案的主要特点包括：① 采用了压电复合悬臂梁作为 MEMS 驱动结构，与静电驱动方式相比，具有输出振幅大、激励控制简单等优点；② 将磁隧道结设置在 MEMS 驱动结构上，其相对磁力线聚集器的位置会发生周期性的变化，从而使其探测到的磁场也发生周期性的变化。虽然这种驱动方式在形式上更加简单，不必驱动体积更大的磁力线聚集器，但是考虑到运动空间所需，磁隧道结不能过于靠近聚集器，无法深入磁力线变化最为剧烈、敏感的区域，因此该方案的实际调制效率极低，仅为 0.0019%。

　　2012 年，两组研究人员合作，提出了一种基于双压电悬臂梁的磁力线调制方案[30]。图 7-4 所示为该方案，不仅沿用了压电驱动方式，而且又回归到驱动磁力线聚集器的调制方式上来，整体结构简单，调制效率有所提高，约达 1.59%。

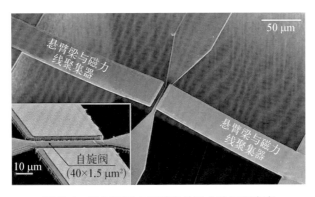

图 7-4 基于双压电悬臂梁的磁力线调制方案

　　由铁磁学理论可知，磁滞是由磁性材料内磁畴壁不规律运动引起的，与磁化强度矢量在局域各向异性场中的旋转和扰动有关，其中的各向异性场则与形状、杂质、位错及非均一性等因素紧密相关[31]。因此，通过改善磁性材料内部的局域各向异性场就可以有效降低甚至克服磁滞的影响。2000 年，美国 NVE 公司的研究人员就通过在垂直于巨磁阻敏感轴方向上施加强偏置磁场，增强巨磁阻材料内的局域各向异性场，以达到抑制磁滞的目的[32,33]。2008 年，葡萄牙 INSEC 公司的研究人员则通过降低 MgO 基磁隧道结自由铁磁层的厚度增强形状各向异性，从而改善了磁隧道结响应曲线的磁滞现象[34,35]。2012 年，俄罗斯科学院的 V. V. Ustinov 等科学家利用 NiFe/CoFe 复合铁磁膜作为自由层来抑制自旋阀巨磁阻的磁滞。其实验结果表明，自旋阀巨磁阻磁敏感体的磁滞虽能降至原先的数十分之一，但同时其磁灵敏度也会受到很大损失，仅为原有水平的六分之一[36]。2013 年前后，INSEC 研究团队详细讨论了 MgO 基磁隧道结中自由铁磁层厚度对其磁滞和非线性的影响规律。实验结果显示，在合理范围内减小自由铁磁层厚度会引起磁滞、非线性及磁场灵敏度的同步下降[37]。事实上，此前 NVE、NIST 等科研机构的研究结果也都显示，基于调节巨磁阻敏感材料内各向异性场的磁滞抑制方法大多是以损失灵敏度为代价的[38]。

磁滞和非线性是磁传感器乃至磁性器件中普遍存在的问题，究其根源在于巨磁阻磁性纳米膜内的孔隙、杂质及位错等因素所引起的磁畴不规律运动。这种不规律运动常被称为"磁畴壁跳跃"，它会使磁传感器的响应特性产生不确定性变化，进而引起较大的测量误差[25]。实际上，限于当前科技水平，要想在巨磁阻纳米膜体系内完全消除上述内在缺陷是不现实的。目前，唯有从薄膜体系改进、传感器结构设计以及信号处理等方面降低磁滞和非线性的影响，但多数方法的操作难度和局限性较大，效果也并不显著。抑制磁滞和非线性的影响已成为巨磁阻传感器准确测量磁场的又一挑战。

巨磁阻材料属于准二维结构的纳米薄膜体系，其磁敏感特性通常只限于二维平面内，对于垂直膜面方向的磁场不敏感。这种强烈的方向敏感性决定了三轴巨磁阻敏感体难以直接制备生成而只能通过三个单分量巨磁阻敏感体（或者一个双分量和一个单分量巨磁阻敏感体）正交组装构成。然而由于机械定位精度的水平不高，正交组装方式还无法保证足够的三轴正交度。典型的三轴正交角度误差在 0.5° 左右，若用于测量地磁场将会造成 400 nT 左右的误差，这对于许多弱磁探测应用而言是完全不可接受的。因此，提升三轴非正交性已成为三轴巨磁阻传感器的一个重要挑战，这一挑战在其他类型的磁传感器中也普遍存在。

7.6 巨磁阻传感器的经典应用

巨磁阻传感器采用真空（溅射）蒸镀、多层金属薄膜工艺技术制成。巨磁阻传感器与传统的金属薄膜磁阻元件不同，对弱磁场的灵敏度很高，并可在很大范围内测量或传感磁场强度，对磁场强度的方向变化也非常敏感。巨磁阻传感器芯片由于灵敏度高、抗干扰能力强等优点在工业、交通、仪器仪表、医疗器械、探矿等领域也得到广泛应用,如电子罗盘、磁力计、位置和角度测量、交通车辆检测、GPS 导航系统、伪钞鉴别等。例如,在地磁探测方面,利用巨磁阻薄膜可做成用来探测地磁场的高级电子罗盘。在交通运输方面,可以探测车辆大小、位置等数据,用于监控高速公路车流量和停车场车辆停放情况。在军事上,通过巨磁阻传感器可以把隐蔽的物体找出来。应用在卫星上,可用来探测地球表面上的物体和地下的矿藏分布。在微小位移测量方面,利用永磁铁作为参照物,参照物相对于磁传感器的运动可等效为器件在均匀梯度的磁场中的移动,因此磁传感器的输出可反映磁传感器或永磁铁的位移量,这种传感器可以应用在机器人手臂控制、机床加工精度控制等领域。在角速度和角度位移测量方面,当一块磁铁固定在转动轮子的边沿而巨磁阻传感器固定在轮子的旁边并保持一定的距离时,磁铁随轮子转动而转动,轮子转动一圈,就会产生一个电压脉冲输出。这类应用大量使用在远程抄表、汽车刹车系统(ABS)和助力转向系统(EPS)上。德国英飞凌科技公司封装集成两颗巨磁阻/各向异性磁阻的角度传感器用于 EPS 系统,这两颗传感器都具备单独的电源和独立的信号输出,借助电隔离技术实现了两者的电气独立,从而提高了系统可靠性。在消费类电子领域这类磁场传感器的主要应用是智能手机的电子罗盘。日本 YAMAHA 公司是巨磁阻磁力计的主要生产厂商。据麦姆斯咨询报告显示,2011 年 YAMAHA 公司推出 YAS532B,封装尺寸为 1.46 mm×1.46 mm,为三星 Galaxy S4 智能手机采用。在 2014 年 YAMAHA 公司推出 YAS537,面积较上一代减少 32%,应用于三星 Galaxy S6 智能手机。YAMAHA 公司的巨磁阻磁力计和 AKM 的霍尔磁力计占据了该应用市场的 80% 份额。

7.7 巨磁阻生物传感器概况

近年来,纳米材料与生物检测技术的结合,使得生物分子的检测有了重要的发展,这一交叉学科现已成为生物分析检测领域最具活力的研究方向[39,40]。基于巨磁阻效应,利用磁标记捕获和探测生物分子的巨磁阻生物传感器为生物传感器的研究与开发提供了新的发展方向[41]。巨磁阻生物传感器具有灵敏度高、探测范围宽、抗恶劣环境和成本低等优点[42,43],而且可以采用现有的微电子加工工艺制造,这使得巨磁阻传感器易于集成化。目前,巨磁阻材料有多层膜、自旋阀和隧道结等多种结构类型[44,45],用它们制作的巨磁阻传感器均可用于生物样品的实时检测和自动化分析,在科学研究和免疫诊断应用等方面有其独特的应用价值和科学意义[46-48]。

7.7.1 巨磁阻生物传感器的检测原理

用巨磁阻生物传感器进行生物检测的一般步骤:① 在传感器表面固定用于特定检

测的生物探针 A;② 将特定检测的生物探针 B 与标记磁珠结合完成磁标记;③ 当待测生物样品流过传感器表面时,待测试样中的目标生物成分将被固定在传感器表面的生物探针 A 捕获;④ 当完成磁标记的生物探针 B 流过传感器表面时,带有磁标记的探针 B 结合在目标生物成分上;⑤ 在施加的外部激励磁场的作用下,标记磁珠产生附加磁场,它会使巨磁阻传感器输出信号发生变化,从而实现对生物样品的探测。可见巨磁阻传感器的直接检测对象是标记磁珠,对标记磁珠的检测水平将直接决定着对生物样品的检测灵敏度。

在使用巨磁阻传感器检测磁性信号的过程中,通常使用的生物标记磁珠具有超顺磁性[49],也就是当有外磁场时显示磁性,当没有外磁场时不显示磁性。对放置在巨磁阻传感器表面的生物标记磁珠施加激励磁场,标记磁珠就会产生感应磁场。当沿着巨磁阻的敏感方向施加外磁场时,标记磁珠在巨磁阻传感器表面产生的感应磁场与外磁场的方向相反,就会削弱外磁场对巨磁阻传感器的作用。

7.7.2 超顺磁纳米颗粒

在巨磁阻生物传感器的使用过程中,超顺磁纳米颗粒必不可少。最常用到的超顺磁纳米颗粒是四氧化三铁(Fe_3O_4)纳米颗粒。Fe_3O_4 属立方晶系,为反尖晶石结构。Fe_3O_4 纳米颗粒的性能参数主要包括形貌、结晶度、矫顽力、磁饱和量、超顺磁性等。纳米材料的制备方法对其理化性能和后期应用有很大的影响。Fe_3O_4 纳米颗粒的制备方法主要有物理法和化学法。物理法制备的 Fe_3O_4 纳米颗粒纯度低、尺寸不均一、易氧化,因此该制备方法很少被采用。化学法制备的 Fe_3O_4 纳米颗粒一般纯度高、粒径分布范围窄、性能稳定且操作方法简单、生产成本较低,是目前科学研究和工业生产中主要采用的方法。化学制备法又具体分为以下几种:

(1) 共沉淀法:此法最早由 Massart 等[50]提出,是制备 Fe_3O_4 纳米颗粒最常用的方法之一。其基本反应原理是:

$$Fe^{2+} + 2Fe^{3+} + 8OH^- = Fe_3O_4 + 4H_2O$$

常用的实验方法是:将 Fe^{2+} 和 Fe^{3+} 以 1∶2 或 2∶3 的摩尔比混合,然后选用碱性溶液作为沉淀剂,在不同温度、不同 pH 值、不同的加样顺序下高速搅拌,最后可制得不同粒径和磁性性能的纳米颗粒。

(2) 热分解法:将 $Fe(Cup)_3$、$Fe(CO)_5$、$Fe(acac)_3$ 等有机铁源溶解在月桂酸、棕榈酸、油酸等脂肪酸溶剂中,在高温高压条件下使有机铁分解为单质 Fe,再氧化制得 Fe_3O_4 纳米颗粒[51,52]。该法制备的纳米颗粒形貌均匀,但由于是油相制备,不便于纳米颗粒的后期应用。

(3) 溶剂热法:在液相溶剂中加入铁源、稳定剂、还原剂或氧化剂等,在密封的容器中经过高温高压反应制得磁性纳米颗粒[53,54]。该方法具有制备的粒子纯度高、分散性好、容易控制形貌和粒径的优点。影响因素有原料浓度、反应温度、升温速度、反应时间等。

（4）溶胶-凝胶法：将 Fe^{2+} 和 Fe^{3+} 混合溶液缓慢蒸发，形成凝胶，然后经过高温处理去除残余物制得磁性纳米颗粒[55,56]。该法的反应温度相对较低，制备的纳米颗粒粒径分布范围窄，粒径小，但制备条件不易控制。

（5）微乳液法：是一种在油包水型（W/O）或水包油型（O/W）微乳液滴内的狭小空间中合成 Fe_3O_4 纳米颗粒的方法[57,58]。该法制备的纳米颗粒粒径小、粒径分布范围窄、分散性好、形态规则且多为球形。

7.8 巨磁阻生物传感器的研究进展

由于巨磁阻传感器具有灵敏度高、探测范围宽等优点，它不仅给工业领域带来了革命性的变化——微小的巨磁阻传感器代替了以往笨重的设备，并获得了更好的效果，而且在生物医学领域也得到了蓬勃发展，如用于单分子力学研究[41,59]、生物反恐和生化战[60]、病原微生物检测[61,62]、诊断标志物筛选和肿瘤研究[63,64]、化学反应过程监测[65]等。

1998 年，美国海军研究实验室（Naval Research Laboratory，NRL）的 Baselt 等首次提出了一种基于巨磁阻效应的新型生物传感器原型，即"磁粒子计数阵列（Bead Array Counter，BARC）"[41]。图 7-5(a)所示为在 2.5 mm×2.5 mm 面积的芯片上制造了 64

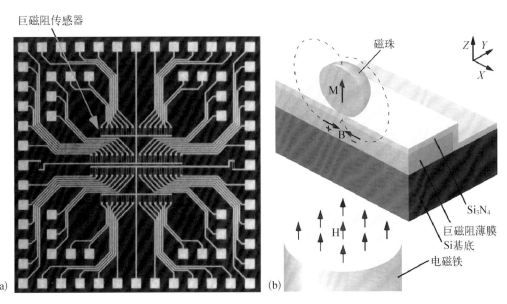

图 7-5 磁粒子计数阵列

单元的巨磁阻传感阵列，单元尺寸为 80 μm×20 μm，采用 Dynal 公司 M-280 商品化的磁珠作为标记粒子，巨磁阻微阵列芯片由美国 NVE 公司制造，可用于进行生物战剂检测、疾病诊断等目的。

该巨磁阻生物传感器检测磁珠的原理如图 7-5(b)所示。电磁铁产生的磁场 H，将超顺磁粒子磁化，被磁化的粒子将在其下面的巨磁阻薄膜平面内产生正负两个方向的磁感应强度 B。由于薄膜只对外部磁场的 X 分量敏感，因此磁场 H 将不对巨磁阻的电阻变化产生影响。如此，粒子磁场的 X 分量将导致巨磁阻的电阻变化。巨磁阻传感器通过自身磁电阻的变化及大小检测磁性粒子的存在与否以及数量多少。这种巨磁阻生物传感器显示了良好的特异性和灵敏度，磁标记的信号比无标记的背景信号高出 10 倍以上。

此后，Baselt 小组又相继推出了 BARC-Ⅱ、BARC-Ⅲ 型生物芯片[60, 66]，将传感器、微流体池、感应电磁场及其他部件整合为一个桌上型的生物分析系统。这两种芯片均采用面内电流(current-in-plane，CIP)型薄膜传感器[67]，当磁场方向沿着巨磁阻薄膜面内的敏感轴时，薄膜电阻减小。

BARC-Ⅱ 由 66 个巨磁阻磁电阻条组成，其尺寸为 80 μm×5 μm。传感器磁电阻条分成 8 组，形成 8 个敏感区，每个敏感区包含 8 个敏感单元，每 250 μm 直径的区域可以用不同的生物探针进行功能化处理。芯片上剩下的 2 个传感器作为惠斯通电桥中的参考电阻单元。所有巨磁阻传感器磁电阻条均为电阻值为 220 Ω 的无耦合磁/非磁/磁"三明治"结构[68]，并且在操作中，需要施加 10 mA 的偏置电流来对"三明治"结构上的磁性层进行磁化。BARC-Ⅱ 型传感器具有相对较低的饱和场(0~5 mT)，其巨磁阻的最大值约为 5%。图 7-6 为 64 单元的 BARC-Ⅱ 芯片与微流控芯片的集成[60]。该芯片在第一代 BARC 芯片基础上，对巨磁阻传感器单元的形状及阵列分布进行了优化设计，通过缩小每个巨磁阻敏感单元的面积以及每 8 个单元分别编组分布的方式，改善了 BARC 芯片的检测灵敏度。上述的优化基于两种考虑：一种考虑为巨磁阻传感器单元的灵敏度随传感器单元表面积的减小而变大，将巨磁阻传感器单元表面积减为 80 μm×5 μm，有利于提高每个巨磁阻传感器单元的灵敏度；另一种考虑为探测灵敏度(或者说分析物分子的数量)与传感器表面积成正比，因此将 8 个表面积变小的巨磁阻传感器单元组成一个传感簇，保证了检测灵敏度。

尽管 BARC-Ⅱ 在 BARC-Ⅰ 的基础上做了很大改进，但其仍有许多缺陷。例如，传感器单位面积上的电流和功耗相对较大，使各个传感器单元产生相当大的热量，造成在数据读出过程中微流控单元中的流体温度升高(高达 20℃)；同时输出端及生物分子探针阵列所要求的传感器的数量很多，由此带来许多问题。另外，每个敏感区内有效的探侧面积很小，仅占 10%。

为了克服 BARC-Ⅱ 的缺陷，新一代 BARC-Ⅲ 应运而生。BARC-Ⅲ 敏感区的传感器

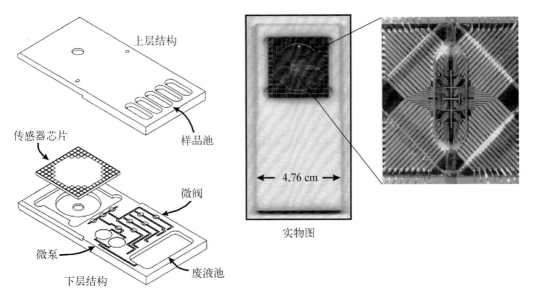

图 7-6 BARC-Ⅱ型巨磁阻传感器与微流控芯片的集成

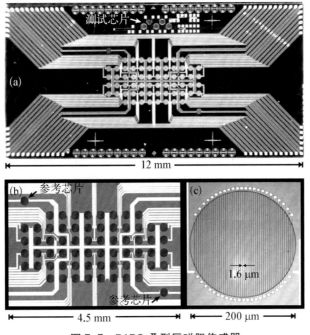

图 7-7 BARC-Ⅱ型巨磁阻传感器

单元数量大为增加,从 8 个变为 64 个。与第二代芯片类似,BARC-Ⅲ芯片也包含 64 个可独立寻址的巨磁阻传感器单元及 2 个参考单元,输出端共有 68 个,如图 7-7 所示[70]。不同的是,BARC-Ⅲ 中的每个巨磁阻传感器是一个蜿蜒的蛇形磁电阻条,其宽度为 1.6 μm,条间距为 4 μm,总长度为 8 mm,分布于直径为 200 μm 的圆形区域内。该区域正好符合研究组 250 μm 直径的阵列系统要求[69],并使敏感区内探测有效区的面积增加为 BARC-Ⅰ 的 10 倍。每个传感器的电阻值为 42 kΩ,且操作不需偏执电流,由于其功耗很低,产生的热量可忽略不计。

除了美国,还有其他国家也在开展巨磁阻生物传感器的研究。从 2002 年开始,葡萄牙里斯本大学的系统与计算机工程研究所(Institute of Engineering of Systems and Computers,INESC)、物理系、生物与化学工程中心均开展了巨磁阻生物传感器方面的基础研究工作[59,70,71],主要面向分子识别、单分子检测等应用。Bielefeld 大学是德国最先开展磁电阻生物传感器研究的单位,2002 年提出了一种螺旋结构巨磁阻生物传感器,由 206 个相同的巨磁阻螺旋传感器单元构成,该螺旋传感器单元的直径为 70 μm,每匝的宽度为 1 μm[72]。传感器具有很高的灵敏度和选择性,其输出信号与传感器表面覆盖的磁性标志物数量呈线性关系。在 DNA 探针浓度很低的情况下,这种巨磁阻生物传感器的灵敏度高于荧光检测传感器。

目前,在我国的巨磁阻传感器及其在生物医学领域的应用研究方面,清华大学的微电子系与上海交通大学的微纳科学技术研究院分别处在领先地位,率先在国内开展了此方面的研究工作[73-75]。在新型磁电阻效应传感器领域,清华大学微电子学研究所于 2002 年在国内率先开展了硅基集成微磁传感器研究工作,并取得了良好的进展[76,77]。上海交通大学利用具有超顺磁特性的纳米磁颗粒,通过对其表面进行设计修饰,成功研制出用于生物分离、乙型肝炎病毒(HBV)检测、癌胚抗原和甲胎蛋白检测以及 HPV 基因分型等的多种纳米磁性颗粒,为实现稳定的磁性标记打下了坚实的基础[78-80]。

2012 年,上海交通大学的崔大祥课题组将巨磁阻传感器与微流控芯片集成在一起[81],如图 7-8 所示。具体方法为:先使用 PCR 仪完成对 HBV 靶序列的扩增,再将 PCR 产物注入微流控芯片中与 HBV 基因型特异性核酸探针进行杂交,接着注入修饰好的超顺磁性纳米团簇和杂交复合物结合,最后使用巨磁阻传感器对结合上的磁性纳米团簇进行检测。该方法可实现对 HBV 中国主要基因型 B 型和 C 型的有效区分,灵敏度达到 200 IU/ml。2014 年,该课题组又在原有工作的基础上进行了升级改进。一方面,从实用性的角度出发,为大幅降低整个巨磁阻检测系统的制造成本、工艺复杂度以及临床的检测成本,把巨磁阻传感器设计为一个独立的信号检测部件,不再集成在微流控芯片中,达到巨磁阻传感器可重复使用的目的。另一方面,跟从微流控芯片多功能集成一体化的发展大方向,在微流控芯片中集成了环介导等温扩增技术用于待测核酸样品的扩增,并且不需要构建额外的加热和冷却功能单元,同时还省略了单独进行核酸

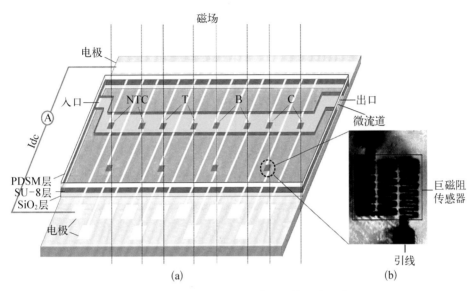

图 7-8　基于巨磁阻传感器的微流控芯片示意图

杂交的过程,这既提高了检测的灵敏度和特异性,还使检测时间大大缩短[82](见图 7-9),在一小时内即可实现对 HBV 的 B、C 基因型进行快速区分,灵敏度达到 10 拷贝/ml。

7.9　巨磁阻生物传感器的优缺点

巨磁阻传感器的性能和特点在很大程度上决定了其发展成为生物检测传感器件的具体形式。巨磁阻传感器是直接检测磁场,而不是检测磁场的变化率,因此它可以作为直流场传感器。巨磁阻传感器对磁场中的微小变化很敏感,这一点使得它能够准确地测量线性系统或转动系统的位置和位移。巨磁阻传感器元件本身的尺寸加强了它对位置的敏感度,这一点在几个小磁场的合磁场应用中或者大磁场梯度的应用中很有用。由于导体在通电情况下存在磁场的产生,巨磁阻传感器可以作为电路传感器或电流传感器。比起各向异性磁阻传感器或霍尔效应传感器,巨磁阻传感器有比较大的输出,并且能在超出各向异性磁阻传感器工作范围的情况下正常工作。另外,强磁场不会使巨磁阻传感器反转或者使输出反向,强磁场不会对巨磁阻传感器造成任何损害。巨磁阻传感器的频率检测范围是 DC～1 MHz,对均匀磁场会产生输出。这一点是它们与电感传感器的区别,因为电感传感器只对磁场中的变化产生感应。高灵敏度的巨磁阻传感器材料使得传感器具有很大的电阻,巨磁阻传感器的电阻是一般是 5 kΩ,但有一些专用

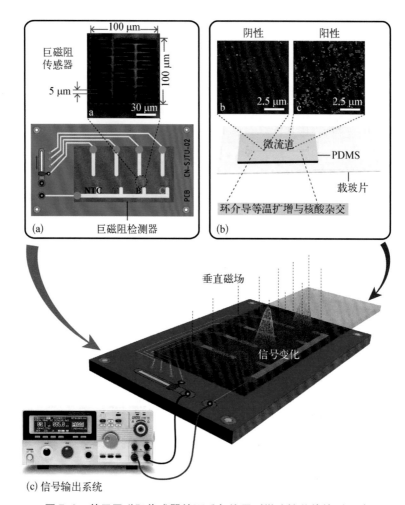

(c) 信号输出系统

图 7-9　基于巨磁阻传感器的可重复使用型微流控芯片检测系统

的低功率设备的电阻大于或等于 30 kΩ。巨磁阻传感器也可以被制成在零场强时有一内置偏移，这一点使得它可以在某个指定的场强值时有一个零点输出[83]。

　　巨磁阻生物传感器具有以下优势[84]：① 与集成电路（integrated circuit，IC）工艺兼容，直接将生物信息转换为电信号并加以检测，适于自动化分析，且不依赖于昂贵的检测设备；② 易于减小甚至消除背景噪声；③ 相对于荧光标记，磁性标记非常稳定，不受化学反应或光漂白的影响，因此可多次重复测量；④ 通过施加磁场，磁性标记能实现在芯片上的操纵，可用以进行分子定位或识别；⑤ 灵敏度高，有望不必通过 PCR 扩增即可实现生物信息从样品中的获取；⑥ 强磁场能够移除带有磁性标记的被分析物，从而具有可重复使用性；⑦ 便携式，不必依赖中心实验室；⑧ 单片高通量检测。

　　尽管巨磁阻生物传感器具有一些其他生物传感器无可比拟的优点，但目前仍存在一些亟待解决的问题。巨磁阻生物传感器探测信号的质量和信噪比的提高依赖于传感器材料的性能、传感器的尺寸、磁珠的大小及饱和磁化强度等条件[85]。检测速度快、灵敏度高、特异性强和自动化程度高是当前和今后一段时间内生物分子检测的必然发展方向和特点[86]。如何获得更高的灵敏度和分辨力、更宽的检测范围、更优的检测稳定性和可靠性,除了要求制备的巨磁阻材料具有稳定的性能、高磁电阻变化率、高交换场、低矫顽力外,还要求磁电阻曲线有比较大的线性范围,且线性区中心在零点两侧对称[76]。目前,采用合成反铁磁层(AAF)替代自旋阀结构中的钉扎层,不仅成功解决了线性区中心在零点两侧对称的难点,而且还提高了巨磁阻磁电阻变化率[87-89]。

另外,磁珠质量的优劣对巨磁阻传感器的检测性能具有不可忽视的作用。优质的磁珠需要满足以下几个条件:① 控制磁响应强度的均一性,以保证各颗粒对外磁场有相同的反应性,并避免污染;② 尽可能地缩小磁珠粒径,从而增加单位探测面积内可探测磁珠的数量,以达到更高的检测灵敏度[90];③ 尽可能对磁珠表面性能加以控制,以减少非特异性吸附;④ 降低成本,简化生产步骤;⑤ 合理选择磁珠的驱动力;⑥ 提高磁珠的饱和磁化强度和稳定性[91];⑦ 尝试从分子机制的角度研究有效的组装方式,构建高效的仿生界面,以增强电响应和缩短电响应达到稳态的时间[92]。

7.10　小结与展望

当前,磁标记自旋阀巨磁阻生物传感器向着实时处理、多功能化、智能化、小型化、高灵敏度和准确性、易操作、低价格的方向发展。在各种生物传感器中,磁标记自旋阀巨磁阻生物传感器具有独特的优势和更高的性价比,因此其在市场上的前景十分广阔和诱人。随着各方面技术的发展和完善,对磁标记自旋阀巨磁阻生物传感器的研究和应用将逐渐趋于成熟,其在医学、生物科技和环境检测等方面的应用必将迎来更加广阔的发展空间。

参考文献

[1] 卢正启. 磁电子学讲座第七讲:自旋阀巨磁电阻效应及其应用[J]. 物理,1998,27(6):373-376.

[2] Baibich M N, Broto J M, Fert A, et al. Giant magnetoresistance of (001)Fe/(001)Cr magnetic superlattices[J]. Phys Rev Lett, 1988, 61(21):2472-2475.

[3] Mohri K, Kohsawa T, Kawashima K, et al. Magneto-inductive effect (MI effect) in amorphous wires[J]. IEEE Trans Magn, 1992, 28(5):3150-3152.

[4] 刘宜华. 磁电子学讲座第一讲:新一类磁传感效应——巨磁阻抗效应[J]. 物理,1997,26(7):437-439.

[5] Panina L V, Mohri K, Uchiyama T, et al. Giant magneto-impedance in Co-rich amorphous wires and films[J]. IEEE Trans Magn, 1995, 31(2):1249-1260.

[6] Grünberg P, Schreiber R, Pang Y, et al. Layered magnetic structures: evidence for

antiferromagnetic coupling of Fe layers across Cr interlayers[J]. Phys Rev Lett, 1986, 57(19): 2442-2445.

[7] Dieny B, Speriosu V S, Parkin S S P, et al. Giant magnetoresistive in soft ferromagnetic multilayers[J]. Phys Rev B, 1991, 43(1): 1297-1300.

[8] Leal J L, Kryder M H. Spin valves exchange biased by Co/Ru/Co synthetic antiferromagnets[J]. J Appl Phys, 1998, 83(7): 3720-3723.

[9] Tong H C, Shi X, Liu F, et al. Greater than 14 Gb/in^2 spin valve heads[J]. IEEE Trans Magn, 1999, 35(5): 2574-2579.

[10] Gurney B A, Speriosu V S, Nozieres J P, et al. Direct measurement of spin-dependent conduction-electron mean free paths in ferromagnetic metals[J]. Phys Rev Lett, 1993, 71(24): 4023-4026.

[11] Swagten H J M, Strijkers G J, Bloemen P J H, et al. Enhanced giant magnetoresistance in spin-valves sandwiched between insulating NiO[J]. Phys Rev B, 1996, 53(14): 9108-9114.

[12] Berkowitz A E, Mitchell J R, Carey M J, et al. Giant magnetoresistance in heterogeneous Cu-Co alloys[J]. Phys Rev Lett, 1992, 68(25): 3745-3748.

[13] 都有为. 磁电子学讲座第四讲: 纳米微粒系统中的巨磁电阻效应[J]. 物理, 1997, 26(10): 627-630.

[14] von Helmolt R, Wecker J, Holzapfel B, et al. Giant negative magnetoresistance in perovskitelike La$_{2/3}$Ba$_{1/3}$MnO$_x$ ferromagnetic films[J]. Phys Rev Lett, 1993, 71(14): 2331-2333.

[15] 熊光成, 戴道生, 吴思诚. 磁电子学讲座第二讲: 掺杂稀土锰氧化物的巨磁电阻效应[J]. 物理, 1997, 26(8): 501-506.

[16] 温戈辉, 蔡建旺, 赵见高. 磁电子学讲座第五讲: 自旋极化输运及隧道巨磁电阻效应[J]. 物理, 1997, 26(11): 690-693.

[17] 胡佳飞. 基于 GMR 的高性能小型化磁传感器理论与技术研究[D]. 长沙: 国防科学技术大学, 2014.

[18] Freitas P P, Silva F, Oliveira N J, et al. Spin valve sensors[J]. Sensor Actuat A-Phys, 2000, 81(1-3): 2-8.

[19] Daughton J. Spin-dependent sensors[J]. P IEEE, 2003, 91(5): 681-686.

[20] Cao J, Freitas P P. Wheatstone bridge sensor composed of linear MgO magnetic tunnel junctions [J]. J Appl Phys, 2010, 107(9): 09E712.

[21] Duan H, Tseng H W, Li Y, et al. Improvement of the low-frequency sensitivity of MgO-based magnetic tunnel junctions by annealing[J]. J Appl Phys, 2011, 109(11): 113917.

[22] Ikeda S, Hayakawa J, Ashizawa Y, et al. Tunnel magnetoresistance of 604% at 300K by suppression of Ta diffusion in CoFeB/MgO/CoFeB pseudo-spin-valves annealed at high temperature[J]. Appl Phys Lett, 2008, 93(8): 082508.

[23] Lixian J, Hiroshi N, Mikihiko O, et al. Large tunnel magnetoresistance of 1056% at room temperature in MgO based double barrier magnetic tunnel junction[J]. Appl Phys Express, 2009, 2(8): 083002.

[24] Chaves R C, Freitas P P, Ocker B, et al. MgO based picotesla field sensors[J]. J Appl Phys, 2008, 103(7): 07E931.

[25] Liu S, Huang Q, Li Y, et al. Experimental research on hysteresis effects in GMR sensors for analog measurement applications[J]. Sensor Actuat A-Phys, 2012, 182: 72-81.

[26] Preisach F. Über die magnetische Nachwirkung[J]. Zeitschrift für Physik, 1935, 94(5): 277-302.

［27］ Guedes A，Patil S B，Cardoso S，et al. Hybrid magnetoresistive/microelectromechanical devices for static field modulation and sensor 1/f noise cancellation［J］. J Appl Phys，2008，103 (7)：07E924.

［28］ Guedes A，Patil S B，Wisniowski P，et al. Hybrid magnetic tunnel junction-MEMS high frequency field modulator for 1/f noise suppression［J］. IEEE Trans Magn，2008，44(11)：2554-2557.

［29］ Jaramillo G，Chan M L，Guedes A，et al. Fabrication of micromechanically-modulated MgO magnetic tunnel junction sensors［C］//IEEE. 2010 IEEE 23rd International Conference on Micro Electro Mechanical Systems (MEMS)，2010：667-670.

［30］ Valadeiro J，Cardoso S，Macedo R，et al. Hybrid integration of magnetoresistive sensors with MEMS as a strategy to detect ultra-low magnetic fields［J］. Micromachines，2016，7(5)：88.

［31］ 姜寿亭,李卫红. 凝聚态磁性物理［M］. 北京：科学出版社，2003.

［32］ Ku W，Silva F，Bernardo J，et al. Integrated giant magnetoresistance bridge sensors with transverse permanent magnet biasing［J］. J Appl Phys，2000，87(9)：5353-5355.

［33］ Wanjun K，Freitas P P，Compadrinho P，et al. Precision X-Y robotic object handling using a dual GMR bridge sensor［J］. IEEE Trans Magn，2000，36(5)：2782-2784.

［34］ Wisniowski P，Almeida J M，Freitas P P. 1/f Magnetic noise dependence on free layer thickness in hysteresis free MgO magnetic tunnel junctions［J］. IEEE Trans Magn，2008，44 (11)：2551-2553.

［35］ Wiśniowski P，Almeida J M，Cardoso S，et al. Effect of free layer thickness and shape anisotropy on the transfer curves of MgO magnetic tunnel junctions［J］. J Appl Phys，2008，103 (7)：07A910.

［36］ Ustinov V V，Milyaev M A，Naumova L I，et al. High-sensitive hysteresisless spin valve with a composite free layer［J］. Phys Met Metallogr，2012，113(4)：341-348.

［37］ Wiśniowski P，Dębek M，Cardoso S，et al. Magnetic field sensing characteristics of MgO based tunneling magnetoresistance devices with $Co_{40}Fe_{40}B_{20}$ and $Co_{60}Fe_{20}B_{20}$ electrodes［J］. Sensor Actuat A-Phys，2013，202：64-68.

［38］ Pong P W T，Schrag B，Shapiro A J，et al. Hysteresis loop collapse for linear response in magnetic-tunnel-junction sensors［J］. J Appl Phys，2009，105(7)：07E723.

［39］ Haun J B，Yoon T J，Lee H，et al. Magnetic nanoparticle biosensors［J］. Wiley Interdiscip Rev Nanomed Nanobiotechnol，2010，2(3)：291-304.

［40］ 陈扬,陆祖宏.生物分子的纳米粒子标记和检测技术［J］.中国生物化学与分子生物学报，2003，19 (1)：1-4.

［41］ Baselt D R，Lee G U，Natesan M，et al. A biosensor based on magnetoresistance technology［J］. Biosens Bioelectron，1998，13(7-8)：731-739.

［42］ Wang S X，Li G. Advances in giant magnetoresistance biosensors with magnetic nanoparticle tags：Review and outlook［J］. IEEE Trans Magn，2008，44(7)：1687-1702.

［43］ Li Y，Castro M，Im H，et al. Construction of a magnetic biosensor for pathogen detection［J］. J Med Devices，2008，2(2)：027529.

［44］ 吴畅,兰中文,余忠,等.磁标记自旋阀巨磁阻生物传感器的研究现状［J］.传感器与微系统，2007，26(11)：13-16.

［45］ 杨峰.自旋阀 GMR 传感器及免疫磁珠检测［J］.测试技术学报，2016，30(2)：132-136.

［46］ Osterfeld S J，Yu H，Gaster R S，et al. Multiplex protein assays based on real-time magnetic nanotag sensing［J］. Proc Natl Acad Sci U S A，2008，105(52)：20637-20640.

[47] Xu L, Yu H, Akhras M S, et al. Giant magnetoresistive biochip for DNA detection and HPV genotyping[J]. Biosens Bioelectron, 2008, 24(1): 99-103.

[48] Llandro J, Palfreyman J J, Ionescu A, et al. Magnetic biosensor technologies for medical applications: a review[J]. Med Biol Eng Comput, 2010, 48(10): 977-998.

[49] Manteca A, Mujika M, Arana S. GMR sensors: Magnetoresistive behaviour optimization for biological detection by means of superparamagnetic nanoparticles[J]. Biosens Bioelectron, 2011, 26(8): 3705-3709.

[50] Massart R. Preparation of aqueous magnetic liquids in alkaline and acidic media[J]. IEEE Trans Magn, 1981, 17(2): 1247-1248.

[51] William W Y, Falkner J C, Yavuz C T, et al. Synthesis of monodisperse iron oxide nanocrystals by thermal decomposition of iron carboxylate salts[J]. Chem Commun, 2004(20): 2306-2307.

[52] Liu X, Guo Y, Wang Y, et al. Direct synthesis of mesoporous Fe_3O_4 through citric acid-assisted solid thermal decomposition[J]. J Mater Sci, 2010, 45(4): 906-910.

[53] Wu X, Tang J, Zhang Y, et al. Low temperature synthesis of Fe_3O_4 nanocrystals by hydrothermal decomposition of a metallorganic molecular precursor[J]. Mater Sc Eng B, 2009, 157(1-3): 81-86.

[54] Deng H, Li X, Peng Q, et al. Monodisperse magnetic single-crystal ferrite microspheres[J]. Angew Chem, 2005, 117(18): 2842-2845.

[55] Del Monte F, Morales M, Levy D, et al. Formation of $\gamma\text{-}Fe_2O_3$ isolated nanoparticles in a silica matrix[J]. Langmuir, 1997, 13(14): 3627-3634.

[56] Duraes L, Costa B, Vasques J, et al. Phase investigation of as-prepared iron oxide/hydroxide produced by sol-gel synthesis[J]. Mater Lett, 2005, 59(7): 859-863.

[57] Rivas J, López-Pérez J, López-Quintela M, et al. Magnetic iron oxide nanoparticles synthesized via microemulsions[C] //Mater Sci Forum, 1996: 297-302.

[58] Ervithayasuporn V, Kawakami Y. Synthesis and characterization of core-shell type Fe_3O_4 nanoparticles in poly (organosilsesquioxane)[J]. J Colloid Interface Sci, 2009, 332(2): 389-393.

[59] Graham D L, Ferreira H A, Freitas P P, et al. High sensitivity detection of molecular recognition using magnetically labelled biomolecules and magnetoresistive sensors[J]. Biosens Bioelectron, 2003, 18(4): 483-488.

[60] Edelstein R L, Tamanaha C R, Sheehan P E, et al. The BARC biosensor applied to the detection of biological warfare agents[J]. Biosens Bioelectron, 2000, 14(10-11): 805-813.

[61] Marquina C, de Teresa J M, Serrate D, et al. GMR sensors and magnetic nanoparticles for immuno-chromatographic assays[J]. J Magn Magn Mater, 2012, 324(21): 3495-3498.

[62] Osterfeld S J, Yu H, Gaster R S, et al. Multiplex protein assays based on real-time magnetic nanotag sensing[J]. Proc Natl Acad Sci U S A, 2008, 105(52): 20637-20640.

[63] Kim D, Lee J R, Shen E, et al. Modeling and experiments of magneto-nanosensors for diagnostics of radiation exposure and cancer[J]. Biomed Microdevices, 2013, 15(4): 665-671.

[64] Kim D, Marchetti F, Chen Z X, et al. Nanosensor dosimetry of mouse blood proteins after exposure to ionizing radiation[J]. Sci Rep, 2013, 3: 2234.

[65] Podesva P, Foret F. Thin metal films in resistivity-based chemical sensing[J]. Curr Anal Chem, 2013, 9(4): 642-652.

[66] Miller M M, Sheehan P E, Edelstein R L, et al. A DNA array sensor utilizing magnetic microbeads and magnetoelectronic detection[J]. J Magn Magn Mater, 2001, 225(1-2): 138-144.

［67］Rife J C，Miller M M，Sheehan P E，et al. Design and performance of GMR sensors for the detection of magnetic microbeads in biosensors［J］. Sensor Actuat A-Phys，2003，107（3）：209-218.

［68］Daughton J M. Weakly coupled GMR sandwiches［J］. IEEE Trans Magn，1994，30(2)：364-368.

［69］Sheehan P E，Edelstein R L，Tamanaha C R，et al. A simple pen-spotting method for arraying biomolecules on solid substrates［J］. Biosens Bioelectron，2003，18(12)：1455-1459.

［70］Graham D L，Ferreira H A，Freitas P P. Magnetoresistive-based biosensors and biochips［J］. Trends Biotechnol，2004，22(9)：455-462.

［71］Graham D L，Ferreira H，Bernardo J，et al. Single magnetic microsphere placement and detection on-chip using current line designs with integrated spin valve sensors：Biotechnological applications ［J］. J Appl Phys，2002，91(10)：7786-7788.

［72］Schotter J，Kamp P B，Becker A，et al. A biochip based on magnetoresistive sensors［J］. IEEE Trans Magn，2002，38(5)：3365-3367.

［73］张超奇，周非，曲炳郡，等. 基于 GMR 效应的新型生物传感器研究［J］. 微纳电子技术，2007，7(8)：373-375.

［74］郑金平，冯洁. CoFe/Cu 多层膜巨磁阻效应的研究［J］. 真空科学与技术学报，2007，27(2)：123-126.

［75］李福泉，冯洁，陈翔，等. 外磁场方位及磁珠位置和团聚对巨磁阻生物传感器检测的影响［J］. 光学精密工程，2010，18(11)：2437-2442.

［76］欧阳可青. 自旋阀结构的 GMR 传感器研究［D］. 北京：清华大学，2005.

［77］刘华瑞. 自旋阀结构及 GMR 传感器研究［D］. 北京：清华大学，2006.

［78］牛永波. 基于 NiFeCo/Cu 多层膜巨磁电阻（GMR）的磁微球检测［D］. 上海：上海交通大学，2008.

［79］刘庆胜，冯洁，郅晓，等. 基于 GMR 生物传感器的甲胎蛋白检测［J］. 微纳电子技术，2012，49(4)：254-257.

［80］Yang H，Chen L，Lei C，et al. Giant magnetoimpedance-based microchannel system for quick and parallel genotyping of human papilloma virus type 16/18 ［J］. Appl Phys Lett，2010，97(4)：043702.

［81］Zhi X，Liu Q，Zhang X，et al. Quick genotyping detection of HBV by giant magnetoresistive biochip combined with PCR and line probe assay［J］. Lab Chip，2012，12(4)：741-745.

［82］Zhi X，Deng M，Yang H，et al. A novel HBV genotypes detecting system combined with microfluidic chip，loop-mediated isothermal amplification and GMR sensors ［J］. Biosens Bioelectron，2014，54：372-377.

［83］陈伟平. 巨磁阻效应及其应用［J］. 电子技术，2007，36(11)：106-108.

［84］任天令，曲炳郡，刘理天，等. GMR 生物传感器研究进展［J］. 中国机械工程，2005，16（增刊）：23-26.

［85］Ferreira H A，Graham D L，Freitas P P，et al. Biodetection using magnetically labeled biomolecules and arrays of spin valve sensors［J］. J Appl Phys，2003，93(10)：7281-7286.

［86］Megens M，Prins M. Magnetic biochips：a new option for sensitive diagnostics［J］. J Magn Magn Mater，2005，293(1)：702-708.

［87］Araki S，Sano M，Li S，et al. Which spin valve for next giant magnetoresistance head generation ［J］. J Appl Phys，2000，87(9)：5377-5382.

［88］Lenssen K M H，Adelerhof D J，Gassen H J，et al. Robust giant magnetoresistance sensors［J］. Sensor Actuat A-Phys，2000，85(1-3)：1-8.

[89] Rieger G，Ludwig K，Hauch J，et al. GMR sensors for contactless position detection[J]. Sensor Actuat A-Phys，2001，91(1-2)：7-11.

[90] Ferreira H A，Feliciano N，Graham D L，et al. Effect of spin-valve sensor magnetostatic fields on nanobead detection for biochip applications[J]. J Appl Phys，2005，97：10Q904.

[91] 赵强，庞小峰.磁性纳米生物材料研究进展及其应用[J].原子与分子物理学报，2005，22(2)：222-225.

[92] 伍林，曹淑超，易德莲，等.纳米颗粒增强酶生物传感器性能的研究进展[J].生物技术通报，2006，1：30-32.

基于纳米技术的循环
肿瘤细胞检测

循环肿瘤细胞(circulating tumor cells，CTC)是存在于外周血中的各类肿瘤细胞的统称，这些细胞因自发或者操作等原因从实体肿瘤病灶脱落，进入外周血中，能够逃逸并发展为新的转移病灶，是恶性肿瘤转移和复发的关键因素。因此通过捕获和检测外周血中CTC，监测CTC的类型和数量变化趋势，对于肿瘤患者的预后和复发风险评估、疗效监测以及实现个体化诊断具有重大意义。CTC监测作为液体活检领域的一个研究热点，在精准医学研究和实现个体化医疗中占有非常重要的地位。本章首先介绍了CTC的基本理论概念；其次简要介绍了CTC的富集和检测方法；最后对CTC检测在癌症治疗领域的重大意义做了简单阐述。

8.1　循环肿瘤细胞概述

恶性肿瘤严重威胁人类健康，其致死的主要原因是部分肿瘤细胞获得侵袭能力并造成远处转移。肿瘤转移是一个涉及多步骤多因素的复杂过程，具有转移潜能的肿瘤细胞脱离原发病灶，以极少的数量转移到血液、骨髓、淋巴结或远处器官中，使用常规的检测手段难以发现，称为肿瘤的微转移(micrometastasis)。肿瘤细胞脱落、侵袭并进入血液循环是实现肿瘤转移的最初阶段，并为最终形成肿瘤转移病灶提供了可能，因此在外周血中检测CTC具有重要的临床应用价值。

1869年，Ashworth发现血液中存在的一些血细胞与尸检中发现的肿瘤细胞相似，首次提出CTC的概念。随着研究的深入，国内外学者对CTC有了进一步了解，肿瘤细胞需要先从原发灶脱离并进入血液或淋巴循环，才能在远处形成转移灶，如图8-1所示。因此，理论上CTC与肿瘤的血行转移有直接关系。深入研究CTC有助于对肿瘤转移机制进一步了解，为抗肿瘤转移的治疗提供新的依据。CTC的检测有助于对肿瘤早期转移患者的诊断、监测术后肿瘤的复发与转移、评估抗肿瘤药物的敏感性与患者的预后以及选择个体化的治疗策略。但是，对于CTC的检测和分析却并不容易，因为

CTC 并没有显著的特异性,以与其他血细胞明确区分;而且不同组织学类型和分子表型的肿瘤分别表达不同的标志物;此外,CTC 在外周血中数量稀少,一般在 $10^6 \sim 10^7$ 个白细胞中仅含有 1 个。因此如何从血液中富集 CTC 将成为关键。

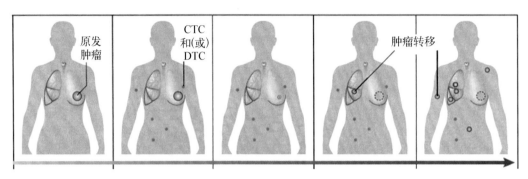

图 8-1　CTC 在人体内的转移

DTC,播散肿瘤细胞

8.2　循环肿瘤细胞的富集和分离方法

虽然 CTC 的检测对于实现癌症的实时监控十分重要,但是与血液中的正常细胞相比,CTC 的数目十分稀少。数百万个血液细胞中可仅有一个肿瘤细胞,同时含有大约 1 亿个白细胞和 500 亿个红细胞。此外,CTC 之间类型差异很大,CTC 可以是间质型、上皮型、上皮间质混合型、或者成团的 CTC(见图 8-2)。因此,对 CTC 的检测通常需要分离和富集的预处理步骤以去除大部分正常细胞。CTC 的分离富集方法主要分为物理法和生物化学法两大类(见图 8-3)[1]。物理法基于肿瘤细胞与正常细胞物理性质如大小、变形性、密度、介电性等的差异,利用外力场如磁场、流体场、电场等的作用对肿瘤细胞进行分离捕获。生物化学法通常依赖于细胞膜表面的抗原与偶联在分离介质上的抗体相结合,以达到分离捕获的目的[2]。

8.2.1　基于物理性质的分离方法

8.2.1.1　密度梯度离心

外周血中的细胞成分很多,主要有红细胞、中性粒细胞、淋巴细胞、上皮细胞和肿瘤细胞,而这些细胞的密度有所差异并由此产生了不同的细胞沉降系数。密度梯度离心法就是利用细胞的这一特点,用一定的介质在离心管内形成连续或不连续的密度梯度,将细胞混悬液或匀浆置于介质的顶部,通过重力或离心力场的作用使不同密度的细胞分布在不同的区域,以从外周血中分离富集 CTC。常用的技术方法有传统的聚蔗糖

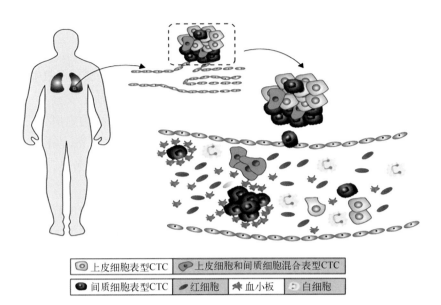

⊙ 上皮细胞表型CTC	⊛ 上皮细胞和间质细胞混合表型CTC
● 间质细胞表型CTC	⬭ 红细胞	✳ 血小板	⊙ 白细胞

图 8-2　血液中不同形态的 CTC 和其他血液细胞

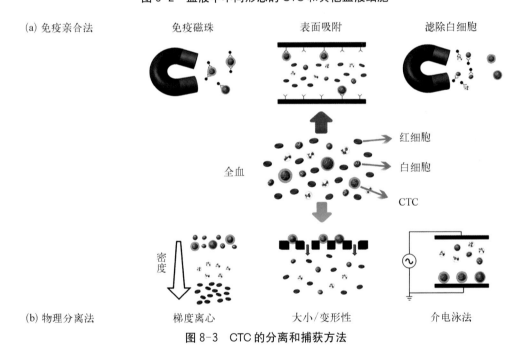

图 8-3　CTC 的分离和捕获方法

(ficoll)分离法以及 OncoQuick 分离法等。

　　传统的聚蔗糖分离法设备简单,主要是利用一种特殊的 50 ml 离心管,在离心管底部注入 15 ml 聚蔗糖溶液,上面装入 10 ml 血液样品,在室温下 1 000 r/min 离心 10 min。由于红细胞和粒细胞密度较大,离心后会沉于管底;而淋巴细胞和单核细胞密度小于分离介质,因此会浮于介质之上,CTC 也主要集中在这一层[3-5]。据报道,采用

Ficoll-Paque 分离液分离富集后,结合 RT-PCR 技术能在 1 ml 血液样本中检测到 1 个 CTC,并且在 58 份结直肠癌患者样本中有 24 份检出 CTC[6]。

虽然离心之后,CTC 主要集中在单细胞层,但有时 CTC 会迁移到血浆中,因此产生了新的改进技术,即 OncoQuick 分离法[3]。该技术是在梯度介质上安置了一层多空膜屏障,这样可以防止在离心前血液样本中的 CTC 扩散,减少肿瘤细胞损失。与传统的聚蔗糖分离法相比,OncoQuick 分离法具有更高的 CTC 捕获率。Rosenberg 等[7]报道采用一种新的 OncoQuick 系统分离肿瘤细胞得到了 632 倍的富集效果,而采用传统的聚蔗糖分离法只有 3.8 倍。

密度梯度离心法是目前临床上广泛使用的分离肿瘤细胞与血液中红细胞与粒细胞的方法,其操作简单、成本低。但该方法缺乏特异性,易导致相应密度的肿瘤细胞丢失。

8.2.1.2　利用细胞体积差异来进行分离

由于血液中的 CTC 与一般细胞在体积上有较大差异,可以通过过滤的方法筛选 CTC。2000 年,Vona 等[1]提出了基于肿瘤细胞大小的分离法(isolation by size of epithelial tumor cells,ISET)。研究发现,利用孔径 8 μm 的聚碳酸酯膜分离外周血中的 CTC,可以过滤掉大部分白细胞而将 CTC 留到膜上。通过这种方法分离的细胞形态保存完整,表面的各种抗原或分子标志物均无破坏,不影响细胞的特性,不仅可以计数 CTC,还可以对其进行形态学观察和基因分析等,而且该方法对设备技术要求不高,过程易于掌握。但该方法对于 CTC 的分离特异性不强,而且目前的研究证明并非所有 CTC 细胞的直径均大于 8 μm[2,3]。

8.2.2　基于免疫学的富集方法

8.2.2.1　免疫磁珠的研究进展

免疫磁性分离(immunomagnetic separation,IMS)是 20 世纪 80 年代出现的技术方法。1983 年 Ugelstad 提出将免疫磁珠用于细胞分选。其分离细胞主要是利用抗体与抗原可以特异性结合的原理,将特异性抗体结合到具有超顺磁性的纳米颗粒上,CTC 表面的抗原分子能与这些连接有磁珠的特异性抗体相结合,形成"细胞抗原-抗体-磁珠"免疫复合物(见图 8-4)[4]。在外加磁场的作用下,通过抗体与磁珠相连的细胞被吸引而滞留在磁场中,而其他细胞因为不带磁性,不能在磁场中停留,从而使细胞得以分离。基于磁珠的富集方法分为阳性富集和阴性富集两种,前者通过磁珠偶联上皮细胞黏附分子(epithelial cell adhesion molecule,Ep-CAM)和细胞角蛋白(cytokeratin,CK)等标志物直接富集外周血中上皮来源的稀有细胞。后者通过磁珠偶联 CD45 等白细胞标志物,去除外周血白细胞而间接富集稀有上皮细胞[8]。免疫磁珠分离技术可将 CTC 从外周血中分离出来,设备要求不高,方法简便,分离效率高,但细胞表面标志物表达较弱的细胞可能在富集过程中丢失。其分选流程大体如图 8-5 所示[5]。

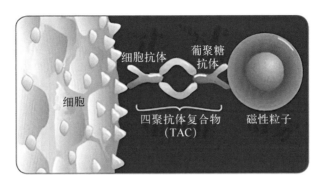

图 8-4 免疫磁珠结构示意图和被纳米颗粒吸附的 CTC

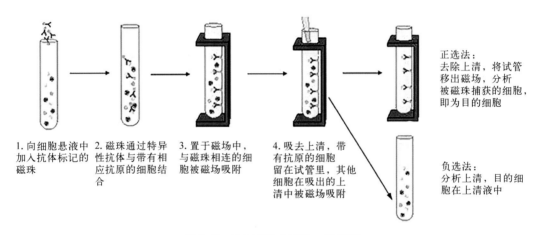

正选法：
去除上清，将试管移出磁场，分析被磁珠捕获的细胞，即为目的细胞

负选法：
分析上清，目的细胞在上清液中

1. 向细胞悬液中加入抗体标记的磁珠
2. 磁珠通过特异性抗体与带有相应抗原的细胞结合
3. 置于磁场中，与磁珠相连的细胞被磁场吸附
4. 吸去上清，带有抗原的细胞留在试管里，其他细胞在吸出的上清中被磁场吸附

图 8-5 免疫磁珠分离的一般步骤

近几年，纳米免疫磁珠在各种肿瘤患者 CTC 的检测中得到广泛的应用，其应用价值已得到了充分肯定。国内外有应用纳米免疫磁珠检测卵巢癌、膀胱癌、前列腺癌、乳腺癌、食管癌、胃癌、大肠癌、肺癌、肝癌、恶性黑色素瘤等患者外周血肿瘤细胞的文献报道[6-11]。目前常用的方法有免疫磁性细胞富集法、CellSearch 法、CellCollector 法、MACS、EasySep 系统等。而 CellSearch 系统是目前自动化程度最高的 CTC 检测技术，受人为因素影响较小，该系统集免疫磁珠富集技术和免疫荧光技术于一体，具有较高的特异性、敏感性及可重复性[12]。

8.2.2.2 免疫磁珠的结构特点

免疫磁珠（immonumagnetic beads，IMB，简称磁珠），由载体微球和免疫配基结合而成。载体微球的核心部分为金属小颗粒（Fe_3O_4、Fe_2O_3），是一种磁性高且较稳定的磁性材料，核心外包裹一层高分子材料（如聚氯乙烯、聚苯乙烯、聚乙烯亚胺），最外层是功能基层，如羟基(-OH)、氨基(-NH_2)、醛基(-CHO)、羧基(-COOH)。由于载体微球表现的物理性质不同，可共价结合不同的免疫配基（如酶、细胞、抗体、抗原、DNA、RNA 等生物活性物质)。

理想的免疫磁珠一般粒径较小,呈均匀的球形,具有保护性壳及超顺磁性的粒子,其结构如下:核心为磁性材料,核心外层包裹高分子材料,最外层为免疫配基。形成免疫磁珠的关键是磁性载体,按照其结构的不同可分为三种:① 壳-核结构,即将高分子材料作为核,外面包裹磁性材料;② 壳-核-壳结构,中间为磁性材料,内层和外层为高分子材料;③ 核-壳结构,磁性材料为核,外面包裹高分子材料。

作为免疫磁珠载体的磁性微球的结构主要是核-壳式结构。磁性材料多为 Fe、Ni、Co 等过渡金属特定晶型的氧化物。目前应用最广泛的是铁及其氧化物($Fe、Fe_3O_4$、Fe_2O_3 等)。磁性微球是内部含有纳米磁性颗粒、外部为高分子壳层作为载体的复合材料,其广泛应用于生物分子固定化和有机固相合成。在生物工程和生物医学的研究和实践中,固定化的生物分子通常用作亲和分析的配基,也可作为生物反应的催化剂或药物。

8.2.2.3 磁性材料的特点

(1)粒径小,均一程度高,磁性微粒粒径(直径)范围在 30～100 nm,且粒径分布单分散,使微球具有很强的磁响应性,又不会因粒径太大而发生沉降,具有较大的比表面积,偶联容量大。

(2)悬浮稳定性好,以便高效地与目标产物进行偶联。具有丰富的表面活性基团,以便磁性微球与具有生物活性的物质如生物酶、蛋白质等结合。同时,也可在其表面结合特异性靶向分子,如各种特异性抗体等表面标记生物分子,进而应用于酶的固定化、免疫检测、细胞分选、肿瘤的靶向治疗、药物载体及核酸的纯化与分离等生物和医学领域。

(3)具有超顺磁性,在外加磁场的存在下,磁性微粒有较好的响应性,能迅速聚集,当撤去外加磁场时,磁性微粒无磁性记忆,能够均匀分散,不出现聚集现象。

(4)操作简便,在外磁场的作用下便可进行磁粒的反复分离,分离过程十分简单,可省去离心、过滤等烦琐操作,节约时间。与目前已有的医学与生物相关方法相比,具有较好的优势。

(5)磁性微球应用在生物工程,尤其是在生物医学工程领域时,必须具有良好的生物相容性。这些生物高分子如脂类、多聚糖、蛋白质具有良好的生物相容性,它们在机体内安全无毒,可降解,不与人体组织器官产生免疫抗原性。同时,磁性微粒可方便、迅速地通过机体自然排出,而不会影响机体的健康。这种性质在靶向药物中尤其重要,不影响被分离细胞或其他生物材料的生物学性状和功能。

(6)磁性微粒具有一定的机械强度和化学稳定性,能耐受一定浓度的酸碱溶液和微生物的降解,其结构内的磁性物质不易被氧化。磁性微粒的这种物理化学性质稳定的特点,使其磁性不易下降。

8.2.2.4 磁性材料的制备

磁性纳米材料是一类能够被外加磁场操控的纳米材料的统称,通常由具有铁磁性的铁、钴、镍及其相应的化合物组成,其中以铁或铁化合物组成的磁性纳米材料应用较多。磁性纳米粒子应用广泛,研究较早,制备方法也较为多样,除常见的物理和化学方法外,还可使用生物法从生物体内提取磁性纳米材料。物理法是指借助物理手段,获得磁性纳米材料的方法,主要包括高能球磨法、溅射法、蒸发冷凝法等。物理方法制备磁性纳米材料对仪器设备要求较高,但可进行批量制备。生物法可依托众多生物体内自身存在的磁性纳米材料,借助分离手段,提取生物相容性好的磁性纳米材料。但是此法受产率和产量的限制,难以做到大规模生产。相比物理法和生物法,化学合成在磁性纳米材料的合成、组装、表面修饰和功能集成等方面展现出较大的优势,可制备出不同性能的磁性纳米材料。磁性纳米粒子的化学制备方法种类繁多,包括沉淀法、化学气相沉积、微乳液、油相高温分解等。其中油相高温分解法,利用有机溶剂的高沸点性,使前体在高温下分解并结晶成核、生长,通过控制原料浓度、反应时间以及投入的晶核大小可以方便地控制粒子粒径、形状、晶型,得到单分散、粒径小且均一、饱和磁化强度高的超顺磁性纳米颗粒。磁性纳米材料的超顺磁性是指在没有外加磁场的情况下,磁性纳米颗粒不会表现出磁性,若施加外加磁场则会被磁化,就像顺磁性一样,而且磁化率远远大于顺磁体的磁化率。因此,合成和使用超顺磁性纳米材料一直是当前的研究热点。磁性纳米材料的粒径必须小到一定尺寸才能具备超顺磁性,但是粒径越小,比表面积越大,表面能越高,纳米材料就越不稳定。因此,有效利用超顺磁性纳米颗粒,需对其进行表面修饰或包覆处理,在提高其稳定性的同时,还可与其他纳米材料进行功能集成,制备多功能磁性纳米材料[13]。

8.2.2.5 CellSearch 系统简介

CellSearch 系统是由强生公司旗下的 Veridex 公司开发的用于计数分析 CTC 的产品。该系统是目前唯一被美国食品药品监督管理局(FDA)批准用于转移性乳腺癌、结直肠癌或前列腺癌 CTC 检测的商业化产品,被美国克利夫兰医学中心评为"2009 年十大医学创新技术"的第一名。其主要是利用上文中所提到的免疫磁性分离方法富集上皮来源的 CTC,并结合荧光染料的抗-CD45 和抗-细胞角蛋白 8、18/19 与细胞核 DAPI 荧光染色剂共同识别 CTC(见图 8-6)。系统由 CellSave 储存管、AutoPrep 系统、Analyzer 系统以及配套的试剂盒等几部分组成(见图 8-7)。CellSave 储存管内装有特定的细胞保护剂,能够帮助提高分析的可再现性和可靠性,同时确保 CTC 能够在室温条件下稳定保存长达 96 h,使得样本的长途运输成为可能[14]。AutoPrep 系统具有全程质量控制系统,结合 CTC 专用的检测试剂盒,能够实现复杂样本处理流程的自动化和标准化,最大限度地减少了人工操作时间和脱机处理程序。Analyzer 系统是一种半自动荧光光学系统,可自动对分选的 CTC 进行拍照、分析和计数,以图库形式呈现备选的

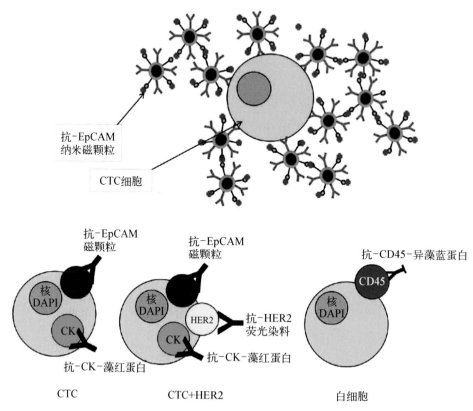

抗-EpCAM
纳米磁颗粒

CTC细胞

抗-EpCAM
磁颗粒

抗-EpCAM
磁颗粒

抗-CD45-异藻蓝蛋白

核
DAPI

CK

CD45

核
DAPI

核
DAPI

HER2

抗-HER2
荧光染料

抗-CK-藻红蛋白

抗-CK-藻红蛋白

CTC

CTC+HER2

白细胞

图8-6 免疫磁珠与 CTC 结合并被染色的示意图

EpCAM,上皮细胞黏附分子;CK,细胞角蛋白;HER2,人表皮生长因子 2

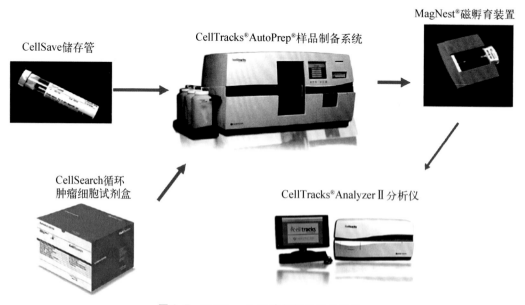

MagNest®磁孵育装置

CellSave储存管

CellTracks®AutoPrep®样品制备系统

CellSearch循环
肿瘤细胞试剂盒

CellTracks®Analyzer Ⅱ分析仪

图8-7 CellSearch 系统各部分组合零件

荧光检测图像,便于检测者进行最终分类判读。CellSearch 系统检测 CTC 的流程如图 8-8 所示[15]。

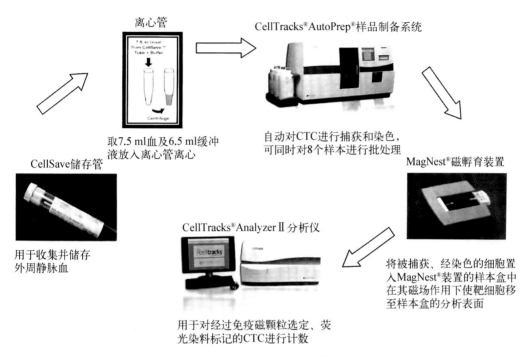

离心管

CellTracks®AutoPrep®样品制备系统

取7.5 ml血及6.5 ml缓冲液放入离心管离心

自动对CTC进行捕获和染色,可同时对8个样本进行批处理

CellSave储存管

用于收集并储存外周静脉血

MagNest®磁孵育装置

CellTracks®Analyzer II 分析仪

将被捕获、经染色的细胞置入MagNest®装置的样本盒中在其磁场作用下使靶细胞移至样本盒的分析表面

用于对经过免疫磁颗粒选定、荧光染料标记的CTC进行计数

图 8-8　CellSearch 检测 CTC 的流程图

8.2.2.6　微流控芯片

微流控芯片(microfluidic chip)分离技术始于 2007 年,美国麻省总医院癌症中心与强生公司合作,研发出一种能检测出血液中极微量癌细胞的微流体硅芯片,称为 CTC-Chip。该芯片的表层排布了 78 000 个包被抗体的微位点,当血液样本流过芯片时,抗体可与肿瘤细胞相结合,肿瘤细胞就会因抗原-抗体反应而被黏附在芯片上(见图 8-9)。这种方法能在 10 亿个以上的血细胞中检出单个癌细胞,但仅可用于实验研究。2010 年,研发人员研发成功第二代 CTC-Chip,称为 HB-Chip(herringbone-chip)[16](见图 8-10)。与第一代 CTC-Chip 相比,HB-Chip 有如下优点。① 芯片的表面形状从光滑改进为人字形交叉沟槽状,这样在血液样本流过芯片时会形成微漩涡,增加了血液样本与芯片表面所黏附抗体互相接触的机会,可更有效地捕获数量极少的 CTC。研究表明,HB-Chip 可捕获血液样本中 90% 以上的癌细胞,较 CTC-Chip 的分离效率提高 25%。② HB-Chip 能捕捉到 CTC-Chip 或其他 CTC 分离设备从没有发现过的肿瘤细胞团块。对这些癌细胞团块的进一步研究可能会对癌症转移过程提供更深刻的理解。③ 该芯片安装了一个标准的载玻片,可以使用传统的病理检查方法鉴别癌细胞。④ 更

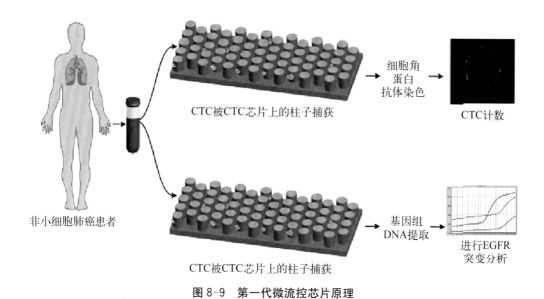

CTC被CTC芯片上的柱子捕获

细胞角
蛋白
抗体染色

CTC计数

非小细胞肺癌患者

CTC被CTC芯片上的柱子捕获

基因组
DNA提取

进行EGFR
突变分析

图 8-9　第一代微流控芯片原理

EGFR，表皮生长因子受体

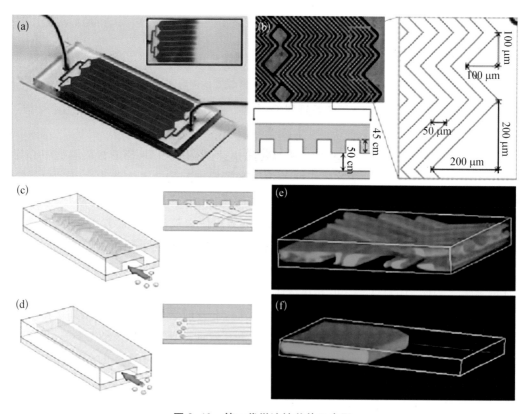

图 8-10　第二代微流控芯片示意图

容易操作,而且可以处理更大容量的血液样本,因而能用于较大规模的临床研究。该项新技术为对肿瘤转移进行更为精细的分析提供了一个平台。

8.3　循环肿瘤细胞的检测方法

目前 CTC 的检测方法众多,根据检测原理可分两大类:细胞计数法(cytometric methods)和核酸检测法(nucleic acid-based methods)。前者主要包括各种免疫细胞化学技术、流式细胞术(flow cytometry,FCM)等;后者主要包括聚合酶链反应(PCR)、反转录聚合酶链反应(RT-PCR)及其各种改进的技术等。

8.3.1　细胞计数法

细胞计数法是根据细胞的抗原表达分离和计数 CTC,需要使用诸如抗上皮特异性抗原的抗体。相对于核酸分析的方法,它的优势在于目的细胞未被破坏,能进一步分析其细胞形态学和分子生物学特性。此方法的不足之处是缺乏肿瘤特异性抗体。目前比较常用的细胞角蛋白抗体能与巨噬细胞、浆细胞以及有核造血细胞前体特异或非特异地结合[14,15]。通过使用 CD45 的对比染色,这一情况有所改善。

流式细胞术是一项集激光、电子物理、光电测量、计算机、细胞荧光化学及单克隆抗体技术为一体的新型技术。其优点是可以定量计数肿瘤细胞数量,检测数据较精确,还可对细胞进行多参数分析。在对结直肠癌的研究中,采用流式细胞术可从每 7.5 ml 外周血中检出 2 个 CTC,并发现 CTC 的数量与肿瘤分期相关[17]。但由于流式细胞术检测靶细胞的敏感度仅为 $1/(1\sim10)$ 万,而外周血中肿瘤细胞的数量常少于 1/100 万,应用流式细胞术检测肿瘤细胞的价值在很大程度上依赖于可分析的细胞数量[18]。此外,标本固定、储存和研究人员间的差异等因素的干扰以及价格昂贵、耗时较长等都限制了该技术的广泛应用(见图 8-11)。

免疫细胞化学法(immunocytochemistry,ICC)是指以显色剂标记的特异性抗体在组织细胞原位通过抗原抗体反应和细胞化学的呈色反应,对相应抗原进行定位、定性和定量测定的技术。其检测的肿瘤标志物主要有 3 类:① 上皮细胞角蛋白(CK),如 CK19、CK20;② 上皮细胞膜特异性抗原,如黏蛋白类,包括 EMA、HMFG、HEA-125 等;③ 肿瘤相关糖蛋白(TAG)(见图 8-12)。免疫细胞化学法检测的主要优点是可以进行细胞大小和形态学的分析,缺点是敏感性低,只能从 $(1\sim10)\times10^5$ 个正常细胞中发现 1 个肿瘤细胞,且应用免疫细胞化学法检测 CTC 时,每个载玻片上所能检测的细胞样本量仅为 5×10^5 个细胞[19],难以从外周血大量的单核细胞中检测出极少量的肿瘤细胞。因此,单纯应用免疫细胞化学法敏感性低,难以满足临床诊断的需要。为了能大范围检测外周血中稀少的肿瘤细胞,近

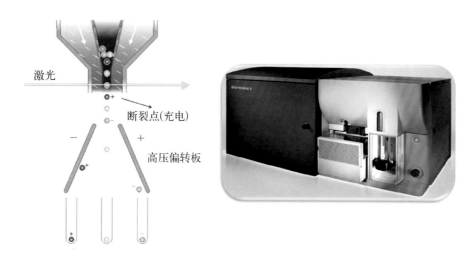

图 8-11　流式细胞仪的分离原理和实物图

年来又相继研发出光纤阵列扫描术（fiber array scanning technology，FAST）[20]、激光扫描细胞计量仪（laser scanning cytometry，LSC）[21]等，能够在传统的显微镜技术基础上高速扫描并快速、准确地定位免疫荧光标记的肿瘤细胞，使检测的敏感性和实效性显著提高。

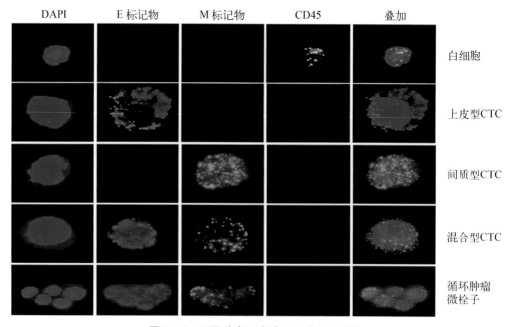

图 8-12　不同种类细胞被不同染色剂染色

8.3.2　核酸检测法

CTC 可以通过检测肿瘤细胞特异的遗传学改变加以确认。DNA 的改变如原癌基因、肿瘤抑制基因的突变,微卫星不稳定性以及致瘤病毒序列均可被用于检测。然而,在临床工作中基于 DNA 的 CTC 检测比较困难,因为 DNA 改变的出现仅存在于混合型损伤以及成熟的肿瘤,而且对于 CTC 和核酸的半衰期也存在争论,这意味着 CTC 游离DNA 的出现仅反映了核酸的出现,而并非肿瘤细胞。

RT-PCR 是以某种特异的 mRNA 为标记,先在反转录酶作用下合成与 mRNA 互补的 cDNA,然后再以 cDNA 为模板行 PCR 多周期扩增,可以从基因组 DNA 中大量制备所需的 DNA 片段,使敏感性大大提高(见图 8-13)。相对于 PCR 而言,RT-PCR 的敏感度达 0.000 01%~0.001%[22]。近来巢式 RT-PCR 进一步改善了原有技术的不足,敏感性达 0.000 01%~0.000 1%[23]。不少研究表明,RT-PCR 的敏感性要比免疫细胞化学方法高很多[24]。然而,由于样品的污染和目的基因在正常细胞表达等因素,RT-PCR 容易产生假阳性结果;另一个出现假阳性的原因可能是因为游离 RNA 和基因组 DNA 的存在,不过可以通过密度梯度离心分离过程以及添加 DNA 酶消除上述影响。

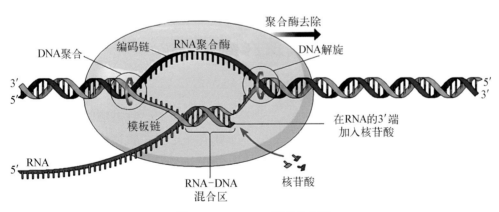

图 8-13　RT-PCR 原理示意图

总体而言,基于核酸的检测方法具有较高的敏感性,但是特异性难以令人满意。定量 RT-PCR 能够使所选标志物的表达高低程度可视化,因此可使正常细胞和肿瘤细胞通过 mRNA 表达鉴别更加明确。但是,缺乏真正的组织特异性标志物,这仍是目前研究中的最大难题。

8.3.3 上皮-间质细胞转化和循环肿瘤微栓子对循环肿瘤细胞检测的影响

上皮-间质细胞转化(epithelial-mesenchymal transition，EMT)是指在某些特殊的生理或病理条件下，上皮细胞失去极性，转变为具有移行能力的间质细胞并获得侵袭和迁移能力的过程。EMT在恶性肿瘤转移过程中发挥着重要的作用。上皮源性肿瘤细胞经历EMT过程，上皮极性丢失或降低，细胞间的黏附作用减弱，运动能力增强，导致部分肿瘤细胞从原发组织脱落，侵入周围基质，进入血管或淋巴管，形成CTC，随循环系统播散至远隔部位，穿出脉管后在新的组织环境中生存和繁殖，最终形成转移灶。EMT发生后，肿瘤细胞上皮标志物如E-钙黏素(E-cadherin)和细胞角蛋白等表达下调，使细胞的侵袭和转移能力增加，为CTC的形成和肿瘤转移提供了前提。然而，目前临床上最为常用的CTC分离和富集技术——免疫磁性分离法，是基于上皮细胞标志物如EpCAM和CK的存在检测CTC和EMT的发生，使这类检测方法存在不可忽略的假阴性。

研究表明，CTC不仅可以单独存在，而且具有聚集成团的特性，这种由若干CTC聚集形成的细胞团块即循环肿瘤微栓子(circulating tumor microemboli，CTM)。CTM是肿瘤细胞的"集体迁移"行为，因其能够抵抗细胞凋亡，保持细胞增殖能力，具有更高的转移潜能[25]。CTM对CTC检测的影响主要体现在免疫磁性分离法，因免疫磁性分离过程涉及多种细胞标志物，这些处理会使细胞团块离散，最终无法检测到CTM。

8.4 循环肿瘤细胞的临床应用

8.4.1 循环肿瘤细胞在早期诊断中的应用

血液系统是肿瘤转移的重要途径，是否存在远处转移是恶性肿瘤临床分期的判断标准之一。虽然血液中检测到肿瘤细胞并不意味着一定存在转移灶，但是研究表明，CTC的存在与肿瘤分期具有明显的相关性[26]。而目前的临床分期基于影像学或病理学检查结果，难以精确反映转移灶对患者治疗和预后的影响。Heitzer等[27]在研究中发现，在早期肿瘤患者的外周血循环中可以发现CTC，甚至存在循环肿瘤DNA(ctDNA)。ctDNA是随着肿瘤细胞的凋亡/坏死后进入血液循环的。目前已经证实，在非小细胞肺癌中100%的Ⅱ～Ⅳ期肿瘤患者能检测到ctDNA，50%的Ⅰ期肿瘤患者可以检测到ctDNA。还有研究者发现，肺癌各个阶段的患者都可检测到CTC的存在，甚至在初次诊断为肺癌之前就可以检测到，由此可以推测CTC可能形成于肿瘤的早期。但是，Hofman等[28]应用CellSearch系统检测非小细胞肺癌患者的CTC，结果发现CTC的存在与肿瘤分期及其组织学类型无关。可见对于CTC与肿瘤临床分期的相关性众说纷纭，为明确其确切意义，尚需进一步开展大规模、高质量的临床研究来验证。

8.4.2 循环肿瘤细胞在疗效监测中的应用

肿瘤的治疗方式以手术治疗、化疗、放疗为主,患者的治疗效果主要根据可测量肿瘤病灶大小的改变进行判断。然而研究发现,与原发灶肿瘤细胞相比,转移灶肿瘤细胞具有强的侵袭能力、更快速的增殖能力、更大的异质性和更全面的耐药性。对原发病灶有效的化疗方案或药物对转移病灶特别是微转移病灶可能无效,这种情况用常规的影像学等检查手段难以作出准确判断。此外,放疗、化疗不仅杀死肿瘤细胞,也能对周围的正常细胞起到损伤作用,引起一系列的不良反应,如恶心、呕吐、脱发及骨髓抑制等。因为个体差异,每个人对放疗、化疗的敏感度不一,疗效也就不同,这就需要一个生物学标志物可以反馈治疗的效果。CTC 因其创伤小、可重复,在肿瘤治疗过程中主要起到对治疗方案实时检测的作用。研究发现,CTC 与肿瘤转移密切相关。CTC 数越多,患者面临远处转移的负荷越重,未来发生转移的病灶数也就越多[29]。检测肿瘤患者的 CTC 不仅能反映患者的整体肿瘤负荷水平和疾病活动性,还可以间接反映转移癌细胞对化疗药物的反应性,从细胞水平对化疗方案或药物的疗效进行评价[30],并据此早期调整治疗方案。图 8-14 所示为在治疗一个星期之后患者体内的 CTC 数量明显下降,因此监测血液中 CTC 的数量可以成为癌症检测的一个重要手段。

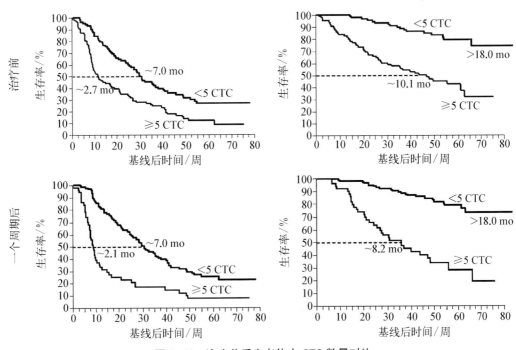

图 8-14　治疗前后患者体内 CTC 数量对比

8.4.3　循环肿瘤细胞在预后判断中的应用

CTC 在肿瘤预后中的作用。肿瘤的远处转移是目前治疗肿瘤的一大难题,判断晚期肿瘤是否转移,较多的还是依靠组织病理切片或者活检,这不仅增加了患者的身心负担,对医生也是一种考验。随着 CTC 研究的深入,CTC 在肿瘤预后中的作用日益显著。目前已经有很多研究证实,CTC 在各种类型肿瘤患者的预后中有着重要的作用。Miller 等[31]在患者开始新方案治疗前、后通过 CellSearch 检测转移性乳腺癌(mBC)、转移性结直肠癌(mCRC)和转移性前列腺癌(mPC)患者外周血中的 CTC,并以 CTC<3 个或 CTC≥3 个(mBC 和 mPC)及 CTC<5 个或 CTC≥5 个(mCRC)为界进行分层分析。结果显示,在 mBC 和 mPC 患者中,CTC<3 个和 CTC≥3 个患者的中位总生存期分别为 21.9 个月、18.5 个月和 10.9 个月、9.4 个月,差异有统计学意义($P<0.0001$)。在 mCRC 患者中,CTC<5 个与 CTC≥5 个患者的中位总生存期分别为 21.7 个月和 11.5 个月,差异也有统计学意义($P<0.0001$)。在新的治疗开始前及治疗后检测到 CTC 存在是预测患者生存期较短的最强预测因子[32]。

8.4.4　循环肿瘤细胞在个体化治疗中的应用

近年来以分子分型诊断指导肿瘤个体化治疗的研究越来越受到重视,而基因检测是肿瘤分子分型诊断的基础。由于晚期或非手术肿瘤患者的组织标本获取困难,基因检测受到一定的限制。此外,随着肿瘤发展及药物治疗,肿瘤细胞的基因结构常发生改

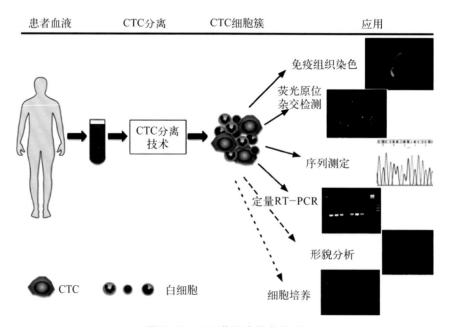

图 8-15　CTC 指导个体化治疗

变,肿瘤原发灶与转移灶细胞以及不同器官转移灶细胞之间也常存在较大的异质性。因此,在肿瘤个体化治疗过程中动态监测肿瘤细胞及其基因变化成了亟待解决的问题。动态检测 CTC 及生物标志物的变化能实时反映肿瘤的生物状态,动态识别肿瘤分子靶点,为患者的个体化治疗提供可靠的理论基础和临床证据。

8.5　小结与展望

外周血中 CTC 的检测与评估对于肿瘤的早期诊断与治疗、患者的术后和复发风险评估、建立个体化治疗方案、实现精准医疗具有重大意义。但目前 CTC 检测仍然存在诸多亟待解决的问题。首先,外周血中的 CTC 十分罕见,它只是血液中循环细胞的一部分,因此如何富集成为检测的关键。其次,CTC 具有异质性和易聚集成团等特点,目前的检测方法不能完全解决假阳性或假阴性较高的问题。再次,CTC 检测面临标准化问题。由于目前各种 CTC 检测系统的技术原理和检测方法不尽相同,每种技术的检测结果难以统一,在理论和实践上都需要有行业技术标准。最后,CTC 检测如应用于日常临床,还需要解决费用高昂的问题。

总之,随着检测技术的不断改进及肿瘤细胞表面分子标志物研究的不断深入,CTC检测将在临床肿瘤诊治过程中得到广泛应用。如何进一步提高 CTC 检测的灵敏度及特异性,发展适应临床的 CTC 快速诊断仪器、完善 CTC 检测程序及实现标准化将成为今后研究的重点。

参考文献

[1] Vona G, Sabile A, Louha M, et al. Isolation by size of epithelial tumor cells: a new method for the immunomorphological and molecular characterization of circulating tumor cells[J]. Am J Pathol, 2000, 156(1): 57-63.

[2] 周晴睛,杨建民. 循环肿瘤细胞研究进展[J]. 世界华人消化杂志, 2010,18(11): 1081-1087.

[3] 陈洪,王智,吴健. 肝癌循环肿瘤细胞的研究现状[J]. 临床肝胆病杂志,2011,8(8): 796-801.

[4] 王振丹,赵文华,李胜. 循环肿瘤细胞检测方法研究现状[J]. 中华肿瘤防治杂志,2014,21(17): 1391-1394.

[5] 张惠静,毕颖楠,郝敦玲. 循环肿瘤细胞检测技术的发展现状及展望[J]. 中国测试,2010,36(5): 1-4.

[6] Sapi E, Okpokwasili N I, Rutherford T. Detection of telomerase-positive circulating epithelial cells in ovarian cancer patients[J]. Cancer Detect Prev, 2002, 26(2): 158-167.

[7] Rosenberg R, Gertler R, Friederichs J, et al. Comparison of two density gradient centrifugation systems for the enrichment of disseminated tumor cells in blood[J]. Cytometry Part A, 2002,49 (4): 150-158.

[8] Pachmann K, Clement J H, Schneider C P, et al. Standardized quantification of circulating

peripheral tumor cells from lung and breast cancer[J]. Clin Chem Lab Med，2005，43（6）：617-627.

[9] Nakamura T，Yasumura T，Hayashi K，et al. Immunocytochemical detection of circulating esophageal carcinoma cells by immunomagnetic separation[J]. Anticancer Res，2000，20（6C）：4739-4744.

[10] Chen X M，Chen G Y，Wang Z R，et al. Detection of micrometastasis of gastric carcinoma in peripheral blood circulation[J]. World J Gastroenterol，2004，10（6）：804-808.

[11] 李媛，宋丽华，宋现让. 小细胞肺癌患者循环肿瘤细胞检测技术及应用现状[J]. 中华肿瘤防治杂志，2013，20（10）：793-796.

[12] Allard W J，Matera J，Miller M C，et al. Tumor cells circulate in the peripheral blood of all major carcinomas but not in healthy subjects or patients with nonmalignant diseases[J]. Clin Cancer Res，2004，10（20）：6897-6904.

[13] 程世博，谢敏. 磁性纳米材料在循环肿瘤细胞检测中的研究进展[J]. 大学化学，2016，31（11）：11-13.

[14] 刘文静，刘毅，刘晓晴. CellSearch系统检测循环肿瘤细胞及其分子标记的研究进展[J]. 临床肿瘤学杂志，2012，17（2）：182-186.

[15] Deng G，Herrler M，Burgess D，et al. Enrichment with anti-cytokeratin alone or combined with anti-EpCAM antibodies significantly increases the sensitivity for circulating tumor cell detection in metastatic breast cancer patients[J]. Breast Cancer Res，2008，10（4）：R69.

[16] Borgen E，Pante K，Schlimok G，et al. A European interlaboratory testing of three well-known procedures for immunocytochemical detection of epithelial cells in bone marrow. Results from analysis of normal bone marrow[J]. Cytometry B Clin Cytom，2006，70（6）：400-409.

[17] Cohen S J，Alpaugh R K，Gross S，et al. Isolation and characterization of circulating tumor cells in patients with metastatic colorectal cancer[J]. Clin Colorectal Cancer，2006，6（2）：125-132.

[18] Goodale D，Phay C，Postenka C O，et al. Characterization of tumor cell dissemination patterns in preclinical models of cancer metastasis using flow cytometry and laser scanning cytometry[J]. Cytometry Part A，2009，75A（4）：344-355.

[19] Molnar B，Sipos F，Galamb O，et al.. Molecular detection of circulating cancer cells. Role in diagnosis，prognosis and follow-up of colon cancer patients[J]. Dig Dis，2003，21（4）：320-325.

[20] Hsieh H B，Marrinucci D，Bethel K，et al. High speed detection of circulating tumor cells[J]. Biosens Bioelectron，2006，21（10）：1893-1899.

[21] Tárnok A，Gerstner A O. Clinical applications of laser scanning cytometry[J]. Cytometry Part A，2002，50（3）：133-143.

[22] Sato T，Harao M，Nakano S，et al. Circulating tumor cells detected by reverse transcription-polymerase chain reaction for carcinoembryonic antigen mRNA：distinguishing follicular thyroid carcinoma from adenoma[J]. Surgery，2005，137（5）：552-558.

[23] Friederichs J，Gertler R，Rosenberg R，et al. Prognostic impact of CK-20–positive cells in peripheral venous blood of patients with gastrointestinal carcinoma[J]. World J Surg，2005，29（4）：422-428.

[24] Pachmann K，Clement J H，Schneider C P，et al. Standardized quantification of circulating peripheral tumor cells from lung and breast cancer[J]. Clin Chem Lab Med，2005，43（6）：617-627.

[25] 李世超，姜军. 乳腺癌循环肿瘤细胞生物学特性的研究进展[J]. 中华肿瘤防治杂志，2012，19

(16)：1272-1275.

[26] Hou J M，Greystoke A，Lancashire L，et al. Evaluation of circulating tumor cells and serological cell death biomarkers in small cell lung cancer patients undergoing chemotherapy[J]. Am J Pathol，2009，175(2)：808-816.

[27] Heitzer E，Auer M，Ulz P，et al. Circulating tumor cells and DNA as liquid biopsies[J]. Genome Med，2013，5(8)：73.

[28] Hofman V，Ilie M I，Hofman P，et al. Detection of circulating tumor cells as a prognostic factor in patients undergoing radical surgery for non-small cell lung carcinoma：Comparison of the efficacy of the CellSearch Assay™ and the isolation by size of epithelial tumor cell method[J]. Int J Cancer，2011，129(7)：1651-1660.

[29] Katoh M，Neumaier M，Kezam R. Correlation of circulating tumor cells with tumor size and metastatic load in a spontaneous lung metastasis model[J]. Anticancer Res，2004，24(3a)：1421-1425.

[30] Kularatne B Y，Lorigan P，Browne S，et al. Monitoring tunour cells in the peripheral blood of small cell lung cancer patients[J]. Cytometry，2002，50(3)：160-167.

[31] Miller M C，Doyle G V，Terstappen L W. Significance of circulating tumor cells detected by the cellsearch system in patients with metastatic breast colorectal and prostate cancer[J]. J Oncol，2010，2010：617421.

[32] Stott S L，Hsu C H，Tsukrov D I，et al. Isolation of circulating tumor cells using a microvortex-generating herringbone-chip[J]. Proc Natl Acad Sci U S A，2010，107(43)：18392-18397.

基于纳米技术的循环肿瘤DNA
分离捕获与定量检测技术

恶性肿瘤的发病率和病死率高,严重危害人类的健康和生存,肿瘤的早期诊断对改善患者的预后至关重要。进展期胃癌有着不良的预后(5年生存率低于20%),如果能够做到早期诊断和治疗,胃癌的5年生存率可达80%~90%。但肿瘤早期症状不易觉察,多数患者确诊时已属晚期。由于肿瘤基因组具有不稳定性,病理活检难以对肿瘤进程实现动态监测,亟待开发肿瘤早期诊断以及实时监测肿瘤进展的检测方法。肿瘤液体活检是目前极具发展潜力的肿瘤无创诊断和实时疗效监测手段,该方法有别于传统的临床诊断手段,具有简便、安全、无创及实时等特点。从长远发展的角度来看,液体活检甚至可以帮助医师在患者未出现任何症状的时候发现最初期的肿瘤。本章分别从循环肿瘤DNA(circulating tumor DNA,ctDNA)检测的临床意义、捕获ctDNA的纳米探针设计与制备、ctDNA的扩增检测与突变分析及ctDNA检测试剂盒在精准医疗临床检测中的应用四部分介绍ctDNA的分离捕获与定量检测。

液体活检目前主要有3个方向:ctDNA、血液中完整的肿瘤细胞以及肿瘤细胞释放的外泌体。人体内每时每刻都有DNA片段进入血液循环中,肿瘤排出的DNA片段也会夹杂在其中。新测序技术能够区分肿瘤DNA序列与正常DNA序列,让使用液体活检分析ctDNA成为可能。例如,即使肿瘤DNA的水平只占血液中游离DNA总量的千分之一,数字PCR(digital PCR,dPCR)也能够让研究人员量化检测一段特定的肿瘤DNA序列,如图9-1所示。

临床上很大一部分癌症患者可以依靠手术和辅助治疗手段缓解病症,但一段时间后,会有超过80%的癌症患者死于肿瘤细胞的转移和复发。经过治疗后,肿瘤细胞会暂时处于休眠状态,但在此状态下的肿瘤细胞仍可以转移到其他组织器官中。肿瘤细胞在转移过程中会发生一系列的表观遗传学改变,这使其能够逃避免疫监测和对药物产生耐药。因此,医师和临床科研人员都希望有一种快捷、精确的技术方法能够实时检测此过程。血浆中的ctDNA是由肿瘤细胞释放到血浆中的单链或者双链DNA,携带与原发肿瘤组织一致的分子遗传学信息,对血浆中的ctDNA进行检测无疑是辅助治疗的

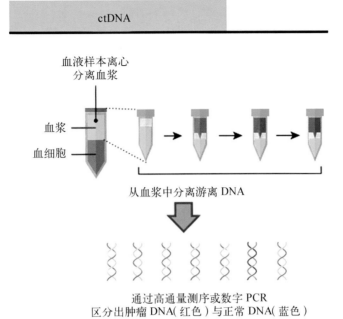

血液样本离心
分离血浆

血浆

血细胞

从血浆中分离游离 DNA

通过高通量测序或数字 PCR
区分出肿瘤 DNA(红色)与正常 DNA(蓝色)

图 9-1　数字 PCR 检测血液中游离 ctDNA

有效方法之一。

9.1　循环肿瘤 DNA 检测的临床意义

Mandel 和 Metais[1] 于 1948 年首次发现人体血液中存在循环游离 DNA(circulating cell-free DNA，cfDNA)。1977 年 Leon 等[2] 通过放射免疫测定法对比了正常人和肿瘤患者血中游离 DNA 的表达，观测到肿瘤患者的血浆游离 DNA 水平明显高于健康人群。随后研究人员确定肿瘤患者外周血中 cfDNA 除来自正常及凋亡细胞释放的 DNA 外，还包含肿瘤细胞释放的 DNA 即 ctDNA。关于 ctDNA 的释放机制尚无定论。目前认为 ctDNA 来源于坏死及凋亡的肿瘤细胞或者是肿瘤细胞的外泌体，如图 9-2 所示。人和小鼠的研究结果均表明，ctDNA 的长度多为 166 bp，与细胞凋亡 DNA 片段的长度相对应，提示细胞凋亡是 ctDNA 释放的主要方式。ctDNA 的降解可能与肝脏和肾脏代谢相关。根据不同 DNA 片段的大小、结构不同，其半衰期差异较大，可以从 10 分钟到 2 小时不等。

9.1.1　循环肿瘤 DNA 在早期诊断中的临床意义

ctDNA 存在肿瘤相关的变异如突变、缺失、插入、重排、拷贝数异常及甲基化等，并

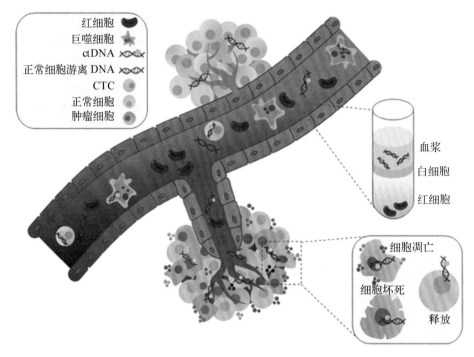

图 9-2　ctDNA 的来源

且在肿瘤早期就会升高,因此可用于肿瘤的早期诊断。虽然目前临床上已有通过检测血清肿瘤标志物(主要是蛋白质)对癌症进行早期筛查的体检项目,但这些标志物存在假阳性率高、肿瘤标志物受多种非肿瘤因素影响、一种肿瘤标志物与多种疾病相关联等问题,因而不能通过肿瘤标志物的类型判断癌症发生的部位。另外,肿瘤标志物正常,也不能排除肿瘤发生的可能,因此,寻找新的检测肿瘤的标志物显得尤为重要。

　　在美国临床肿瘤学会年会上,研究人员发布了一项有史以来规模最大的 ctDNA 检测研究。该研究对来自 1 519 名患者的 17 628 份血液样品进行了 ctDNA 检测,涉及 50 种肿瘤类型。结果发现,血检肿瘤 DNA 的敏感度分别能达到 86%(肺癌)、83%(乳腺癌)、85%(结直肠癌)和 78%(其他类型肿瘤)。Bettegowda 等[3] 用数字 PCR 技术探讨通过 ctDNA 检测各种类型癌症的能力。在 640 例各类癌症中,晚期胰腺癌、卵巢癌、膀胱癌、大肠癌、胃癌、乳腺癌、黑色素瘤、肝癌、头颈部肿瘤等的 ctDNA 检出率大于 75%,但原发性脑癌、肾癌、前列腺癌或甲状腺癌的 ctDNA 检出率低于 50%。对于局部肿瘤患者,ctDNA 在结直肠癌、食管癌、胰腺癌及乳腺癌的检出率分别为 73%、57%、48% 和 50%。在 206 例转移性结肠癌患者中,ctDNA KRAS 基因突变的检测灵敏度为 87.2%,特异性为 99.2%。这些数据表明,ctDNA 是广泛适用且敏感度和特异性高的生物标志物,可应用于各种癌症的不同类型患者的临床检测的。

基因突变是肿瘤发生和发展的重要分子基础,目前的研究多集中于肺癌的 *EGFR* 基因、*KRAS* 基因及结直肠癌的 *KRAS* 基因和 *BRAF* 基因检测。

9.1.2　循环肿瘤 DNA 在肿瘤进程监测中的临床意义

Murtaza 等于 2015 年发表在 *Nature Communication* 杂志上的一项研究发现[4],进入血液中的肿瘤 DNA 可用于实时跟踪肿瘤的发展及对治疗的响应。研究人员从肿瘤已经扩散到身体其他部位的一名 HER2 阳性的乳腺癌患者身上采集了 8 份肿瘤样本和 9 份血液样本,并进行了外显子组和靶向扩增子测序。结果显示,与相同时间点采集的组织切片相比较,血液样本中的 ctDNA 与活检结果相匹配,这些结果表明 ctDNA 可以准确地用于检测体内的癌症。Dawson 等于 2013 年发表在 *The New England Journal of Medicine* 的一篇研究[5]对 30 名转移性乳腺癌患者进行了检测,结果发现,97％可检测出 ctDNA,78％可检测出 CA15-3(蛋白质标志物),87％可检测出 CTC。ctDNA 水平的动态变化显示其与肿瘤负荷的关联性。甲基化是抑癌基因失活的重要途径,Fackler 等[6]收集转移性乳腺癌患者的血浆,进行 10 个基因位点的甲基化检测,发现其用于病情监测及疗效评估具有可行性。Danese 等[7]研究显示结直肠癌患者血清与组织 *SEPT9* 基因启动子甲基化的比率显著高于血清与组织 *KRAS* 基因突变的比率,且在早期结直肠癌患者更明显,具体机制不明,可能与抑癌基因甲基化相对于癌基因突变更稳定有关。上述结果表明基因甲基化检测可能会更快速地应用于临床。表 9-1 列举了常见恶性肿瘤 ctDNA 相关基因检测及其临床价值。

表 9-1　常见恶性肿瘤 ctDNA 相关基因检测及其临床价值

肿瘤类型	相关基因检测	临床价值	参考文献
非小细胞肺癌	突变 *KRAS*、*ALK*	预测耐药发生,指导靶向治疗	[8]
非小细胞肺癌	突变 *EGFR*	预测耐药发生,指导靶向治疗	[9,10]
胃癌	过表达 *HER2*	指导治疗、评估疗效、判断预后价值	[11,12]
胃癌	甲基化 *TIMP-3*	判断预后价值	[13]
胃癌	甲基化 *APC*、*RASSF1A*	早期诊断及判断预后价值	[14]
食管癌	甲基化 *MSH2*	判断预后价值	[15]
食管癌	甲基化 *TAC1*	诊断价值	[16]
肝癌	甲基化 *GSTP1*、*TAC1*、*RASSF1A*、*INK4A*、*P16*、*P15*	诊断及判断预后价值	[17-20]
肝癌	微卫星不稳定性 D8S277	诊断价值	[21]

肿 瘤 类 型	相关基因检测	临 床 价 值	参考文献
肝癌	微卫星不稳定性 D8S264、D8S258	判断预后价值	[22]
肝癌	8 号染色体短臂杂合性丢失	诊断价值	[21,22]
结直肠癌	突变 KRAS、BRAF	指导靶向治疗、评估疗效	[23 - 25]
结直肠癌	甲基化 SEPT9	早期诊断价值	[7]
乳腺癌	突变 ESR1	预测耐药发生,指导治疗	[26]
乳腺癌	过表达 HER2	监测病情	[27]
乳腺癌	甲基化 RASSF1A	评估疗效、监测病情	[6]
乳腺癌	细胞周期蛋白 D2 基因杂合性丢失	判断预后价值	[28]

注：KRAS,鼠类肉瘤病毒癌基因;ALK,间变性淋巴瘤激酶基因;EGFR,表皮生长因子受体基因;HER2,人表皮生长因子受体 2 基因;TIMP-3,组织金属蛋白酶抑制剂 3 基因;APC,腺瘤性结肠息肉病基因;RASSF1A,ras 相关结构域家族蛋白 1 异构体 A 基因;MSH2,DNA 错配修复蛋白 2 基因;TAC1,速激肽 1 基因;GSTP1,谷胱甘肽 S-转移酶 P1 基因;INK4A,细胞周期调控基因;ESR1,雌激素受体 1 基因

9.1.3　循环肿瘤 DNA 在耐药机制研究中的临床意义

　　肿瘤的靶向治疗可显著提高患者的治疗效果,然而不幸的是,大部分患者会产生耐药性,这是阻碍临床患者治疗的一大主要问题。研究表明[29],通过对血浆中的 ctDNA 进行分析可成功地检测出非小细胞肺癌和结直肠癌 EGFR 靶向治疗异质性的耐药机制。通过对表皮生长因子受体-酪氨酸激酶抑制剂（EGFR-TKI）AZD9291 耐药的肺癌无细胞血清 DNA 进行研究,利用高通量测序技术发现在 7 个患者中有一个有 EGFR C797S 突变,把这种突变加入肺癌细胞中能导致肺癌细胞对 AZD9291 产生耐药。随后对 15 名经过 AZD9291 治疗的患者的无细胞血清 DNA 进行微滴式数字 PCR 检测,发现他们在治疗之前全都有 T790M 突变,但在接受 AZD9291 治疗并耐药后,其中有 6 名患者产生了 EGFR C797S 突变,5 名患者保持了 T790M 突变且没有发生 C797S 突变,4 名患者失去了 T790M 突变。上述结果表明,对 ctDNA 的监测有助于对肿瘤负荷的检测。Siravegna 等[23]对结直肠癌 KRAS 基因的动态监测发现,应用抗 EGFR 抗体治疗的 KRAS 阴性患者,于治疗后出现 KRAS 基因突变,而停止抗 EGFR 抗体治疗后 KRAS 基因的突变量也随之下降,提示分子进化持续超出临床用药进展,间歇性抗 EGFR 抗体疗法可能在临床上获益更大。

9.1.4　循环肿瘤 DNA 在预后评估中的临床意义

　　Bettegowda 等[3]对转移性结直肠癌患者治疗前后血液样本中的 ctDNA 进行全基

因组、全外显子组或目标区域高通量测序发现，患者体内治疗前后的不同基因发生了一种或多种突变，这些新出现的突变可能会导致患者对药物产生耐药。Kinugasa 等[11] 对胃癌患者的 ctDNA 进行 *HER2* 基因检测发现，尽管与病理组织的一致性只有 62.5%，却显示出其与预后具有明显的相关性。Page 等[27] 对乳腺癌术后患者的外周血 *HER2* 基因进行检测发现，术后部分患者存在 *HER2* 基因过表达，提示 *HER2* 基因可能参与乳腺癌的复发，对于已行原发灶切除的乳腺癌患者进行外周血 *HER2* 基因检测可用于监测病情变化，指导临床治疗。杂合性丢失（loss of heterozygosity，LOH）是抑癌基因活性减低导致基因组不稳定的机制之一。近来有研究对 ctDNA 的 LOH 进行检测，如 Schwarzenbach 等[28] 对乳腺癌多个基因的 LOH 进行检测，发现其可作为乳腺癌预后的判定指标。

9.2 捕获循环肿瘤 DNA 的纳米探针设计与制备

纳米技术是当今三大前沿领域之一，将纳米技术与生物学和医学结合正在极大地推动疾病尤其是肿瘤诊断与治疗的发展。纳米材料特殊的光、热、电、磁等性质使其在生物医学领域具有广泛的应用。在液体活检中，借助纳米材料的磁性或荧光性可对 CTC、ctDNA 及外泌体等实现有效分离或检测。

9.2.1 磁性纳米探针的制备

磁性纳米粒子的研究始于 20 世纪 70 年代，广泛用于有机固相合成和生物分子固定化的载体。磁性纳米粒子粒径很小、比表面积大、偶联容量高且悬浮稳定性较好，便于各种反应高效而方便地进行。又因其具有顺磁性，在外磁场作用下，固液相的分离十分简单，可省去离心过滤等繁杂的操作。磁性纳米粒子还可通过共聚及表面改性等赋予其表面多种反应性功能基团用于连接各种基团或 DNA 片段以达到分离的目的。基于此人们发明了多种制备磁性纳米粒子的方法，如共沉淀法、微乳液法、氧化还原法、气溶胶法等，通过上述制备方法可得到粒度和形状都均匀的磁性纳米粒子[30]。共沉淀法是制备磁性纳米粒子较早且成熟的方法，其原理是利用两种或两种以上的金属离子在碱性溶液中发生反应，使存在于碱性溶液中的金属离子共同沉淀而形成磁性纳米粒子。氧化还原法的特点是使用还原剂或氧化剂或借助于其他的物质如空气或紫外光发生氧化或还原反应得到磁性纳米粒子。油包水的微乳液是透明的、热动力学稳定的液体介质，其主要成分有表面活性剂、助表面活性剂、油和水。在这个系统中，水相中细小的微粒被分散在油相中的表面活性剂分子聚集。稳定的表面活性剂限制粒子的成核、生长和凝聚。油包水的微乳液法是制备纳米粒子简单、通用的方法，但表面活性剂限制了此法制备的纳米粒子的应用。气溶胶法可分为喷雾高温分解法和激光高温分解法。喷雾高温分解法简单且快速；激光高温分解法制备的磁性纳米粒子粒度小、分布窄且不易凝聚。

目前已有基于磁性纳米粒子分离 ctDNA 的商品化试剂盒如 Epigentek 公司游离循环 DNA 分离提取试剂盒、EpiQuik 循环细胞游离 DNA 分离试剂盒以及 Invitrogen™ MagMAX™ 细胞游离 DNA 分离试剂盒。EpiQuik 循环细胞游离 DNA 分离试剂盒是基于磁珠的分级筛选专利技术，从血清/血浆样品中分离出单核小体和二核小体复合体，通过消化使其释放 DNA，从而提取循环游离 DNA（cfDNA）。MagMAX™ 细胞游离 DNA 分离试剂盒可从血清、血浆和尿液等体液中分离 cfDNA，且分离的 cfDNA 具有较高的回收率，能用于下游检测。

孙宁等[31]采用磁珠作为固相吸附载体并使用特定设计的试剂体系及提取流程，建立一种简便、高效提取尿液样本中游离甲基化 DNA 的方法，并评价其用于尿液样本甲基化基因检测的可行性。研究人员使用磁珠法提取了 40 例成人尿液中的游离甲基化 DNA，进行甲基化修饰后，通过紫外分光光度计测定了 DNA 的浓度和纯度。结果显示，提取 50 ml 尿液可得 61～200 ng/μl 的甲基化 DNA，260 nm 与 280 nm 光密度值的比值为 1.8±0.05。使用甲基化阳性对照 DNA 引物进行 PCR 及电泳后可见目的条带，说明其纯度可以满足后续甲基化基因检测和 PCR 等的操作要求。

9.2.2　金纳米探针的制备

金纳米棒的合成方法可分为自下而上的方法和自上而下的方法。自下而上的方法主要包括种子诱导生长法、电化学合成法、光催化还原法、生物还原法、微波还原法、溶剂热还原法和模板法等。其中种子诱导生长法合成过程简便，所得的产品产出率高、质量高、颗粒尺寸易控制且表面容易修饰，因此应用较多。种子诱导生长法的具体合成过程是，用维生素 C 还原已经被加入十六烷基三甲基溴化铵（CTAB）和银离子中的氯金酸得到生长液，再将金核加入生长液最终得到胶体状金纳米棒。金纳米材料在检测循环肿瘤标志物中发挥着重要作用[32]。借助金纳米材料的光学性质，可对 DNA 进行检测[33]。Wee 等[34]依靠金纳米材料的表面增强拉曼光谱性质，检测出黑色素瘤中 ctDNA 的基因突变。

9.2.3　银纳米探针的制备

近年来银纳米粒子的制备与应用引起越来越多的重视，目前有大量的研究集中于对银纳米材料制备方法的探索，如化学还原法、真空沉积法、超临界法、电化学法、反微乳液法等。一般制备的银纳米粒子具有较高的表面能，高表面能的银纳米粒子具有极高的反应活性，当它们表面没有被保护或钝化时会发生聚集，常用的表面钝化方法包括：利用功能化的硫醇有机物进行保护；利用表面活性剂形成的微乳液进行封装处理；

将纳米粒子分散到聚合物基体中或者可以选择加入含有不同官能团的表面修饰剂，表面修饰剂不仅通过链状聚合物大分子的空间位阻效应和静电效应影响银纳米粒子的尺寸和分散性，而且在适当的条件下可以诱导不同形状银纳米粒子的生长。Liu 等[35] 利用合成的银纳米颗粒与 DNA 结合后荧光淬灭的特性，进行 DNA 浓度的检测。

9.3 循环肿瘤 DNA 的扩增检测与突变分析

ctDNA 的检测包括定量检测和定性检测两个方面，定量检测是采用 PCR 扩增为基础的检测方法[36]，但 ctDNA 的定量检测易受多种因素影响如血液的延迟处理、内参基因的选择等，这使得各研究结果差距过大、可比性差，因此目前多采用定性检测。ctDNA 定性检测包括肿瘤相关突变、基因过表达、甲基化、基因组不稳定性和完整性检测等不同方面，各实验室的检测方向及目的基因不同，检测方法也各异。ctDNA 特异性突变检测方法主要有数字 PCR（dPCR）、扩增受阻突变系统（amplification refractory mutation system，ARMS）、测序法、高效液相色谱法等。液体活检能否真正落实到临床上，有赖于检测技术的临床普及。目前具备极微量核酸基因突变检测能力的技术主要有 ARMS 技术（包括 Super-ARMS）、第二代测序和数字 PCR（微滴式数字 PCR，包括 BEAMing 技术），这些技术也是近期液体活检专家共识中推荐的检测技术。

ARMS 技术是目前欧盟及中国国家食品药品监督管理总局（现国家市场监督管理总局）批准用于临床的血液检测方法，更是血液 EGFR 突变检测专家共识推荐的技术。ARMS 技术具有简便快速、特异性好、技术普及度高等特点，非常适合医院广泛开展。ARMS 检测可分为实时荧光定量 PCR 和巢式 ARMS 法电泳检测。ARMS 技术利用特异引物对突变靶序列进行高精准 PCR 扩增放大，与此同时利用探针对扩增产物进行检测，在实时荧光定量 PCR 平台上实现对样品 DNA 中稀有突变的检测，可达到对基因突变检测的高特异性和高灵敏度。巢式 ARMS 法电泳检测，主要是利用 PCR 引物的 3′端末位碱基必须与其模板 DNA 互补才能有效扩增的原理，设计等位基因特异性 PCR 扩增产物，在严格的条件下只有在引物 3′端碱基与模板配对时才能出现 PCR 扩增带从而检测出突变，该法省去了探针杂交操作扩增完成后的琼脂糖凝胶电泳检测分析。作为肿瘤液体活检临床上唯一获得法规支持的检测技术，EGFR 突变血液检测产品（采用 ADx-ARMS 法）已广泛应用于临床诊断，有越来越多的患者从中受益。同时，ARMS 技术自身也在不断升级改造，Super-ARMS 是 ARMS 技术的升级版，敏感度进一步提高。随着相关检测试剂盒的开发和产业化，ARMS 技术未来有望成为普及性的临床血液检测方法。

第二代测序技术又称为下一代测序技术（next-generation sequencing，NGS），以能一次并行对几十万到几百万条 DNA 分子进行序列测定和一般读长较短等为标志。第二代测序技术的核心思想是边合成边测序(sequencing by synthesis)即通过捕捉新合成的末端的标记确定 DNA 的序列,现有的技术平台主要包括罗氏公司的 454 测序仪(Roche GS FLX sequencer)、Illumina 公司的 Solexa 基因组分析平台(Solexa Genome Analyzer platform)和 Applied Biosystems 公司的 SOLiD 测序仪(ABI SOLiD sequencer)。第二代测序技术可检测未知突变且检测基因数量不受限制,在检测灵敏度方面也有潜力可挖,在肿瘤耐药突变的监测与研究等领域有很大的应用潜力。然而,第二代测序建库技术复杂,常规建库测序方法使得血浆中含量极低的肿瘤信号完全淹没在背景噪声中,在建库过程中原始信息丢失严重或成为敏感度潜力发挥的限制因素。同时第二代测序技术专业要求高、检测流程及信息解读标准化、检测时间过长、费用过高等限制了其临床应用。因此,第二代测序技术要实现在液体活检中的临床应用,还有许多问题亟待解决。

数字 PCR 是一种核酸检测和定量分析的新方法,可作为传统的实时定量 PCR 的替代方法,其具有极高的灵敏度,可实现绝对定量及稀有等位基因的检测[37]。数字 PCR 的工作原理是将 DNA 或 cDNA 样品分割成许多单独平行的 PCR 反应,部分反应包含了靶标分子而不包含其他分子。单个分子可被扩展 100 万倍或者更多。在扩展期间 TaqMan 化学试剂及染料标记探针可用于检测特定序列的靶标,当不存在任何靶标序列时没有信号积累。PCR 分析后,阴性反应片段用于生成样品中靶标分子的绝对计数,从而无须标准品或内标。但该方法检测通量较低,且不能检测融合变异,目前应用此技术进行 ctDNA 检测的试剂盒尚待开发中。研究表明,数字 PCR 可用于多种癌症的 ctDNA 检测,包括乳腺癌[38]、黑色素瘤[39]和肝癌[40]等。值得一提的是,作为检测已知基因变异位点的检测技术,数字 PCR 技术与 Super-ARMS 技术具有高度的检测一致性且检测灵敏度相当,从临床普及性上来看 Super-ARMS 更适合于临床应用和推广。

基因过表达也主要采用以 PCR 为基础的系统进行检测[29]。甲基化检测方法目前多采用甲基化特异性 PCR(methylation-specific polymerase chain reaction, MSP-PCR)[16],而基因组不稳定性及完整性检测多基于相应的 PCR 检测系统[9]。定性检测方向的多样性使得各研究的目的基因差异很大,这也成为临床应用的阻碍,而标准化检测方法的建立是改变这一现状的首要条件,其中 PCR 技术发展较为成熟,敏感性、稳定性均较好,或许是临床应用较好的选择。

2016 年 11 月,国家卫生计生委(现国家卫生健康委员会)临床检验中心(以下简称临检中心)发布了《2016 年全国肿瘤游离 DNA(ctDNA)基因突变检测室间质量评价调查活动结果报告》。参加本次质量评价的 74 家实验室汇报的方法包括数字 PCR、第二代测序与 ARMS,临检中心针对发放的 10 个血浆游离 DNA 样本的回报结果进行评价。从质量评价结果看,数字 PCR 是目前 ctDNA 检测最稳定的技术,合格率达 100%,假阴性为 0,假阳性也是这几种方法中最低的,非常适合临床推广普及;第二代测序方法能同时检测多个基因的多种变异,但是各个实验室的结果差异很大,对实验操作流程及数据处理的要求最高,在临床推广时标准化显得尤其重要。表 9-2 是不同 ctDNA 特异性突变检测方法的优缺点比较。

表 9-2　不同 ctDNA 特异性突变检测方法的优缺点比较

技 术	优 点	缺 点	临床应用	研究应用
ARMS	简便快速; 特异性好; 技术普及度高	只能检测已知突变; 敏感度不够高	已知 EGFR 突变检测	已知突变探索性研究
ddPCR	敏感度高; 绝对定量	只能检测已知突变; 仪器成本相对高; 技术普及度低	仪器待法规支持; 试剂盒待开发	已知突变探索性研究
第二代测序	可检测未知突变; 检测基因数量不受限	技术复杂不易普及; 不易标准化; 建库过程原始信息丢失严重限制敏感度; 仪器和试剂成本均高	待法规支持; 待流程标准化	适于多靶标检测药物临床研究; 适用于未知突变特别是新耐药机制研究
Super-ARMS	简便快速; 敏感度好; 特异性好; 技术普及度高	只能检测已知突变	试剂盒开发	已知突变探索性研究

注:ARMS,扩增受阻突变系统;ddPCR,微滴式数字 PCR;Super-ARMS,超级扩增受阻突变系统

9.4　循环肿瘤 DNA 检测试剂盒在精准医疗临床检测中的应用

精准医疗(precise medicine)是一种将个人基因、环境与生活习惯差异考虑在内的疾病预防与处置的新兴方法。2015 年 1 月 20 日,美国总统奥巴马在国情咨文中提出"精准医学计划",希望精准医学能够引领一个医学新时代。我国在 2015 年 4 月 21 日举行的"2015 首届清华精准医学论坛"上也提出,中国目前应该大力推进这种医疗方式。其本质是通过基因组、蛋白质组等组学技术和医学前沿技术,对大样本人群与特定疾病类型进行生物标志物的分析与鉴定、验证与应用,从而精确寻找疾病的原因和治疗的靶点,并对一种疾病不同状态和过程进行精确分类,最终实现对疾病和特定患者进行个性化精准治疗的目的,以提高疾病诊治与预防的效益。

ctDNA 在肿瘤的早期诊断、实时检测以及预后检测中都发挥着重要作用,是精准医疗临床检测中的重要一环。ctDNA 检测试剂盒不仅能有效地对肿瘤进行早期诊断,而

且还可指导临床医师选用合适的靶向药,使患者获益最大。

在大肠癌患者中,基因 *Septin9* 的 V2 区域胞嘧啶会发生甲基化,而在正常人中不发生甲基化。外周血中 *Septin9* 基因发生甲基化可通过 DNA 的特异扩增检测到。德国 Epigenomics 公司以血液为基础筛查大肠癌的 EpiproColon 技术即(*Septin9* 基因甲基化检测试剂盒)能检测血液中 *Septin9* 基因 V2 区域发生甲基化的 CpG 岛中的 bisDNA 序列,这也是美国 FDA 批准的第一个 ctDNA 检测产品。康倩等[41] 按照肠镜和病理诊断结果分为结直肠癌组(80 例)与未见异常的对照组(52 例),采用单盲法应用荧光定量 PCR 方法进行外周血游离 DNA 的 *Septin9* 基因甲基化状态检测,并通过胶体金免疫化学法进行粪隐血检测,对比 *Septin9* 甲基化与粪隐血检测在筛查结直肠癌中的优越性。结果显示,该试剂盒筛查结直肠癌的敏感度为 75%,特异度为可 98.1%,优于粪隐血筛查,可作为一种无创性早期筛查结直肠癌的方法。

另外一款美国 FDA 批准的 ctDNA 试剂盒是罗氏公司的突变检测试剂盒 cobas EGFR Mutation Test v2,这是一款以血液为基础基于 ARMS 检测突变的试剂盒,用于抗癌药厄洛替尼(特罗凯)的伴随诊断。cobas EGFR Mutation Test v2 对患者血液样本中存在的特定非小细胞肺癌突变进行检测,将帮助鉴别突变从而使患者从厄洛替尼治疗中受益。

2017 年 5 月 8 日,罗氏公司宣布在全球推出 AVENIO ctDNA 分析试剂盒,这是由 3 个用于肿瘤学研究的第二代测序液体活检试剂盒所组成的产品线,包括 AVENIO ctDNA 靶向试剂盒、扩展试剂盒和监测试剂盒。该组合包含所有第二代测序实验室进行 ctDNA 检测时所需的试剂及生物信息学分析软件。3 种不同的试剂盒帮助研究人员分析不同癌症分期和肿瘤分型的基因组信息,5 天内即可得到结果。AVENIO 试剂盒运用罗氏公司优化的杂交捕获靶向富集方法,可在单次工作流程中分析所有 4 种突变类型:单核苷酸变异(SNV)、插入或缺失突变(indel)、融合(fusion)和拷贝数变异(CNV)。此外,罗氏公司专有的误差控制策略能够使 AVENIO ctDNA 分析试剂盒检测到低至 0.1% 的等位基因变异频率,同时保证错误率低至 0.001%。罗氏公司基于第二代测序解决方案中的 AVENIO 产品线将包含使测序更加简便易行的仪器和试剂,AVENIO ctDNA 靶向试剂盒包含 17 个全癌基因检测位点,用于鉴定相关生物标志物。需要注意的是罗氏公司本次推出的 AVENIO ctDNA 分析试剂盒仅供科研使用,目前还不能用于临床诊断。

9.5　小结与展望

ctDNA 在肿瘤早期诊断及病程监测过程中发挥着重要作用。纳米技术及 ctDNA 定量检测技术的发展日新月异。随着 ctDNA 分离和检测技术的不断发展,其在精准医学中的应用也将越来越广泛。

参考文献

[1] Mandel P，Metais P. Les acides nucleiques du plasma sanguin chez 1' Homme[J]. CR Acad Sci Paris，1948，142(3)：241-243.

[2] Leon S A，Shapiro B，Sklaroff D M，et al. Free DNA in the serum of cancer patients and the effect of therapy free DNA in the serum of cancer patients and the effect of therapy[J]. Cancer Res，1977，37：646-650.

[3] Bettegowda C，Sausen M，Leary R J，et al. Detection of circulating tumor DNA in early- and late-stage human malignancies[J]. Sci Transl Med，2014，6(224)：224ra24.

[4] Murtaza M，Dawson S J，Pogrebniak K，et al. Multifocal clonal evolution characterized using circulating tumour DNA in a case of metastatic breast cancer[J]. Nat Commun，2015，6：8760.

[5] Dawson S J，Tsui D W Y，Murtaza M，et al. Analysis of circulating tumor DNA to monitor metastatic breast cancer[J]. N Engl J Med，2013，368(13)：1199-1209.

[6] Fackler M J，Lopez Bujanda Z，Umbricht C，et al. Novel methylated biomarkers and a robust assay to detect circulating tumor DNA in metastatic breast cancer[J]. Cancer Res，2014，74(8)：2160-2170.

[7] Danese E，Minicozzi A M，Benati M，et al. Comparison of genetic and epigenetic alterations of primary tumors and matched plasma samples in patients with colorectal cancer[J]. PLoS One，2015，10(5)：E0126417.

[8] Bordi P，Del Re M，Danesi R，et al. 2PD Monitoring of secondary drug resistance mutations in circulating tumor DNA of patients with advanced ALK positive NSCLC[J]. J Thorac Oncol，2016，11(4 Supp)：S57.

[9] Mohorcic K，Kern I，Rot M，et al. 150P：EGFR mutations in circulating tumor DNA (ctDNA) and tissue rebiopsy at progression on treatment with EGFR tyrosine kinase inhibitors (TKI)[J]. J Thorac Oncol，2016，11(4 Supp)：S123.

[10] Veccia A，Caffo O，Girlando S，et al. 148P：Concordance between detection of EGFR mutations on tissue and in circulating free tumor DNA (cftDNA) in newly diagnosed metastatic lung adenocarcinoma(mLA)[J]. J Thorac Oncol，2016，11(4 Supp)：S122.

[11] Kinugasa H，Nouso K，Tanaka T，et al. Droplet digital PCR measurement of HER2 in patients with gastric cancer[J]. Br J Cancer，2015，112(10)：1652-1655.

[12] Shoda K，Ichikawa D，Fujita Y，et al. Monitoring the HER2 copy number status in circulating tumor DNA by droplet digital PCR in patients with gastric cance[J]. Gastric Cancer，2017，20(1)：126-135.

[13] Yu J L，Lv P，Han J，et al. Methylated TIMP-3 DNA in body fluids is an independent prognostic factor for gastric cancer[J]. Arch Pathol Lab Med，2014，138(11)：1466-1473.

[14] Balgkouranidou I，Matthaios D，Karayiannakis A，et al. Prognostic role of APC and RASSF1A promoter methylation status in cell free circulating DNA of operable gastric cancer patients[J]. Mutat Res，2015，778：46-51.

[15] Ling Z Q，Zhao Q，Zhou S L，et al. MSH2 promoter hypermethylation in circulating tumor DNA

is a valuable predictor of disease-free survival for patients with esophageal squamous cell carcinoma [J]. Eur J Surg Oncol, 2012, 38(4): 326-332.

[16] Jin Z, Olaru A, Yang J, et al. Hypermethylation of tachykinin-1 is a potential biomarker in human esophageal cancer[J]. Clin Cancer Res, 2007, 13(21): 6293-6300.

[17] Wang J, Qin Y, Li B, et al. Detection of aberrant promoter methylation of GSTP1 in the tumor and serum of Chinese human primary hepatocellular carcinoma patients[J]. Clin Biochem, 2006, 39(4): 344-348.

[18] Yeo W, Wong N, Wong W L, et al. High frequency of promoter hypermethylation of RASSF1A in tumor and plasma of patients with hepatocellular carcinoma[J]. Liver Int, 2005, 25(2): 266-272.

[19] Huang G, Krocker J D, Kirk J L, et al. Evaluation of INK4A promoter methylation using pyrosequencing and circulating cell-free DNA from patients with hepatocellular carcinoma[J]. Clin Chem Lab Med, 2014, 52(6): 899-909.

[20] Wong I H, Lo Y M, Zhang J, et al. Detection of aberrant p16 methylation in the plasma and serum of liver cancer patients[J]. Cancer Res, 1999, 59(1): 71-73.

[21] 逢锦忠, 钦伦秀, 任宁, 等. 肝细胞癌患者血浆循环 DNA 微卫星变异的研究[J]. 中华医学杂志, 2006, 86(24): 1662-1665.

[22] Qin L X, Tang Z Y, Sham J S, et al. The association of chromosome 8p deletion and tumor metastasis in human hepatocellular carcinoma[J]. Cancer Res, 1999, 59(22): 5662-5665.

[23] Siravegna G, Mussolin B, Buscarino M, et al. Clonal evolution and resistance to EGFR blockade in the blood of colorectal cancer patients[J]. Nat Med, 2015, 21(7): 827.

[24] Kidess E, Heirich K, Wiggin M, et al. Mutation profiling of tumor DNA from plasma and tumor tissue of colorectal cancer patients with a novel, high-sensitivity multiplexed mutation detection platform[J]. Oncotarget, 2015, 6(4): 2549-2561.

[25] Diaz L A J, Sausen M, Fisher G A, et al. Insights into therapeutic resistance from whole-genome analyses of circulating tumor DNA[J]. Oncotarget, 2013, 4(10): 1856-1857.

[26] Schiavon G, Hrebien S, Garcia-Murillas I, et al. Analysis of ESR1 mutation in circulating tumor DNA demonstrates evolution during therapy for metastatic breast cancer[J]. Sci Transl Med, 2015, 7(313): 313ra182.

[27] Page K, Hava N, Ward B, et al. Detection of HER2 amplification in circulating free DNA in patients with breast cancer[J]. Br J Cancer, 2011, 104(8): 1342-1348.

[28] Schwarzenbach H, Eichelser C, Kropidlowski J, et al. Loss of heterozygosity at tumor suppressor genes detectable on fractionated circulating cell-free tumor DNA as indicator of breast cancer progression[J]. Clin Cancer Res, 2012, 18(20): 5719-5730.

[29] Del Re M, Tiseo M, Bordi P, et al. Contribution of KRAS mutations and c. 2369C > T (p. T790M) EGFR to acquired resistance to EGFR-TKIs in EGFR mutant NSCLC: a study on circulating tumor DNA[J]. Oncotarget, 2017, 8(8): 13611-13619.

[30] 钱俊臻, 万巧玲, 黄红樱. 磁性纳米粒子的制备及其在分离检测上的应用[J]. 四川理工学院学报, 2007, 6(3): 51-56.

[31] 孙宁, 张佳林, 周翔宇, 等. 应用磁珠法检测并提取尿液游离甲基化 DNA[J]. 中国医科大学学报, 2015, 44(10): 897-900.

[32] Huang X, O'Connor R, Kwizera E A. Gold nanoparticle based platforms for circulating cancer marker detection[J]. Nanotheranostics, 2017, 1(1): 80-102.

［33］ Jiang X，Feng D Q，Liu G，et al. A fluorescent switch sensor for detection of anticancer drug and ctDNA based on the glutathione stabilized gold nanoclusters［J］. Sensor Actual B-Chem，2016，232：276-282.

［34］ Wee E J H，Wang Y，Tsao S C H，et al. Simple，sensitive and accurate multiplex detection of clinically important melanoma DNA mutations in circulating tumour DNA with SERS nanotags ［J］. Theranostics，2016，6(10)：1506-1513.

［35］ Liu C，Yang X，Yuan H，et al. Preparation of silver nanoparticle and its application to the determination of ct -DNA［J］. Sensors，2007,7(5)：708-718.

［36］ Spindler K L，Pallisgaard N，Vogelius I，et al. Quantitative cell-free DNA，KRAS，and BRAF mutations in plasma from patients with metastatic colorectal cancer during treatment with cetuximab and irinotecan［J］. Clin Cancer Res，2012，18(4)：1177-1185.

［37］ Hindson C M，Chevillet J R，Briggs H A，et al. Absolute quantification by droplet digital PCR versus analog real-time PCR［J］. Nat Med，2013，10(10)：1003-1005.

［38］ Hoque M O，Feng Q，Toure P，et al. Detection of aberrant methylation of four genes in plasma DNA for the detection of breast cancer［J］. J Clin Oncol，2006，24(26)：4262-4269.

［39］ Gray E S，Rizos H，Reid A L，et al. Circulating tumor DNA to monitor treatment response and detect acquired resistance in patients with metastatic melanoma［J］. Oncotarget，2015，6(39)：42008-42018.

［40］ Huang A，Zhang X，Zhou S L，et al. Detecting circulating tumor DNA in hepatocellular carcinoma patients using droplet digital PCR is feasible and reflects intratumoral heterogeneity［J］. J Cancer，2016，7(13)：1907-1914.

［41］ 康倩,金鹏,杨浪,等.外周血游离 DNA 中 Septin9 基因甲基化在结直肠癌筛查的意义［J］.中华医学杂志,2014,94(48)：3839-3841.

10 活体原位生物合成纳米簇探针多模态精准成像

恶性肿瘤等重大疾病严重影响人类健康,对其精准诊断是有效治疗的关键。21 世纪以来,新型的生物材料在诊断技术研发中的作用日渐突出,包括人工合成材料和天然材料的可生物降解材料在造影剂与药物载体的设计上扮演着非常重要的角色。人工合成材料成本一般较高,且在合成过程中可能会残留合成试剂,造成潜在毒性。相对而言,天然材料具有生物相容性好、无有害物质残留等特点,越来越受到研究者们的重视。然而,天然材料在后期加工及功能化改造等方面仍面临诸多挑战。为此,科研人员希望能通过生物合成的途径,制备出具有与天然材料生物相容性一致的纳米材料,并通过对合成过程的调控以及后期纳米材料的功能构建,实现生物合成的纳米材料在医疗诊断和药物输送治疗过程中的应用。

近年来,生物成像技术取得了突破性进展,在生物医学、临床诊断等领域中的应用更加广泛和深入,为理论研究和实际应用提供了有力的支撑[1]。荧光生物成像技术是在光学生物成像中应用最为广泛的技术[2-4],它可以实现对肿瘤实时、动态、精确、非侵入性监测,在细胞和活体层面提供生物样本的动力学变化信息,备受研究人员和医疗工作者的青睐[5-7]。目前,应用于生物成像技术中的荧光探针主要包括量子点、上转换材料、碳基材料等[8-10]。然而,不少荧光探针在细胞毒性、稳定性、抗光漂白等方面具有不同程度的缺陷。例如,量子点大多含有镉、铅等重金属成分,虽然经过表面修饰或形成壳层结构可降低一定的毒性,但仍容易引起细胞的免疫应答等[11],这些不足制约了它在生物医学中的应用。

金属纳米材料可有效避免上述缺陷,为实际应用提供了新的选择和思路。迄今为止,制备金属纳米材料较为成熟且已规模化的方法有化学和物理方法,包括水热合成法、微波辅助合成法、超声合成法[12-14]等。这些方法虽然各具优点,但也存在环境污染大、成本较高、可控性差、产物易团聚以及合成过程复杂等难以克服的缺点,极大地限制了其进一步大规模生产及在生物医学领域中的应用,由此,生物合成纳米技术作为一种绿色、新颖的合成方法逐渐发展起来。生物合成纳米技术能够利用生物体自身的代谢物、提取物等活性分子,借用机体内的生理路径合成纳米材料,因而受到越来越广泛的关注[15-17]。但罕有从分子生物学的角度探索有关荧光探针与细胞相互作用以及荧光信号产生的相关分子机制的报道。本章主要结合作者多年从事原位生物合成荧光纳米材料及其在生物医学中应用的相关研究结果,系统介绍原位生物合成纳米荧光材料及其在肿瘤精准多模态成像方面的应用。

10.1 原位生物合成荧光纳米材料用于肿瘤细胞荧光成像

已有研究发现,一些特殊的植物、细菌和真菌都可以将土壤中高浓度的金属盐离子转化生成相应的纳米金属盐颗粒以适应极端环境。与之类似的是,在肿瘤内部新生血管不足、代谢活动水平高并且氧浓度相对较低,这些都会导致其内部微环境与正常组织相比具有更强的还原性[18,19]。此外,肿瘤内部的 NAD(P)H[还原型烟酰胺腺嘌呤二核苷酸(磷酸),还原型辅酶I(II)]、GSH-GSSG(谷胱甘肽)和 ROS/RNS(活性氧/活性氮)相对含量都较高,这可能诱导金属离子形成相应的具有荧光特性的纳米簇。最近的研究发现,金属等都可以在肿瘤内部原位合成相应的荧光探针。研究人员尝试将其应用于针对肿瘤的生物荧光成像,取得了良好的效果。同时,也有研究尝试将更多性能优良的复合纳米探针应用于计算机断层成像(CT)和磁共振成像(MRI)中[20,21]。

Wang 等[17,18,22]利用活体原位生物合成的具有优良荧光特性的金纳米簇实现了肿瘤的精确靶向标记与多模态成像,并将相关活性物质原位生物合成的荧光纳米簇用于肿瘤靶点的活体生物自成像研究,实现了特定靶标分子的高效监测与活体病变部位的靶向高分辨生物成像分析。这一全新策略以氯金酸为前驱分子,利用肿瘤细胞生物合成的荧光标记替代传统的荧光纳米颗粒,排除了纳米粒子的副作用,实现了高靶向性、无毒性的高灵敏生物成像,提供了一种简单、安全和廉价的生物成像新方法,为癌症诊断和治疗提供了一个极具挑战性的多模式平台。进一步,将 Fe^{2+} 离子加入金纳米簇原位合成体系,利用肿瘤细胞内谷胱甘肽含量较正常细胞高等特点,使金/铁离子通过氧化还原作用在肿瘤内原位合成金/铁纳米簇,实现荧光/MRI/CT 多模态生物成像(见图 10-1)。

Gao 等[23]同样利用原位生物合成方法获得了具有肿瘤靶向性的银纳米簇,活体原位生物合成的银纳米簇粒径分布均匀,具有优良的荧光特性,可以作为纳米荧光探针识别和标记肿瘤细胞,同时活体荧光实时动态成像也为癌症的早期诊断和治疗提供了新的思路和方法。图 10-2 中所示为通过局部注射或尾静脉注射,将 Ag-GSH 复合溶液注入荷瘤裸鼠模型,24 h 后进行体内荧光成像,以 590 nm 波长的光激发时可以观察到肿瘤内的荧光银纳米团簇。相比之下,注射等体积 PBS 的阴性对照组内并未检测到明显的荧光。借助这些原位生长的纳米结构还可以开展肿瘤的光动力学靶向治疗,在红

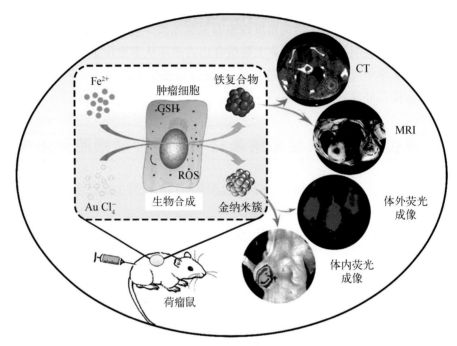

图 10-1　肿瘤细胞及活体内原位生物合成纳米簇探针及其
肿瘤标记与多模态成像分析

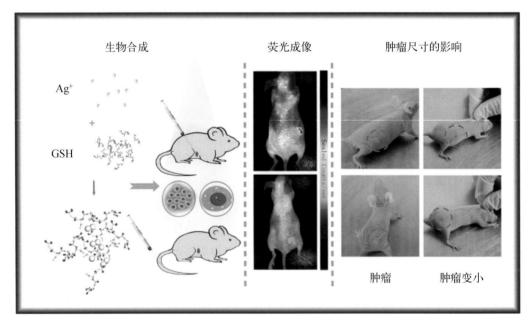

图 10-2　基于原位生物合成银纳米簇的肿瘤生物成像

外光照射下,肿瘤内部自发生成近红外 Ag 纳米簇,可以导致肿瘤发生显著的尺寸下降甚至完全消融。Chen 等[24]也发现肿瘤细胞能够特异性地诱导 H$_2$PtCl$_6$ 还原并且原位生物合成荧光铂纳米簇,而在正常细胞中不能合成相关荧光纳米簇,由此发现了一种全新的肿瘤成像方法。在加入卟啉衍生物后进行红外光照射,发现该方法能够有效地协同抑制肿瘤增长,在肿瘤的光动力学治疗中具有潜在的应用前景(见图 10-3)。Su 等[25]研究发现,由于肿瘤细胞及组织的内部环境不同,同样可以使锌离子原位生物合成荧光性能优良的氧化锌纳米簇,并且与正常细胞相比,氧化锌纳米簇对于肿瘤细胞具有更好的标记效果,可以实现针对肿瘤细胞及活体肿瘤的特异性靶向成像,这同样为癌症的诊疗提供了新的生物成像的思路。

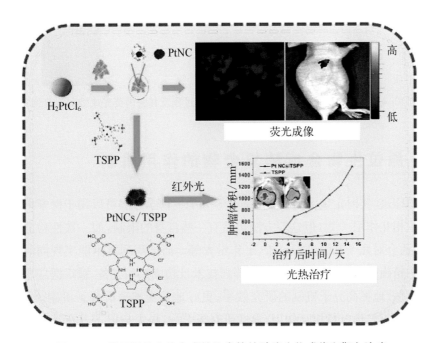

图 10-3 基于原位生物合成铂纳米簇的肿瘤生物成像和靶向治疗

Ye 等[26]设计并制备了一种荧光性能优良且稳定的铜纳米簇。利用荧光光谱、紫外吸收光谱、X 射线光电子能谱、形貌表征、元素分析等技术对该铜纳米簇进行表征。通过优化合成条件,该铜纳米簇的荧光发射峰在 610 nm,具备良好的稳定性及生物相容性,有效地降低了体外合成铜纳米簇的毒性。更重要的是,该铜纳米簇在实现肿瘤原位生物成像的同时,还对温度(生理范围内)有较强的敏感性,以此成功构建了荧光成像与温度传感双功能探针。该方法操作简单,绿色可控,重复性高,生物安全性好,为荧光实时成像及肿瘤的诊断治疗提供了新的选择,也为其在生物医学领域的进一步应用提供了一种思路(见图 10-4)。

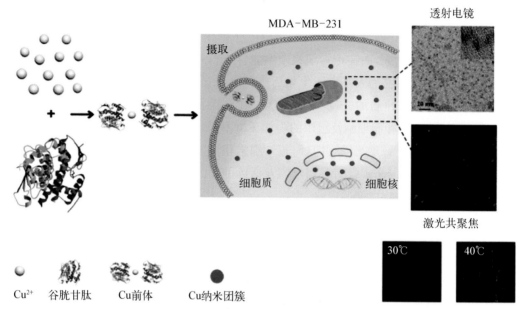

图 10-4　肿瘤细胞生物合成荧光铜纳米簇的过程及其胞内荧光成像和温度传感

10.2　原位生物合成铈复合物的作用机制

蛋白质印迹、实时定量 PCR、原位杂交等分子生物学方法可以用于探索细胞和生物材料之间的相互作用[27,28]，但这些方法仍然有一些自身的限制，如一次性检测的样品数较少、一般适合对几个基因进行分析、工作量大等。而微阵列技术能实现同时对样品全基因表达的精确分析[29]。近几年来，微阵列技术日趋成熟和完备，被广泛应用于许多科研领域，可有效地提高分子机制的研究效率、更好地发现和理解分子机制[30]，如细胞或动物中的细胞与生物材料相互作用、毒性研究等[31-33]，极大拓展了其在基因层面的研究应用。

蛋白质组学是在基因组学研究背景下诞生的一门新兴学科[34]。综合分析研究细胞内全部蛋白质组分及种类的动态变化、各个组分的表达量变化以及蛋白质修饰状态，深入探讨细胞内蛋白质的关联和相互作用，能够从整体上分析研究细胞内所有蛋白质的变化过程和活动规律[35]。蛋白质组学研究的技术手段有很多种[36,37]，如 X 射线衍射、MRI、基因芯片、测序、荧光能量转移技术、电泳、色谱、质谱等。近年来，高通量技术不断发展完善，并广泛运用于蛋白质组学的研究中，这对识别疾病和比较疾病发展状况、及时了解和分析治疗疾病相关药物导致的机体蛋白质表达水平变化[38]提供了一种新的思路。iTRAQ（isobaric tags for relative and absolute quantitation）技术是一种利用同位素体外标记的相对或绝对定量技术，该技术是由美国 AB SCIEX 公司研发的[39]。

iTRAQ 技术用 4 种或 8 种同位素对多肽的氨基基团进行特异性标记,使用串联质谱分析能够同时测定 4 种或 8 种不同样品中各个蛋白质的相对或绝对含量,被越来越多应用到各个学科的研究当中[40]。

Ye 等利用 $Eu(NO_3)_3$ 作为前驱物质与肿瘤细胞共同孵育发现,肿瘤细胞能够有选择性地将铕离子还原,并原位生物合成荧光铕复合物[41]。通过荧光光谱、粒径形貌、X 射线光电子能谱以及元素分析可对原位合成的荧光铕复合物进行形貌结构表征,并利用共聚焦荧光显微成像技术观测到铕复合物在肿瘤细胞中的分布。但是,在相同条件下,硝酸铕溶液与正常的胚胎肝细胞(L02 细胞)孵育,并没有发现细胞内产生荧光。从而证实,通过原位生物合成荧光铕复合物,能够实现对肿瘤细胞进行高敏感和特异性的荧光标记。

在成功构建肿瘤细胞的原位生物荧光标记的基础上,进一步建立了肿瘤活体自成像方法。采用皮下注射或尾静脉注射的方法将硝酸铕溶液注入荷瘤小鼠体内,通过小动物活体成像系统研究发现,荧光铕复合物在肿瘤部位形成,而在正常组织周围未观察到荧光信号。经尾静脉注射硝酸铕于荷瘤小鼠体内 72 h,仍可观测到肿瘤部位的荧光,且荧光信号并未扩散至正常组织。而电感耦合等离子体质谱技术定量表明的铕元素在生物体内的分布,进一步说明原位合成的荧光铕复合物具有很好的靶向性和稳定性。各重要器官的组织切片和血液分析结果表明,原位合成的荧光铕复合物没有引起组织器官病变,也未造成肝肾功能的损伤,说明荧光铕复合物合成过程及其应用都具有很好的生物安全性。

为了深入揭示原位生物合成过程的分子机制,研究人员利用 cDNA 微阵列研究了全基因组表达谱。首先,将硝酸铕溶液与 HeLa 细胞共同培养 24 h;其次,通过提取 HeLa 细胞的 RNA,利用基因芯片进行高通量的检测。用此方法共检测到 837 个差异表达基因。同时采用定量 RT-PCR 方法对 4 个重要基因的表达进行验证,通过与微阵列数据分析结果相比对,结果表明全基因组表达谱研究结果准确。此外,对差异表达的基因进行 GO 分析和 KEGG 通路分析,发现在原位生物合成荧光铕纳米复合物的过程中,一些重要的生物学途径参与其中,包括黏着斑路径(focal adhesion pathway)和 PI3K(磷脂酰肌醇-3-激酶)-Akt(蛋白激酶)信号通路(PI3K-Akt signaling pathway),可影响糖酵解代谢和 NAD(P)H 氧化酶代谢途径(见图 10-5)。

在基因组学研究的基础上,进一步利用等重同位素多标签相对定量蛋白质组学对硝酸铕溶液与肿瘤细胞相互作用及荧光铕复合物在细胞内原位合成的相关差异表达蛋白进行了分子机制的研究。硝酸铕溶液与 HeLa 细胞共同孵育 24 h,在细胞质内形成了荧光铕复合物,将细胞样品处理后,利用 iTRAQ 技术分析蛋白质表达的差异。同时,利用 GO 和 KEGG 生物路径分析证明,荧光铕复合物的形成是由于肿瘤细胞内部特殊的微环境,Eu(Ⅲ)离子与肿瘤细胞内高含量的 GSH 相互作用,在 NADPH 的特殊还原作用下,形成荧光铕复合物。这些反应过程涉及大量的生物学途径,如黏着斑路径、PI3K-

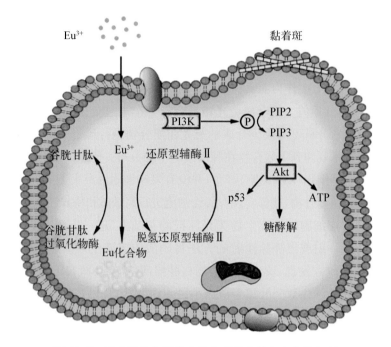

图 10-5　肿瘤细胞内原位生物合成荧光铕复合物的机制

Akt 信号通路等。该研究从微观水平对肿瘤细胞的荧光成像机制进行了阐述，为进一步揭示肿瘤内原位合成生物荧光探针的分子机制提供了具有重大意义的理论基础（见图 10-6）。

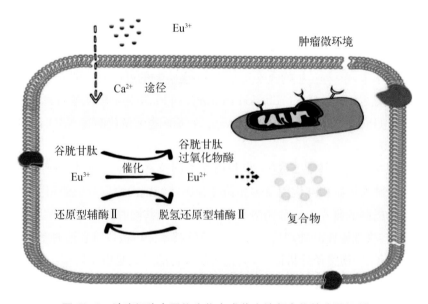

图 10-6　肿瘤细胞内原位生物合成荧光铕复合物的分子机制

10.3　阿尔茨海默病的快速荧光成像分析

阿尔茨海默病（Alzheimer's disease，AD）是由基因、环境等多种因素共同作用引起的不可逆转的神经退行性疾病。目前，该疾病仍然无法治愈，已经成为继心血管疾病、肿瘤之后最严重的疾病和死亡原因，并带来了一系列社会问题，也是当前医学界的一大难题。早期诊断成为改善阿尔茨海默病患者生活质量和提高其生存率的重要途径。然而，目前仍然缺乏高灵敏的检测手段。荧光纳米簇因具有超小的尺寸、良好的生物相容性和较强的荧光发射能力等优良性能，在光学成像方面具有极大的应用潜力。笔者近期做了许多相关研究和探索，结果表明通过在生物体内合成生物相容性良好的荧光纳米簇（如金纳米簇、锌纳米簇等），可以实现对癌症在细胞层面及动物层面的荧光成像检测，从而减缓肿瘤的进一步发展。荧光成像技术具有非侵入式、高选择性、高灵敏性等特点，可以实现活体实时监测，具有荧光信号强度大、费用低廉等优点，因而在揭示生命活动的基本规律和监测生物体内的生理生化过程中起着重要的作用，受到越来越多研究人员和医学工作者的关注。通过对阿尔茨海默病相关研究进行调研，目前可以对该病进行早期快速、靶向荧光成像的方法尚鲜有报道。

10.3.1　基于原位生物合成荧光金纳米簇的阿尔茨海默病自成像研究

阿尔兹海默病患者的脑部存在大量由 β-淀粉样蛋白（amyloid β-protein，Aβ）构成的老年斑和多种具有氧化还原活性的金属离子，并且这些金属离子的浓度发生了很大改变，从而导致阿尔兹海默病患者脑部的氧化还原环境与正常大脑相比发生很大的变化。黄金因具有多种优良性能，在古代的中国和阿拉伯地区已经被用于提高药物疗效和改进医疗设备等。近年来，黄金颗粒除了被广泛用于传统的生物医学如牙科[42]，还被用于药物的输送体系、癌症的光学成像和治疗[43-45]以及通过纳米技术对生物分子进行操控等方面[46-48]。

笔者所在课题组近期的研究结果表明，通过原位生物合成制备的金纳米簇是一种非常具有潜力的探针，可以用于癌症细胞层面与动物模型层面的高灵敏光学成像检测[22-25]。基于这些因素研究人员探索了一种通过生物标记实现阿尔兹海默病快速靶向荧光成像的新方法。选取氯金酸（HAuCl₄）作为电子接受体，通过尾静脉注射氯金酸盐溶液于阿尔兹海默病模型鼠，该制剂经过在模型鼠体内循环，可以聚集在病灶区域，经过原位生物合成荧光金纳米簇，实现相关病灶部位的荧光成像检测，如图10-7所示。通过选取4月龄的阿尔兹海默病模型鼠和正常组小鼠为研究对象进行研究，结果显示通过尾静脉注射氯金酸盐溶液6 h之后，便可以实现阿尔兹海默病模型鼠脑部荧光成像。而正常组模型鼠用同样的方式给予相同剂量甚至更多剂量氯金酸盐溶液，24 h后仍然没有表现出任何荧光信号。这些实验结果表明，氯金酸盐溶液可以比较容易地穿过阿尔兹海默病模型鼠的血脑屏障,然后通过原位生物合成荧光金纳米簇探针,实现对阿尔兹海默病的实时动态荧光成像。该生物合成很可能与脑部的高炎症反应有关,由于在阿尔兹海默病患者脑部的病灶区域存在大量的维生素 C、相当高浓度的过氧化氢、其他自由基及还原性配体等,这些活性物质均可以与氯金酸盐发生反应。当阿尔兹海默病发生时,海马区域是最先受到损伤且受损最严重的区域。通过原位生物合成的金纳米簇探针可以标记阿尔兹海默病的病灶区域(即海马区域附近),为其早期快速靶向诊断提供了新的方法,具有重要的研究价值和广阔的应用前景。

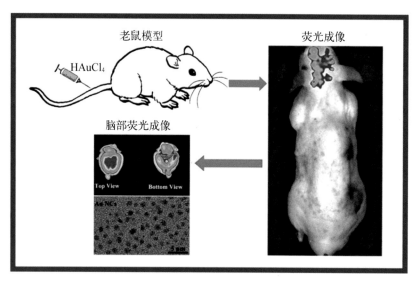

图 10-7　阿尔兹海默病模型鼠脑部荧光成像分析

研究人员进一步对阿尔兹海默病模型鼠脑部生物合成的金纳米簇的生成机制进行探讨,并通过一系列体外实验来验证。由于在阿尔兹海默病患者脑部存在大量 Aβ 蛋白,这些 Aβ 蛋白可以和二价铜离子进行络合,生成 Aβ-Cu(Ⅱ)络合物。然后在还原剂维生素 C 存在的条件下,二价铜离子很容易被还原,生成 Aβ-Cu(Ⅰ)络合物。此时,加入氯金酸溶液,在维生素 C 和一价铜离子存在下,氯金酸很容易被还原成荧光金纳米簇,同时生成的 Aβ 蛋白和铜离子进入下一个循环,促进生成更多的金纳米簇,从而实现阿尔兹海默病模型鼠脑部的荧光成像(见图 10-8)。

10.3.2　基于原位生物合成氧化锌量子点的阿尔兹海默病快速靶向荧光成像研究

近期的研究还表明,通过在细胞内生物合成生物相容性的荧光锌纳米簇,可以实现氧化应激等因素引起的疾病(如肿瘤)的细胞及活体成像检测,进而减缓疾病的进一步

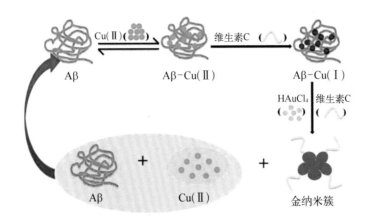

图 10-8 在 Aβ-Cu 络合物、维生素 C 或 Fe^{2+} 等还原剂存在的条件下
原位生物合成金纳米簇的机制

发展,该材料在光学成像方面具有很大的应用潜力。基于上述工作研究人员探索了一种可以对阿尔兹海默病早期检测的新方法。该方法是通过尾静脉注射葡萄糖酸锌制剂,通过该制剂在生物体内合成荧光氧化锌量子点,实现阿尔兹海默病模型鼠脑部的快速靶向荧光成像。葡萄糖酸锌是一个理想的有机锌补充剂,具有良好的生物相容性,并且生物利用度较高。研究人员采用 3 月龄(AD-1)和 6 月龄(AD-2)的阿尔兹海默病模型鼠作为动物模型开展了研究,结果表明锌离子可以较容易地穿过血脑屏障,在脑内生物合成具有荧光的氧化锌量子点,并且主要分布在海马区域,进而实现了对阿尔兹海默病的荧光标记,为阿尔兹海默病的快速、超灵敏诊断提供了新方法(见图 10-9)。

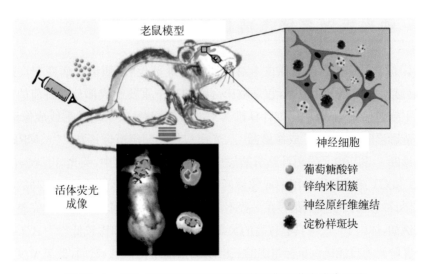

图 10-9 阿尔兹海默病模型鼠脑部快速靶向荧光成像示踪

大脑中铁元素的过量累积和表达中断、铁代谢蛋白的功能与多种神经退行性疾病密切相关[49-53]。在阿尔兹海默病患者的大脑中，存在过量的铁累积。然而，没有发现相应的转铁蛋白代谢调控的增加，导致在过氧化氢存在的条件下发生芬顿反应（Fenton reaction），产生羟自由基（OH·），从而增加氧化应激损害的风险[54-56]，引起阿尔兹海默病的发生。基于这些事实，笔者所在课题组提出了原位生物合成荧光氧化锌量子点的机制（见图 10-10），并通过一系列的体外实验对该机制进行了验证。

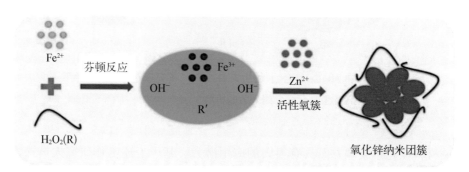

图 10-10　原位生物合成氧化锌量子点的机制

R，具有氧化还原活性的氨基酸或蛋白质等

因此，基于阿尔兹海默病脑部独特的氧化还原微环境，利用贵金属离子、过渡金属离子制剂，通过原位生物合成，成功制得了功能性纳米簇探针，完成了病灶部位的标记，实现了对阿尔兹海默病脑部病灶部位的快速靶向荧光成像，为其早期快速诊断提供了新方法，具有重要的研究价值和广阔的临床应用前景。

10.4　纳米探针多模态成像的研究

医学影像学是应用医学成像技术对人体的病灶部位、性质以及病变程度进行准确诊断，为后续治疗提供可靠依据，它是临床医学的一个重要组成部分。目前的医学影像诊断技术主要包括 X 射线诊断（如计算机 X 射线成像诊断、数字化 X 射线成像诊断、数字减影血管造影诊断）[57-59]、CT 成像诊断[60]、光声成像和超声成像诊断[61,62]、MRI 诊断[63]、光学成像诊断[64]和正电子发射计算机断层成像诊断[65]等。其中，荧光（fluorescence，FL）成像、MRI 和 CT 成像是最常用的成像诊断技术。虽然医学影像学具有很高的临床应用价值，但是每种影像诊断模式都存在一些不可避免的局限性，因而不能提供完整的病灶部位信息。例如，体内 FL 成像具有较高的灵敏度，但是分辨率却比较低[66,67]；CT 成像具有较高的密度分辨力且能提供目标组织的三维断层扫描结构信息，然而，低灵敏度引起的较差软组织对比度却常使其应用受到限制[68]；此外，MRI 具有较好的软组织分辨力，但是却没有 FL 成像的灵敏度高[69]。因此,开发出一种结合每种成像模式优点为一体的 FL/MR/CT 三模态综合成像诊断体系,将有利于提高疾病诊断的精度和灵敏度。

实现三模态成像的关键在于设计出合理的三模态成像造影剂。超顺磁性铁氧化纳米粒子(如 Fe_3O_4 NP)不但具有良好的生物相容性,还能通过对外部局部磁性环境的不均匀性进行干扰,使邻近氢质子在弛豫中很快产生相从而缩短横向弛豫时间(T_2),减弱信号,使得图像较暗,因而 Fe_3O_4 NP 可以作为一种较好的 MRI 造影剂。碳量子点(CQD)由于自身的静电斥力作用能为 Fe_3O_4 NP 提供很好的胶体稳定性。除了分散作用外,CQD 还表现出其他一些优点,如低成本、低毒性、大的比表面积、量子限域效应、优异的水溶性、易于功能化和良好的光学性质等。

因此,目前最值得关注的是能否成功制备出碳点-四氧化三铁的杂化量子点(C-Fe_3O_4 QD),并且探索除了材料本身所具有的 MRI 和 FL 成像性能外,CQD 和 Fe_3O_4 之间的协同作用是否能带来新的 CT 成像性能。为此,我们采用由微生物合成的天然阴离子生物高聚物 γ-聚谷氨酸(γ-PGA)作为原料,通过一种简单的方法制备 C-Fe_3O_4 QD,从而制备出多模态成像造影剂。具体工艺如下(见图 10-11)。将分子量

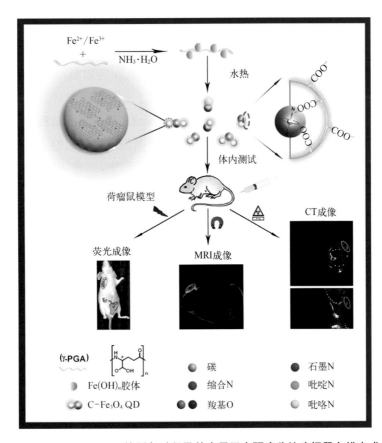

图 10-11 C-Fe_3O_4 QD 的制备过程及其应用于宫颈癌移植瘤裸鼠多模态成像

约为 130 的 γ-PGA 置于真空冷冻干燥器内进行干燥处理备用。按照化学计量法称取一定量的 $FeCl_3 \cdot 6H_2O$ 和 $FeCl_2 \cdot 4H_2O$ 配制成溶液,并向溶液中添加一定量的 γ-PGA,在一定温度和氮气保护条件下将混合溶液机械搅拌分散一定时间后,用氨水调节溶液的 pH 值至 10。随后,将混合溶液转移至聚四氟乙烯反应釜内,在高温高压下反应一定时间,反应完成后,将反应所得溶液进行透析纯化处理。所得的母液置于 4℃ 冰箱中备用。

采用上述合成方法制备的 $C\text{-}Fe_3O_4$ QD 具有良好的水分散性和荧光特性(如最大 FL 量子产率约为 21.6%)、优越的光稳定性、超顺磁性和良好的生物相容性。T_2 弛豫时间的测量结果表明,所制备的 $C\text{-}Fe_3O_4$ QD 具有高的 r_2 值(约为 $154.10 \, L \cdot mmol^{-1} \cdot s^{-1}$)。最重要的是,X 射线衰减实验测量结果显示所制备的 $C\text{-}Fe_3O_4$ QD 具有明显的 X 射线衰减作用。小鼠体内的 FL、MRI 和 CT 生物成像研究结果也表明所制备的 $C\text{-}Fe_3O_4$ QD 具有良好的造影增强效果。因此,$C\text{-}Fe_3O_4$ QD 可作为生物医学中多模态成像的一种潜在造影剂。

10.5　小结与展望

精准成像技术对于精准医疗领域的快速发展具有非常重要的意义。原位生物合成纳米荧光材料不同于既有的体外制备的纳米材料体系,在肿瘤精准多模态成像方面具有独特的优势。但目前仍有一些问题需要深入探索。未来的研究将重点针对以下几个方向:一是探究机制,深入研究原位生物合成的金属纳米簇的形成过程及其与疾病相关的生物分子之间的作用机制;二是拓展应用,将基于原位生物合成的金属纳米簇的多模态成像技术拓展应用于更多的非肿瘤性疾病的早期诊断中;三是功能扩展,利用复合材料负载抗癌药物或生物分子,进一步提高光动力治疗的效果;四是诊疗一体化,尝试将原位生物合成的金属纳米簇进一步与其他靶向制剂结合,协同作用实现针对多种疾病的早期检测和光动力治疗一体化。

参考文献

[1] Weissleder R. Molecular imaging in cancer[J]. Science, 2006, 312(5777): 1168-1171.

[2] Huang Y, He S, Cao W, et al. Biomedical nanomaterials for imaging-guided cancer therapy[J]. Nanoscale, 2012, 4(20): 6135-6149.

[3] Wu X, Chang S, Sun X, et al. Constructing NIR silica-cyanine hybrid nanocomposite for bioimaging in vivo: a breakthrough in photo-stability and bright fluorescence with large Stokes shift [J]. Chem Sci, 2013, 4(3): 1221-1228.

[4] Larson D R, Zipfel W R, Williams R M, et al. Water-soluble quantum dots for multiphoton

fluorescence imaging in vivo[J]. Science, 2003, 300(5624): 1434-1436.

[5] Rao J, Dragulescu-Andrasi A, Yao H, et al. Fluorescence imaging in vivo: recent advances[J]. Curr Opin Biotechnol, 2007, 18(1): 17-25.

[6] Jiang S, Gnanasammandhan M K, Zhang Y. Optical imaging-guided cancer therapy with fluorescent nanoparticles[J]. J R Soc Interface, 2010, 7(42): 3-18.

[7] Wang C S, Li J Y, Wang X M, et al. Gold nanoclusters and graphene nanocomposites for drug delivery and imaging of cancer cells[J]. Angew Chem Int Ed, 2011, 50(49): 11644-11648.

[8] Wang Y, Yang C, Hu R, et al. Assembling Mn: ZnSe quantum dots-siRNA nanoplexes for gene silencing in tumor cells[J]. Biomater Sci, 2015, 3(1): 192-202.

[9] Ge W, Zhang Y, Ye J, et al. Facile synthesis of fluorescent Au/Ce nanoclusters for high-sensitive bioimaging[J]. J Nanobiotecg, 2015, 13: 1-8.

[10] Du P, Eisenberg R. Energy upconversion sensitized by a platinum(II) terpyridylacetylide complex [J]. Chem Sci, 2010, 1(4): 502-506.

[11] Parveen S, Misra R, Sahoo S K. Nanoparticles: a boon to drug delivery, therapeutics, diagnostics and imaging[J]. Nanomedicine, 2012, 8(2): 147-166.

[12] Liu H, Zhang X, Wu X, et al. Rapid sonochemical synthesis of highly luminescent non-toxic AuNCs and Au@AgNCs and Cu(II) sensing[J]. Chem Commun, 2011, 47(14): 4237-4239.

[13] Bilecka I, Elser P, Niederberger M. Kinetic and thermodynamic aspects in the microwave-assisted synthesis of ZnO nanoparticles in benzyl alcohol[J]. ACS Nano, 2009, 3(2): 467-477.

[14] Liu S, Tian J, Wang L, et al. Microwave-assisted rapid synthesis of Ag nanoparticles/graphene nanosheet composites and their application for hydrogen peroxide detection[J]. J Nanopart Res, 2011, 13(10): 4539-4548.

[15] Du T Y, Zhao C Q, Wang X M. Rapid and multimodal in vivo bioimaging of cancer cells through in situ biosynthesis of Zn & Fe nanoclusters[J]. Nano Res, 2017, 8: 2626-2632.

[16] Zheng Y, Bai H, Huang Z, et al. Directional water collection on wetted spider silk[J]. Nature, 2010, 463(7281): 640-643.

[17] Du T Y, Zhao C Q, Wang X M, et al. In situ multimodality imaging of cancerous cells based on a selective performance of Fe^{2+}-adsorbed zeoliticimidazolate framework-8[J]. Adv Funct Mater, 2017, 27: 1603926.

[18] Zhao C Q, Du T Y, Wang X M, et al. Biosynthesized goldnanoclusters and iron complexes as scaffolds for multimodal cancer bio-imaging[J]. Small, 2016, 12: 6255-6265.

[19] Zhou Z, Song J, Nie L, et al. Reactive oxygen species generating systems meeting challenges of photodynamic cancer therapy[J]. Chem Soc Rev, 2016, 45(23): 6597-6626.

[20] Zheng Y, Lai L, Liu W, et al. Recent advances in biomedical applications of fluorescent gold nanoclusters[J]. Adv Colloid Interface Sci, 2017, 242: 1-16.

[21] Liu X, Jiang H, Ye J, et al. Nitrogen-doped carbon quantum dot stabilized magnetic iron oxide nanoprobe for fluorescence, magnetic resonance, and computed tomography triple-modal in vivo bioimaging[J]. Adv Funct Mater, 2016, 26(47): 8694-8706.

[22] Wang J, Zhang G, Li Q, et al. In vivo self-bio-imaging of tumors through in situ biosynthesized fluorescent gold nanoclusters[J]. Sci Rep, 2013, 3: 1157.

[23] Gao S, Chen D, Li Q, et al. Near-infrared fluorescence imaging of cancer cells and tumors through specific biosynthesis of silver nanoclusters[J]. Sci Rep, 2014, 4: 4384.

[24] Chen D, Zhao C, Ye J, et al. In situ biosynthesis of fluorescent platinum nanoclusters: toward

self-bioimaging-guided cancer theranostics[J]. ACS Appl Mater Interfaces, 2015, 7 (32): 18163-18169.

[25] Su M N, Ye J, Li Q W, et al. Novel in situ biosynthesized fluorescent zinc nanoclusters for specific cellular bio-imaging[J]. Chin Chem Lett, 2015, 26(11): 1400-1402.

[26] Ye J, Dong X, Jiang H, et al. An intracellular temperature nanoprobe based on biosynthesized fluorescent copper nanoclusters[J]. J Mater Chem B, 2017, 5: 691-696.

[27] Hanly E K, Tuli N Y, Bednarczyk R B, et al. Hyperactive ERK and persistent mTOR signaling characterize vemurafenib resistance in papillary thyroid cancer cells[J]. Oncotarget, 2016, 7(8): 8676-8687.

[28] Zhang L, Zhou Y, Cheng C, et al. Genomic analyses reveal mutational signatures and frequently altered genes in esophageal squamous cell carcinoma[J]. Am J Hum Genet, 2015, 96 (4): 597-611.

[29] Allen L T, Fox E J P, Blute I, et al. Interaction of soft condensed materials with living cells: phenotype/transcriptome correlations for the hydrophobic effect[J]. Proc Natl Acad Sci U S A, 2003, 100(11): 6331-6336.

[30] Thomas A, Rajan A, Lopez-Chavez A, et al. From targets to targeted therapies and molecular profiling in non-small cell lung carcinoma[J]. Ann Oncol, 2013, 24(3): 577-585.

[31] Olson N E. The microarray data analysis process: from raw data to biological significance[J]. NeuroRx, 2006, 3(3): 373-383.

[32] Carinci F, Pezzetti F, Volinia S, et al. Zirconium oxide: analysis of MG63 osteoblast-like cell response by means of a microarray technology[J]. Biomaterials, 2004, 25(2): 215-228.

[33] Tang X H, Urvalek A M, Osei-Sarfo K, et al. Gene expression profiling signatures for the diagnosis and prevention of oral cavity carcinogenesis-genome-wide analysis using RNA-seqtechnology[J]. Oncotarget, 2015, 6(27): 24424-24435.

[34] Swinbanks D. Government backs proteome proposal[J]. Nature, 1995, 378(6558): 653.

[35] Fenstermacher D. Introduction to bioinformatics[J]. J Am Soc Inf Sci Technol, 2005, 56(5): 440-446.

[36] Domon B, Aebersold R. Review-mass spectrometry and protein analysis[J]. Science, 2006, 312 (5771): 212-217.

[37] Gorg A, Weiss W, Dunn M J. Current two-dimensional electrophoresis technology for proteomics [J]. Proteomics, 2004, 4(12): 3665-3685.

[38] Aebersold R, Mann M. Mass spectrometry-based proteomics[J]. Nature, 2003, 422 (6928): 198-207.

[39] Ross P L, Huang Y N, Marchese J N, et al. Multiplexed protein quantitation in Saccharomyces cerevisiae using amine-reactive isobaric tagging reagents[J]. Mol Cell Proteomics, 2004, 3(12): 1154-1169.

[40] Pierce A, Unwin R D, Evans C A, et al. Eight-channel iTRAQ enables comparison of the activity of six leukemogenic tyrosine kinases[J]. Mol Cell Proteomics, 2008, 7(5): 853-863.

[41] Ye J, Wang J, Li Q, et al. Rapid and accurate tumor-target bio-imaging through specific in vivo biosynthesis of a fluorescent europium complex[J]. Biomater Sci, 2016, 4(4): 652-660.

[42] Mckhann G M, Knopman D S, Chertkow H, et al. The diagnosis of dementia due to Alzheimer's disease: recommendations from the National Institute on Aging-Alzheimer's Association workgroups on diagnostic guidelines for Alzheimer's disease[J]. Alzheimers Dement, 2011, 7(3):

263-269.

［43］Sperling R A，Aisen P S，Beckett L A，et al. Toward defining the preclinical stages of Alzheimer's disease：recommendations from the national institute on aging-Alzheimer's association workgroups on diagnostic guidelines for Alzheimer's disease［J］. Alzheimers Dement，2011，7(3)：280-292.

［44］Citron M. Alzheimer's disease：treatments in discovery and development［J］. Nat Neurosci，2002，5：1055-1057.

［45］Strauss E V，Viitanen M，Ronchi D D，et al. Aging and the occurrence of dementia：findings from a population-based cohort with a large sample of nonagenarians［J］. Arch Neurol，2013，56(5)：587-592.

［46］廖珏，廖新品.阿尔茨海默病的研究现状［J］.黑龙江医学,2012,26(1)：16-18.

［47］Fratiglioni L，Ahlbom A，Viitanen M，et al. Risk factors for late-onset Alzheimer's disease：a population-based，case-control study［J］. Ann Neurol，1993，33(3)：258-266.

［48］Weidemann A，Paliga K，Dürrwang U，et al. Formation of stable complexes between two Alzheimer's disease gene products：presenilin-2 and beta-amyloid precursor protein［J］. Nat Med，1997，3(3)：328-332.

［49］Perry G，Sayre L M，Atwood C S，et al. The role of iron and copper in the aetiology of neurodegenerative disorders：therapeutic implications［J］. CNS Drugs，2002，16(5)：339-352.

［50］Zatta P，Lucchini R，van Rensburg S J，et al. The role of metals in neurodegenerative processes：aluminum，manganese，and zinc［J］. Brain Res Bull，2003，62(1)：15-28.

［51］Zecca L，Youdim M B，Riederer P，et al. Iron，brain ageing and neurodegerative disorders［J］. Nat Rev Neurosci，2004，5(11)：863-873.

［52］Jeong S Y，David S. Age-related changes in iron homeostasis and cell death in the cerebellum of ceruloplasmin-deficient mice［J］. J Neurosci，2006，26(38)：9810-9819.

［53］Gakh O，Bedekovics T，Duncan S F，et al. Normal and friedreich ataxia cells express different isoforms of frataxin with complementary roles in iron-sulfur cluster assembly［J］. J Biol Chem，2010，285(49)：38486-38501.

［54］Moreira P I，Nunomura A，Nakamura M，et al. Nucleic acid oxidation in Alzheimer disease［J］. Free Radic Biol Med，2008，44(8)：1493-1505.

［55］Schrag M，Mueller C，Zabel M，et al. Oxidative stress in blood in Alzheimer's disease and mild cognitive impairment：a meta-analysis［J］. Neurobiol Dis，2013，59(2)：100-110.

［56］Wang X，Wang W，Li L，et al. Oxidative stress and mitochondrial dysfunction in Alzheimer's disease［J］. Biochim Biophys Acta，2014，1842(8)：1240-1247.

［57］Ishigaki T，Sakuma S，Ikeda M. One-shot dual-energy subtraction chest imaging with computed radiography：clinical evaluation of film images［J］. Radiology，1988，168(1)：67-72.

［58］Fraser R G，Breatnach E，Barnes G T. Digital radiography of the chest：clinical experience with a prototype unit［J］. Radiology，1983，148(1)：1-5.

［59］Van Den Bosch H C M，Westenberg J J M，Caris R，et al. Peripheral arterial occlusive disease：3.0-T versus 1.5-T MR angiography compared with digital subtraction angiography［J］. Radiology，2013，266(1)：337-346.

［60］Zhang X D，Chen J，Min Y H，et al. Metabolizable Bi2Se3 nanoplates：biodistribution，toxicity，and uses for cancer radiation therapy and imaging［J］. Adv Funct Mater，2014，24(12)：1718-1729.

［61］Sreejith S，Joseph J，Lin M，et al. Near-infrared squaraine dye encapsulated micelles for in vivo fluorescence and photoacoustic bimodal imaging[J]. ACS Nano, 2015, 9(6): 5695-5704.

[62] Nishimura R A, Edwards W D, Warnes C A, et al. Intravascular ultrasound imaging: in vitro validation and pathologic correlation[J]. J Am Coll Cardiol, 1990, 16(1): 145-154.

[63] Kuhl C K, Schrading S, Strobel K, et al. Abbreviated breast magnetic resonance imaging (MRI): first postcontrast subtracted images and maximum-intensity projection-a novel approach to breast cancer screening with MRI[J]. J Clin Oncol, 2014, 32(22): 2304-2310.

[64] Chi C, Du Y, Ye J, et al. Intraoperative imaging-guided cancer surgery: from current fluorescence molecular imaging methods to future multi-modality imaging technology[J]. Theranostics, 2014, 4(11): 1072-1084.

[65] Bucerius J, Hyafil F, Verberne H J, et al. Position paper of the Cardiovascular Committee of the European Association of Nuclear Medicine (EANM) on PET imaging of atherosclerosis[J]. Eur J Nucl Med Mol Imaging, 2016, 43(4): 780-792.

[66] Santra S, Yang H, Holloway P H, et al. Synthesis of water-dispersible fluorescent, radio-opaque, and paramagnetic CdS: Mn/ZnS quantum dots: a multifunctional probe for bioimaging[J]. J Am Chem Soc, 2005, 127: 1656-1657.

[67] Cormode D P, Skajaa T, Van Schooneveld M M, et al. Nanocrystal core high-density lipoproteins: a multimodality contrast agent platform[J]. Nano Lett, 2008, 8(11): 3715-3723.

[68] Wu Y, Sun Y, Zhu X, et al. Lanthanide-based nanocrystals as dual-modal probes for SPECT and X-ray CT imaging[J]. Biomaterials, 2014, 35(16): 4699-4705.

[69] Tang Y, Zhang C, Wang J, et al. MRI/SPECT/Fluorescent tri-modal probe for evaluating the homing and therapeutic efficacy of transplanted mesenchymal stem cells in a rat ischemic Stroke model[J]. Adv Funct Mater, 2015, 25(7): 1024-1034.

11 数字全息显微镜技术在细胞成像中的应用

数字全息显微镜以全息技术为理论基础,将全息干涉技术、显微技术和数字图像处理技术相结合,可无标记地对微观物体的三维形貌进行高分辨率观察和动态测量。数字全息显微镜可对微观粒子和活细胞进行动态三维成像,是纳米技术与精准医学研究的新兴手段与辅助仪器。目前,数字全息显微镜已经应用于生物样本和活体细胞的研究与观察、生物芯片检测和医疗诊断等多个方面。

11.1 概述

在细胞生物学领域,对细胞的结构和动态特性进行准确和量化的观察是解释其生理学和病理学过程的先决条件。但是,在光学显微镜领域,获取实时、无损伤的高分辨率图像仍然是目前的主要难题,特别是针对像细胞这样的透明物体。实际上,细胞相对于它周围的环境在光学特性上只有微小的不同(如吸收率和反射率等)。这使得细胞相对于其周围环境难以产生充分的对比度,也就难以被观察。

基于这个问题,相应的几种致力于提高图像对比度的成像模式被提出来,以克服对比度低的问题。其中一种模式就是荧光显微镜,目前该技术已经成为广泛应用的细胞成像方法[1]。在众多基于提高细胞对比度的方法中,基于波前相位信息的方法,通过表达透明样本本身具有的与环境的对比信息,能够无损地观察细胞内的结构,因而广受关注。其中相差显微镜(phase contrast microscope)和微分干涉相差显微镜(differential interference contrast microscope, DICM)是最广泛应用的相位对比光学显微技术,并且均具有高分辨率[2]。与荧光显微镜技术不同,相差显微镜和微分干涉相差显微镜通过对细胞内部亚细胞结构的可视化,可以无损观察透明的样本,并且不需要任何染色剂。基本上,这两种无损的基于产生对比度的方法,将微小的相对相位变化转化为可以检测到的强度变化。这里的微小相对相位变化是由样本与周围环境的折射率不同造成的。在相差显微镜技术中,物体与环境折射率不一样,会导致透过物体的光波与没有透过物体的光波之间的相位不同。在微分干涉相差显微镜技术中,两个正交的偏正透射光波相位不同。但是,不管是相差显微镜还是微分干涉相差显微镜都无法直接获得量化的相位差或者光程差。同时,相差显微镜方法有光晕现象和阴影现象等缺点,使得每一点的强度并不直接与相位差成正比。在微分干涉相差显微镜方法中,测量到的强度正比于沿着剪切方向相位的梯度,使得图像具有伪非对称性(造成伪三维效果)。总体来说,相差显微镜和微分干涉相差显微镜技术都只是定量的相位测量技术,并且从它们的测量结构都很难推导出量化的相位信息,也就难以得到量化的细胞参数,如细胞形状、体积、干质量以及细胞膜机械特性等。

干涉显微镜具有直接测量透过样本的光波与参考光波之间光程差的能力。虽然基于干涉显微镜的量化相位测量技术已经在 20 世纪 50 年代就应用到细胞成像中,但是动态地对活细胞成像的报道非常有限[3]。实际上,相位差对实验中的缺陷非常敏感,如透镜缺陷、热噪声和震动噪声。因此,相移干涉法需要较贵的光机械设计,这阻碍了它在生物学领域的应用和拓展。

1948 年,盖伯(D. Gabor)提出全息技术,并证明其具有全息无透镜成像能力[4]。但是,由于当时昂贵的光机械设备和没有长干涉激光光源等限制,全息技术的应用并没有很好地拓展。在全息技术尚处于未数字化的阶段时,它就曾经被应用到生物和医药领域的细胞和组织研究中。只是彼时,它虽然引起了业界的兴趣,但应用仍然非常有限。计算机和数字信号处理技术的发展才使全息技术突破了在应用上的限制。计算机能够进行高速而大量的计算,并对光波的传输进行仿真。这些均促进了各种各样量化显微技术的发展。无论是全息技术还是其他干涉技术,在计算机技术的辅助下,实现起来都变得容易,同时数字化的全息技术和干涉技术还能够提供可靠的量化的相位数据。值得注意的是,量化相位显微技术除了包含数字全息技术以外,还包含基于强度传输方程(transport-of-intensity equation,TIE)、相位恢复技术(phase retrieval algorithms)等[5]。此外,也有一些科研工作者希望将相差显微镜和微分干涉相差显微镜改进用于量化相位成像。这些也都属于量化相位技术。

在本章中,首先,介绍数字全息技术的原理;其次,介绍数字全息量化显微镜在细胞成像领域的应用,重点关注量化相位信号所提供的生物信息;最后,介绍数字全息显微技术在神经学领域的应用。

11.2 数字全息显微镜技术的基本原理

数字全息的基本原理(见图 11-1)分为记录和重建两部分。记录部分是光学过程,重建部分是计算机对光学传播的数字计算过程。连接两者的是用光电器件如 CCD 将光全息图转化为数字全息图[6]。CCD 放置的位置是从物体衍射光的非近场区域,如

Fresnel 衍射区或者 Fraunhofer 衍射区,前者居多。

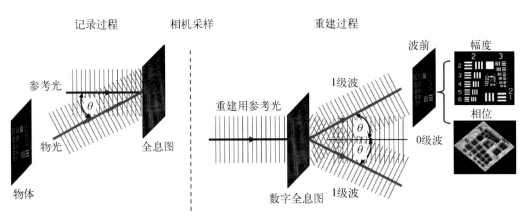

图 11-1 数字全息工作原理

11.3 利用数字全息显微镜观察细胞结构和动态特性

生物样本,如活细胞和组织称为相位物体。所谓相位物体是指它们本身是透明的,只有通过特殊的技术,如相差显微镜,才能够比较明显地进行观察。生物样本中,相位信号的产生在于细胞不同部位折射率的差别[7]。折射率的差别主要来自细胞中有机分子的存在,如蛋白质、DNA、细胞器和细胞核等均会产生不同的折射率。折射率高的部分体现出较大的相位延迟,折射率低的部分相位延迟较小。因此,全息定量相位显微镜通过获取相位延迟的量化信息观察细胞[8]。

量化信息以下式表示:

$$\Phi = \frac{2\pi}{\lambda}(\bar{n} - n_m)d \qquad (11-1)$$

其中,d 是细胞的厚度;$\bar{n}$ 是细胞内部平均的折射率;n_m 是细胞所在环境介质的折射率。

数字全息定量相位显微镜能够准确地测量相位或者光程长度,两者与折射率沿着光传播方向的积分成正比。全场中,每一点的光路长度都能够通过数字全息定量相位显微镜获取,并且准确度非常高,与高质量的干涉仪器相当。但是,数字全息定量相位显微镜可以提供比干涉仪器更好的灵活性。图 11-2 展示了数字全息定量相位显微镜下活神经细胞的图像[9]。图 11-3 介绍了数字全息定量显微镜对寄生虫和红细胞的三维成像[10]。

下面介绍在细胞成像领域数字全息定量相位显微镜借助它的数字光学的能力(实

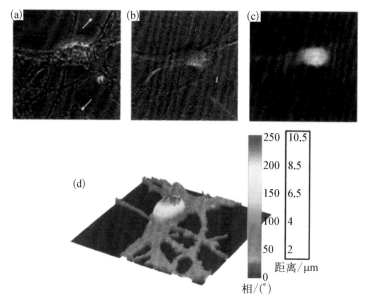

图 11-2 活鼠皮下神经细胞成像

（a）相差显微镜成像；（b）微分干涉相差显微镜成像；（c）数字全息的相位图像；（d）数字全息定量
相位显微镜的相位三维图像

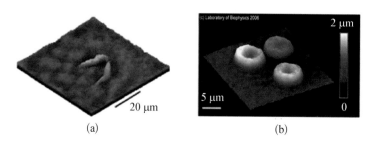

图 11-3 数字全息定量显微镜成像

（a）布鲁西锥体寄生虫的三维显微成像；（b）红细胞的三维显微成像

时成像、更大的焦距深度）所展开的一些初步的应用。

  数字全息定量相位显微镜，相比于经典的定量的相差显微镜和微分干涉相差显微镜，提供了进一步的定量的相位显微镜模式[11]。在实际应用中，量化的相位信息更加易于与相应的算法结合，结合细胞生物力学参数可以用于自动的细胞计数、细胞识别和细胞分类。量化相位信号还包含由细胞内部折射率不同所体现的细胞内部信息。基于这些信息，研究人员在辅助生育和癌症研究领域开展了相关的区分细胞病理和生理特征的研究。例如，通过数字全息显微镜提供的相位信息可以获得精子头部或者细胞核中结构和成分的信息，这些信息对于临床实践具有重要意义。

  数字全息显微镜能够对光波进行数字传播和重建，可以实现自动聚焦和拓展焦距深度的功能。这些功能使有效的跟踪成为可能。此外,跟踪的功能可以应用到对细胞三维空间迁移的研究中。数字全息显微镜可以克服传统显微镜有限焦深的问题,使得细胞的三维跟踪成为可能[12]。

数字全息显微镜测量到的量化相位差是由于细胞内部的折射率不同造成的,而折射率又与蛋白质含量相关。因此,测量结果可以用来检测蛋白质的生成,获得的量化相位值与细胞内不同部位的干质量(dry mass)相关[13]。已经有一些研究人员利用不同的量化相位显微技术探索相位与干质量之间的关系,进而研究细胞生长和细胞周期。这个关系也被用来计算红细胞内的血红素含量[14]。对红细胞膜震动的研究也突出了不同量化相位显微技术的高敏感性。红细胞有独一无二的变形可逆的特征,膜震动一般在纳米尺度,对它的功能和生存极为重要。量化相位显微技术能够在整个细胞表面量化地测量红细胞膜的震动,也为红细胞膜生物力学特性的研究提供了量化的信息[15]。

将数字全息显微镜与光镊技术相结合,将得到非常有效的研究工具,尤其是可以对被捕获的细胞进行操作和检测细胞的生物力学特性。

11.4　利用数字全息显微镜进行超越相位测量

上面列举的不同应用突出强调了相位信号对于细胞动态学的重要作用。但是,如式(11-1)所表明的,细胞内部相关信息 $\bar{n}$ 实际上是与细胞形貌信息(细胞厚度信息)混合在一起。由于相位与细胞形貌和细胞内部变化两个因素相关,在获取相位信息后,对它的解释仍然是一个难度较高的工作。例如,一个简单的低渗反应,会使前期相位信号显著减少,很难简单地将其解释为只是由于细胞形貌上的肿胀变化所致,因为渗透水流入细胞也会导致细胞内部折射率 $\bar{n}$ 的减小。

为了解决这个问题,一些能够将细胞形貌和细胞内部折射率区分开来的方法相继被提出。比如,可以将细胞困在两个间距已知的载玻片之间,这样就固定了细胞的厚度。在这种情况下获得的相位就直接与折射率相关了。但是,这种方法限制了细胞的运动,无法用来研究动态的细胞过程。近期,频谱相位显微方法解决了这个缺陷,该方法的前提是细胞本身具有较高的扩散特性,如红细胞。但是,这种频谱方法只能应用于比较有限的细胞种类,主要针对那些具有与水相类似的扩散特性的细胞。另外,还有一种方法,叫作去耦合方法,基于对细胞外部折射率 n_m 的调整,可以分别从相位信息中测量参数 $\bar{n}$ 和 d。基本上,该方法包含以下几个步骤。首先,改变细胞外部的折射率 n_m,并记录对应的两幅全息图。其次,重建对应的相位 Φ_1 和 Φ_2。Φ_1 和 Φ_2 的表达式如下:

$$
\begin{cases}
\Phi_1 = \dfrac{2\pi}{\lambda_1}(\bar{n} - n_{m,1})d \\[2mm]
\Phi_2 = \dfrac{2\pi}{\lambda_2}(\bar{n} - n_{m,2})d
\end{cases}
\tag{11-2}
$$

其中，$n_{m,1}$ 和 $n_{m,2}$ 是调整前后细胞外的折射率值。

通过解上面两个方程，可以计算得到参数 $\bar{n}$ 和 d。调整细胞外折射率值的方法有两种。第一种方法是，波长 λ 不变，需要两种渗透性相同（避免细胞变形）但是折射率不同的溶液。在同样的波长下，记录变换溶液的两张全息图。但是，由于换溶液需要时间，这个方法无法测量细胞形貌和细胞内折射率的动态变化。为了解决这个问题，第二种方法被提出。它采用双波长。不同波长导致 $n_{m,1} \neq n_{m,2}$。这样用双波长同时照明，就可以实时测量细胞形貌和细胞内部折射率变化[16]。这种方法通过观察很多种类细胞绝对细胞体积的变化，成功地用于研究水渗透因子。

11.5　利用数字全息显微镜探索神经细胞的动态特性

11.5.1　研究背景

神经细胞独一无二的特性是各种形态的神经细胞之间形成错综复杂的突触网络。神经细胞最初的连接是通过分子信号机制形成的，但是活跃度相关的可塑性机制是成熟神经系统的主要运行方式，这就导致突触的形态和效率会发生改变。可塑性机制影响多种时间尺度的信息转换，并且在整合信息和学习中有重要的作用。但是，人们对于电活动如何影响神经网络的功能和结构的认识非常有限。因此，亟需无损的成像技术既能够观察局部的神经网络活动又能够观察树突棘（dendritic spine）的动态[17]。

在这个架构下，双光子激励的荧光扫描显微镜，虽然无法用于荧光成像，但是可以帮助理解树突棘的功能和可塑性。

在研究神经细胞的活动性方面，电生理学方法特别是电压钳（voltage clamp）和膜片钳（patch-clamp）方法取得了突破性进展[18]。它们通过在神经细胞细胞膜两侧施加电压直接测量通过单离子通道的离子流量。其中膜片钳是评价离子通道功能的"金标准"，能够以飞安培的分辨率和微秒的时间分辨率区分铁离子流量。但膜片钳方法仍然属于高度侵入性方法，操作比较复杂，只能测量有限细胞组成的神经细胞网络。由于无损的特性以及放大率可调节的特性，光学方法被认为是理想的测量细胞膜电位的解决方案。例如，钙离子指示剂与高分辨率双光子显微镜结合可以测量哺乳动物中包含从几百到上千个神经细胞的膜电势激发行为（spiking activity），并能够同时跟踪每一个神经细胞的独立活动[19]。但是，钙成像有缺点，不能替代电压成像。

实际上，由于电压测量本身的物理局限，如电场要紧靠在较薄的细胞膜附近等，电压成像比钙成像发展得慢。此外，快速的哺乳动物神经细胞反应速度也是电压测量面对的难题。

因此,虽然电压测量具有很多优势,但是电压成像法的信噪比较低,并且具有许多副作用,在对大量神经细胞活动进行成像时,无法提供单细胞的分辨率。

11.5.2 利用定量全息显微镜测量跨膜电流

众所周知,神经细胞的活动会引起细胞本身在亚细胞、细胞以及组织水平上的光学特性的改变。

在这种前提下,学者们利用多模态显微镜(数字全息定量显微镜与荧光显微镜结合)研究了在兴奋性神经递质作用下神经细胞的早期响应。这种多模态显微镜能够同时观察细胞内离子稳态和量化的相位信号。谷氨酸能够引起早期的神经细胞肿胀,并能够刺激特别的促离子型谷氨酸受体和红藻氨酸受体,它们进一步引起相应的离子通道打开,使得钙离子、钠离子沿着它们的电化学梯度进行流动。在多模态显微镜中,谷氨酸控制的内部钙浓度改变以及神经细胞肿胀导致的相位减小都可以被同时测量到。本章前文提到的去耦合方法能够帮助获得神经细胞肿胀以及与之相伴的细胞内部折射率降低。折射率降低是由渗透现象导致的。由于在谷氨酸控制下的离子流通过细胞膜,水分子流入细胞内部导致细胞内部成分被稀释,进而引起细胞内部光学折射率降低。对应的相位和荧光型号的改变具有受体特异性的特征。

11.5.3 利用层析方法三维观察树突棘的动态性

树突和棘状突成像仍然是一个挑战,但是可以通过层析成像方法解决[20]。

一般来说,一张全息图并不能提供物体全部的三维信息。如要获取物体全部的三维信息,需要分别在不同的波长和不同的入射角下记录几张全息图来获取真三维图像。Marron 和 Schroeder 报道了利用改变波长的方法获得真三维图像的方法[21]。但是,波长扫描的范围非常小,因此分辨率仍然很低。Arons 等讨论了相似的方法,但是利用了傅里叶合成全息技术。在数字全息中,多波长还用来构建三维结构。

在显微镜领域,基于多幅全息图重建的层析成像技术,可以得到准确性非常高的细胞图像,如红细胞图像。另外一个不同但很相似的方法是利用一个宽带光源在物光与参考光互相干非零的地方发光,形成一幅全息图。这种方法也得到了不错的结果。

变换照明角度的方法可以与上面变换波长的方法相结合。变换照明角度的方法与衍射层析技术的概念很相近,可以用来重建与散射相关的衍射物体的结构。衍射光波可以被记录,并且可以从不同角度记录的全息图中重建出来。在显微镜中,不基于全息的层析方法曾经被 Lauer 提出来。但是全息技术提供了一种更简单的重建散射波的方法。在数字全息技术中,衍射光波的相位和幅度可以直接从全息图中重建出来,并被用来计算样本每一点的散射势。从这些数据中,可以获得折射率的三维分布,进而获得细胞内部成分的三维层析图像。全息显微镜的细胞层析技术非常新颖。在 2006 年，第一种层析技术基于对样品的旋转被提出来。它证明了数字全息可以获得细胞折射率的三维分布，分辨率在三维方向均可以达到 3 μm。其他基于旋转照明光而非物体本身的方法也相继被提出。Kou 和 Sheppard 比较了以上这些方法，指出了方法之间的差别[22]。

下面对孔径合成成像进行简单介绍。当单色光从一个单独的入射角度照在样本上会产生一系列的衍射波，它的波矢量会落在埃瓦尔德衍射球上。每个衍射角度的衍射波的复幅度值会对应傅里叶域上每一点的值。调整照明光源的入射角度会产生一个新的埃瓦尔德衍射球以及对应的傅里叶域内新的频谱成分。将不同照明角度对应的傅里叶域内的不同成分拼接起来，会扩大频谱成分，进而提高显微系统的孔径和对应的分辨率。因此该方法用于提供高分辨率的图像。

当照射光波的波长与样本的衍射区域尺寸相当时，衍射层析方法特别有效。对于细胞以及细胞的成分如细胞核和各种细胞器，由于它们的尺寸都为几微米，与波长的尺度在一个数量级，层析的方法比较有效。因此，很多工作集中在对单细胞以及组织在细胞尺度上成像的研究。很多有意义的工作已经发表，如花粉颗粒、阿米巴、被疟原虫寄生的人体红细胞、被流感病毒感染的细胞、上皮细胞、粒细胞等。HeLa 细胞在 0°～50° 照明角度下的图像也被发表。近期，Cotte 等通过将傅里叶频谱拓展到等于埃瓦尔德衍射球直径，证明了合成孔径方法的有效性。获得的超高分辨率可以观察到小于 100 nm 的细节。动态的树突棘展示了树突棘的进化过程，如图 11-4 所示[23]。

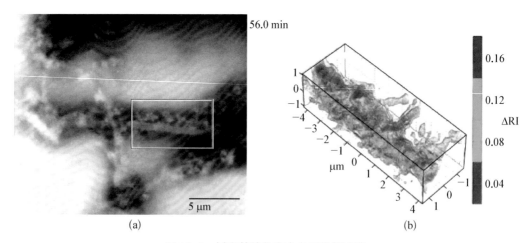

56.0 min

ΔRI

(a)   (b)

图 11-4 树突棘的数字全息显微镜成像

(a) 合成孔径量化相位成像方法获得的树突棘超级分辨率相位图像；(b) 8 μm 长的树突棘的三维层析图像。本图不但展示了突触的主体部分，也展示了树突棘的局部。标尺是微米量级，颜色代表树突与细胞外介质之间的折射率差别

11.6 小结与展望

目前，全息技术已经在显微领域得到了很好的应用。全息技术正在逐步成为最有吸引力的显微技术之一。由于全息技术的灵活性，数字全息显微镜可以较容易地满足显微镜学家和生物学家的需求，它能够提供量化的相位信息，并能够在深度方向达到纳米到亚纳米的准确度。全息技术的一个重要优点在于只需一幅二维全息图，就可对细胞进行三维重建，并且记录时间非常短。同时，孔径合成技术进一步提高了分辨率，将深度分辨率提高到 100 nm 甚至更高[24]。

正如本章所介绍的众多应用，数字全息定量相位显微镜能够较好地对细胞三维结构和动态特性进行量化研究。此外，数字全息显微镜作为无标记的技术，不需要改变溶液成分也不需要添加染料，这为高通量扫描提供了充分的条件。同时，记录和处理速度快，可以实现实时的测量。然而，虽然量化的相位信息提供了细胞形貌和成分的独一无二的信息，但是如何从生物物理参数对测量结果进行解释以分析具体的生物学机制，仍然是重要的问题。

实时、高分辨率、基于数字全息显微镜技术的光学衍射层析技术，通过直接获取三维折射率绘图，可能会避免上述存在的解释难题[25]。未来，高分辨率的细胞内部折射率三维绘图以及动态地观察微小细胞内部过程可以提供细胞结构和细胞质的划分等重要信息，这些对于一些基本细胞机制的研究具有重要意义，如蛋白质合成。此外，跨膜电流的信息也为具体受体在生理学和病理学细胞过程中的研究以及发展同时多点局部神经网络活动的跨膜电流的研究拓展了道路。

此外，将数字全息显微镜与现有的成熟显微镜技术相结合，可以提供更全面和多方位的信息，对细胞生物学的研究也具有重要意义。

参考文献

[1] Lichtman J W, Conchello J A. Fluorescence microscopy[J]. Nat Methods, 2005, 2(12): 910-919.

[2] Cuche E, Marquet P, Depeursinge C. Simultaneous amplitude-contrast and quantitative phase-contrast microscopy by numerical reconstruction of Fresnel off-axis holograms[J]. Appl Opt, 1999, 38(34): 6994-7001.

[3] Abercrombie M, Ambrose E J. Interference microscope studies of cell contacts in tissue culture[J]. Exp Cell Res, 1958, 15(2): 332-345.

[4] Shaked N T, Katz B, Rosen J. Review of three-dimensional holographic imaging by multiple-viewpoint-projection based methods[J]. Appl Opt, 2009, 48(34): H120-H136.

[5] Marquet P, Rappaz B, Magistretti P J, et al. Digital holographic microscopy: a noninvasive

contrast imaging technique allowing quantitative visualization of living cells with subwavelength axial accuracy[J]. Opt Lett, 2005, 30(5): 468-470.

[6] Schnars U, Juptner W. Direct recording of holograms by a CCD target and numerical reconstruction[J]. Appl Opt, 1994, 33(2): 179-181.

[7] Colomb T, Kuhn J K, Charriere F, et al. Total aberrations compensation in digital holographic microscopy with a reference conjugated hologram[J]. Opt Express, 2006, 14(10): 4300-4306.

[8] Cuche E, Bevilacqua F, Depeursinge C. Digital holography for quantitative phase-contrast imaging [J]. Opt Lett, 1999, 24(5): 291-293.

[9] Pavillon N, Kuhn J, Moratal C, et al. Early cell death detection with digital holographic microscopy[J]. PLoS One, 2012, 7(1): e30912.

[10] Anand A, Chhaniwal V K, Javidi B. Imaging embryonic stem cell dynamics using quantitative 3-D digital holographic microscopy[J]. IEEE Photonics J, 2011, 3(3): 546-554.

[11] Zhang T, Yamaguchi I. Three-dimensional microscopy with phase-shifting digital holography[J]. Opt Lett, 1998, 23(15): 1221-1223.

[12] Yu X, Hong J S, Liu C G, et al. Review of digital holographic microscopy for three-dimensional profiling and tracking[J]. Opt Eng, 2014, 53(11): 21.

[13] Rappaz B, Cano E, Colomb T, et al. Noninvasive characterization of the fission yeast cell cycle by monitoring dry mass with digital holographic microscopy[J]. J Biomed Opt, 2009 14(3): 034049.

[14] Park Y, Yamauchi T, Choi W, et al. Spectroscopic phase microscopy for quantifying hemoglobin concentrations in intact red blood cells[J]. Opt Lett, 2009, 34(23): 3668-3670.

[15] Rappaz B, Barbul A, Emery Y, et al. Comparative study of human erythrocytes by digital holographic microscopy, confocal microscopy, and impedance volume analyzer[J]. Cytom Part A, 2008, 73A(10): 895-903.

[16] Kemper B, Carl D, Schnekenburger J, et al. Investigation of living pancreas tumor cells by digital holographic microscopy[J]. J Biomed Opt, 2006, 11(3): 034005.

[17] Marquet P, Depeursinge C, Magistretti P J. Review of quantitative phase-digital holographic microscopy: promising novel imaging technique to resolve neuronal network activity and identify cellular biomarkers of psychiatric disorders[J]. Neurophotonics, 2014, 1(2): 020901.

[18] Fenwick E M, Marty A, Neher E. A patch-clamp study of bovine chromaffin cells and of their sensitivity to acetylcholine[J]. J Physiol, 1982, 331: 577-597.

[19] Truccolo W, Eden U T, Fellows M R, et al. A point process framework for relating neural spiking activity to spiking history, neural ensemble, and extrinsic covariate effects [J]. J Neurophysiol, 2005, 93(2): 1074-1089.

[20] Lauterbach M A, Guillon M, Desnos C, et al. Superresolving dendritic spine morphology with STED microscopy under holographic photostimulation[J]. Neurophotonics, 2016, 3(4): 041806.

[21] Marron J C, Schroeder K S. Three-dimensional lensless imaging using laser frequency diversity [J]. Appl Opt, 1992, 31(2): 255-262.

[22] Kou S S, Sheppard C. Imaging in digital holographic microscopy[J]. Opt Express, 2007, 15(21): 13640-13648.

[23] Marquet P, Depeursinge C, Magistretti P J. Exploring neural cell dynamics with digital holographic microscopy[J]. Annu Rev Biomed Eng, 2013, 15(1): 407-431.

[24] Holmes R B, Ma S S, Bhowmik A, et al. Aperture-synthesis techniques that use very-low-power illumination[J]. Proc SPIE-Int Soc Opt Eng, 1995, 2566: 177-185.

［25］Charriere F，Kuhn J，Colomb T，et al. Sub-cellular quantitative optical diffraction tomography with digital holographic microscopy［C］//SPIE Imaging，Manipulation，and Analysis of Biomolecules，Cells，and Tissues V，Bellingham，2007.

12

纳米孔测序技术

纳米孔测序技术自发展以来已经获得越来越多的关注,已经在理论和实际应用中获得越来越多的支持和拓展,特别是在基因测序和实时监测应用方面崭露头角,相较于传统的测序技术已经得到根本的提升。

12.1 纳米孔测序技术的发展历史

纳米孔测序技术和单分子实时合成测序技术是基因测序技术发展以来的第三代测序技术[1-5]。从 1977 年第一代测序技术出现(以 Sanger 法测序技术为代表),经过 30 多年的发展,DNA 测序技术取得重大进展,以高通量为特点的第二代测序技术(荧光标记边合成边测序法)逐步成熟并商业化[6-15]。此后,随着 DNA 测序技术日渐成熟和发展,针对越来越高的测序要求,以纳米孔测序技术和单分子实时合成测序技术为核心的第三代测序技术得到认可和发展。

1) 第一代测序技术

1977 年,桑格(Sanger)测定了第一个基因组序列[1]即噬菌体 φX174 基因组序列,全长 5 375 bp。自此,人类获得了窥探生命遗传差异本质的能力,并以此为开端步入基因组学时代。研究人员在 Sanger 法测序技术的多年实践之中不断对其进行改进。2001 年完成的首个人类基因组图谱就是以改进了的 Sanger 法测序技术为其测序基础的,Sanger 法测序技术的核心原理是:由于 ddNTP 的 2′和 3′都不含羟基,其在 DNA 的合成过程中不能形成磷酸二酯键,因此可以用于中断 DNA 合成反应,在 4 个 DNA 合成反应体系中分别加入一定比例带有放射性同位素标记的 ddNTP(分为 ddATP、ddCTP、ddGTP 和 ddTTP),通过凝胶电泳和放射自显影后可以根据电泳条带的位置确定待测分子的 DNA 序列。第一代测序技术的主要特点是测序读长可达 1 000 bp,准确性高达 99.999%,但其测序成本高、通量低等方面的缺点,严重影响了其大规模应用。因此,第一代测序技术并不是最理想的测序方法。

2）第二代测序技术

随着人类基因组计划的完成，人们进入后基因组时代即功能基因组时代，传统的测序方法已经不能满足深度测序和重复测序等大规模基因组测序的需求，这促使第二代测序技术诞生。第二代测序技术将片段化的基因组 DNA 两侧连上接头，随后用不同的方法产生几百万个空间固定的 PCR 克隆阵列。每个克隆由单个文库片段的多个拷贝组成。然后进行引物杂交和酶延伸反应。由于所有的克隆都在同一平面上，这些反应就能够大规模平行进行，每个延伸反应所掺入的荧光标记的成像检测也能同时进行，从而获得测序数据。DNA 序列延伸和成像检测不断重复，最后经过计算机分析就可以获得完整的 DNA 序列信息。

第二代测序技术在大大降低测序成本的同时，还大幅提高了测序速度，并且保持了高准确性，以前完成一个人类基因组的测序需要 3 年时间，而使用第二代测序技术则只需要 1 周[3-6]。目前全球保有量最大的第二代测序仪是 Illumina 公司的 Solexa 和 HiSeq，其核心原理是：利用超声波打断 DNA 进行文库构建，进行桥式 PCR 扩增与变性，然后利用边合成边测序的方法进行测序。但是，第二代测序技术在序列读长方面比第一代测序技术要短很多。这也限制了其在更广泛、更深层次的应用和推广。

3）第三代测序技术

针对第一代和第二代测序技术的缺点和局限性，以纳米孔测序技术和单分子实时合成测序技术为核心的第三代测序技术得以发展。第二代测序技术虽然较第一代测序技术有了巨大的突破，但是其测序的理论基础仍然建立在 PCR 扩增之上。为了有效避免在测序过程中由于 PCR 扩增带来的偏差，科学家们积极投身到第三代单分子测序仪的研究当中。目前最具代表性的第三代测序技术包括 HeliScope 单分子实时合成测序技术和纳米孔测序技术等。纵观测序技术的发展历程，纳米孔测序技术的发展相对比较缓慢，但纳米孔测序技术的应用却是极其普遍的。将单链 DNA 拉过蛋白孔，检测碱基穿过时电导的微小改变，纳米孔测序的这一基础理念已经有十几年历史。1996 年，哈佛大学的 Daniel Branton、加州大学的 David Deamer 及其同事在 *The Proceedings of the National Academy of Sciences*（*PNAS*）杂志上首次发表文章指出，可以用膜通道检测多核苷酸序列。然而从第一篇论文到纳米孔测序的成形，这条道路并不是一帆风顺。研究者们产生了很多分歧，也遇到了大量的技术死胡同[16-25]。利用纳米孔进行测序的理念是非常直观的：让 DNA 碱基一个个穿过纳米孔，同时快速鉴定每一个碱基。然而真正实施起来人们却遇到了很多问题。如何在碱基穿过的时候进行检测？DNA 链穿过纳米孔时是否需要放慢速度？如何大量生成同样大小的纳米孔？Deamer 和 Branton 最初的想法是，给持续开启的通道施加跨膜电压，把线性 DNA 或 RNA 链拉过纳米孔。这一过程会立刻改变纳米孔的离子流，对此加以检测就可以确定 DNA 或 RNA 的构成。但是，在这种情况下 DNA 穿过纳米孔的速度太快，难以进行有效检测。

进入 21 世纪之后，越来越多的研究者致力于解决这些问题，让纳米孔测序成为现实。"可以说是'NIH 的 ＄1000 基因组计划'刺激了纳米孔测序的发展"，Oxford Nanopore 公司的创始人之一，牛津大学的 Hagan Bayley 最近撰文指出。人们开始尝试改良纳米孔本身。天然的生物学通道（如 α-溶血素）和开口小于 2 nm 的人工纳米孔都可以用于纳米孔测序。研究者们发现，虽然人工纳米孔免去了和生物学材料打交道的麻烦，但大规模制造这么小的纳米孔实在太困难。最终，蛋白通道成为纳米孔测序的主流。

纳米孔测序的一个重要目标就是实现真正的商业化。2005 年，Bayley、Gordon Sanghera 和 Spike Wilcocks 创立的牛津纳米孔公司（Oxford Nanopore Technologies）正式登场[26-31]。为了开发稳定可靠的纳米孔测序平台，该公司从 2007 年开始研发以蛋白质为基础的纳米孔测序系统。2012 年，该公司在基因组生物学技术进展年会（AGBT）上发布了自己的纳米孔系统——MinION。MinION 是首个 U 盘大小的纳米孔测序仪，一天能生成约 1 Gb 数据，价格在 1 000 美元左右。该系统发布之后很快引起了轰动，被许多人视为基因组测序的未来。然而直到 2014 年的基因组生物学技术进展年会，人们才首次看到 MinION 系统的实战表现。美国博德研究所的 David Jaffe 在这次会议上展示了自己的 MinION 数据，它利用纳米孔测序的长读取来组装细菌基因组。研究显示，这个平台的平均读长大约在 5 kb，最长能达到 20 kb。对于这么小的装置来说，这种测序能力是相当令人震撼的。虽然 MinION 的总体序列质量和错误率受到了一些质疑，但仍然有很多研究者希望尝试这种迷你测序仪。这一次，人们并没有等太久。2014 年，Oxford Nanopore 公司启动了先期体验项目，研究者只需要提供 1 000 美元的押金和相应的运费，就可以获得测序设备和一次性的流动槽，在自己的项目中尝试 MinION 系统。2015 年初，先期体验项目的数据陆续发布。同年 3 月，英国埃克塞特大学的研究人员在 *Biomolecular Detection and Quantification* 杂志上发表文章，对 MinION 系统的性能进行了评估。文章写到"作为首个基于纳米孔的商业化单分子测序仪，MinION 是很有前景的。然而，目前的错误率限制了它与现有测序技术竞争的能力。不过我们发现，MinION 与 Illumina MiSeq 数据结合起来使用有助于基因组从头组装"。7 月，一个瑞典研究团队用 MinION 建立了细菌基因组草图。研究表明，这一系统生成了能定位的长读取，精确度达到 79%。研究人员总结道，"随着进一步的技术发展，我们相信 MinION 不仅可用于基因组组装，也能用于实地的快速检测。"此外，还有研究者用 MinION 对铜绿假单胞菌和大肠杆菌进行了测序。

纳米孔测序技术的技术关键就是实现高通量。纳米孔测序目前还处于发展初期。除了解决错误率问题，平行测序能力对于这一技术的推广也很重要。问题是怎样才能同时评估成千上万个纳米孔的离子流改变。2015 年 8 月，Hagan Bayley 和牛津大学的研究人员在这方面取得了突破性进展。他们开发的光传感纳米孔芯片，能够同时检测大量的纳米孔。检测方法的改变是这项研究的关键所在。Bayley 等人将纳米孔的离子流变化转化为可以直接观测到的荧光改变,并在多种蛋白纳米孔(包括 α-溶血素)中展示了这一技术的可行性。这一技术为大规模纳米孔测序平台奠定了基础。

从此,纳米孔测序技术随着基因测序技术的日渐成熟也得到了越来越多的研究和应用。

DNA 测序技术经过 30 多年的发展,目前已经到了第三代,三代测序技术有各自的优势。第一代测序技术虽然成本高、速度慢,但是对于少量的序列来说,仍是最好的选择,所以在今后的一段时间内仍将存在;第二代测序技术刚刚商用不久,正在逐渐走向成熟;第三代测序技术有的刚出现,有的则正在研制,相信很快便可进行商业化运作。可以预见,在未来的几年里会出现三代测序技术共存的局面。随着新的测序技术的出现,大规模测序的成本迅速下降,花费 1 000 美元测一个人的基因组的目标相信很快就可以实现。届时,对于遗传病的诊治将变得简单、快速,并能从基因组水平上指导个人的医疗和保健,从而进入个体化医疗的时代。同时,生物学研究的进展将会更多依赖测序技术的进步,不同领域的科学家花很少的钱就可以对自己熟悉的物种基因组进行测序,从而更好地指导试验设计,以取得更多新发现。

12.2　纳米孔测序技术的原理

纳米孔测序方法不同于其他测序方法,不需要对 DNA 进行生物或化学处理,而采用物理办法直接读出 DNA 序列。其原理可以简单地描述为:单个碱基通过纳米尺度的通道时,会引起通道电学性质的变化。理论上, A、C、G、T 4 种不同碱基的化学性质差异会导致它们穿越纳米孔时引起的电学参数的变化量也不同,对这些变化进行检测可以得到相应碱基的类型。

目前,用于 DNA 测序的纳米孔可以大致分为两类:生物纳米孔和固态纳米孔。典型的生物纳米孔和固态纳米孔的结构如图 12-1 所示。由于 DNA 链的直径非常小(双链 DNA 的直径约为 2 nm,单链 DNA 的直径约为 1 nm),它对所采用的纳米孔的尺寸有着近乎苛刻的要求。生物纳米孔多采用的是 α-溶血素(一般嵌在双层脂膜中),其最窄处直径约为 1.5 nm,恰好允许单链 DNA 分子通过,并且大小严格一致。然而生物纳米孔在膜稳定性、电流噪声等方面的问题在一定程度上限制了其发展。牛津纳米孔公司在蛋白纳米孔的应用方面取得了一定进展,该公司的 GridION 和 MinION 系统就是基于蛋白纳米孔的测序平台。固态纳米孔主要是利用硅及其衍生物制造而成,一般使用离子束或电子束在硅或其他材料薄膜表面钻出纳米尺度的孔洞,再进一步对孔的形状和大小进行修饰而成。

下面以牛津纳米孔公司的 MinION 测序仪为例[32-43],简单介绍纳米孔测序技术的原理。MinION 纳米孔测序仪的核心是一个有 2 048 个纳米孔、分成 512 组、由专用集成电路控制的流动槽(flow cell)。测序原理如图 12-1 所示。

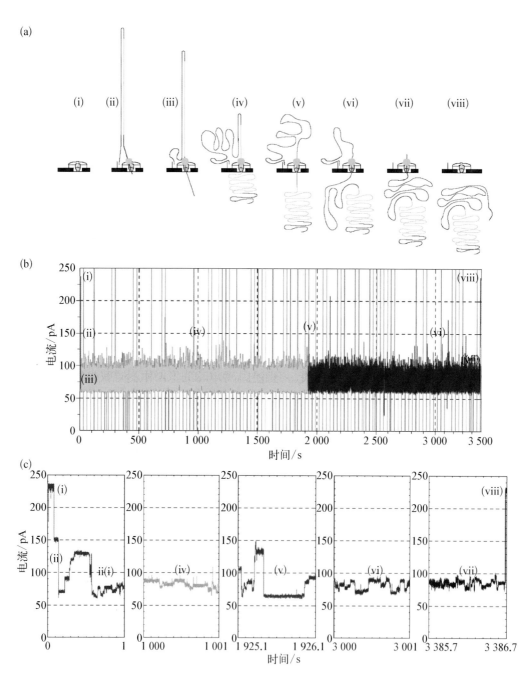

图 12-1 单链 DNA 分子在电场的作用下通过纳米孔,单碱基与纳米孔内的环糊精相互作用

以 α-溶血素为材料设计纳米孔,在纳米孔内共价结合有分子接头环糊精;用核酸外切酶切割单链 DNA,被切下来的单碱基落入纳米孔中;单链 DNA 分子在电场的作用下通过纳米孔,单碱基与纳米孔内的环糊精相互作用[见图 12-1(a)];由于纳米孔很小,仅允许单个核苷酸聚合物通过,在通过时会短暂影响电流信号,电流信号强度的变化就可以成为待检测碱基的信息特征[图 12-1(c)]。

12.3 纳米孔测序技术的应用

纳米孔测序技术和单分子实时合成测序技术作为第三代测序技术的核心,从技术特点上来说,主要集中在以下几个方面的应用[44-56]。

1) 碱基修饰的检测

纳米孔测序技术可以检测 4 种胞嘧啶(cytosine)碱基修饰,分别为 5-甲基胞嘧啶(5-methylcytosine)、5-羟甲基胞嘧啶(5-hydroxymethylcytosine)、5-醛基胞嘧啶(5-formylcytosine)和 5-羧基胞嘧啶(5-carboxylcytosine)。检测准确率为 92%～98%。

2) 实时测序监控

对于临床实践实时获取和分析 DNA/RNA 序列是一件很重要的事情。传统第二代测序要做到这一点非常不易。但对于纳米孔测序技术而言,实现起来相对容易。这不仅是因为纳米孔测序设备体积小、易操作等,更因为在测序过程中单分子穿过纳米孔,其电流变化可以被检测并识别,这种设计允许用户在测序过程中根据实时结果做出一些判断。同时,实时测序监控在特定目标序列测序中有重要的应用(见图 12-2)。当 DNA 片段通过纳米孔时,如果电流变化呈现与目标序列一样的趋势,则通过纳米孔。如果 DNA 片段与目标序列呈现不同的电流变化趋势,则不能通过纳米孔。通过这样的方式,实现目标序列的富集,从而显著减少测序时间,这对于在野外和即时诊疗有重要意义。

3) 测得更长的读长

对于 1D 读长(read)可以获得 300 kb 长的读长;对于 2D 读长可以获得 60 kb 长的读长。利用 MinION 测序仪产生的长读长,研究人员设法填充了人参考基因组 X 染色体 q24 区域的一个长 50 kb 的缺口(gap)。该区域存在多个 *CT47* 基因串联拷贝,研究人员利用 MinION 的长读长判断该区域极有可能存在 8 个 *CT47* 基因拷贝(见图 12-3)。

4) 结构变异的检测

第二代测序短序列的特征使结构变异的检测往往不准确。这个问题在癌症的检测中尤其严重,这是因为癌症组织中充斥各种结构变异。研究人员发现,利用 MinION 测得的几百个拷贝的长读长得到的结构变异结果比第二代测序平台测得的上百万读长得到的结果更可靠。

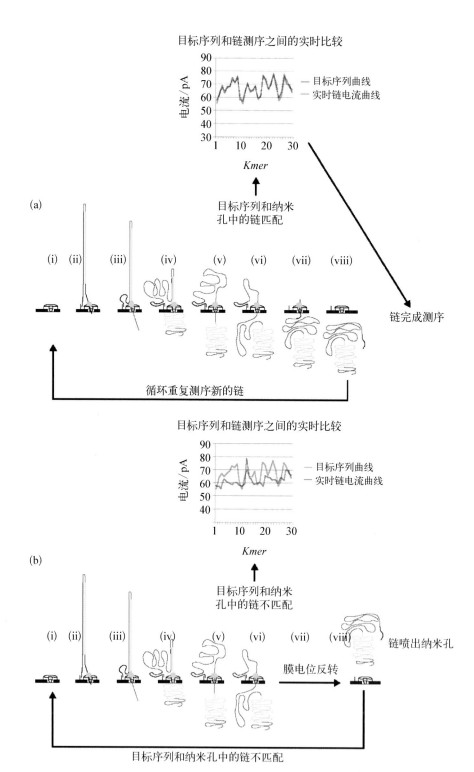

图 12-2　实时测序监控在特定目标序列测序中的重要应用

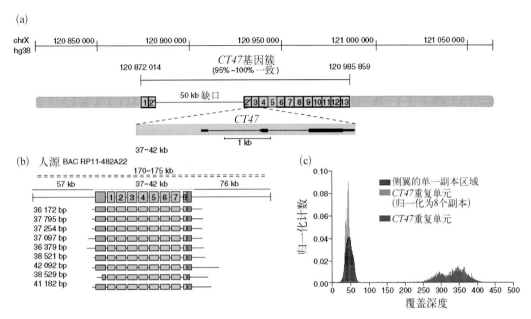

图 12-3　MinION 的长读长判断过程

5）RNA 表达分析

对于 RNA 表达分析,第二代测序平台测得的短序列带来的问题是序列需要进行拼接才能得到转录本。这给可变剪接研究带来困扰。因为在通常情况下第二代测序不能产生足够的信息,不能将不同形式的可变剪接区分开来。而利用 MinION 测序仪产生的长读长,可以更好地解决这个问题。研究人员以果蝇的 *Dscam1* 基因为例,该基因存在 18 612 种可变剪接形式,利用 MinION 测序仪可以检测到超过 7 000 种可变剪接形式,而这样的结果利用第二代测序的短序列测序是不能够获得的。

6）生物信息学配套软件的发展

从对基因测序发展的意义角度分析,第三代测序技术的主要应用集中在如下方面。

(1)从头测序、重测序及其他 DNA 测序。从头测序(*de novo* sequencing),是指测序后在不参考已知序列或缺乏参考序列指导组装的情况下,全凭生物信息学进行组装获得基因图谱。通过这项技术,可以了解基因组大小、染色体数目、重复片段信息、基因组 GC 含量,并且进一步获得蛋白质编码基因的信息、基因的结构、转座子序列等。目前,已通过罗氏公司的 454 测序技术获得了人类基因组的 7.5 倍覆盖度;2008 年,我国华大基因研究院采用 Illumina 公司的测序仪对我国人类基因组进行了从头测序,获得了 36 倍的覆盖度,并涵盖人类基因组的 99.97%,同时找出了 300 万个单核苷酸多态性(single nucleotide polymorphism,SNP)位点。对已知基因序列的物种的个体进行再次测序就是重测序,也常称之为全基因组重测序,目的在于进行差异性分析,找出 SNP、插入或缺失突变、结构变异等。准种（quasispecies）是病毒学的一个概念，它由大量相似度极高的基因型构成，包括优势群体和劣势群体。研究准种的变化，可以指导抗病毒治疗、免疫机制研究和疫苗接种等，由于454测序技术有较长的读长，使之成为研究准种的首选工具，目前这类研究已成功用于丙型肝炎病毒、甲型流感病毒和艾滋病病毒的准种研究。

（2）RNA测序。转录组（transcriptome）是细胞在某个状态下转录出来的所有RNA的总和，包括信使RNA和非编码RNA。转录组能反映某个状态下细胞的活动情况，对转录组进行测序可以有效地研究基因的功能区并揭示细胞和组织中的分子构成，同时还可以阐明一些疾病发生的原因。2010年，我国的Zhang等采用Illumina公司的测序仪对水稻不同生长期的不同组织进行了转录组测序，结果发现水稻中的可变剪接数量比以前报道的高得多，并极大地丰富了目前的基因注释信息，提供了剪接位点跳跃和潜在的剪接模型信息。非编码RNA包括转运RNA、核糖体RNA以及小RNA。小RNA在细胞中起到调节基因表达的作用，如诱导基因沉默、调控细胞生长发育、介导基因转录翻译等。主要的小RNA包括微RNA、干扰小RNA（siRNA）等，发现新的小RNA已成为这一领域研究的热点，而高通量测序正可以满足这方面的要求。目前大多数第二代测序平台都能胜任小RNA测序，尤其以Solexa和454应用更为广泛，还可以使用这两种手段进行RNA测序以研究癌细胞的基因融合，其中Solexa得到的短读段很适合表达谱的研究。

（3）宏基因组学（metagenomics）测序。第二代测序技术对病原学或分子流行病学的显著推动就是改变了宏基因组学的研究手段。宏基因组学又称环境基因组学，是20世纪末引出的概念，其直观的理解是对某一微环境中所有微生物的遗传物质进行非培养的研究，最早的宏基因组学是对土壤细菌研究即细菌宏基因组学。2002年，首例海水病毒宏基因组研究的出现标志着病毒宏基因组学的开始。传统的宏基因组学研究手段局限在通过构建遗传物质文库然后挑取克隆进行Sanger法测序的研究方法，这种方法的典型缺点就是由于挑克隆时的随机性无法获得真正的全貌式的信息，然而高通量测序的出现则大大地改善了这种情况，由于其无须挑取克隆，而直接对所有的遗传物质进行测序，所获得的信息能全面反映微环境中微生物的构成情况。细菌宏基因组学的一个典型案例是2010年我国华大基因研究院牵头的被称为"人类第二套基因组"的人类肠道微生物群落研究。研究人员对124个欧洲人的肠道微生物群落进行Solexa HiSeq2000测序，最终获得了576.7 Gb的数据量，找到了330万个非冗余基因，所构建的基因集大约是人类基因的150倍之多，其中99%的基因来自细菌，发现了1 000多种常见细菌。通过宏基因组学研究，可以获得肠道微生物的菌群结构、代谢网络、功能基因等信息，多样本的比较还能阐述肥胖、肠炎、糖尿病等疾病与健康的关系。高通量测序的出现也推动了病毒宏基因组学的研究，其成熟的案例首推两个美国蝙蝠粪便病毒宏基因组学研究,研究人员都采用罗氏公司的 454 测序技术,获得上百万条读段,涵盖多个门类的病毒。我国的石正丽研究员采用 Illumina 公司的 Solexa 测序法对我国的蝙蝠粪便进行了病毒组学研究,同样获得大量有意义的数据,成功地从蝙蝠粪便中鉴定出冠状病毒、圆环病毒、细小病毒等。同时,研究人员所在实验室采用 Illumina 公司的 Solexa 测序法对云南和缅甸国的蝙蝠进行了组织病毒宏基因组学研究,也获得了近 400 万条读段,并获得了 24 科病毒信息,其中发现大量新病毒,如博卡病毒、星状病毒、小 RNA 病毒、蝙蝠肝炎病毒等。因此,基于高通量测序的宏基因组学方法是一种有力的工具,它直接将病原微生物的发现由单一的"铁器时代"提升到高效率的"信息化时代"。

(4)表观遗传学。表观遗传学指个体在遗传物质 DNA 序列没有变化的情况下,基因的表达调控与性状发生了可遗传的变化。高通量测序技术的出现也为表观遗传学提供了有效的研究手段。DNA 甲基化和组蛋白修饰是两种重要的表观遗传机制,利用染色体免疫沉淀结合高通量测序技术可以在全基因组水平定量体内蛋白质与 DNA 的相互作用,准确地鉴定出蛋白质、DNA 和 RNA 三者之间的关系,达到进行组蛋白转录后修饰检测的目的;DNA 甲基化是最为重要的表观遗传学标记信息,对表观遗传调控机制的时空特异性有重要影响,而 MeDIP-Seq 测序利用免疫富集原理和高通量测序技术可以进行高性价比的全基因组甲基化研究,从而比较不同细胞、组织甚至疾病样本间的 DNA 甲基化修饰模式的差异;通过亚硫酸氢盐(bisulphite)处理能将基因组中未甲基化的胞嘧啶碱基和甲基化的胞嘧啶碱基区分开来,将其同高通量测序结合形成 Bis-Seq 技术能用于绘制单碱基分辨率的 DNA 甲基化图谱,从而鉴定出胞嘧啶碱基的甲基化状态、全基因组甲基化修饰的模式以及多样品间甲基化区域的差异性。例如,2010 年 Costa 等使用高通量测序技术成功测出人转录因子和 GABPα 蛋白的结合位点。

12.4 纳米孔测序技术面临的问题和发展趋势

虽然纳米孔测序技术的优点十分明显,它与前几代测序技术相比在成本、速度方面有很大优势,但是目前还处在起步阶段,从测序原理到制造工艺都存在许多问题,许多技术也都只停留在理论阶段。下文将列举目前纳米孔测序技术中遇到的一系列挑战以及研究者们针对这些挑战提出的解决办法[56-68]。

举例说明,在纳米孔测序过程中,长约 6×10^9 bp 的二倍体哺乳动物基因组会被分割成长约 50 000 碱基的单链 DNA 分子分别进行测序。这种一次检测 50 000 个碱基的能力大大方便了后续序列拼接阶段的工作。如果纳米孔测序技术真的能够只需要一点点样品,并且还不需要对样品进行标记等操作的话,那么检测一次的费用就只包括芯片的费用和仪器使用费,这绝对不会超过 1 000 美元。不过,要实现这一美好的目标,目前还存在几个问题需要克服。

纳米孔测序技术可能遇到的问题如下：

（1）当单链 DNA 穿过生物纳米孔道或固态纳米孔道时检测电流。尽管已经有实验清楚证明可以通过检测电流强度改变的情况区分不同的多聚核苷酸分子，但到目前为止，还没有一种生物纳米孔或人工纳米孔能有一个非常合适的几何学结构，可以让人们在多聚核苷酸分子穿过纳米孔时检测单个核苷酸造成的电流改变。人们目前可用的这些纳米孔都太长，没有一个长度短于 5 nm，而太长的纳米孔通道会造成一次有 10～15 个碱基的单链 DNA 分子穿过，所以无法对单个碱基分子进行检测。即使"无限短"的通道也无法达到所需的分辨率，这是由于电场区域决定了通道电子读出的区域，电场区域会向通道两侧各扩展大约一个通道直径的长度。因为纳米孔的直径要能允许单链 DNA 分子（直径约 1.5 nm）通过，而电流的分辨率只能达到 3 nm，这就决定只能检测电流强度的变化而无法达到"空间"上的分辨率要求；而且单链核苷多聚物在 150 mV 的电场中，以大约 1 个核苷酸/μs 的速度通过纳米孔。但是要达到在皮安（pA）电流水平上检测单个核苷酸的精度就需要延缓单链核酸分子通过纳米孔的速度，至少要超过 1 ms。

虽然使用纳米孔无法区分 DNA 链中相隔仅 0.4 nm 的相邻核苷酸，但如果纳米孔技术和杂交测序技术结合起来，那么测得的粗略的电流改变信息就能用于核酸分子测序。所谓杂交测序，就是通过大量已知序列的探针与待测样品杂交，根据产生的杂交图谱排列出靶 DNA 的序列。不过在杂交测序时，与待测样品结合的探针的位置和数量都必须弄清楚，但是仅靠杂交测序是不能得到这些信息的。而纳米孔测序技术就很容易区分单链 DNA 和双链 DNA 了，所以也就能很好地判断被探针杂交的位置和数目。因此，如果能将这两种技术结合起来，就能实现准确的测序。实际上，这也正是杂交辅助纳米孔道测序技术（hybridization-assisted nanopore sequencing，HANS）的原理。不过，目前 HANS 技术还存在两大问题，一个是纳米孔技术是否能准确判断杂交区域？另一个就是目前在检测与 DNA 结合的探针以及将探针准确无误地与待测片段结合方面还存在技术上的限制，那么应该采用多长的 DNA 片段进行重组？

依次从 DNA 链末端切割碱基，以检测这些碱基逐个通过纳米孔道时引起的电流变化，用这种新方法测序。Keller 等当初认识到可以使用核酸外切酶逐次水解 DNA 末端的脱氧核苷单磷酸（deoxynucleoside monophosphate，dNMP），然后逐个识别这些 dNMP，这样就可以对 DNA 链进行测序了。但当时苦于没有好的办法确认这些未被标记的 dNMP，所以阻碍了这种测序技术的发展。现在，纳米孔技术的发展给这种测序技术带来了重生的曙光。研究发现，α-溶血素与一个氨基化环糊精配体（aminocyclodextrin adaptor）结合之后（即在 α-溶血素孔道内共价结合上一个环糊精），就可以识别未被标记的碱基了。基于这项研究成果，英国牛津纳米孔技术公司（Oxford Nanopore Technologies）最近成功地将一个氨基化环糊精配体共价结合到了 α-溶血素孔道内。当一个 dNMP 通过固定于脂质双分子层中的 α-溶血素氨基化环糊精孔道时,跨孔电流强度会发生 4 种改变,即每一种 dNMP 通过纳米孔道时都会引起一种特定形式的电流强度改变,因此,可以通过测量电流强度的改变判断究竟是哪一种碱基(A、T、G、C)通过了纳米孔。另外,由于电流强度的改变非常明显(因为碱基堵塞纳米孔和未堵塞之间,电流强度差异特别大),也就可以准确地判断出有多少个碱基通过纳米孔了。现在,对于这种纳米孔测序技术来说,最重要的是如何保证被核酸外切酶依次切下来的碱基能100% 依次通过纳米孔。由于该方法采用纳米孔识别释放的 dNMP,而不是通过对完整的 DNA 链上的碱基进行鉴别,这种逐次"阅读"碱基的方式能否如实反映 DNA 链中碱基的真实顺序就显得尤其重要了。最后,选择哪种核酸外切酶也是很重要的一步。可以采用将核酸酶和 α-溶血素基因剪接在一起的重组片段,或者采用化学方法将核酸酶与 α-溶血素结合在一起,从而确保释放的 dNMP 能够通过纳米孔。这种核酸外切酶应该具有可持续性、检测时低噪声以及同时能在高盐环境下工作的特性。最好这种核酸外切酶能够切割基因组的双链 DNA,而且易于操作。

(2) 纳米孔测序技术使用了信号转换技术和光学读出技术。纳米孔测序技术还有另一个发展方向,就是将 DNA 序列信息转换成两种颜色的图形信息,然后再通过光学读出技术进行检测、分析。然而,要将荧光探针标记到 DNA 链中的每一个碱基上是非常困难的工作。于是人们开发出了一种新的方法,用两种不同的 12 碱基寡聚体(12-mer oligos)——A 和 B,按照四种不同的组合方式(AB、BA、AA、BB)将 A、B 组合起来,这样就可以对 DNA 链中的每一个核苷酸进行替换了。因为单个核苷酸通过纳米孔的速度实在是太快了,完全无法进行检测,所以将单核苷酸替换成这种长一点的寡聚体,可以减缓通过速度,方便检测。同时,通过这种信号转化还将 DNA 链中原本的 4 种信号 A、T、G、C 简化成了 A、B 两种信号。

挪威 Lingvitae 公司已经成功地开发了一种自动化的大规模并行处理方法。该方法可以在 24 h 内将一个人类基因组序列转化成由 24 bp 寡聚体序列组成的"新"序列。现在,他们还在继续努力,希望能开发出更便宜、出错率更低、寡聚体片段更长,同时耗时更短的信号转化方法。进行这种信号转化看起来是增加了一个步骤,这好像与纳米孔测序的初衷(不需要进行标记等额外操作步骤)相悖,但实际情况是,由于增加了这个步骤极大地简化了后续的信号(序列)读取工作,而这点恰恰是令其他测序方法头疼不已的大麻烦。

使用两种能分别与 A、B 互补的 12 bp 长的"分子信标"(molecular beacon)与经过信号转化之后形成的新 DNA 链杂交。分子信标由于自我淬灭(self-quenching)机制的作用,在溶液中的荧光背景信号极低。

同样,当分子信标与新 DNA 链杂交之后,由于临近信标间存在相互淬灭作用,所以荧光信号依然很弱。但当杂交链通过直径不到 2 nm 的纳米孔时,与新 DNA 链互补结合的寡聚体会脱落,并释放出荧光信号,只需依次检测这些荧光信号就能对原始 DNA 链进行测序。将高密度纳米孔芯片技术、光学读取技术、高分辨率电子倍增电荷偶联摄像技术(high resolution electron-multiplying charge-coupled device camera)结合起来,就可以同时并行处理大量数据,大大提高测序速度。由于纳米孔不需要借助电子吸附(electrical contact)、表面修饰(surface modification)或转位过程(translocation process)等步骤就可以装载到芯片上,可以得到极高密度的纳米孔芯片。现在的纳米加工技术(nanofabrication)已经可以达到上述要求。不过,目前要生产出直径在 1.7~2.0 nm 的高密度纳米孔芯片还存在一定困难。

当单链 DNA 通过嵌有探针的固态纳米孔时检测横向隧穿电流或电容。有这样一种理论认为,当单链 DNA 通过嵌有探针的固态纳米孔时,通过每一个碱基的横向电流都各不相同,故根据电流情况判断出是哪种碱基通过,也就能对单链 DNA 进行测序了。这种方法与前面所述的因为每种碱基堵塞了纳米孔道导致电流减小的幅度不同来对碱基进行判断的方法不同,它是检测横向装载在纳米孔道中的一对电极对通过纳米孔的碱基施加的横向电流来判断究竟是哪种碱基通过的。虽然在试验中该方法的效果很不错,但是还是要介绍一下有关该方法的几种不同观点。

与在扫描隧道显微镜(scanning tunneling microscope,STM)中一样,使用合适的探针(电极),可以得到纳安(nano-ampere,nA)级的电子隧穿电流。使用这种纳安级的电流检测碱基的速度比在直径不到 3 nm 的纳米孔中使用皮安级的电流检测要快得多。虽然这种方法只需使用纳米孔和电流检测设备,并有望成为最便宜、最快速的测序技术,但它也面临着 4 种主要的挑战。第 1 种挑战是,需要优化偏置电压和溶液条件,以便能最大化地区分 4 种不同的碱基,达到高准确度和高分辨率;第 2 种挑战是,必须有一套机制保证每一个碱基都以一定的方式穿过电极,因为隧穿电流非常敏感,哪怕是在方向和距离上发生原子级的改变都会引起隧穿电流的变化;第 3 种挑战是,必须严格控制核酸链单向通过纳米孔时的速度,确保每一个碱基能在电极处至少停留 0.1 ms,以保证检测的准确性(消除背景噪声和分子运动带来的干扰),这种跨孔速度能保证对每一个碱基的检测时间都要比用最新型的前置放大器检测纳安级电流所需的时间高出两个数量级;第 4 种挑战是,人们现在还不清楚横向隧穿电流除了能区分 4 种碱基之外,是否还能辨别碱基之间的缺口,如果能辨别,那么在测序未知 DNA 时就能够很好地区分前后碱基之间的顺序了。不过,现在使用单壁碳纳米管(single-walled carbon nanotube)就有望解决上述第 2 种和第 3 种挑战,如果对碳纳米管进行合适的改造甚至还能解决第一个挑战。纳米管能以一种独特的方式和方向与碱基结合,而且每一个碱基的结合活化焓(binding activation enthalpie)为了便于控制 DNA 链通过纳米管的速度,也都处于可被温度、离子强度或偏置电压调控的范围之内。要借助横向隧穿电流来分辨碱基还有一种方法,就是在化学修饰的金属电极和待测碱基之间形成碱基特异性的氢键。

Ohshiro 和 Umezawa 发现，在 STM 中如果金属探针（电极）被 A、G、C、U 的硫氢基（thiol）修饰之后，电极和碱基之间的隧穿电流会被极大地放大。他们发现，使用经胞嘧啶修饰过的探针（电极），可以区分出序列 TTTTTTTTGTTTTTTTTT 和序列 TTTTTTTGGTTTTTTTTT。基于 Ohshiro 和 Umezawa 的工作，Lindsay 等猜想，是否可以使用经两种不同化学修饰方法加工过的电极，令其中一组电极能结合核苷酸的磷酸基团，而另一对电极能结合核苷酸的碱基基团（见图 12-11）。这样，在每一个核苷酸通过纳米孔中的"阅读器（电极）"时就会通过"电流距离"（current-distance）而不是通过静态的"隧穿电流"而被检测出来。A、C、G、T 4 种"阅读器"中的每一种都会借助上面的功能基团与通过纳米孔的同一种碱基形成氢键。将这 4 种阅读器链接在一起形成"DNA 链"就可以对双链 DNA 进行测序了。不过，要同时将 4 条双链 DNA 穿过 4 个阅读器还是一大难题。还有人提出可以将金属氧化硅电容和纳米孔技术结合在一起通过对 DNA 进行静电检测以达到测序的目的。透射电镜（transmission electron microscope，TEM）发射的电子束可以将纳米孔固定到两层掺杂硅构成的膜上（中间被厚约 5 nm 的 SiO_2 绝缘层隔开）。当有 DNA 链穿过纳米孔时，可以检测到两层硅膜间电容的静电势和电压发生了改变。仿真结果表明，A、C、G、T 都有其各自独特的电容信号，因此从理论上来说也可以通过这种方法进行测序。在早期的一次试验中发现能够检测到 DNA 链通过纳米孔时引起的电压变化，但是由于时间太短，还无法区分出单个的碱基。目前，该方法面临的主要问题也是如何控制碱基通过纳米孔时的速度和方向。

此外如何通过纳米孔控制 DNA 也是纳米孔测序技术需要考虑的问题。DNA 高速通过纳米孔的特性使得高速测序成为可能，但同时这种高速度也正是很多纳米孔测序技术的弱点。因为速度太快，检测的信号质量就不高，甚至很多小的信号根本就检测不到。在 120 mV 的条件下，DNA 会以每个碱基 1～20 μs 的速度通过 α-溶血素纳米孔。这就需要探测器的检测带宽达到兆赫兹级，才能检测到皮安级的电流强度。当 DNA 在电泳作用下通过纳米孔时，由于扩散作用的影响，降低了测序的质量。由于 DNA 分子的随机运动使得它通过纳米孔的时间即通过时间（transit time）的跨度非常大（这一点从理论上和试验上都已经证实了），人们无法判断有多少碱基通过了纳米孔。而且，由于跨孔 DNA 分子与纳米孔表面间存在的非特异性的相互作用还会受到非连续性的黏滑现象（discontinuous stick-slip phenomena）影响，相互作用会发生改变。这种相互作用改变的本质和频率会引起"逃避时间（escape time，解离时间）"发生非泊松分布（non-Poisson distribution），于是，同一种碱基分子通过纳米孔时的通过时间也会不同。而且，如果碱基分子通过纳米孔的时间小于平均通过时间，那么它极有可能被漏检。

鉴于此，对于纳米孔测序技术来说，最为重要的一点就是如何控制并减慢 DNA 分子通过纳米孔的速度，同时尽量消除由于纳米孔表面相互作用给 DNA 分子造成的跨孔动力学上的波动现象。降温和增加溶液的黏稠度可以在一定程度上减慢 DNA 分子通过纳米孔的速度。但这两种方法都不能消除因纳米孔表面相互作用造成的跨孔动力学波动现象。真正能降低 DNA 跨孔速度的方法主要有两种，一种是 DNA 酶，它能与DNA 链结合，减缓其通过纳米孔的速度（受酶催化速度限制）；另一种是持续解链的DNA 寡聚体，这也是跨空的限速步骤。

上述这些限速步骤所达到的速度都在每个碱基数毫秒级，同时还都会受到离子强度、温度以及跨孔偏置电压的影响。

最理想的状态是，如果能发现一种电信号来代表碱基间的"空隙"，那就能清楚地知道有多少个碱基通过了纳米孔。这种信号对于分析跨孔动力学和碱基孔内停留时间等都具有很高的使用价值，而且可以据此决定测序仪的检测带宽和其他参数。但在该信号出现之前，人们需要弄清楚 DNA 的跨孔动力学，同时还要开发出控制 DNA 跨孔速度的办法。纳米孔制造技术的发展使得人们能够制造出特殊的纳米孔，这些纳米孔的背景噪声很低，而且能够调控 DNA 与纳米孔表面的相互作用。若能将 DNA 跨孔速度控制技术、高带宽技术、低噪声检测技术结合在一起，就能制造出高速纳米孔测序仪了。

最后，纳米孔测序技术需要面对的问题就是如何解决生物纳米孔的稳定性问题和固态纳米孔的制造问题。

溶血素七聚体（hemolysin heptamer）是最常用于在脂质双分子层中制造生物纳米孔的材料，它的性质非常稳定。但脂质双分子层的性质却不那么稳定，尤其是液态脂质双分子层，制造起来极难且费时。

Bayley 等发现包裹在两层薄琼脂糖中的装载有 α-溶血素纳米孔的双分子层非常稳定，可以装到特氟隆薄膜（Teflon film）中储存数周之久。同时他们还发现，α-溶血素纳米孔可以被顶端是琼脂糖的塑料或玻璃探针装载到上述双分子层组成的芯片上。另一种稳定双分子层的方法是使用纳米级的孔径而不是微米级的孔径。实验证明，在玻璃毛细管末端的直径为 $100 \sim 1\,000$ nm 的双分子层在包被有特殊硅烷化剂（silanizing agent）的条件下能保持稳定达两周以上。

使用离子束雕刻（ion beam sculpting）、电子束钻孔（e-beam drilling）和原子层沉积（atomic layer deposition）等方法可以在氮化硅、氧化硅或其他金属氧化物等介质上"制作"稳定的、有功能的固态纳米孔，不过要得到直径在 $1.5 \sim 2.0$ nm 的纳米孔芯片还是一件非常困难的工作。现在，人们已经可以制作出装载用于检测隧穿电流探针的纳米孔。但是目前的纳米孔制作工艺非常烦琐，速度慢又耗费人力，而且制作出的产品还常常无法达到应用的要求。毫无疑问，随着纳米电子学领域的不断发展，人们一定会制造出高质量的纳米孔芯片。但是，直到纳米孔测序技术被证明是可行的那一天为止，纳米孔测序研究领域的科学家都会一直面临一个问题，那就是只能使用科研设备，而不可能使用大量生产的商业化设备。

对于某些纳米孔测序技术来说，最稳定的纳米孔可能是固态纳米孔和 α-溶血素纳米孔的"杂交体",即在氮化硅之类的人工膜上做 5 nm 左右的纳米孔,同时也装载上 α-溶血素纳米孔。如果这种方法可行,那么该杂交纳米孔就既有高度的重复性又有无限的稳定性。

　　面对以上问题,如果纳米孔测序技术能够成功,那么它将是非常好的一种新的测序技术。因此,一个成功的纳米孔测序仪的测序费用应该非常低廉,极有可能达到 NIH 设定的只用 1 000 美元就能完成个人基因组测序的目标。同时,纳米孔测序仪本身不会太贵。如果能在一个测序芯片上整合 100 个纳米孔以及相应的微流体系统和电子探针系统,那么对一个人类基因组进行 6 倍覆盖率的测序也只需要 1 天的时间。不过,纳米孔测序技术还是面临着很大的问题。短期内的一个主要问题就是如何减慢 DNA 通过纳米孔的速度,使每一个碱基通过纳米孔的时间从微秒级上升至毫秒级。

　　最近,有研究结果表明,DNA 酶处理能起到减缓的作用。如果纳米孔测序仪用了溶血素七聚体,那么就还需要与之相配套的稳定载体。目前,这方面的工作也取得了一定的进展。不过从长远来看,人工合成的固态纳米孔似乎更适合商用。人们可以通过监测隧穿电流或电容的改变"读取"每一个通过纳米孔的碱基,不过这种方法是否切实可行还需要进一步验证。还有一个一直存在的问题是:不论用哪种检测方法,DNA 分子在通过纳米孔时发生的随机运动都会增加背景噪声。

12.5　小结与展望

　　纳米孔测序技术具有非常诱人的应用前景,但是纳米孔测序技术仍然面临着很多挑战和困难,因此还得继续努力研究下去。随着研究的深入,我们越来越坚信,纳米孔测序技术一定会成功。

参考文献

[1] Sanger F, Nicklen S, Coulson A R. DNA sequencing with chain-terminating inhibitors[J]. Proc Natl Acad Sci U S A, 1977, 74(12): 5463-5467.

[2] Maxam A M, Gilbert W. New method for sequencing DNA[J]. Proc Natl Acad Sci U S A, 1977, 74(2): 560-564.

[3] Stoddart D, Heron A J, Klingelhoefer J, et al. Nucleobase recognition in ssDNA at the central constriction of the alpha-hemolysin pore[J]. Nano Lett, 2010, 10(9): 3633-3637.

[4] Kasianowicz J J, Brandin E, Branton D, et al. Characterization of individual polynucleotide molecules using a membrane channel [J]. Proc Natl Acad Sci U S A, 1996, 93 (24): 13770-13773.

[5] Akeson M, Branton D, Kasianowicz J J, et al. Microsecond time-scale discrimination among polycytidylic acid, polyadenylic acid, and polyuridylic acid as homopolymers or as segments within

single RNA molecules[J]. Biophys J, 1999, 77(6): 3227-3233.

[6] Vodyanoy I, Bezrukov S M. Sizing of an ion pore by access resistance measurements[J]. Biophys J, 1992, 62(1): 10-11.

[7] Wanunu M, Dadosh T, Ray V, et al. Rapid electronic detection of probe-specific microRNAs using thin nanopore sensors[J]. Nat Nanotechnol, 2010, 5(11): 807-814.

[8] Harrell C C, Choi Y, Horne L P, et al. Resistive-pulse DNA detection with a conical nanopore sensor[J]. Langmuir, 2006, 22(25): 10837-10843.

[9] Fologea D, Gershow M, Ledden B, et al. Detecting single stranded DNA with a solid state nanopore[J]. Nano Lett, 2005, 5(10): 1905-1909.

[10] Heng J B, Aksimentiev A, Ho C, et al. Stretching DNA using the electric field in a synthetic nanopore[J]. Nano Lett, 2005, 5(10): 1883-1888.

[11] Chen P, Gu J J, Brandin E, et al. Probing single DNA molecule transport using fabricated nanopores[J]. Nano Lett, 2004, 4(11): 2293-2298.

[12] Li J L, Gershow M, Stein D, et al. DNA molecules and configurations in a solid-state nanopore microscope[J]. Nat Mater, 2003, 2(9): 611-615.

[13] Storm A J, Chen J H, Zandbergen H W, et al. Translocation of double-strand DNA through a silicon oxide nanopore[J]. Phys Rev E, 2005,71(5): 051903.

[14] Fologea D, Brandin E, Uplinger J, et al. DNA conformation and base number simultaneously determined in a nanopore[J]. Electrophoresis, 2007, 28(18): 3186-3192.

[15] Zwolak M, Di Ventra M. Electronic signature of DNA nucleotides via transverse transport[J]. Nano Lett, 2005, 5(5): 421-424.

[16] Lagerqvist J, Zwolak M, Di Ventra M. Fast DNA sequencing via transverse electronic transport [J]. Nano Lett, 2006, 6(4): 779-782.

[17] Lagerqvist J, Zwolak M, Di Ventra M. Influence of the environment and probes on rapid DNA sequencing via transverse electronic transport[J]. Biophys J, 2007, 93(7): 2384-2390.

[18] Ohshiro T, Umezawa Y. Complementary base-pair-facilitated electron tunneling for electrically pinpointing complementary nucleobases[J]. Proc Natl Acad Sci U S A, 2006, 103(1): 10-14.

[19] Lindsay S, He J, Sankey O, et al. Recognition tunneling [J]. Nanotechnology, 2010, 21 (26): 262001.

[20] Heng J B, Aksimentiev A, Ho C, et al. Beyond the gene chip[J]. Bell Labs Tech J, 2005, 10 (3): 5-22.

[21] Gracheva M E, Aksimentiev A, Leburton J P. Electrical signatures of single-stranded DNA with single base mutations in a nanoporecapacitor[J]. Nanotechnology, 2006, 17(17): 3160-3165.

[22] Gracheva M E, Xiong A L, Aksimentiev A, et al. Simulation of the electric response of DNA translocation through a semiconductor nanopore-capacitor[J]. Nanotechnology, 2006, 17(3): 622-633.

[23] Sigalov G, Comer J, Timp G, et al. Detection of DNA sequences using an alternating electric field in a nanopore capacitor[J]. Nano Lett, 2008, 8(1): 56-63.

[24] Tsutsui M, Rahong S, Iizumi Y, et al. Single-molecule sensing electrode embedded in-plane nanopore[J]. Sci Rep, 2011, 1(6024): 46.

[25] Li J, Stein D, McMullan C, et al. Ion-beam sculpting at nanometre length scales[J]. Nature, 2001, 412(6843): 166-169.

[26] Storm A J, Chen J H, Ling X S, et al. Fabrication of solid-state nanopores with single-nanometre

precision[J]. Nat Mater，2003，2(8)：537-540.

[27] Wu M Y，Krapf D，Zandbergen M，et al. Formation of nanopores in a SiN/SiO2 membrane with an electron beam[J]. Appl Phys Lett，2005，87(11)：113106.

[28] Chang H，Kosari F，Andreadakis G，et al. DNA-mediated fluctuations in ionic current through silicon oxide nanopore channels[J]. Nano Lett，2004，4(8)：1551-1556.

[29] Gierak J，Madouri A，Biance A L，et al. Sub-5 nm FIB direct patterning of nanodevices[J]. Microelectron Eng，2007，84(5-8)：779-783.

[30] Venkatesan B M，Shah A B，Zuo J M，et al. DNA sensing using nanocrystalline surface-enhanced Al_2O_3 nanopore sensors[J]. Adv Funct Mater，2010，20(8)：1266-1275.

[31] Fischbein M D，Drndic M. Electron beam nanosculpting of suspended graphene sheets[J]. Appl Phys Lett，2008，93(11)：113107.

[32] Garaj S，Hubbard W，Reina A，et al. Graphene as a subnanometre trans-electrode membrane[J]. Nature，2010，467(7312)：190-193.

[33] Merchant C A，Healy K，Wanunu M，et al. DNA translocation through graphene nanopores[J]. Nano Lett，2010，10(11)：2915-2921.

[34] Schneider G F，Kowalczyk S W，Calado V E，et al. DNA translocation through graphene nanopores[J]. Nano Lett，2010，10(8)：3163-3167.

[35] Song B，Schneider G F，Xu Q，et al. Atomic-scale electron-beam sculpting of near-defect-free graphene nanostructures[J]. Nano Lett，2011，11(6)：2247-2250.

[36] Venkatesan B M，Estrada D，Banerjee S，et al. Stacked graphene-Al_2O_3 nanopore sensors for sensitive detection of DNA and DNA-protein complexes[J]. ACS Nano，2012，6(1)：441-450.

[37] Kim M J，Wanunu M，Bell D C，et al. Rapid fabrication of uniformly sized nanopores and nanopore arrays for parallel DNA analysis[J]. Adv Mater，2006，18(23)：3149-3153.

[38] Cai Q，Ledden B，Krueger E，et al. Nanopore sculpting with noble gas ions[J]. J Appl Phys，2006，100(2)：24914.

[39] Park S R，Peng H，Ling X S. Fabrication of nanopores in silicon chips using feedback chemical etching[J]. Small，2007，3(1)：116-119.

[40] Chen P，Mitsui T，Farmer D B，et al. Atomic layer deposition to fine-tune the surface properties and diameters of fabricated nanopores[J]. Nano Lett，2004，4(7)：1333-1337.

[41] Danelon C，Santschi C，Brugger J，et al. Fabrication and functionalization of nanochannels by electron-beam-induced silicon oxide deposition[J]. Langmuir，2006，22(25)：10711-10715.

[42] Nilsson J，Lee J R I，Ratto T V，et al. Localized functionalization of single nanopores[J]. Adv Mater，2006，18(4)：427-431.

[43] Wei R S，Pedone D，Zurner A，et al. Fabrication of metallized nanopores in silicon nitride membranes for single-molecule sensing[J]. Small，2010，6(13)：1406-1414.

[44] Ayub M，Ivanov A，Hong J，et al. Precise electrochemical fabrication of sub-20 nm solid-state nanopores for single-molecule biosensing[J]. J Phys Condens Matter，2010，22(45)：454128.

[45] Stein D，Li J L，Golovchenko J A. Ion-beam sculpting time scales[J]. Phys Rev Lett，2002，89 (27)：276106.

[46] Stein D M，McMullan C J，Li J L，et al. Feedback-controlled ion beam sculpting apparatus[J]. Rev Sci Instrum，2004，75(4)：900-905.

[47] Mitsui T，Stein D，Kim Y R，et al. Nanoscale volcanoes：accretion of matter at ion-sculpted nanopores[J]. Phys Rev Lett，2006，96(3)：036102.

[48] Biance A L, Gierak J, Bourhis E, et al. Focused ion beam sculpted membranes for nanoscience tooling[J]. Microelectron Eng, 2006, 83(4-9): 1474-1477.

[49] Yang J J, Ferranti D C, Stern L A, et al. Rapid and precise scanning helium ion microscope milling of solid-state nanopores for biomolecule detection [J]. Nanotechnology, 2011, 22 (28): 285310.

[50] Marshall M M, Yang J J, Hall A R. Direct and transmission milling of suspended silicon nitride membranes with a focused helium ionbeam[J]. Scanning, 2012, 34(2): 101-106.

[51] Chang H, Iqbal S M, Stach E A, et al. Fabrication and characterization of solid-state nanopores using a field emission scanning electron microscope[J]. Appl Phys Lett, 2006, 88(10): 103109.

[52] Zhang W M, Wang Y G, Li J, et al. Controllable shrinking and shaping of silicon nitride nanopores under electron irradiation[J]. Appl Phys Lett, 2007, 90(16): 163102.

[53] Zandbergen H W, van Duuren R J, Alkemade P F, et al. Sculpting nanoelectrodes with a transmission electron beam for electrical and geometrical characterization of nanoparticles[J]. Nano Lett, 2005, 5(3): 549-553.

[54] Fischbein M D, Drndic M. Sub-10 nm device fabrication in a transmission electron microscope[J]. Nano Lett, 2007, 7(5): 1329-1337

[55] Gierhart B C, Flowitt D G, Chen S J, et al. Nanopore with transverse nanoelectrodes for electrical characterization and sequencing of DNA[J]. Sensor Actuat B-Chem, 2008, 132(2): 593-600.

[56] Ivanov A P, Instuli E, McGilvery C M, et al. DNA tunneling detector embedded in a nanopore [J]. Nano Lett, 2011, 11(1): 279-285.

[57] Jiang Z, Mihovilovic M, Chan J, et al. Fabrication of nanopores with embedded annular electrodes and transverse carbon nanotube electrodes[J]. J Phys Condens Matter, 2010, 22(45): 454114.

[58] Spinney P S, Collins S D, Howitt D G, et al. Fabrication and characterization of a solid-state nanopore with self-aligned carbon nanoelectrodes for molecular detection[J]. Nanotechnology, 2012, 23(13): 135501.

[59] Healy K, Ray V, Willis L J, et al. Fabrication and characterization of nanopores with insulated transverse nanoelectrodes for DNA sensing in salt solution[J]. Electrophoresis, 2012, 33(23): 3488-3496.

[60] Polonsky S, Rossnagel S, Stolovitzky G. Nanopore in metal-dielectric sandwich for DNA position control[J]. Appl Phys Lett, 2007, 91(15): 153103.

[61] Luan B, Peng H, Polonsky S, et al. Base-by-base ratcheting of single stranded DNA through a solid-state nanopore[J]. Phys Rev Lett, 2010, 104(23): 238103.

[62] Keyser U F, Koeleman B N, Van Dorp S, et al. Direct force measurements on DNA in a solid-state nanopore[J]. Nat Phys, 2006, 2(7): 473-477.

[63] Peng H, Ling X S. Reverse DNA translocation through a solid-state nanopore by magnetic tweezers[J]. Nanotechnology, 2009, 20(18): 185101.

[64] Keyser U F. Controlling molecular transport through nanopores[J]. J R Soc Interface, 2011, 8 (63): 1369-1378.

[65] Kim Y R, Min J, Lee I H, et al. Nanopore sensor for fast label-free detection of short double-stranded DNAs[J]. Biosens Bioelectron, 2007, 22(12): 2926-2931.

[66] Wanunu M, Meller A. Chemically modified solid-state nanopores[J]. Nano Lett, 2007, 7(6): 1580-1585.

[67] Mussi V, Fanzio P, Repetto L, et al. "DNA-Dressed NAnopore" for complementary sequence

detection[J]. Biosens Bioelectron，2011，29(1)：125-131.

[68] Siwy Z，Heins E，Harrell C C，et al. Conical-nanotube ion-current rectifiers：the role of surface charge[J]. J Am Chem Soc，2004，126(35)：10850-10851.

13

肿瘤手术边界示踪成像技术

 临床研究中对于肿瘤边界的确定始终都是关键点,医学界学者始终都在致力于寻找一种更加规范、更加精确的肿瘤边界确定方式。肿瘤在临床上分为良性肿瘤和恶性肿瘤,它们之间最重要的区别之一就是生长方式。良性肿瘤成膨胀性生长,与正常组织边界清楚,肿瘤周围大多有包膜形成;而恶性肿瘤呈浸润性、破坏性生长,并且周围正常组织边界十分不清晰,没有明显的包膜形成。恶性肿瘤边界不清晰这一特性,进一步增加了抗肿瘤治疗的难度。在临床进行手术切除时,由于边界难以准确勾画,问题就出现了:切除过多,增加伤害患者的风险,但切除过少会留下癌细胞,增加复发的风险。这些问题都极大地影响治疗的效果。目前,多功能纳米探针(具有荧光信号、光声信号和拉曼信标)对肿瘤细胞的靶向标记和成像技术的发展给肿瘤边界确定和手术切除带来了新的机遇。这种多功能纳米探针可以作为造影剂对健康组织和肿瘤组织的边界提供实时的可视化成像,这给医疗干预前进行诊断提供了一种新的手段。本章对目前文献中所报道的肿瘤边界示踪技术及示踪所用的多功能纳米探针的研究进展进行了综述。

13.1 概述

 目前,肿瘤外科边界评估方法由川口智义首先提出,此评估方法将肿瘤的外科边界分成四类。① 治愈性广泛边界(治愈性边界)。此种外科边界距离肿瘤反应区超过5 cm(此值扣除了甲醛所引起的组织收缩),这样的切除,除了残余的跳跃灶或淋巴结转移引起的复发,局部复发率很低(约 6%)。② 广泛边界。此种外科边界与治愈性边界相比是不充分的,但它仍然位于反应区外,且广泛边界进一步还可分为充分和不充分广泛边界,充分广泛边界是在反应区外 2 cm 以上的外科边界,当达到广泛边界时,复发率低,但不能与根治性外科边界相比。实际上,充分的广泛边界结果与治愈性边界一样好,这可能是由于得到了有效的放疗或化疗支持。③ 边缘性边界。此种外科边界通过反应区,具有厚包膜的肉瘤易从周围组织中剥离出来,此种外科边界被认作边缘性边界;而在与肿瘤紧密粘连的包膜样组织内进行剥离时,外科边界为囊内边界。除特例外,肉瘤边缘性切除的局部复发率很高。如无辅助治疗,此种手术的局部复发率达80%,如果结合放疗,预计80%可得到局部控制。④ 囊内边界。此边界经过肿瘤实质,局部复发几乎不可避免,如果联合放疗,局部复发率约为60%。

肿瘤的早期诊断和治疗对于肿瘤患者的预后及生存治疗至关重要。目前,临床上肿瘤成像诊断及边界确定主要有以下 3 种方法:磁共振成像(MRI)、计算机断层成像(CT)和正电子发射断层成像(PET)[1-5]。CT 成像主要用于肿瘤的分期、早期诊断和检测肿瘤是否复发,但是对于较小的病灶,由于存在部分容积效应,容易漏诊。MRI 成像中软组织结构清晰,MRI 对中枢神经系统、膀胱、直肠、子宫等的检查优于 CT,而对于运动性器官如胃肠道和肺部,常显示不清楚,容易漏诊肿瘤。PET 成像主要应用在肿瘤的发现和治疗过程中肿瘤组织的发展。除发现原发部位病变外,还可以发现全身各部位软组织器官及骨骼有无转移病变。但是,同样 PET 也具有明显的缺点,PET 辐射较大,并且在观察空腔脏器(如食管、胃、肠等)的肿瘤病变时还存在盲区。目前研究表明,肿瘤治疗患者中 80%的复发率是由于在早期治疗中不完全切除肿瘤组织引起的。因此,发展一种新的成像诊断技术,用于肿瘤的早期诊断及肿瘤边界的确定,对于肿瘤的根治具有至关重要的意义。

13.2　纳米探针的设计与制备

纳米材料制备技术和纳米技术的发展,为精确勾画肿瘤边界提供了极大的可能性。目前,在研究中主要通过对纳米材料的设计和制备,制备出功能纳米探针,然后通过荧光成像、光声成像和拉曼生物成像等技术手段,对肿瘤边界进行精确确定,也取得了一些令人瞩目的成果。而利用这项成像技术对肿瘤边界的确定最重要的是纳米探针的设计和制备。这些纳米探针主要包括量子点、荷载荧光分子的纳米探针、等离子共振纳米探针和拉曼纳米探针等[6-8]。这几种成像模式的纳米探针的设计,都是基于纳米材料,通过对其表面进行物理或者化学修饰,在其表面连接荧光分子或者拉曼探针分子,从而构建出具有荧光信号、拉曼信号或者光声信号的纳米探针[9,10]。也有研究报道制备出具有多功能纳米探针,同时具备两种成像模式或者多种成像模式的纳米探针,通过多种成像模式确定肿瘤边界,使其更加精确地勾画肿瘤边界。其中,拉曼纳米探针与其他纳米探针相比,最重要的优点是其能提供丰富的分子结构信息,从而可以在很大程度上避免光谱重叠,可以设计和制备出各种类型的拉曼纳米探针。图 13-1 所示为以金纳米棒为基底,在表面生成一层银之后可以修饰多种不同的拉曼信标。在细胞成像实验中(见图 13-2),不同的拉曼信号可以生成不同颜色的拉曼成像图,可以多指标检测拉曼信号,

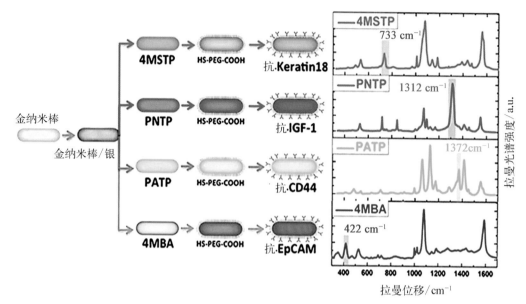

图 13-1 多功能拉曼信号探针的设计及制备

（图片修改自参考文献[9]）

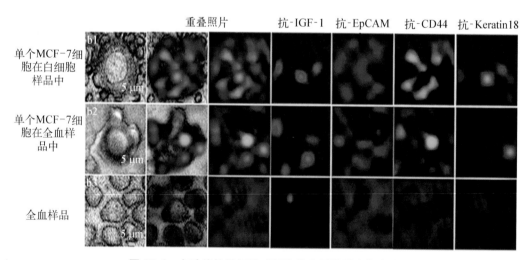

图 13-2 多功能拉曼探针对细胞的多重拉曼生物成像

（图片修改自参考文献[9]）

以提高拉曼信号的灵敏度[9]。

　　拉曼探针具有高灵敏性的同时还具有很强的稳定性，Andreou 等研究人员制备出具有核-壳结构（金纳米颗粒-二氧化硅）的拉曼纳米探针，拉曼信标连接在金纳米颗粒的表面，最外层包覆着二氧化硅层[11]。所制备出的拉曼纳米探针在试验中表现出较高的稳定性，结果如图 13-3 所示。研究人员分别用激光连续照射该拉曼纳米探针

20 min,其拉曼信号并没有出现明显减弱现象;然后将该拉曼探针在含有 50% 血清的液体中连续孵育 24 h,也没有观察到明显的拉曼信号减弱。

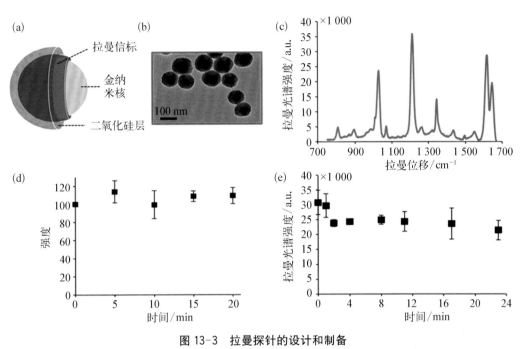

图 13-3　拉曼探针的设计和制备

(a) 核-壳结构拉曼探针的设计;(b) 拉曼探针的透射电镜表征图;(c) 拉曼探针的拉曼图谱;(d) 在连续激光照射(785 nm;50 mw/cm²)下拉曼信号的稳定性测试;(e) 拉曼探针在 50% 血清中孵育 24 h 中拉曼信号的稳定性测试(图片修改自参考文献[11])

用于荧光引导的分子成像纳米探针在进行肿瘤边界确定及肿瘤切除领域显示了良好的发展前景。荧光纳米探针可以通过集中机制靶向肿瘤细胞。例如,荧光纳米探针可以化学连接一种肿瘤特异性抗体(如针对 HER2 的抗体),标记为葡萄糖衍生物以便可视化代谢率的变化,或者可以通过酶促活化引起无荧光的纳米探针产生荧光。例如,Li 等研究人员首先合成与泛影酸结合的荧光金纳米颗粒,然后在纳米颗粒表面连接核仁素靶向适配体 AS1411(见图 13-4),该荧光纳米探针表现出高水溶性和良好的生物相容性[10]。

Colby 等制备出罗丹明标记的纳米颗粒(HFR-eNP)用于引导胰腺癌切除术[12]。在试验中,为了进一步探究 HFR-eNP 对肿瘤的靶向特异性,研究人员评估了荧光纳米探针表面材料性质和修饰对肿瘤靶向性的影响。在具体实验中,另外制备了两种不同表面修饰的荧光纳米材料(见图 13-5)。一种是表面修饰 SDS 的罗丹明标记的聚乳酸-羟基乙酸共聚物[poly(lactic-co-glycolic acid),PLGA]纳米颗粒物。另外一种是表面修饰 DSPE-PEG 的罗丹明标记的 eNP 纳米颗粒物。然后用上述 3 种荧光纳米材料对

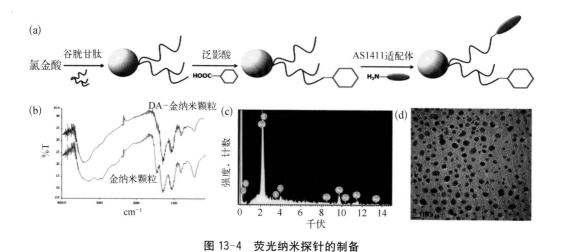

图 13-4 荧光纳米探针的制备

(a) 荧光纳米探针的设计和制备示意图;(b) 荧光纳米探针红外谱图;(c) 荧光纳米探针质谱图;(d) 荧光纳米探针透射电镜照片(图片修改自参考文献[10])

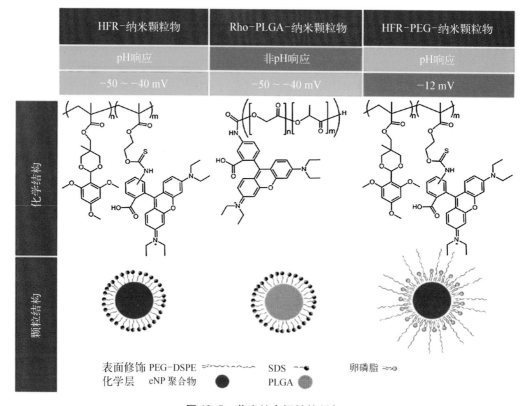

图 13-5 荧光纳米探针的制备

(图片修改自参考文献[12])

肿瘤边界进行了确定,在胰腺癌大鼠模型中,通过组织病理学分析对 HFR-eNP 的肿瘤鉴定能力进行了验证。结果显示,HFR-eNP 具有高特异度(99%)和高敏感度(92%),特别是对亚厘米和亚毫米级肿瘤,总体精度达到 95%。

光声成像技术检测的是超声信号(该技术克服了光学成像技术在成像深度与分辨率上不可兼得的不足),获得的是光能量吸收的差异(克服了超声成像技术在对比度和功能性方面的缺陷),充分结合了光学成像和超声成像这两种成像模式的优点,该成像技术可以获得组织较大深度的高分辨、高对比度的功能成像结果。纳米探针作为外源性的造影剂,只要其吸收峰处于 680~950 nm 都可以使用光声成像系统实施光声成像检测,并且都可以在光声系统中产生很好的光声信号。其中,金纳米颗粒由于粒径具有均一性和生物相容性,并且其在近红外区域具有较强的吸收,金纳米棒(gold nanorods)、金纳米星(gold nanostar)、金纳米板(gold nanoplates)等都已经在光声成像研究中展现出优异的光声成像效果[13-16]。例如,Liang 等在试验中[14]设计和制备出以金纳米星为基底的光声成像造影剂。图 13-6 所示为首先以种子法制备出粒径均一的金纳米星,然后通过化学方法连接上肿瘤干细胞特异性抗体 CD44,以提高该纳米探针对肿瘤组织的靶向性。由于该纳米探针(GNS-PEG-CD44)在近红外区有较强的吸收,其在光声成像仪上展现出优异的光声成像效果。

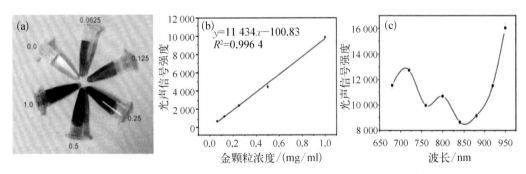

图 13-6 所制备的纳米探针(GNS-PEG-CD44)的光声信号性质测定

(a) 所制备的光声成像造影剂 GNS-PEG-CD44 在不同浓度下的照片;(b) 光声信号强度与浓度之间的线性关系;(c) 光声信号强度在不同波长下的变化(图片修改自参考文献[14])

13.3 手术边界示踪荧光成像技术

癌症治疗的重要挑战就是肿瘤组织的精确识别。在当前的医疗水平下,腹膜癌等肿瘤是无法检测的,或者可视化观察,或者进一步对胰腺、卵巢和间皮起源的小体积肿瘤组织进行切除。对于这些肿瘤的治疗,原发性肿瘤切除是否完整直接与患者的生存相关。精确识别这些亚毫米级肿瘤的成像技术是临床医师迫切需要的。由于荧光的易识别性和纳米颗粒修饰后的肿瘤靶向性,使用各种荧光分子和纳米颗粒制备成具有肿瘤靶向性的荧光纳米探针,然后进行肿瘤准确定位和边界的确定,进而在荧光引导下进行手术切除已经广泛地应用在临床研究上[17-20]。Colby 等研究人员将制备的罗丹明标记的纳米颗粒(HFR-eNP)用于胰腺癌的荧光成像及边界的确定[12]。肿瘤的荧光成像如图 13-7 所示。在紫外光的激发下,这些纳米探针可以以荧光的形式清晰地显示肿瘤组织,更为重要的是,这些纳米探针可以对较小体积的肿瘤组织进行示踪和成像。纳米探针对不同尺寸肿瘤的靶向标记能力如图 13-8 所示。这些纳米探针可以标记出体积为厘米级和亚厘米级甚至是亚毫米级的肿瘤组织,证明该纳米探针可以精确地标记出肿瘤组织,这对于肿瘤边界的精确定位提供了极大的可能性。在接下来的试验中,这些研究人员在 Pnac-1-CSC 模型鼠上进行了 HFR-eNP 引导的切除术。图 13-9 所示为给 Pnac-1-CSC 模型鼠注射 HFR-eNP 后,在紫外光的激发下,可以清晰地观察到该纳米探针的黄色荧光。这些荧光纳米探针甚至可以标记出毫米级的肿瘤组织,清晰

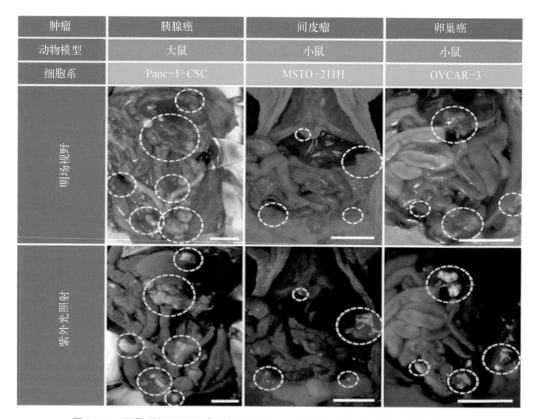

图 13-7　罗丹明标记的纳米颗粒物(HFR-eNP)在胰腺癌、间皮瘤和卵巢癌 3 种
腹膜内肿瘤中的荧光定位(黄色圈内所示)

所有标尺均为 1 cm(图片修改自参考文献[12])

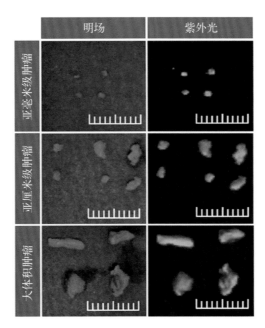

图 13-8　从 Pnac-1-CSC 模型鼠上切除的不同尺寸肿瘤组织的明场及荧光照片

(图片修改自参考文献[12])

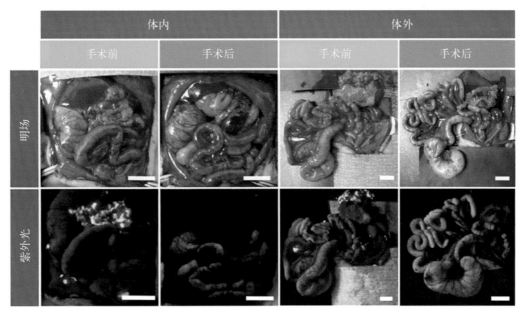

图 13-9　在注射荧光纳米探针(HFR-eNP)的 Pnac-1-CSC 模型鼠上的荧光成像及切除

所有标尺均为 1 cm(图片修改自参考文献[12])

地标示出肿瘤的轮廓。最后在荧光的引导下,研究人员对黄色荧光的肿瘤组织进行了彻底切除。

在 Bogaards 等[21]的试验中,首先建立了兔脑肿瘤模型,其次在建立的兔脑肿瘤模型上进行了荧光成像技术引导的肿瘤边界的确定和脑肿瘤切除手术,结果如图 13-10 所示。图 13-10(a)和(c)分别为脑肿瘤的明场图;(b)和(d)分别对应手术前和手术后的荧光照片;(b)荧光所示为可清晰地观察到肿瘤组织及肿瘤组织边缘;(d)为在手术切除肿瘤后,通过荧光观察到残留的脑肿瘤组织。在试验的最后,研究人员还进行了脑组织的病理学分析,结果显示在荧光引导下进行的肿瘤边界的确定是比较准确的,肿瘤切除也是比较彻底的。这给临床上进行肿瘤组织根治性切除带来极大的可能性。

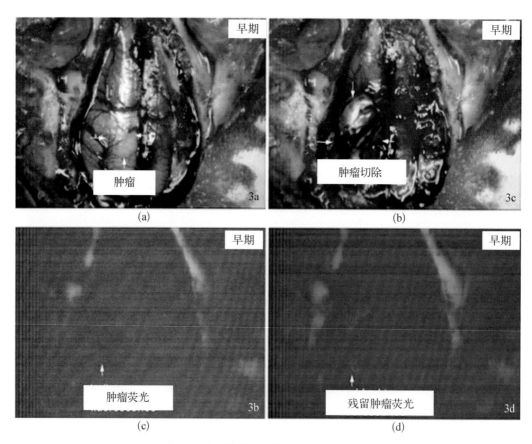

图 13-10 兔 VX2 脑肿瘤模型荧光成像

(a)和(c)为脑肿瘤切除前、后的明场照片;(b)和(d)为脑肿瘤切除前、后的荧光成像照片(图片修改自参考文献[21])

近红外(NIR)荧光成像是一种成熟的实验技术,可用于在手术期间观察癌细胞。近红外荧光(700~900 nm)的优点包括高组织渗透和低自发荧光,可以提供足够的信号与背景比;并且,人眼对近红外光波长不敏感,使用近红外光不易对手术人员造成干扰[17]。Li 等[10]通过制备以金纳米颗粒为基底的荧光纳米探针,将其注射到荷瘤鼠体内30 min 后就可以通过荧光清晰地观察到肿瘤组织(见图 13-11),并且在切除肿瘤后,肿瘤组织在离体的情况下还可以观察到荧光信号,这就证明在荧光引导下可以精准地进行肿瘤组织切除。

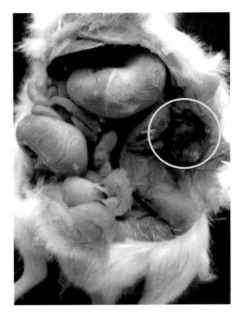

图 13-11　CL1-5 肿瘤模型鼠在注射 AS1411-DA-金纳米颗粒 30 min 后的荧光成像
黄色线圈内标示为肿瘤组织所在位置(图片修改自参考文献[10])

13.4　手术边界拉曼光谱成像技术

目前,临床医生迫切需要一种更先进的成像模式来进行癌症的筛查、诊断、分期和切除。表面增强拉曼散射(surface enhanced Raman scattering,SERS)技术相对于荧光监测技术具有不易被光漂白、谱线宽度窄、可进行分子指认、可检测极低浓度的物质等优点,逐渐成为近年来生物探测领域的研究热点。而拉曼生物成像技术扩展了拉曼光谱的应用范围,使其不再是检测单点化学成分的手段,而进一步用于对检测区域内拉曼纳米探针成分、分布及变化进行整体统计和成像处理,以更为直观的图像形式呈现[22-24]。Jokerst 课题组提出结合光声、拉曼的双模态成像模式对肿瘤成像和肿瘤边界进行确定。他们在研究中使用金纳米棒作为一个被动的目标分子显像剂,选用的金纳米棒具有 3.5 的长宽比,而这种比率的金纳米棒在体内外的试验中具有最高的光声信号强度^[25]。在体外试验中，癌细胞用纳米探针孵育 3 h 后就可获得最强的光声信号。而在体内试验中，注射纳米探针 2 天后还能检测到较强的光声信号。在体内试验中，研究人员首先建立了 4 种不同的细胞株肿瘤模型（MDA-435S、2008、HEY 和 SKOVS 癌细胞株），然后给这 4 种不同肿瘤模型通过单侧尾静脉注入纳米探针，在注射后的 6 h 检测模型鼠肿瘤部位的光声信号变化，光声成像结果如图 13-12 所示。在注射该纳米探针之前，肿瘤组织部位的主要血管可以观察到，但是较小的血管难以观察到；而在注射纳米探针 6 h 之后，可清楚地观察到整个肿瘤组织的血管系统，甚至较小的血管也可以清晰地观察到。这说明了该光声信号纳米探针有效地聚集在肿瘤组织部位，然后在光声成像仪下可以使肿瘤组织血管系统的光声信号显著增强，使整个肿瘤组织的血管系统可以通过光声成像仪显示，从而使研究人员可以更直观地观察到整个肿瘤组织，这对肿瘤组织边界的确定具有指导性意义。

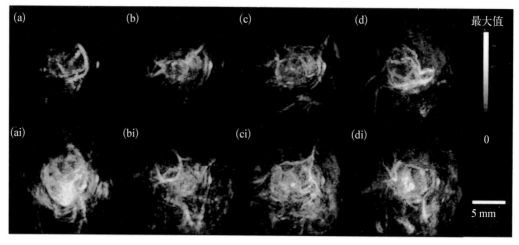

图 13-12　肿瘤模型鼠在注射金纳米棒后 30 min 获得的肿瘤组织血管系统光声成像图
(a)为 MDA-435S 肿瘤模型鼠；(b)、(c)、(d)分别为 2008、HEY、SKOVS 肿瘤模型鼠(图片修改自参考文献[25])

更为重要的是，该组研究人员使用同样的纳米探针，采用拉曼生物成像技术，清晰地辨别出正常组织和肿瘤组织边界。在试验中，研究人员通过瘤内注射将纳米探针注射到荷载有 2008 肿瘤的荷瘤鼠体内，24 h 后通过拉曼生物成像辨别肿瘤边界，可以很容易地确定肿瘤边界，拉曼生物成像结果如图 13-13 所示。而拉曼生物成像是通过拉曼生物成像设备对生物样品进行扫描处理，由于纳米探针在肿瘤组织的聚集和纳米探针具备拉曼信号，在拉曼成像设备上可以扫描到拉曼信号，然后再把拉曼信号转变为图像。

在接下来的试验中，该组研究人员在拉曼生物成像的引导下对肿瘤边界进行了确

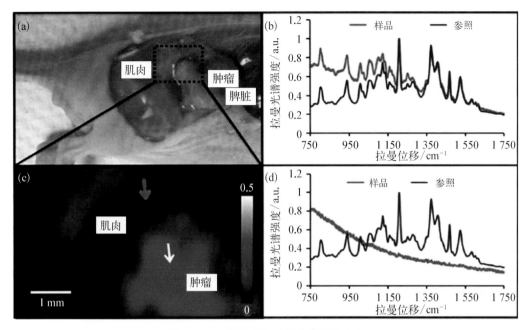

图 13-13 拉曼成像对肿瘤边界的确定

(a)为皮下瘤边界明场图照片;(b)为(a)图虚线区域内的拉曼信号图谱;(c)为(a)图虚线区域内的拉曼生物成像(白色箭头所示为肿瘤组织,红色箭头所示为肌肉组织);(d)为肌肉组织所获得的拉曼图谱(图片修改自参考文献[25])

定并进行了肿瘤切除。图 13-14(a)和(ai)所示为首先对肿瘤组织进行了成像和边界确定,其次对肿瘤进行了局部切除和完全切除,在图(bi)和(ci)中可以清楚地观察到肿瘤的切除情况。在肿瘤组织局部切除之后,在拉曼成像图上还可以观察到剩余的肿瘤组织,而在肿瘤组织完全切除之后,如(ci)所示,在拉曼成像上已经观察不到肿瘤组织,但是如白色箭头所示,还可以检测到脾脏组织的拉曼信号。这些实验结果充分证明拉曼生物成像技术可以对肿瘤组织边界进行精确的确定,并且在拉曼生物成像的引导下可以进行肿瘤完全切除。

拉曼生物成像技术不仅可以对皮下瘤边界进行精确的区分,在原位瘤边界的区分上也展现出较高的准确性,而且可以在拉曼生物成像技术的引导下进行肿瘤的切除。在 Andreou 等的试验中,首先在转基因鼠上建立了肝细胞癌和组织细胞肉瘤两种肿瘤模型,其次通过尾静脉注射了所制备的拉曼纳米探针,最后使用拉曼生物成像技术对上述两种肿瘤模型进行了肿瘤组织拉曼成像及肿瘤边界的确定[11],结果如图 13-15 所示。拉曼生物成像可以清晰地区分肿瘤组织和正常组织。虽然这种肝肿瘤是多发性的,在肝脏组织中出现多处毫米级肿瘤组织,但是拉曼生物成像技术成功地示踪出多处毫米级的肿瘤组织,这也证明拉曼生物成像技术具有极高的灵敏性。在接下来的试验中,研究人员取出肝脏及肿瘤组织部位进行了病理分析,结合病理结果表明,拉曼成像的确可

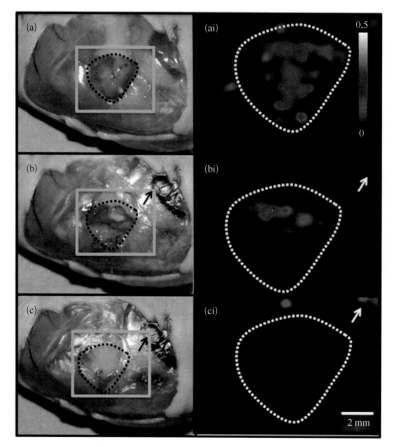

图 13-14　拉曼成像技术引导的肿瘤边界确定及肿瘤切除

(a) 肿瘤组织照片(如黑色虚线内所示),(ai) 肿瘤组织拉曼生物成像(如白色虚线所示);(b) 肿瘤组织切除部分组织后照片(如黑色虚线内所示),(bi) 剩余肿瘤组织拉曼生物成像(如白色虚线所示);(c) 肿瘤组织完全切除后照片(如黑色虚线内所示),(ci) 非肿瘤组织拉曼生物成像(白色箭头所示为脾脏)(图片修改自参考文献[25])

以精确地区分肿瘤组织和正常组织的边界。在这个研究中,研究人员通过苏木精-伊红(H-E)染色病理分析照片进一步证实了拉曼生物成像技术对肿瘤组织边界确定的准确性,这也使拉曼生物成像技术成为一种临床上进行肿瘤诊断、分型及边界确定的指标之一。

　　由于实时成像技术引导的肿瘤边界确定及切除的开展是在手术室内进行的,成像仪器的便携性成为决定其能否进入手术室应用的主要影响因素之一。如果要在手术室中实现实时成像引导临床医师进行肿瘤切除,成像设备的便携性就成为必备因素之一。在 Karabeber 等的研究中,首先使用一台手持式拉曼扫描仪器对生物组织样品进行扫描;其次在拉曼生物成像仪上进行成像处理;最后通过拉曼生物成像技术对脑肿瘤边界进行精确的确定,在拉曼生物成像引导下成功地进行了肿瘤切除[26]。这种成像模式给

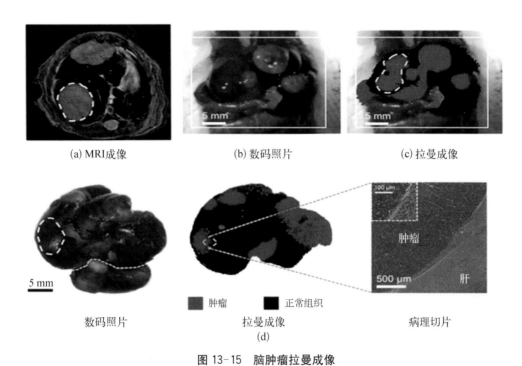

(a) MRI成像　　　　　(b) 数码照片　　　　　(c) 拉曼成像

数码照片　　　　　拉曼成像　　　　　病理切片
(d)

图 13-15　脑肿瘤拉曼成像

(a) 肿瘤模型的 MRI 成像照片(虚线内标示为肿瘤组织);(b) 肿瘤模型的明场照片;(c) 肿瘤模型的拉曼生物成像;(d) 肿瘤组织的明场图、拉曼生物成像图以及肿瘤组织的病理分析图(虚线区域内对应拉曼成像中的虚线内区域)(图片修改自参考文献[11])

进行实时临床肿瘤边界确定和肿瘤切除带来了极大的希望。他们在实验中首先设计和制备了具有高灵敏度的拉曼纳米探针,如图 13-16(a)和(b)所示;其次在金纳米颗粒表面连接上拉曼分子;最后再包裹上一层二氧化硅,从而制备出具有高敏感度的拉曼纳米探针。

在试验中,研究人员先建立了胶质母细胞瘤模型[见图 13-17(a)],然后通过拉曼成像仪器对脑肿瘤进行拉曼生物成像,从而确定脑肿瘤的边界[见图 13-17(b)],之后在拉曼成像的引导下进行脑肿瘤的切除[见图 13-17(c)]。研究人员还通过免疫组织化学、透射电镜和病理检查验证了拉曼探针的高度灵敏性和准确性。拉曼成像引导的肿瘤切除展现出以下 3 个优点:① 手持式拉曼扫描仪的便捷性适合在手术室中使用;② 快速的扫描速度可以提供实时扫描,然后进行图像处理可以提供接近实时的拉曼成像;③ 由于扫描角度的灵活性可以提供任何区域的拉曼检测扫描。

在 Karabeber 等的试验中证实了手持式拉曼扫描仪器结合高度敏感的拉曼纳米探针可以作为一个接近实时的术中肿瘤边界引导-清除肿瘤的工具。更为重要的是拉曼扫描仪可以从任何角度扫描和检查肿瘤部位,并且还可以提供更高精度的大脑中肿瘤细胞集群的实际位置的信息,这极大地提高了手持式拉曼扫描仪的应用范围。因此,拉

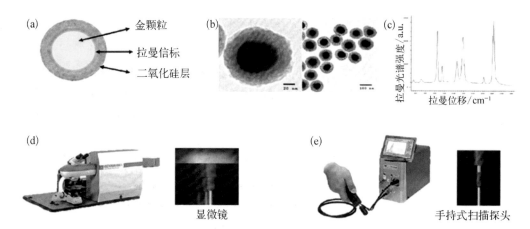

图 13-16　拉曼纳米探针的制备和手持拉曼成像仪的成像原理

(a) 拉曼纳米探针设计示意图;(b) 拉曼纳米探针透射电镜表征图;(c) 拉曼纳米探针的拉曼增强图谱;(d) 拉曼成像设备;(e) 手持式拉曼扫描仪(图片修改自参考文献[26])

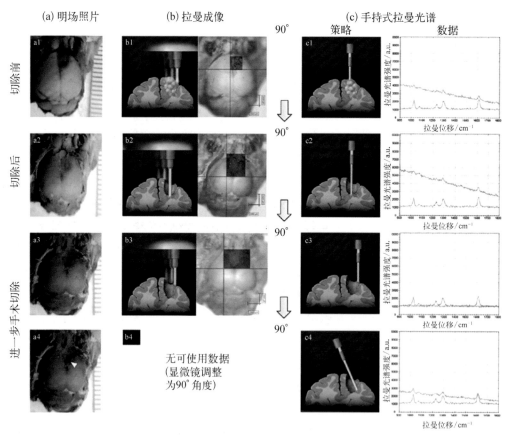

图 13-17　脑肿瘤的拉曼生物成像及在拉曼引导下的肿瘤切除

(a) 脑肿瘤模型明场图;(b) 脑肿瘤拉曼成像图及拉曼成像引导下的脑肿瘤切除术;(c) 手持式拉曼扫描图谱及手持式拉曼引导下的脑肿瘤切除术(图片修改自参考文献[26])

曼生物成像技术有可能取代其他更昂贵和耗时的术中实时成像引导技术。

13.5 光声成像技术在肿瘤边界确定中的应用

光声成像(photoacoustic imaging，PAI)是近年来发展起来的一种非入侵式和非电
离式的新型生物医学成像方法,这种成像模式结合了
光学成像和声学成像的优点,具有极强的组织穿透性
和较高的空间分辨率,是一种有较好发展前景的无损
伤的实时医学成像技术。特定波长的激光照射到生物
组织时,组织细胞对光的吸收会产生超声信号,这种由
特定波长激光激发产生的超声信号为光声信号,组织
细胞产生的光声信号携带了该组织的光吸收特征,通
过对获得的光声信号的重建可以获得该组织的光吸收
分布图像[27-29]。金纳米材料在近红外区域展现出强且
狭窄的吸收峰,光吸收后主要由非辐射去激发,释放的
热量和随后的温度升高会产生强的光声信号。因此金
纳米材料是一个理想的光声成像造影剂,通过对金纳
米材料的设计和修饰,使该纳米探针在肿瘤组织部位
靶向聚集,然后通过光声成像技术可以实时观测肿瘤
组织血管系统的光声信号强度的变化,由于肿瘤组织
血管系统过度生长,可以对肿瘤组织进行示踪成像和
肿瘤组织边界的确定[30-32]。Manohar 等设计和制备出
以金纳米棒为基底的光声成像纳米探针(AuNR1064-
EGFR),在 Cal27 肿瘤鼠模型上进行颈静脉光声成像
研究[33]。光声成像结果如图 13-18 所示,光声成像可
以清晰地展示颈静脉的轮廓。

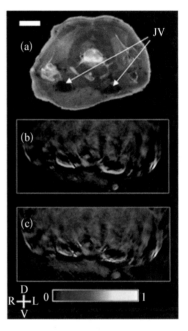

图 13-18 荷瘤鼠在注射 AuNR1064-EGFR 前、后的光声成像图

(a) 颈部解剖结构图(JV 为颈静脉);
(b) 颈部及颈静脉血管 MOST 光声
成像图;(c) 注射纳米探针后的颈部
及颈静脉血管 MOST 光声成像图。
标尺为 3 mm(图片修改自参考文献
[33])

13.6 小结与展望

精准医疗是近年来兴起的一种临床疾病治疗方式,它强调在进行医学干预时要考
虑患者的个体差异,如基因因素、环境影响、生活方式等,使临床治疗更加有针对性,以
提高治疗效果。通过对患者的遗传信息进行诊断测试,结合其他分子和细胞分析结果,
有针对性地制订最佳治疗方案。在诊断时需要的技术手段包括分子诊断、成像和分析
软件。以纳米探针为基础的手术边界示踪成像技术更是体现了精准医疗。纳米探针的

成像技术追求的是以微量的纳米探针注射到患者体内,这些纳米探针由于设计和制备具有不同的性质,可以选择性地聚集在肿瘤组织部位,然后以不同的信号(荧光信号、拉曼信号和光声信号)示踪肿瘤组织,可以对患者的病情进行评估。用这些成像技术可以精确地示踪肿瘤组织,进而可以清楚地确定肿瘤组织的边界,引导医师进行肿瘤彻底清除。因此,以纳米材料为基础的肿瘤边界示踪技术是实现精准医疗的重要技术之一。

早期精准诊断对于肿瘤的治疗极为关键,会使肿瘤患者出现完全不同的治疗结果和预后。及时和精准地鉴别良性肿瘤和恶性肿瘤,及对恶性肿瘤进行准确的分期,更重要的是在肿瘤切除时做出实时成像引导,以纳米探针为基础的手术边界示踪成像技术为这些提供了极大的可能性。癌症最重要的特点之一就是癌细胞会转移和扩散,这些癌细胞可以通过淋巴结进行转移,即使是小于 1 cm 的淋巴结都有转移的风险,而且往往正是对这些有癌细胞转移的淋巴结的漏诊导致了较差的预后和较高的癌症复发率。而这些多功能纳米探针提供了一种示踪有癌细胞转移淋巴结的技术,可以更准确地示踪较小体积的肿瘤组织,相信这种成像技术会在精准医疗的实践中发挥更加广阔的临床应用前景。

参考文献

[1] Roberts D W, Valdés P A, Harris B T, et al. Coregistered fluorescence-enhanced tumor resection of malignant glioma: relationships between δ-aminolevulinic acid-induced protoporphyrin IX fluorescence, magnetic resonance imaging enhancement, and neuropathological parameters[J]. J Neurosurg, 2011, 114(1): 595-603.

[2] Hassenbusch S J, Anderson J S, Pillay P K, et al. Brain tumor resection aided with markers placed using stereotaxis guided by magnetic resonance imaging and computed tomography[J]. Neurosurgery, 1991, 28(6): 801-805.

[3] Preul M C, Leblanc R, Caramanos Z, et al. Magnetic resonance spectroscopy guided brain tumor resection: differentiation between recurrent glioma and radiation change in two diagnostically difficult cases[J]. Can J Neurol Sci, 1998, 25(1): 13-22.

[4] Sperti C, Pasquali C, Bissoli S, et al. Tumor relapse after pancreatic cancer resection is detected earlier by 18-FDG PET than by CT[J]. J Gastrointest Surg, 2010, 14(1): 131-140.

[5] García Vicente A M, Jiménez A F, Villena M M, et al. 18F-fluorocholine PET/CT, brain MRI, and 5-aminolevulinic acid for the assessment of tumor resection in high-grade glioma[J]. Clin Nucl Med, 2017, 42(6): 300-309.

[6] Huang P, Lin J, Wang X, et al. Light-triggered theranostics based on photosensitizer-conjugated carbon dots for simultaneous enhanced-fluorescence imaging and photodynamic therapy[J]. Adv Mater, 2012, 24(37): 5104-5110.

[7] Yue C, Liu P, Zheng M, et al. IR-780 dye loaded tumor targeting theranostic nanoparticles for NIR imaging and photothermal therapy[J]. Biomaterials, 2013, 34(28): 6853-6861.

[8] Huang C W, Hao Y W, Nyagilo J, et al. Porous hollow gold nanoparticles for cancer SERS

imaging[J]. J Nano Res, 2010, 10(1): 137-148.

[9] Nima Z A, Mahmood M, Xu Y, et al. Circulating tumor cell identification by functionalized silver-gold nanorods with multicolor, super-enhanced SERS and photothermal resonances[J]. Sci Rep, 2014, 4(6184): 4752-4757.

[10] Li C H, Kuo T R, Su H J, et al. Fluorescence-guided probes of aptamer-targeted gold nanoparticles with computed tomography imaging accesses for in vivo tumor resection[J]. Sci Rep, 2015, 5(17): 15675-15680.

[11] Andreou C, Neuschmelting V, Tschaharganeh D F, et al. Imaging of liver tumors using surface-enhanced Raman scattering nanoparticles[J]. ACS Nano, 2016, 10(3): 5015-5026.

[12] Colby A H, Berry S M, Moran A M, et al. Highly specific and sensitive fluorescent nanoprobes for image-guided resection of sub-millimeter peritoneal tumors[J]. ACS Nano, 2017, 11(2): 1466-1477.

[13] Li P C, Wei C W, Liao C K, et al. Photoacoustic imaging of multiple targets using gold nanorods [J]. IEEE T Ultrason Ferr, 2007, 54(8): 1642-1647.

[14] Liang S, Li C, Zhang C, et al. CD44v6 monoclonal antibody-conjugated gold nanostars for targeted photoacoustic imaging and plasmonic photothermal therapy of gastric cancer stem-like cells [J]. Theranostics, 2015, 5(9): 970-984.

[15] Nie L, Wang S, Wang X, et al. In vivo volumetric photoacoustic molecular angiography and therapeutic monitoring with targeted plasmonic nanostars[J]. Small, 2014, 10(8): 1585-1593.

[16] Luke G P, Bashyam A, Homan K A, et al. Silica-coated gold nanoplates as stable photoacoustic contrast agents for sentinel lymph node imaging [J]. Nanotechnology, 2013, 24 (45): 455101-455107.

[17] Mieog J S D, Hutteman M, van der Vorst J R, et al. Image-guided tumor resection using real-time near-infrared fluorescence in a syngeneic rat model of primary breast cancer[J]. Breast Cancer Res Tr, 2011, 128(3): 679-689.

[18] Navarro F P, Berger M, Guillermet S, et al. Lipid nanoparticle vectorization of indocyanine green improves fluorescence imaging for tumor diagnosis and lymph node resection [J]. J Biomed Nanotechnol, 2012, 8(5): 730-741.

[19] Tanner H, Sneha K, William P, et al. Image-guided surgery for tumor removal using hyaluronic acid-derived near infrared fluorescent nanoparticles[J]. Front Bioeng Biotechnol, 2016, 4(1): 1-7.

[20] Mondal S B, Gao S, Zhu N, et al. Binocular Goggle Augmented Imaging and Navigation System provides real-time fluorescence image guidance for tumor resection and sentinel lymph node mapping[J]. Sci Rep, 2015, 5(17): 12117-12120.

[21] Bogaards A, Varma A, Collens S P, et al. Increased brain tumor resection using fluorescence image guidance in a preclinical model[J]. Laser Surg Med, 2004, 35(3): 181-190.

[22] Schütz M, Steinigeweg D, Salehi M, et al. Hydrophilically stabilized gold nanostars as SERS labels for tissue imaging of the tumor suppressor p63 by immuno-SERS microscopy[J]. Chem Commun, 2011, 47(14): 4216-4221.

[23] Wang Y, Kang S, Liu J T C. Multiplexed molecular imaging with targeted SERS nanoparticles for rapid tumor detection[J]. Cancer Imaging Therapy, 2016, 2(1): 3-9.

[24] Kang S, Wang Y W, Khan A, et al. Molecular imaging of topically applied SERS nanoparticles for guiding tumor resection[J]. Optics in the Life Sciences, 2015, 1(1): 1-3.

［25］Jokerst J V，Cole A J，Sompel D V D，et al. Gold nanorods for ovarian cancer detection with photoacoustic imaging and resection guidance via Raman imaging in living mice［J］. ACS Nano，2012，6(11)：10366-10377.

［26］Karabeber H，Huang R，Iacono P，et al. Guiding brain tumor resection using surface-enhanced Raman scattering nanoparticles and a hand-held Raman scanner［J］. ACS Nano，2014，8(10)：9755-9766.

［27］Zhang Y，Hong H，Cai W. Photoacoustic imaging［J］. Cold Spring Harb Protoc，2011(9). doi：10.1101/pdb.top065508.

［28］Xu M，Wang L V. Photoacoustic imaging in biomedicine［J］. Rev Sci Instrum，2006，77(4)：305-598.

［29］Hoelen C G A，de Mul F F M，Pongers R，et al. Three-dimensional photoacoustic imaging of blood vessels in tissue［J］. Opt Lett，1998，23(8)：648-650.

［30］Xi L，Grobmyer S R，Wu L，et al. Evaluation of breast tumor margins in vivo with intraoperative photoacoustic imaging［J］. Opt Express，2012，20(8)：8726-8731.

［31］Siphanto R I，Thumma K K，Kolkman R G，et al. Serial noninvasive photoacoustic imaging of neovascularization in tumor angiogenesis［J］. Opt Express，2005，13(1)：89-93.

［32］Laufer J，Johnson P，Zhang E，et al. In vivo preclinical photoacoustic imaging of tumor vasculature development and therapy［J］. J Biomed Opt，2012，17(5)：056016-056019.

［33］Manohar S，Ungureanu C，Van Leeuwen T G. Gold nanorods as molecular contrast agents in photoacoustic imaging：the promises and the caveats［J］. Contrast Media Mol Imaging，2011，6(5)：389-400.

14 基于原子力显微镜的单分子操纵及相关技术

生物型原子力显微镜在亚细胞尺度下的应用越来越显示出其特有的优势,并在生命科学和临床医学领域得到广泛的关注和应用。"实时""原位""动态"地呈现生物大分子相互作用,已经从根本上革新了人们对相关领域的认识。本章先回顾了通过原子力显微镜(atomic force microscope AFM)的手段研究单个生物大分子与细胞的历程,之后通过近来使用这一技术的相关研究阐明单分子操纵在生命科学及医学上的重要性,最后讨论了基于 AFM 的单分子操纵技术的优缺点。

14.1 概述

"精准医疗(precision medicine)"的概念和措施自 2011 年被提出以来,彻底将疾病从宏观的病症带入分子诊断与细胞治疗的水平[1],所有生物大分子的成分和浓度的变化决定着细胞的代谢、繁殖和死亡。如何开发和利用分析检测技术来观测、分析生物大分子的各种变化,从中提取疾病信息,定性、定量这些生物大分子等都具有重要的科学意义和应用价值[2]。基于以上阐述,研究生物大分子的超精细结构和各种物化性质有可能解决细胞的个体功能和群体生理行为在生物化学、生理学及医学上悬而未决的问题。

对生物大分子的研究在过去 30 年中取得了惊人的进步[3-7],这在很大程度上是由结构生物学、分子生物学的发展所推动的[6]。成千上万的蛋白质结构被解析到原子级分辨率,大大提高了人们对蛋白质结构和其在生物化学中所扮演角色的理解,如蛋白质结构变化与酶的活性改变[7]、各种信号肽之间能量的转换以及定量关系的阐明[8]。

在很多生物学事件中都可以观察到结构的变化与功能输出之间的同步关系。例如,在蛋白质生物合成过程中,EF-Tu 和 EF-G 激活核糖体,实现 mRNA 翻译为氨基酸序列的过程,通过传统的 X 射线衍射技术得知在 GTP 水解过程中 EF-Tu 有一个近 90°的角扭转[9],tRNA 相对于核糖体也有 60°的角旋转[10]。但分子之间的动力学信息、蛋白质与核糖体间机械力的动态过程单靠晶体学是无法解析的[11]。因此需要一种从静态结构信息转向分子运动的时间与程度信息的技术来提供这些问题的答案。而 AFM 恰恰在这方面表现出极大的优势与应用潜力[12]。

14.2　原子力显微镜的基本原理及发展历史

IBM 公司的 GerdBinning 和 HeinrichRohrer 于 1982 年在苏黎世实验室共同研制成功第一台扫描隧道显微镜(scanning tunneling microscope，STM)，两人因此获得 1986 年的诺贝尔物理学奖[13]。基于隧道电流的原理，STM 要求样品表面一定要能够导电，对于本身不能导电的样品则要求镀一层导电薄膜，由此可见这影响且限制了 STM 的应用范围。为了克服 STM 固有的不足，1986 年 Binning、Quate 和 Gerber 采用微悬臂作为力信号的传播媒介，发明了 AFM[14]。AFM 是扫描探针显微镜(scanning probe microscope，SPM)家族的一个成员，其核心部件是一根末端带有非常尖锐探针的悬臂梁，可以将其形象地比喻为老式留声机的唱臂和唱头。悬臂只有 100 μm 长。在理想的情况下，它的尖端，或称为"针"，应该"尖"到只有一个单一的原子。当它扫描样品表面时，针尖和样品的相互作用力引起悬臂梁的弯曲，通过激光将这种形变放大，可以在纳米尺度下表征微小样品的表面。这些相互作用可以是直接的(如物理的接触)或间接的(静电力、磁力、范德华力)，这样就能够定量地输出数据(力谱、磁谱、黏附力、三维图像、杨氏模量)[15]。由于 AFM 是用探针针尖与样品间力的大小来表征表面形貌的，不受样品是否具有导电性的限制。

样品相对于探针的精确横向(X，Y)、垂直(Z)位移则是通过计算机控制的压电陶瓷实现的，通过一套反馈控制系统，进步电机将悬臂梁移动到样品表面。施加在悬臂上的力通过胡克定律：

$$F = KX$$

可以由悬臂的偏转得出。用于成像时这个力可以在 pN 到几个 nN(1 nN = 1 000 pN)的尺度施加于样品表面，同时也可以保持对样品一定的作用力在表面运动成像。在发明之初，人们估测可以用 AFM 测量小到 0.01 pN 的力[16]，但 30 年来的努力表明这种技术只能达到 10 pN 左右的极限[17]。AFM 丰富的力学信息可反映表面不同性质的样品成像、黏附性、黏度、弹性、静电相互作用等[18-20]。

基于不同的应用需要，AFM 发展出静态的成像模式(也称为接触模式)和各种动态模式(非接触模式或"轻敲"模式)[21]。这里只简单介绍 AFM 的 4 种基本成像模式。① 轻敲模式。通过使用处于振动状态的探针针尖对样品表面进行敲击生成形貌图像。在扫描过程中，探针悬臂的振幅随样品表面形貌的起伏而变化，从而反映形貌的起伏。

其优点是消除了会对样品造成损伤并降低图像分辨率的横向力影响,并且可以不受在常见成像环境下样品表面附着的水膜的影响;缺点是扫描速度比接触模式稍慢一些。② 接触模式。探针针尖始终与样品表面保持接触。当扫描管引导针尖在样品上方扫过(或样品在针尖下方移动)时,悬臂受力发生弯曲,从而反映形貌的起伏。其优点是可以达到很高的分辨率;缺点是有可能对样品表面造成损坏,横向的剪切力和表面的毛细力都会影响成像。③ 非接触模式。探针悬臂在样品表面附近处于振动状态,针尖与样品的间距通常在几个纳米以内,在这一区域中针尖和样品原子间的相互作用力表现为范德华力。其优点是对样品表面没有损伤;缺点是分辨率低,扫描速度慢,为了避免被样品表面的水膜粘住,往往只用于扫描疏水表面。④ 峰值力轻敲模式(PeakForce Tapping)[22],这是布鲁克(Bruker)公司推出的一种成像模式,默认采用 2 kHz 的频率在整个表面做力曲线,利用峰值力做反馈,通过扫描管的移动保持探针和样品之间的峰值力恒定,从而反映表面形貌。其优点是直接用力做反馈使得探针和样品间的相互作用可以很小,这样就能够对黏软的样品成像;同时使用力直接作为反馈,可直接定量得到表面的力学信息。

AFM 早期多用于测量涉及针尖和表面的相互作用以及不同材料的黏弹性[23]。1994 年首次报道了利用 AFM 检测生物素与亲和素之间的相互作用[24],这种技术才很快被用在其他生物学领域,如抗体、胰岛素二聚体等[25]。未来 AFM 的发展趋势包括更高的分辨率及成像稳定性、研究自动化操作和简化数据处理、对目标系统的内部成像以及活体细胞整体的动态跟踪和力学测量在内的物化性质方面的改进。

14.3　基于原子力显微镜的单分子成像及操纵

AFM 的针尖易受污染,会影响成像质量和力的测量。测量时,应特别注意将样品牢固地附着在表面,结合不牢靠的样品会在扫描时被针尖的剪切力移动。新剥离的云母带有负电,不须处理就可很好地吸附一些带有正电基团的生物大分子如核酸。对蛋白质及组织细胞进行检测,往往需要对云母片进行一定的修饰[26]。硅烷偶联剂可以很好地桥接甲氧基等烷基基团在云母表面用于吸附带负电荷的物质。pH 值也极大地影响蛋白质与云母的结合[27]。Radmacher 等发现,在 pH=6.4 时,溶菌酶吸附能力较弱,只有聚集体才能用于 AFM 成像[28]。但是,在 pH=4.0 时,蛋白质变得高度带电,单分子即可与云母结合[29]。在固定的同时还应保证不影响分子在生物活性下改变构象的能力。以上的要求包括了非特异性吸附与共价结合两种固定方式。

14.3.1　分子间相互作用

为研究参与分子识别的反应力的强弱,悬臂的尖端与附着于基底的蛋白质分子层接触,然后压电陶瓷管扫描器缩回。当单个蛋白质分子的一部分通过吸附由尖端无规则地拾取时,定位器的缩回延伸了蛋白质的悬浮段。抵抗蛋白质拉伸的第一个力的来源是熵值[30](自然卷曲的蛋白质往往具有最大的熵值)。分子的延伸会减少熵值,产生导致悬臂弯曲的恢复力。该偏转改变了从悬臂表面反射的激光束的反射角度,并将其作为从光电检测器输出的变化来测量。通过悬臂的弹簧常数可得到力的大小。同时蛋白质的熵值可以通过聚合物弹性的"蠕虫样链(WLC)"模型来描述(见图 14-1)[31,32],如经典模型链霉亲和素-生物素之间键合力的测量。在 C. Lieber 实验室的一项开创性工作中,证明用—CH_3 或—$COOH$ 基团官能化的探针可以与表面上的相似基团特异性相互作用,能再现表面上官能团的空间分布[33]。通过循环进行探针的进针/缩回操作,在力谱震荡的峰值处,悬臂偏转的大小被记录以反映破坏紧密接触的两个蛋白质分子相互作用所需的分解力。值得注意的是,探针与背景表面的亲和力或许比与目的蛋白的亲和力还要大,这就需要在实验中充分引入对照或封闭除感兴趣的蛋白质之外的敏感

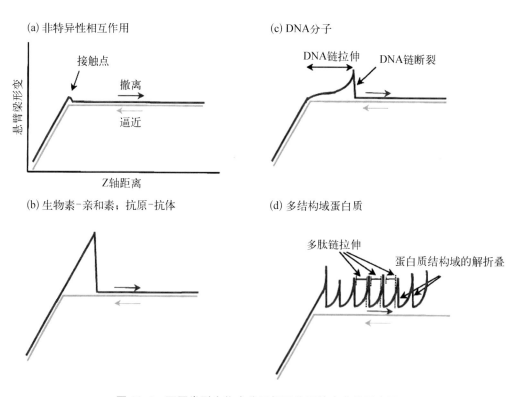

图 14-1 不同类型生物大分子相互作用的力曲线示意图

(a) AFM 针尖与硬质表面之间的非特异性相互作用;(b) 针尖与表面特异性"黏附"相互作用的曲线;(c) 拉伸 DNA 后获得的力曲线。这种形状可以由蠕虫样链模型和从 B-到 S-构象的 DNA 的弹性拉伸的结果解释;(d) 拉伸多结构域时获得的典型力曲线(图片修改自参考文献[32])

分子,如使用非功能化的探针或表面,改变缓冲液的 pH 值或盐浓度等(见表 14-1 和表 14-2)。

表 14-1 部分配体和受体对间的相互作用力

分 子 对	实 验 设 置	特 异 性 对 照	平均力(pN)
抗生物素蛋白/生物素	生物素化的 BSA 吸附在针尖上,接着吸附抗生物素蛋白	无标记抗生物素蛋白,无标记的生物素,无标记的 BSA,生物素包被在针尖上	15 000~20 000
抗生物素蛋白/生物素 链霉亲和素/生物素	生物素化的 BSA 吸附在针尖上,接着吸附抗生物素蛋白或者链霉亲和素;配体(生物素或者衍生物)	替换成生物素衍生物吸附于针尖,降低 pH 值或者升高 pH 值	160 ~260
抗生物素蛋白/生物素或者衍生物	生物素化的 BSA 吸附在针尖,与抗生物素蛋白孵育,生物素化的琼脂糖颗粒作为底物	培养基中含游离的抗生物素蛋白或者生物素	约 160
生物素/链霉亲和素	生物素化的 BSA 吸附在玻璃微球上(胶合在悬臂上)或者云母表面,接着与链霉亲和素孵育	生物素化的 BSA(无链霉亲和素)、生物素封闭的链霉亲和素表面	约 340
生物素/链霉亲和素 定点突变物	生物素化的 BSA 吸附在针尖或者云母表面,接着与野生的或者突变的链霉亲和素孵育	培养基中含游离生物素	对于突变的链霉亲和素,在 100~450
生物素/抗生物素抗体	生物素化的 BSA 通过连接物共价结合到针尖,抗体通过连接物共价结合到生物素,同时顺序颠倒配置	针尖包被未生物素化的 BSA,培养基中含生物素和链霉亲和素,表面包被非特异性的抗体,降低 pH 值或者升高 pH 值	约 110
生物素/链霉亲和素	生物素共价结合到纳米管的顶端,链霉亲和素通过与生物素结合连接到云母表面	培养基中含游离生物素;未修饰的纳米管顶端	约 200
荧光素/抗荧光素的单链抗体	荧光素通过连接物共价结合到针尖,抗体通过 C 端的半胱氨酸结合到金表面	游离的荧光素	约 50
生物素/链霉亲和素或生物素	生物素共价结合到玻璃微球表面,抗生物素蛋白也与其相吸附,这样游离的生物素仍然可以用于少数连接的形成	连接物末端连接附加生物素的化学集团,游离的生物素	取决于负载率,在 5~170

BSA,牛血清白蛋白(表中数据来自参考文献[32])

表 14-2 多对蛋白质间的相互作用

蛋白质对	实验设置	特异性对照	平均力(pN)
抗原/抗体 IgG 抗体/G 蛋白	针尖吸附生物素化的 BSA,接着吸附抗生物素蛋白;上述修饰后的针尖用生物素化的 IgG 功能化;表面覆盖 G 蛋白	游离 G 蛋白	3 000~4 000
荧光素/抗荧光素抗体	硅珠胶合在悬臂上,荧光素与硅珠共价结合,抗体与表面共价结合	表面结合非特异性抗体;针尖表面不含蛋白质	约 200
抗人血清白蛋白抗体/人血清白蛋白	通过接头将抗体共价结合到针尖,将抗原结合到云母表面	培养基中含游离的人血清白蛋白	约 250
铁蛋白/抗铁蛋白抗体	抗原和抗体分别共价结合到针尖与云母表面	非功能化的针尖和不同化学处理固定的针尖;表面含非特异性抗体	约 50
抗细胞间吸附分子 1 (抗 ICAM-1)/ ICAM-1	通过接头将抗原和抗体分别共价结合到针尖和云母表面		约 100
蛋白质/蛋白质相互作用 肌动蛋白/肌动蛋白丝中的肌动蛋白			未给出
细胞黏附蛋白	蛋白多糖通过蛋白质部分与针尖和云母表面的有机单分子层共价结合	表面覆盖单分子层,通过不同浓度的 Ca^{2+} 或者 Mg^{2+};针对一个糖基决定簇的单克隆抗体和一个非特异性的抗体	达到 400;40 个拐点的多价结合
胰岛素/胰岛素	单体通过特异性残基与针尖和云母表面共价结合,观察是否形成二聚体	游离胰岛素,抗胰岛素抗体	1 300
两种蛋白质底物,柠檬酸合酶或者 β-内酰胺酶/大肠杆菌分子伴侣 GroEL	蛋白质底物与针尖共价结合,GroEL 吸附到云母上	通过替换天然或者变性的底物,含或不含 ATP;裸云母或非功能化的亲水或疏水针尖	合酶约 240,内酰胺酶约 420
重组 P 选择素/P 选择素糖蛋白配体-1 (PSGL-1)	生物素化的 P 选择素吸附于抗生物素包被的盖玻片,生物素化的 PSGL-1 与抗生物素蛋白包被的针尖结合	添加 EDTA 而非 Ca^{2+} 的缓冲液,非糖基化或者糖基化的 PSGL-1	约 160
髓鞘碱性蛋白/脂质双层	云母表面吸附脂质后进一步与髓鞘脂孵育;针尖包被髓鞘脂	新剥离的云母表面或者表面吸附脂质;低或者高离子强度	约 140

(表中数据来自参考文献[32])

如表 14-3 所列,多结构域蛋白质的拉伸要复杂得多,其中力-距离曲线反映一连串连续的力学变化过程,反映了多结构域多肽链中单个结构域的解折叠,随后拉伸未折叠的结构域(见图 14-2)[34]。简单来说,随着探针的回撤,蛋白质由于初始施加力延长,所以呈现典型的拉伸力曲线。然而,在一定的力度下,一个多肽折叠被展开,则多肽链长度显著增加并同时松弛了悬臂上的应力,使悬臂梁返回到其非偏转状态。探针进一步回撤延伸并产生足够高的力以便展开下一个结构域,然后再次拉伸,反复如此。每个单独结构域的展开和拉伸在力曲线中产生单独的峰值,由此产生了特征的锯齿图案。

表 14-3 不同蛋白质底物的解折叠

天然蛋白质、重组片段或同源蛋白质	蛋 白 质 结 构	每个亚结构或亚结构域的延展性(ΔLc)	平均力(pN)
α2-巨球蛋白	含 4 个相同的亚单位,每个亚单位由 1 451 个氨基酸组成,11 个二硫键存在于亚单位间,2 个二硫键存在于亚单位内部	每个亚单位均可延展 150 nm,这样的延展性可以无须破坏二硫键	>250
肌连蛋白[天然蛋白质或重组片段,包含 8 个或 4 个免疫球蛋白(IgG 样结构域)]	免疫球蛋白(Ig)样和纤维连接蛋白(Fn)-Ⅲ样串联重复结构域	25~28 nm	150~300
肌连蛋白(分子不同部分的重组片段,包含 6~8 个 Ig 样或 Fn-Ⅲ样结构域)	Ig 样或 Fn-Ⅲ串联重复结构域	28.2~31.5 nm	180~240
肌腱(天然蛋白质或重组片段,包含 15 个 Fn-Ⅲ样结构域)	二硫键连接的二聚体,每个单体由串联重复的表皮生长因子样或 Fn-Ⅲ样结构域组成,Fn-Ⅲ结构域是 7 条链组成的 β 折叠,与 Ig 样结构域相似	28.5 nm	约 440
12 个串联重复的肌连蛋白 Ig 样结构域	7 条 β 折叠,垂直于作用力的氢键		
野生型		24.8 nm(75 个氨基酸)	200~210
甘氨酸簇突变体插入折叠区内部 插入折叠区外		1.9 nm(5 个氨基酸)比野生型延展性增加 延展性不增加	未给出
12 个相同的肌连蛋白 Ig 样结构域 28 次重复			265
9 个相同的突触结合蛋白 I-C2A 结构域重复	N 端和 C 端方向相同的 β 折叠,氢键平行作用于受力方向	38 nm(106 个氨基酸)	约 60

（续表）

天然蛋白质、重组片段或同源蛋白质	蛋 白 质 结 构	每个亚结构或亚结构域的延展性（ΔLc）	平均力（pN）
血影蛋白（天然蛋白质或重组片段），包含 13～18 个重复；α-辅肌动蛋白（4 个血影样结构域 α1～α4）	血影蛋白含有同源重复序列，每个重复形成一个三螺旋和一个反向平行的双螺旋	31.7 nm	25～35
4 个相同重复的鼠钙调素结构域 CaM4	7 个哑铃状的 α 螺旋，氢键在螺旋间均匀分布	蛋白质可一步延伸，225 nm	约 600

（表中数据来自参考文献[32]）

值得注意的是，在具体的力谱实验过程中，样品间可能形成相互作用键的数量不同，假如有多个相互作用的键同时作用于针尖跟样品，那么测量到的解折叠力将不再能表征单个分子的性质。因此，在实验过程中需要用各种手段增加单分子事件的概率，并降低多个分子共同作用的概率。主要的方法就是调整针尖和基板上分子的修饰浓度以及通过其他无活性的基团修饰稀释样品的密度。但这些方法会使采样率也同时降低，因此可能需要成百上千次的反复拉伸才可能得到足够多的拉伸曲线从而绘制出断裂力的分布直方图。

双螺旋 DNA 分子的成像也是 AFM 研究最多的领域之一。在开创性的工作中，Hansma 等、Bezanilla 等和 Lyubchenko 等分别已经在空气和各种溶液环境下对核酸进行成像[35-37]。Shao 等通过 DNA 的高分辨率图像，观察到限制性核酸内切酶对 DNA 的酶解过程[38]。除了在各种缓冲液和特定底物中对 DNA 进行成像外，AFM 还可以用于对 DNA 进行定量的观察。Lee 等测量了共价固定在二氧化硅探针表面上互补的 20 个碱基链之间的相互作用力[39]。通过设计不含自身互补区域的寡核苷酸序列且碱基对被限制形成双螺旋结构，以非互补寡核苷酸用作特异性对照，测量发现碱基互补配对的力约为 70 pN/碱基。在另一个实验中，Boland 在金表面和金涂覆的 AFM 尖端上使用自组装的嘌呤和嘧啶。只有在发生碱基互补配对时，才能测量尖端和表面分子之间的特异性氢键相互作用[40]。对于单个 A/T 碱基对，该实验测得了 54 pN 的断裂力，与 Lee 报道的值十分接近。

在随后的一段时期，研究人员通过类似的实验测定了 DNA 双链从 B 型到 S 型（拉伸形式）的转变所需的力为 120 pN±50 pN（理论值为 140 pN），解链为 150 pN，单碱基 C/G 为 20 pN，A/T 为 9 pN[41]。其中 DNA 从核糖体组蛋白八聚体之间拉出试验发现，即使在超过 300 pN 的力下，核小体也不会解开。但当拉伸力超过 20 pN 时，染色质纤维结构可发生不可逆的变化[42]。

虽然现有的能力还不能解决核苷酸序列的问题，但通过高分辨率快扫 AFM，对于充分延展的核苷酸可以近似得出碱基数目。通过对 DNA 与 RNA 相互作用情况的研究有助于了解转录过程;研究 DNA 与蛋白质和络合物中蛋白质的结合位点、结合前后 DNA 分子构型的变化,尤其是动力学过程可以从分子水平感性地认识翻译机制。

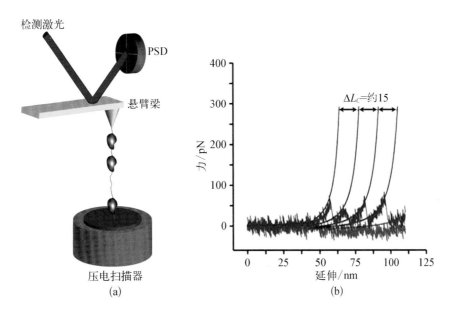

图 14-2 典型的 AFM 蛋白质解折叠实验

(a) 蛋白质分子(紫色)附着到样品台云母表面和 AFM 悬臂尖端。压电陶瓷电机沿 Z 轴方向回撤,增加悬臂与样品表面之间的间距。蛋白质分子受到的力由悬臂偏移量表示,分子的延伸等于 AFM 尖端和样品表面之间的分离;(b) 拉伸曲线显示假定四聚体蛋白质的单个结构域解折叠。细实线是拟合数据(图片修改自参考文献[34])

14.3.2 生物大分子的黏弹性

当探针尝试推入样品中,样品在尖端的接触点就会产生可测量的局部压痕。压力(形变力)和应变(形变量)是线性关系,压缩的深度可用于测量局部弹性的杨氏模量,用于表征软质生物样品的机械性能[43]。

最近利用生物结构弹性性质研究不同类型的分化细胞和细胞器。各种分子的弹性模量也被测量,如染色体的弹性模量为$(0.05\sim0.1)\times10^6$ Pa,微管的弹性模量为3×10^6 Pa,溶菌酶的弹性模量为500×10^6 Pa。而 DNA 的弹性模量取决于其分子构象,B-DNA 的杨氏模量为 290×10^6 Pa,S-DNA 的杨氏模量则为 $2\,000\times10^6$ Pa[44,45]。Francius 等[46]将凝集素修饰在针尖上,通过单分子力谱研究凝集素与乳酸菌表面多糖的相互作用,测得野生型菌的多糖分布及黏弹性与突变株存在显著性差异,对探索细菌表面多糖的多样性和生物作用有重要的意义。

生物样品的黏弹性差异还体现在回退曲线上,若在较硬的样品表面能够很快退针,而施加在软黏的生物样品上时退针速度则会明显放缓(见图 14-3)。这种放缓的速度也同样能够用来判断样品的黏弹性[47]。

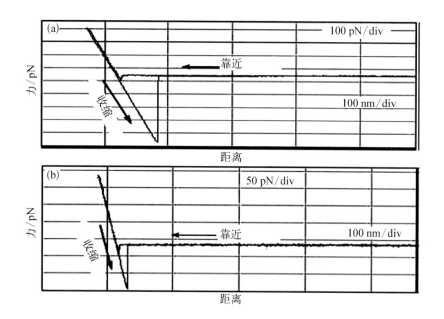

图 14-3 正常淋巴细胞(a)与 Jurkat 细胞(b)的力曲线

正常淋巴细胞的黏弹性较大,Jurkat 细胞的黏弹性低于正常淋巴细胞(图片修改自参考文献[47])

14.3.3 测量细胞间的相互作用

近来,力-距离曲线也用于识别某些生物反应中特异性相互作用的细胞,通过将目的细胞与 AFM 针尖功能化可研究其与其他类型细胞的相互作用。在胚胎植入实验中,可以鉴别植入细胞的类型[48]。高速扫描 AFM 的开发使得获取一幅图像的时间降至毫秒级,峰值力轻敲成像模式可以同时获取多个反映样本物理特性的参数(如形貌、能量耗散、弹性模量、黏附力、形变等)[49],而多频 AFM 技术则可对细胞内部结构进行成像,进一步提升了 AFM 应用于细胞物理特性检测的潜能。Li 等[50]用 AFM 在 37℃下对恶性肿瘤细胞(MCF-7)与良性肿瘤细胞(MCF-10A)进行成像和细胞弹性测量比较,对 AFM 力曲线分析的结果显示,癌细胞的硬度是正常细胞硬度的 30%,这个指标可以用来帮助区分正常细胞和肿瘤细胞。2013 年 Watanabe 等发展了大范围($46\ \mu m \times 46\ \mu m$)扫描头并实现了对单个 HeLa 细胞内吞作用的连续快速成像(成像速度为 5 s)[51],极大地增强了 AFM 在细胞领域的应用潜力。对细胞超微结构进行高分辨率成像在近几年也取得了具有显著临床转化意义的成果。近年来,AFM 为原位研究临床靶向治疗复发性或顽固性低度或滤泡性 B 细胞非霍奇金淋巴瘤药 rituximab 基于纳米尺度作用于靶细胞的细节情况提供了新的技术手段,并对 rituximab 3 种机制作用过程中细胞表面超微结构和细胞机械特性的动态变化进行了定量研究[52]。

2013 年,Colom 等发展了结合光学显微镜和高速 AFM 的联合成像系统,并应用该系统对透镜状细胞表面单个分子的动态活动进行了连续成像(成像间隔为 1 s),揭示出透镜状细胞表面纳米区域内单个 AQP0 分子的动态组装活动[53]。这些研究证明了高速 AFM 用于观察单个活细胞表面生理活动的可行性,为细胞/分子生物学带来了新的认识。但是目前高速 AFM 还仅能在相对坚硬的细菌细胞以及特定真核细胞(如透镜状细胞)实现单分子原位成像[54],如何对更多类型活细胞(尤其是动物细胞)进行单分子快速扫描成像成为高速 AFM 面临的问题。

14.4　基于原子力显微镜亚细胞结构的操纵

14.4.1　单细胞内容物提取

能够在不同时间监测细胞是研究细胞过程如细胞分化和细胞凋亡以及疾病进展和药物有效性。但现有的大多数方法都是破坏性的往往导致细胞裂解死亡。虽然可以通过平行细胞培养的方式模拟近似的相同时间线上的细胞,但始终不能避免细胞个体差异带来的影响[55,56]。通过采用中空的 AFM 针尖可控地穿透细胞膜,精确到飞升(fl)注射和抽取,可以准确地定位细胞器及亚细胞结构。Guillaume-Gentil 等成功地抽取高达 90% 的 HeLa 细胞的细胞质,并能保持 5 天细胞活力不受影响[55]。采用球形尖端的探针分别对正常胸腺细胞及癌变的胸腺细胞进行压痕测试,发现癌变的胸腺细胞的杨氏模量比正常的胸腺细胞小 1.4~1.8 倍[57]。通过细胞内容物提取方结合荧光标志物、量子点、纳米粒子等材料可以完成诸如线粒体 DNA 或基因组表达的控制和分析[58]。较常规的培养方式,该法提供高度的特异性,对比度和分辨率。Di Bucchianico 等成功运用 AFM 制作测试单细胞 DNA 基因探针[59]。Liu 等利用修饰后的极细探针对原位细胞核进行了穿透试验,得到了较为真实的细胞核的静态样式模量[58]。

14.4.2　亚细胞操纵探针的发展

目前,根据实验目的的不同,AFM 可自由搭建出很多复合功能。AFM 在生命科学领域的改进主要集中于探针的改造,以便适应细胞原位实时操作。大部分 AFM 探针都是通过 MEMS 技术加工 Si 或者 Si_3N_4 制备而成。针尖半径从几纳米到几十纳米。对于活体细胞操作,主要是改变针尖形状,以方便探针与样品实现不同接触姿态。一方面,通过钝化修饰的针尖测量细胞杨氏模量可以很好地避免测试的非线性,从而获得单细胞的黏弹性[60]。另一方面,由于碳纳米管技术的发展,基于碳纳米表面生长技术修饰的针尖具备高长径比、极细针尖、液体内低阻尼等优点。碳纳米管中的C—C键短,键能很大,结构稳定。没有缺陷的单层碳纳米管具有 5 TPa 的杨氏模量,显然是作为原子力显微镜探针的理想材料[61](见图 14-4)。新材料的使用极大地加速了该领域的发展,Singhal 等对碳纳米管探针的改造能够以阿升(al)为单位提取细胞中荧光标记的钙离子[62]。

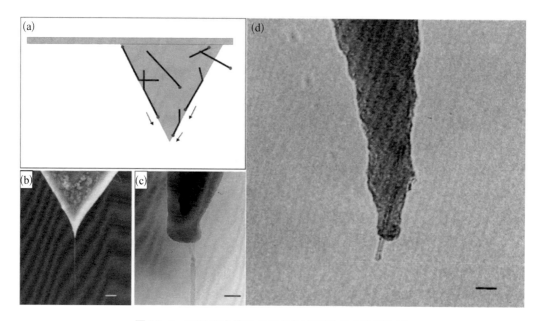

图 14-4　CYD 纳米管针尖制备的表面生长方法示意图

(a) 表面生长过程,沿着边缘朝尖端生长;(b) CYD 纳米管针尖的 SEM 成像;(c) TEM 成像。(b)、(c)和(d)中的比例尺分别为 200 nm、20 nm 和 10 nm(图片修改自参考文献[61])

14.5　原子力显微镜技术的扩展与挑战

尽管有诸多优点并已取得很多成就,AFM 自身存在的不足也同样限制了其在生命科学研究中的应用,包括:① 柔软细胞的高分辨成像问题;② 时间分辨率依旧有提高的空间;③ 对人员的培训和操作人员良好的耐性;④ 作为一种表面表征技术单独使用无法提供细胞内部结构信息。将其与其他技术相结合实现技术之间的优势互补,对AFM 技术进行补充,或是对 AFM 的功能进行扩展,也已经取得一定的成果。其中与光学显微镜技术组合如结合了激光扫描共聚焦显微镜(LSCM)[63]、全内反射荧光显微镜

(TIRF)[64]。此外,研究人员还将受激发射损耗显微技术(STED)和随机光学重构显微技术(STORM)分别与 AFM 联用对生物分子和细胞进行探测,利用各自的优点同时获得样品表面信息和三维结构信息,实现对细胞从选择性荧光标记到高分辨三维成像(见图 14-5)[65,66]。与拉曼光谱仪的组合可以得到纳米尺度下的化学信息[67]。近来还有研究将 AFM 与激光光镊、X 射线衍射等技术联用,实现对目标分子和细胞的光学捕获和操控[68]。

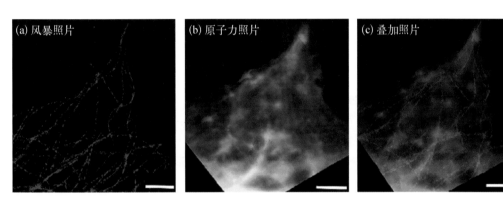

图 14-5　STORM 和 AFM 在 HeLa 细胞上的联用

(图片修改自参考文献[66])

　　Perkins 等最近研究出一种亚 pN 精度同时可以在室温液相中进行测量的技术。重要的是,这样一种亚 pN 精度的测量可以在商业化的仪器上使用商业化的针尖进行。该研究组的两个重要研究结果分别是:① 力学稳定性和精度受到镀金涂层的限制;② 针体较小但是硬度大的针尖无法在时间小于 25 ms 下提高力学精度。同时,研究还发现在金镀层存在时,零力漂移的速度远大于没有金镀层的情况(见图 14-6)[69]。Rief 等发明了锁定力谱(lock-inforce spectroscopy)技术。该技术可以克服针尖的力漂移,提高 AFM 长时间范围的稳定性,使得 AFM 在力学测量的分辨率上获得极大的提高,接近光镊的分辨率,从而可以更加容易得到蛋白质折叠态和去折叠态相互转变的力谱信息[70],这是传统的 AFM 力谱很难做到的[71]。

　　另一项突破性的研究是 Ando 等在成像速度和针尖对样品施加的力方面所做的突破。该团队直接记录了附着在肌动蛋白纤维上的肌球蛋白 V 的连续成像。成像速度达10 帧/s,可以看到肌球蛋白在纤维上的行走,而这个技术是目前其他仪器无法实现的(见图 14-7)[72]。Watanabe 等利用用快扫模式 AFM 实时观察了 HeLa 细胞内陷成纳米级小囊到小囊完全进入细胞内部的整个内吞过程[51]。

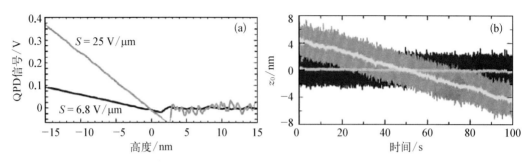

图 14-6　除去悬臂梁镀层对 AFM 灵敏度及精度的影响

(a) 两种针尖的力学灵敏度的对比；(b) 两种针尖的零力漂移对比。2.5 kHz 的高频宽数据由深色表示，10 Hz 数据由浅色表示

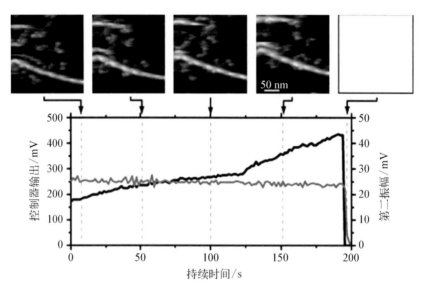

图 14-7　利用位移伸缩器在悬臂梁尖端连接肌动蛋白细丝上的肌球蛋白 V 的连续成像

以 10 帧/s 的帧速率连续进行成像，仅显示通过箭头指示的 5 个图像。黑线表示位移伸缩器的输出；灰线表示二次反馈振幅(图片修改自参考文献[72])

14.6　小结与展望

总之，AFM 在原位表征和定量分析纳米尺度下单细胞生理特性方面获得了极大的成功，但仍有很多问题有待解决[67,71]，解决这些问题将进一步提升 AFM 的功能，同时 AFM 与其他生命科学领域相关技术的连用也将为彼此交叉的学科带来更多新的认识。

参考文献

［1］于军."人类基因组计划"回顾与展望：从基因组生物学到精准医学［J］.自然杂志,2013,35(5)：326-331.

［2］Jameson J L, Longo D L. Precision medicine — personalized, problematic, and promising［J］. N Engl J Med, 2015, 372(23)：2229-2234.

［3］Dobbelstein M, Moll U. Targeting tumour-supportive cellular machineries in anticancer drug development［J］. Nat Rev Drug Discov, 2014, 13(3)：179-196.

［4］Finley D. Recognition and processing of ubiquitin-protein conjugates by the proteasome［J］. Annu Rev Biochem, 2009, 78：477-513.

［5］Lee B H, Lee M J, Park S, et al. Enhancement of proteasome activity by a small-molecule inhibitor of USP14［J］. Nature, 2010, 467(7312)：179-184.

［6］Ravid T, Hochstrasser M. Diversity of degradation signals in the ubiquitin-proteasome system［J］. Nat Rev Mol Cell Biol, 2008, 9(9)：679-690.

［7］Tomko R J Jr, Hochstrasser M. Molecular architecture and assembly of the eukaryotic proteasome［J］. Annu Rev Biochem, 2013, 82：415-445.

［8］Spataro V, Norbury C, Harris A L. The ubiquitin-proteasome pathway in cancer［J］. Br J Cancer, 1998, 77(3)：448-455.

［9］Bakowska-Zywicka K, Twardowski T. Structure and function of the eukaryotic ribosome［J］. Postepy Biochem, 2008, 54(3)：251-263.

［10］Selmer M, Dunham C M, Murphy F V T, et al. Structure of the 70S ribosome complexed with mRNA and tRNA［J］. Science, 2006, 313(5795)：1935-1942.

［11］Billingsley D J, Bonass W A, Crampton N, et al. Single-molecule studies of DNA transcription using atomic force microscopy［J］. Phys Biol, 2012, 9(2)：021001.

［12］Fotiadis D, Scheuring S, Muller S A, et al. Imaging and manipulation of biological structures with the AFM［J］. Micron, 2002, 33(4)：385-397.

［13］Binning G, Rohrer H, Gerber C, et al. Surface studies by scanning tunneling microscopy［M］// Scanning Tunneling Microscopy. Berlin：Springer, 1982：1090-1092.

［14］Binnig G, Quate C F, Gerber C. Atomic force microscope［J］. Phys Rev Lett, 1986, 56(9)：930-933.

［15］Liu S, Wang Y. Application of AFM in microbiology：a review［J］. Scanning, 2010, 32(2)：61-73.

［16］Viani M B, Schaffer T E, Paloczi G T, et al. Fast imaging and fast force spectroscopy of single biopolymers with a new atomic force microscope designed for small cantilevers［J］. Rev Sci Instrum, 1999, 70(11)：4300-4303.

［17］Pittenger B, Erina N, Su C. Quantitative mechanical property mapping at the nanoscale with PeakForce QNM［J］. Application Note Veeco Instruments Inc, 2010, 1-12.

［18］Shiotari A, Sugimoto Y. Ultrahigh-resolution imaging of water networks by atomic force microscopy［J］. Nat Commun, 2017, 8：14313.

［19］Zhu X, Siamantouras E, Liu K K, et al. Determination of work of adhesion of biological cell under AFM bead indentation［J］. J Mech Behav Biomed Mater, 2016, 56：77-86.

［20］徐芃,李伟,周华从,等.用AFM研究静电纺丝负载药物的缓释机制［J］.过程工程学报,2012,12

(1)：119-124.

[21] Guzman H V, Garcia P D, Garcia R. Dynamic force microscopy simulator (dForce)：A tool for planning and understanding tapping and bimodal AFM experiments[J]. Beilstein J Nanotechnol, 2015, 6：369-379.

[22] James P J, Antognozzi M, Tamayo J, et al. Interpretation of contrast in tapping mode AFM and shear force microscopy. A study of nafion[J]. Langmuir, 2001, 17(2)：349-360.

[23] Cappella B, Dietler G. Force-distance curves by atomic force microscopy[J]. Surf Sci Rep, 1999, 34(1-3)：1-3,5-104.

[24] Ludwig M, Moy V T, Rief M, et al. Characterization of the adhesion force between avidin-functionalized AFM tips and biotinylated agarose beads[J]. Microsc Microanal Microstruct, 1994, 5(4-6)：321-328.

[25] Luo R Z, Beniac D R, Fernandes A, et al. Quaternary structure of the insulin-insulin receptor complex[J]. Science, 1999, 285(5430)：1077-1080.

[26] 祭美菊,侯鹏,沈佳尧,等. DNA 共价结合在化学修饰云母片上的 AFM 研究[J]. 高等学校化学学报,2003,24(9)：1621-1623.

[27] Tsapikouni T S, Missirlis Y F. pH and ionic strength effect on single fibrinogen molecule adsorption on mica studied with AFM[J]. Colloids Surf B Biointerfaces, 2007, 57(1)：89-96.

[28] Radmacher M, Fritz M, Cleveland J P, et al. Imaging adhesion forces and elasticity of lysozyme adsorbed on mica with the atomic force microscope[J]. Langmuir, 1994, 10(10)：3809-3814.

[29] Radmacher M, Fritz M, Hansma H G, et al. Direct observation of enzyme activity with the atomic force microscope[J]. Science, 1994, 265(5178)：1577-1579.

[30] Molnar L M, Nagy S, Mojzes I. Structural entropy in detecting background patterns of AFM images[J]. Vacuum, 2009, 84(1)：179-183.

[31] Leuba S H, Zlatanova J. Biology at the Single Molecule Level [M]. London：Pergamon Press, 2001.

[32] Zlatanova J, Lindsay S M, Leuba S H. Single molecule force spectroscopy in biology using the atomic force microscope[J]. Prog Biophys Mol Bio, 2000, 74(1)：37-61.

[33] Frisbie C D, Rozsnyai L F, Noy A, et al. Functional group imaging by chemical force microscopy [J]. Science, 1994, 265(5181)：2071-2074.

[34] Neuman K C, Nagy A. Single-molecule force spectroscopy：optical tweezers, magnetic tweezers and atomic force microscopy[J]. Nat Methods, 2008,5(6)：491-505.

[35] Bezanilla M, Drake B, Nudler E, et al. Motion and enzymatic degradation of DNA in the atomic force microscope[J]. Biophys J, 1994, 67(6)：2454-2459.

[36] Hansma P K, Cleveland J P, Radmacher M, et al. Tapping mode atomic force microscopy in liquids[J]. Appl Phys Lett, 1994, 64(13)：1738-1740.

[37] Lyubchenko Y L, Gall A A, Shlyakhtenko L S, et al. Atomic force microscopy imaging of double stranded DNA and RNA[J]. J Biomol Struct Dyn, 1992, 10(3)：589-606.

[38] Mou J, Sheng S, Ho R, et al. Chaperonins GroEL and GroES：views from atomic force microscopy[J]. Biophys J, 1996, 71(4)：2213-2221.

[39] Lee G U, Chrisey L A, Colton R J. Direct measurement of the forces between complementary strands of DNA[J]. Science, 1994, 266(5186)：771-773.

[40] Boland T, Ratner B D. Direct measurement of hydrogen bonding in DNA nucleotide bases by atomic force microscopy[J]. Proc Natl Acad Sci U S A, 1995, 92(12)：5297-5301.

[41] Lebrun A，Lavery R. Modelling extreme stretching of DNA[J]. Nucleic Acids Res，1996，24 (12)：2260-2267.

[42] Cui Y，Bustamante C. Pulling a single chromatin fiber reveals the forces that maintain its higher-order structure[J]. Proc Natl Acad Sci U S A，2000，97(1)：127-132.

[43] 王哲，郝锋涛，陈晓虎，等.原子力显微镜压痕曲线分析方法的比较研究[J].生物医学工程学杂志，2014，31(5)：1075-1079.

[44] Ikai A，Mitsui K，Tokuoka H，et al. Mechanical measurements of a single protein molecule and human chromosomes by atomic force microscopy[J]. Mater Sci，1997，4(4)：233-240.

[45] Vinckier A. Dynamical and mechanical study of immobilized microtubules with atomic force microscopy[J]. J Vac Sci Technol B，1996，14(2)：1427.

[46] Francius G，Lebeer S，Alsteens D，et al. Detection，localization，and conformational analysis of single polysaccharide molecules on live bacteria[J]. ACS Nano，2008，2(9)：1921-1929.

[47] 蔡小芳，蔡继业，董世松，等.应用原子力显微镜分析正常淋巴细胞和 Jurkat 细胞的形态和机械性质[J].生物工程学报，2009，25(7)：1107-1112.

[48] Thie M，Rospel R，Dettmann W，et al. Interactions between trophoblast and uterine epithelium：monitoring of adhesive forces[J]. Hum Reprod，1998，13(11)：3211-3219.

[49] Lulevich V，Zink T，Chen H Y，et al. Cell mechanics using atomic force microscopy-based single-cell compression[J]. Langmuir，2006，22(19)：8151-8155.

[50] Li Q S，Lee G Y，Ong C N，et al. AFM indentation study of breast cancer cells[J]. Biochem Biophys Res Commun，2008，374(4)：609-613.

[51] Watanabe H，Uchihashi T，Kobashi T，et al. Wide-area scanner for high-speed atomic force microscopy[J]. Rev Sci Instrum，2013，84(5)：053702.

[52] Xi N，Yang R，Fung C K M，et al. Atomic force microscopy based nanorobotic operations for biomedical investigations［C］//IEEE. The 10th IEEE International Conference on Nanotechnology，Seoul，17-20 Aug，2010：121-126.

[53] Colom A，Casuso I，Rico F，et al. A hybrid high-speed atomic force-optical microscope for visualizing single membrane proteins on eukaryotic cells[J]. Nat Commun，2013，4：2155.

[54] Ando T，Uchihashi T，Kodera N. High-speed AFM and applications to biomolecular systems[J]. Annu Rev Biophys，2013，42：393-414.

[55] Guillaume-Gentil O，Grindberg R V，Kooger R，et al. Tunable single-cell extraction for molecular analyses[J]. Cell，2016，166(2)：506-516.

[56] Cao Y，Hjort M，Chen H，et al. Nondestructive nanostraw intracellular sampling for longitudinal cell monitoring[J]. Proc Natl Acad Sci U S A，2017，114(10)：E1866-E1874.

[57] Morkvenaite-Vilkonciene I，Ramanaviciene A，Ramanavicius A. Atomic force microscopy as a tool for the investigation of living cells[J]. Medicina，2013，49(4)：155-164.

[58] Liu J，Wen J，Zhang Z R，et al. Voyage inside the cell：Microsystems and nanoengineering for intracellular measurement and manipulation[J]. Microsyst Nanoeng，2015，1：15020.

[59] Di Bucchianico S，Poma A M，Giardi M F，et al. Atomic force microscope nanolithography on chromosomes to generate single-cell genetic probes[J]. J Nanobiotechnol，2011，9：27.

[60] 韩涛.原子力显微镜碳纳米管探针的制备工艺研究[D].天津：天津大学，2009.

[61] Hafner J H，Cheung C L，Woolley A T，et al. Structural and functional imaging with carbon nanotube AFM probes[J]. Prog Biophys Mol Biol，2001，77(1)：73-110.

[62] Singhal R，Orynbayeva Z，Kalyana Sundaram R V，et al. Multifunctional carbon-nanotube cellular

endoscopes[J]. Nat Nanotechnol, 2011, 6(1): 57-64.

[63] Moreno Flores S, Toca-Herrera J L. The new future of scanning probe microscopy: Combining atomic force microscopy with other surface-sensitive techniques, optical microscopy and fluorescence techniques[J]. Nanoscale, 2009, 1(1): 40-49.

[64] Mathur A B, Truskey G A, Reichert W M. Atomic force and total internal reflection fluorescence microscopy for the study of force transmission in endothelial cells[J]. Biophys J, 2000, 78(4): 1725-1735.

[65] Chacko J V, Zanacchi F C, Diaspro A. Probing cytoskeletal structures by coupling optical superresolution and AFM techniques for a correlative approach[J]. Cytoskeleton, 2013, 70(11): 729-740.

[66] 姜雪锋,韩烨,杨海军,等.新型原子力显微镜技术在细胞成像和力学测量方面的应用[J].高校化学工程学报,2016(3): 497-507.

[67] St Ckle R M, Suh Y D, Deckert V, et al. Nanoscale chemical analysis by tip-enhanced Raman spectroscopy[J]. Chem Phys Lett, 2000, 318(1-3): 131-136.

[68] 陈园园,高扬,熊成章,等.微流控器件中血细胞行为的研究与分离技术[J].中国科学:技术科学, 2016,46(7): 684-696.

[69] Sullan R M, Churnside A B, Nguyen D M, et al. Atomic force microscopy with sub-picoNewton force stability for biological applications[J]. Methods, 2013, 60(2): 131-141.

[70] Junker J P, Ziegler F, Rief M. Ligand-dependent equilibrium fluctuations of single calmodulin molecules[J]. Science, 2009, 323(5914): 633-637.

[71] Schlierf M, Berkemeier F, Rief M. Direct observation of active protein folding using lock-in force spectroscopy[J]. Biophys J, 2007, 93(11): 3989-3998.

[72] Ando T, Uchihashi T, Fukuma T. High-speed atomic force microscopy for nano-visualization of dynamic biomolecular processes[J]. Prog Surf Sci, 2008, 83(7-9): 337-437.

15

基于纳米探针的诊疗一体化技术

诊疗一体化实现肿瘤的精准诊断和高效治疗一直是现代医学关注和追求的重要目标。临床上所用医学影像技术在分辨率和灵敏度方面有各自的优缺点，联合使用多种互补的影像技术以克服单一模态成像的缺点是提高肿瘤精准诊断的重要策略；此外，联合运用化疗、热疗、光动力学治疗等肿瘤治疗手段，可以提高综合治疗效果，为临床肿瘤的诊断和治疗提供了新思路。纳米探针由于具有良好的可修饰性和负载活性，易于构筑多功能诊疗探针，实现肿瘤的精准诊断和高效治疗。

15.1 诊疗一体化概述

诊疗一体化(theranostics)的概念首先由 Harrell 和 Kopelman 在 2000 年提出[1]。诊疗一体化要求集合影像诊断和治疗的功能于一体，这就使得在同一时间段和注射剂量的条件下实现了影像诊断和治疗的双重功能[2]。在治疗疾病前，通常需要采用影像学的手段研究细胞水平的表型和肿瘤的异质性。不同于常规的影像诊断和疾病治疗，采用不同纳米探针的诊疗一体化实现了两者功能的一体化，在观察纳米探针分布的情况下同步实施治疗[3-6]。近些年，纳米技术的快速发展促进了纳米诊疗一体化向实际临床应用的转化。例如，与传统的临床用分子造影剂相比，纳米探针的分子影像造影剂提供了更好的靶向性、分辨率和病灶滞留时间。此外，纳米探针可以克服传统药物递送系统中的非特异性靶向、水溶性差、治疗效果较低等缺点[7-9]。

癌症一直是困扰人类的一大难题，全世界每年因癌症丧生的人数高达 700 万，因此癌症的早期诊断以及对肿瘤细胞的识别与标记显得尤为重要[10]。寻找高效、灵敏的新型造影剂，对提高癌症的早期诊断率以及后续进行有针对性的治疗具有重大意义。分子影像学(molecular imaging，MI)是运用影像学手段显示组织水平、细胞和亚细胞水平的特定分子，反映在活体状态下分子水平的变化，对其生物学行为在影像方面进行定性和定量研究的科学[11]。1999 年，美国哈佛大学教授 Weissleder 首次提出这一概念，美国医学会把分子影像学评为最具发展潜力的 10 个医学科学前沿领域之一[12]。分子影像学常用的成像技术包括以下几类。① 核医学成像。核医学分子成像技术包括单光子发射计算机断层成像(single-photon emission computed tomography，SPECT)和正电子发射计算机断层成像(position emission tomography，PET)，核医学成像技术灵敏度高，是目前最为成熟的分子显像技术。② 磁共振成像(magnetic resonance imaging，MRI)。依据所释放的能量在物质内部不同结构环境中不同的衰减，通过外加梯度磁场检测所发射出的电磁波，可探知原子核的位置和种类，进而绘制成物体内部的结构图像。③ 光学成像。光学成像技术包括弥散光学成像、多光子成像、活体显微镜成像、近红外线荧光成像及表面共聚焦成像等。光学成像有相对高的敏感性，但其分辨力不高，穿透力较低，容易受背景的干扰。④ 超声成像。超声成像技术主要是利用微泡对比剂介导发现疾病早期的细胞和分子水平的变化。近 10 余年，分子影像学快速发展，在疾病的早期诊断、基因显像、药物筛选、疗效评估、血管生成等领域取得了一系列成就[13-15]。

正常组织中的微血管内皮间隙致密、结构完整，大分子和脂质颗粒不易透过血管壁，而实体肿瘤具有血管生长旺盛、脉管结构缺损、结构完整性差以及淋巴回流缺失等结构特点[16-18]。传统的纳米颗粒因其特定的尺寸，可以在肿瘤部位附近血管选择性地外渗和滞留，这种现象称为实体瘤组织的高通透性和滞留效应(enhanced permeability and retention effect，EPR)[19-21]。常规纳米颗粒的肿瘤被动靶向功能主要是能够逃脱肾脏的过滤，在较长的时间内保持比较高的血液浓度。基于纳米探针的治疗功能主要依赖于纳米探针本身独特的理化性质带来的优势，如根据光热转换特性实现光热治疗[22]，产生单线态氧的功能可以实现光动力学治疗[23]，还有放射治疗[24,25]；此外，纳米探针作为递送载体可以递送质粒、反义核酸、干扰 RNA、适配体等实现基因治疗[26]，通过递送化疗药物实现化学治疗[27]。纳米探针的基础是纳米材料，近些年科研工作者开发了众多的纳米递送平台，其纳米材料的基础包括线性或分支状聚合物、树形分子、胶束，以及多种无机纳米材料、蛋白质偶联物等[28]。下面主要介绍多种纳米探针的设计与制备策略。

15.2　多功能纳米探针的设计与制备

癌症治疗最佳的方法是准确地递送正确的药物到靶部位，并且能有效地控制药物释放，最大化地降低药物的全身毒性。但是由于患者的个体差异性以及肿瘤本身的高度异质性，这个目标很难实现。纳米技术是非常有前景的方法之一，在过去的几十年，开发了大批优秀的纳米探针。将成像功能整合到纳米探针中，不仅可以实现个体化治疗，还可以实时非侵入地监控纳米颗粒的递送。因此，科学合理地设计纳米探针对实现纳米探针功能最大化、副作用最小化具有重要意义[9]。常见的用于肿瘤诊断的纳米探针平台如图 15-1 所示。

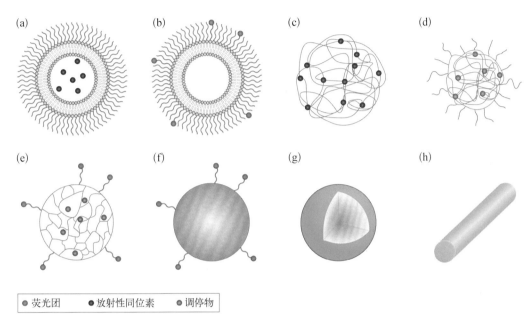

| ● 荧光团 | ● 放射性同位素 | ● 调停物 |

图 15-1 纳米平台构成示意图

(a) 中心含有放射性元素的脂质体;(b) 表面含有荧光分子的脂质体;(c) 标记有放射性同位素的共轭聚合物;(d) 内腔含有 T1 磁共振造影剂的聚合物胶束;(e) 内腔含有 T1 磁共振造影剂、表面含有荧光分子的 PLGA 纳米颗粒;(f) 表面含有荧光分子的磁性纳米粒子;(g) 表面含有光声成像造影剂或者具有光热转换性质材料的磁性粒子;(h) 金纳米棒(图片修改自参考文献[9])

15.2.1 金纳米材料在诊疗一体化探针中的应用

金纳米颗粒是由一定数量的金原子组成的,其表面所处的晶体场和结合能与内部原子有很大不同,表面的原子存在许多悬空键,使其具有不饱和性[29]。金纳米颗粒的光学性质强烈地依赖于颗粒的形状和尺寸,较大粒径金纳米颗粒(>10 nm)的表面自由电子在入射光的照射下,发生集体振荡而呈现独特的局域表面等离激元共振现象(localized surface plasmon resonance,LSPR)[30]。根据尺寸和形貌不同,金纳米材料可以分为传统的胶体金颗粒(colloidal gold nanoparticles)、金纳米棒(gold nanorods)、金纳米片(gold nanoplates)、金纳米壳层(gold nanoshells),具有可调表面等离激元共振峰的金纳米笼(gold nanocages)、金纳米箱(gold nanoboxes)以及分支状的金纳米星(gold nanostar)和金纳米花(gold nanoflowers)等,还有小粒径(<2 nm)的金纳米团簇[31,32]。由于其表面金原子的自由电子受到限制,电子处于分立的能级上,金纳米团簇的吸收光谱是具有分立结构的线状光谱。伴随着 20 多年小尺寸金纳米颗粒尤其是具有几个到

几十个和上百个金原子组成的金纳米团簇(gold nanoclusters，Au NC)合成方法的巨大进步和理论认识上的不断深化，金纳米团簇在尺寸上介于分子与纳米晶体之间[33,34]。金纳米团簇的独特的光学、手性、磁性以及催化等性质在化学传感、生物标记、药物递送等领域有着广泛的应用前景[35,36]。

15.2.1.1 金纳米材料在光学成像中的应用

金纳米团簇在紫外光的激发下发射一定波长的光，也就是光致荧光。金纳米团簇的荧光是电子在分立的能级之间从 HOMO 到 LUMO 跃迁引起的。金纳米团簇的荧光性质主要取决于其所处的化学环境，如团簇的大小、保护配体和溶剂等[37]。金纳米团簇在可见区到近红外区范围内显示尺寸依赖的荧光性质。例如，Santiago-Gonzalez 等将 Au_8 金纳米团簇通过表面配体氢键的作用，组装成超分子网络，该结构具有独特的永久激发子(permanent excimer)的荧光特性，可用于 3T3 干细胞的荧光标记[38]。对于具有表面等离激元共振现象的金纳米探针，一个金纳米颗粒的散射光的强度大约是一个荧光分子发射光的 100 万倍，因此可以充分利用散射光进行暗视野成像[39]；金纳米材料对光的非弹性散射可以用于表面增强拉曼散射(surface enhanced Raman scattering，SERS)成像。例如，Nie 等在 2008 年通过基于 60 nm 金颗粒构建的 SERS 探针，将拉曼信号分子包裹在金纳米颗粒表面的壳层内，实现了小鼠活体肿瘤的 SERS 检测[40]。由于具有光热转换的特性，多种具有表面等离激元共振效应的金纳米材料可以用于光声成像。光声成像是近些年来取得快速发展的一种成像方式，它集合了光学成像和超声成像的优点，弥合了光学成像与传统的放射医学成像之间在分辨率和穿透深度之间的巨大鸿沟。如 Liang 等人将偶联有 CD44V6 抗体的金纳米星用于胃癌干细胞的靶向光声成像研究，静脉注射该纳米探针 4 h 即可有效靶向胃癌模型的微血管系统。研究人员还借助近红外激光(790 nm)实施了光热治疗[41]。

此外，金(Au)的原子序数较碘(I)高(Au 为 79，I 为 53)，X 射线吸收系数也比碘高(100 keV 时 Au 为 $5.16 \text{ cm}^2 \cdot \text{g}^{-1}$，I 为 $1.94 \text{ cm}^2 \cdot \text{g}^{-1}$，软组织为 $0.169 \text{ cm}^2 \cdot \text{g}^{-1}$，骨为 $0.186 \text{ cm}^2 \cdot \text{g}^{-1}$)，每质量单位的金的造影效果约为碘的 2.7 倍[42]。与碘相比，纳米金能吸收更多的低能 X 射线，影像对比度将得到提高。因此，金纳米材料还可以应用到 CT 成像的研究中。将纳米材料作为载体携带放射性元素可以作为 PET 和 SPECT 成像的造影剂。在合成金纳米团簇的过程中，如果采用具有放射性的金元素的同位素如 ^{198}Au，则合成的金纳米团簇不仅保留了自身的荧光和 CT 成像的功能，而且还将具备 SPECT 的成像能力，从而实现金纳米材料的多模态成像。例如，Zheng 课题组巧妙地将 ^{198}Au 掺杂到小粒径的金纳米颗粒(约 2.6 nm)的合成原料中，合成了同时具有近红外荧光(发射峰在 810 nm 左右)成像和 SPECT 成像的双模态成像能力的探针。借助这两种成像方式，可以更直观地理解该金纳米颗粒所具有的类似小分子的药物(代谢)动力学行为[43]。将该纳米金颗粒经静脉注射 10 min 后就可以在肾脏部位观察到强烈的

SPECT 信号，1 h 后可以在膀胱部位观察到强烈的荧光信号和 SPECT 信号，24 h 在小鼠体内已经不能明显探测到荧光和 SPECT 信号，说明其在体内滞留时间短，如图 15-2 所示。由于该金纳米颗粒可以通过肾脏和泌尿系统快速排出体外，产生体内非特异性聚集和体内毒性的概率大大降低，具有进一步发展成携带药物并具有治疗功能的纳米探针平台的潜力。

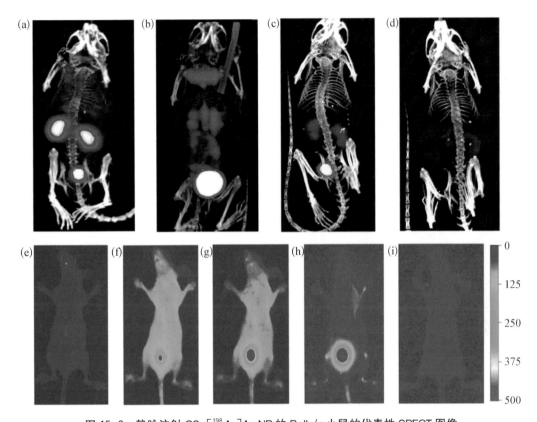

图 15-2　静脉注射 GS-[^{198}Au]Au NP 的 Balb/c 小鼠的代表性 SPECT 图像

(a) 10 min；(b) 1 h；(c) 4 h；(d) 24 h。下排图像为小鼠体内实时近红外荧光观察，(e) 注射前，静脉注射后；(f) 5 min；(g) 20 min；(h) 1 h；(i) 24 h（图片修改自参考文献[43]）

此外，Hou 等利用三价钆阳离子（Gd^{3+}）诱导带负电荷的金纳米团簇发生组装，形成直径为 120 nm 左右的球状组装体，这样不需要钆离子螯合剂就可以将其整合到纳米颗粒中，因此该金纳米团簇的组装体具备了金纳米团簇本身的近红外荧光成像功能、Gd^{3+} 的磁共振成像功能以及 Gd^{3+} 和金元素的 CT 成像功能。并且，在同等 Au 元素或者 I 元素摩尔浓度条件下，该组装体比单独的金纳米团簇和临床用造影剂碘海醇（商品名为欧乃派克）表现出更强的 X 射线衰减能力，比临床用 Gd-DTPA 表现出更强的 T1 弛像时间（24.64 L・mmol^{-1}・s^{-1} 与 4.68 L・mmol^{-1}・s^{-1}）。

静脉注射到小鼠体内后,由于肿瘤区域的偏酸性环境,组装体倾向于解离成基本构成单元——金纳米团簇,而且由于金纳米团簇粒径超小,能够快速从体内排出,降低了其在体内残留的概率[44],如图15-3所示。

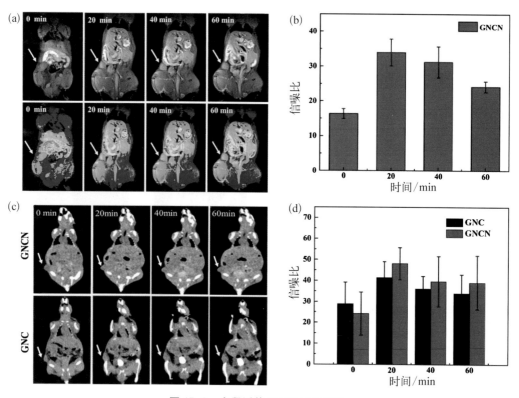

图15-3　小鼠活体CT和MRI成像

(a) 静脉注射A549肺癌细胞皮下瘤模型小鼠的T1加权的MRI成像图;(b) 在不同时间点相应的肿瘤部位T1信号的信噪比;(c) 不同时间点注射金纳米团簇和金纳米团簇组装体的CT成像图;(d) 肿瘤部位的CT信号值。GNC,金纳米团簇;GNCN,金纳米团簇组装体。箭头指示的为肿瘤部位(图片修改自参考文献[44])

15.2.1.2　金纳米材料在肿瘤治疗中的应用

Jie Zheng课题组对谷胱甘肽作为配体的金纳米团簇的体内代谢行为进行了细致的研究,他们发现具有超小粒径(约2 nm)的金纳米团簇分布和消除动力学符合双指数的二室模型(α项半衰期$t_{1/2\alpha} \approx 5.0$ min,终末半衰期$t_{1/2\beta} \approx 12.7$ h),而且在静脉注射后的48 h内,超过50%的团簇通过肾脏过滤进入膀胱,最终以尿液的形式排出体外,聚集在肝脏中的比例也只有$(3.7 \pm 1.9)\%$,这与小分子药物的代谢行为类似[45]。此外,研究人员还发现,与有机小分子染料IRDye 800CW相比,金纳米团簇具有更强的在肿瘤部位滞留和从正常组织清除的能力。Zhang等以谷胱甘肽为配体合成的金纳米团簇为基础,策略性地设计多功能纳米探针。首先采用 N,N′-二环己基碳二亚胺/N-羟基琥珀亚胺/三乙胺(DCC/NHS/TEA)活化体系将叶酸活化成活性琥珀亚胺基酯(FA-NHS),然后与 H_2N-PEG_{2K}-COOH 共价偶联形成 FA-PEG_{2K}-COOH,按上述的方法将 FA-PEG_{2K}-COOH 活化成 FA-PEG_{2K}-NHS,将其共价偶联到金纳米团簇表面的氨基上,从而使叶酸分子暴露在探针最外面,能最充分地接触肿瘤细胞,实现其主动靶向作用;最后负载光动力学药物二氢卟吩 E6(Chlorin e6,Ce6)于 PEG 网络中,研究其体内代谢、分布行为和光动力学治疗效果。该纳米探针不仅保留了金纳米团簇的肾脏可清除的代谢特点,而且还实现了对皮下瘤的高效靶向和长时间(7 d)富集,取得了更好的治疗效果[46]。

15.2.2　有机纳米材料在诊疗一体化探针中的应用

刘庄课题组最近发展了一种同时负载辣根过氧化物酶(HRP)及其底物 ABTS 的脂质体纳米探针(Lipo@HRP&ABTS)。在过氧化氢存在的环境中,这一探针具有高强度的近红外光吸收,不仅能完成生化测定中普遍存在的显色反应,而且还能实现肿瘤的光热治疗。此外,可参与与过氧化氢相关的炎症光声成像,其检测限可达亚微摩尔水平,如图 15-4 所示[47]。

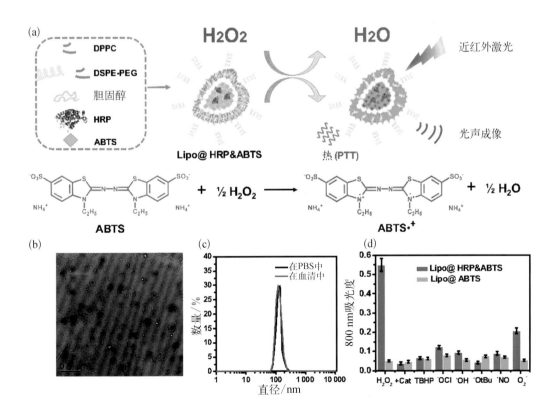

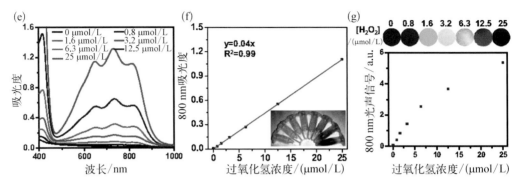

图 15-4　有机纳米探针的构建及应用

(a) Lipo@HRP&ABTS纳米粒子的形成、光声成像检测过氧化氢以及光热治疗示意图；(b) Lipo@HRP&ABTS透射电镜图；(c) Lipo@HRP&ABTS 在 PBS 和血清中的水合动力学半径；(d)利用不同类型活性氧簇孵育的 Lipo@HRP&ABTS 或者 Lipo@ABTS 在 800 nm 处的吸收情况；(e) 分散在不同浓度过氧化氢缓冲液的 Lipo@HRP&ABTS(0.069 mg/ml ABTS 以及 0.014 8 mg/ml HRP)的紫外-可见-近红外光谱；(f) 分散在不同浓度过氧化氢缓冲液的 Lipo@HRP&ABTS(0.069 mg/ml ABTS 以及 0.014 8 mg/ml HRP)在 800 nm 处的吸收情况；(g) 分散在不同过氧化氢浓度缓冲液的 Lipo@HRP&ABTS(0.069 mg/ml ABTS 以及 0.014 8 mg/ml HRP)的光声图像和光声强度(图片修改自参考文献[47])

15.3　基于纳米探针的诊疗一体化技术在临床中的应用

美国食品药品监督管理局(FDA)要求所有注射性的造影剂均可以从体内完全清除，因此发展可被肾脏清除的造影剂，以满足临床应用转化的安全性要求。临床上应用的造影剂均是以一些小分子化合物为基础的，小于约 5.5 nm 的肾脏过滤阈值(kidney filtration threshold，KFT)，可以通过尿液快速从体内排出。临床上常用于 PET 成像的造影剂氟代脱氧葡萄糖(2-氟-2-脱氧-D-葡萄糖，通常简称为[18]F-FDG 或 FDG)、MRI 的显影增强剂二亚乙基三胺五乙酸钆螯合物(Gd-DTPA)以及 CT 成像中用到的碘美普尔(iomeprol)等均表现出高效的肾脏清除效率。常规的纳米探针为实现 EPR 效应最大化，提高血液循环时间和血药浓度，但增大了被调理素识别的概率，往往富集在网状内皮系统(reticuloendothelial system，RES)中的肝脏和脾脏中，带来了非常大的安全问题[48]。因此，发展在临床中应用的纳米探针需要其在特异靶向疾病部位的同时能够通过泌尿系统快速排出体外。

2001 年，[111]In 标记的 PEG 化的脂质体(不含药物分子)分别经静脉注入 17 名患有进展期肿瘤的患者体内。SPECT 图像显示该纳米探针在 15 名患者的肿瘤部位有明显的富集，但根据肿瘤类型的不同富集量呈现较大的差异性，如在头颈部肿瘤中的富集量最高(33.0±15.8% ID/kg)，其次是在肺癌中的富集量(18.3±5.7% ID/kg)，在乳腺癌中的富集量最低(5.3±2.6% ID/kg)。图 15-5 为舌根部患有鳞状细胞癌的患者在静脉注射该纳米探针 72 h 后的全身 SPECT 图像[49]。在 2009 年的临床 II 期试验中，将 HPMA 共聚物、阿霉素和[123]I 标记的上述脂质体混合形成的纳米探针，经静脉注射至患有乳腺癌、肺癌和结直肠癌的患者体内，研究结果表明，该纳米探针具有良好的生物相容性，治疗乳腺癌和非小细胞肺癌的效果最为显著[50]。

2014 年，Bradbury 等在 *Science Translational Medicine* 杂志上报道了首次将超小粒径的无机纳米颗粒([124]I-cRGDY-PEG-C-dot particles，6～7 nm)应用于临床人体转移性黑色素瘤的光学与 PET 成像检测(见图 15-6)。对该纳米探针经静脉注入人体后的安全性、药代动力学特点、体内清除性质、放射剂量等通过连续的 PET 和 CT 成像进行研究，此外还收集血尿进行代谢检测[51]。长达 2 周的研究结果表明，该探针具有良好的体内稳定性和高效的肾脏清除效率。

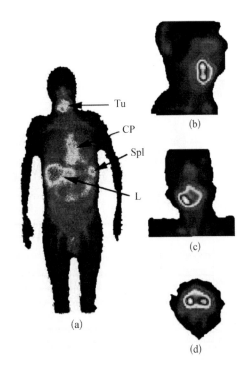

图 15-5 舌根部患有鳞状细胞癌的患者在静脉注射纳米探针 72 h 后的全身 SPECT 图像

(图片修改自参考文献[49])

2016 年，一种温度敏感的负载阿霉素的脂质体 ThermoDox 进入 III 期临床试验阶段，主要研究其与射频消融术在联合治疗不可切除的肝癌中的治疗效果。癌症纳米医学在过去 20 年快速发展，有些纳米制剂实现了工业化生产并成功完成临床转化。但纳米探针的生物安全性是在向临床转化应用中首要考虑的问题。虽然常规纳米载体通过 EPR 效应增加了药物在肿瘤部位的分布，并且有比较强的对比造影效果和更多的生物医学功能，但是其含有的有毒性的金属元素和在体内的非特异性富集是阻碍其在临床应用的最大障碍。理想的纳米探针应该具有隐蔽性，可利用 EPR 效应实现对肿瘤的被动靶向作用，同时能利用靶向分子与肿瘤细胞表面配体之间的高特异性和高亲和力的相互作用，使纳米探针最大限度地富集到肿瘤组织，进而进入肿瘤细胞发挥其特定的功能。因此，应尽可能地减少纳米探针在正常组织中的非特异性分布，这样才有可能降低纳米探针在体内积聚产生的安全性问题。因此，发展像分子探针那样肾脏可清除的(renal clearable)无机纳米颗粒，将可有效地检测早期肿瘤，并发挥预防作用。

通过肾脏滤除体内的无机纳米材料可以解决其在体内长久富集而产生的可能的危害。在设计具有肾脏清除效果的纳米探针时需要考虑的关键因素有以下几个方面。① 纳米材料的尺寸。一般情况下，水化直径(hydrodynamic diameter，HD)小于 6 nm

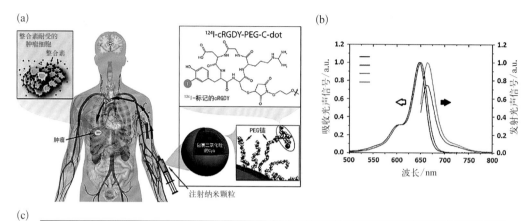

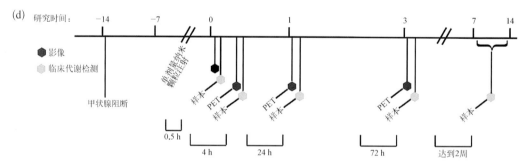

图 15-6　核-壳结构的二氧化硅颗粒(^{124}I-cRGDY-PEG-C-dot)及其首次人体试验的整体设计

（a）该纳米探针的整体示意图,颗粒内部包有 Cy5 荧光染料,表面含有 PEG,并在 PEG 的末端修饰^{124}I标记的 cRGDY 多肽,能够靶向肿瘤细胞表面过表达的整合素蛋白;（b）游离 Cy5 和包裹到纳米探针中的 Cy5 相应的紫外光谱和荧光发射光谱;（c）参与临床试验的 5 名患者的临床病史;（d）单次注射纳米探针后采集 PET 和 CT 图像的时间。LDH,乳酸脱氢酶(本图修改自参考文献[51])

的球状纳米颗粒可以顺利通过肾小球过滤膜,而水化直径大于 8 nm 的球状纳米颗粒则很难通过。2007 年,Choi 等合成了水化直径分别为 4.36 nm、4.99 nm、6.70 nm 和 8.65 nm 的半导体量子点,并研究发现水化直径在 5.5 nm 以下的量子点,在静脉注射后 4 h 超过 50% 可以通过肾脏进入尿液中排出,而水化直径为 8.65 nm 的量子点则主要积聚在肝脏[52]。② 纳米材料的形状。Ruggiero 等研究发现长度为 100~1000 nm、直径为 0.8~1.2 nm 的碳纳米管具有很高的肾脏清除率,静脉注射后 20 min 就有约 65% 的碳纳米管通过肾脏被清除[53]。如此高的肾脏清除率可能是因为碳纳米管的长轴指向肾小球过滤膜之间的孔洞,从而从肾小球滤过。③ 纳米材料的表面化学性质。纳米探针静脉注射到体内后很容易与血浆蛋白发生相互作用,容易被肝脏、脾脏、淋巴结的网状细胞-内皮吞噬系统所识别、吞噬,然后从循环系统清除。目前主要有两种表面化学改性方法用于降低纳米材料被网状内皮系统吞噬的概率:一种是采用两性离子的配体阻止血浆蛋白的非特异性吸附;另一种是聚乙二醇[poly(ethylene glycol),PEG]化,在纳米材料的表面改性应用中,将 PEG 修饰到纳米颗粒的表面,颗粒表面的 PEG 形成水化层,可降低蛋白质的非特异性吸附,降低被吞噬细胞识别和吞噬的概率,延长在体内循环中的驻留时间,并减少在网状内皮系统中的富集[54]。在现阶段的纳米材料改性应用中,PEG 是避免 RES 清除作用和延长纳米材料在血液中驻留时间的最常用试剂[55]。PEG 修饰的蛋白质多肽类药物在体内的应用已经被 FDA 认证,将 PEG 嫁接在蛋白质、多肽以及非肽类分子上,具有无毒、无免疫性等优点。④ 纳米材料的生物可降解性。能够既保持无机纳米颗粒的固有性质又能使其可被肾脏清除,这是一个巨大的挑战。一种解决办法是发展可生物降解的无机纳米颗粒,使其在体内分解成可被肾脏清除的小颗粒;另一种方法是采用可生物降解的高分子聚合物包裹超小的无机纳米颗粒。Park 等就发展了采用葡聚糖包裹的直径为 126 nm 的硅纳米颗粒,然而其在磷酸盐缓冲液中会分解成小于 5 nm 的片段甚至分解成硅酸,经静脉注射后,分解的片段最终通过尿液排出体外[56]。

15.4 存在的问题与发展趋势

15.4.1 肿瘤异质性和肿瘤血管密度不同对诊疗一体化的影响

肿瘤异质性是恶性肿瘤的特征之一,指同一种恶性肿瘤在不同患者个体间或者同一患者体内不同部位肿瘤细胞间从基因型到表型上存在的差异。肿瘤内异质性又有空间异质性(相同肿瘤但区域不同)与时间异质性(原发性肿瘤与继发性肿瘤不同)之分。肿瘤异质性来自环境因素分布及作用的不均一性与基因突变的随机性。肿瘤血管的高密度性被认为是肿瘤的典型特征之一和决定 EPR 效应的关键因素。但是,肿瘤组织的血管密度仍有很大差异,分析肿瘤微血管密度的差异,可以为分析纳米探针在肿瘤部位的富集提供参考依据。肿瘤微血管的密度可以通过非侵入性的 CT、MRI 和超声等血管成像技术加以评估。此外,也要考虑肿瘤血管渗漏程度的不同。在临床前研究中,肿瘤血管渗漏程度的判断通常通过伊文思蓝染色,然而这是一种侵入性的组织学方法,在临床应用很受限制。在临床中可以通过动态增强 MRI 造影手段评价渗漏程度,还可以通过提供毛细血管血流量和肿瘤体积等信息实现。为了辨别血管密度对渗漏的影响,研究者最好能开发出组成相似、粒径不同的纳米探针。

15.4.2　优化探针设计以增强肿瘤部位的富集

在众多的纳米生物医学研究中,研究者主要关注的是如何更有效地增加探针在体内的循环时间和在肿瘤部位的富集,但是将纳米探针递送到肿瘤部位并不是递送的重点。较低的微小血管渗透性、较高的间质压等因素都会降低纳米颗粒的递送效率。选择合适的处方及靶向策略可以提高递送效率,为了更好地发挥治疗效果,纳米探针需要均衡地扩散到整个肿瘤。此外,关于纳米探针的理化性质如何影响探针在肿瘤部位的移动和分布的研究仍然不足。增加纳米探针在病灶部位的富集和滞留时间是设计纳米探针时重点考虑的因素。由于纳米探针和肿瘤相互作用的复杂性,单一尺寸纳米材料的缺点就显现出来。此外,纳米探针表面的蛋白冠(protein corona)在决定探针和肿瘤相互作用中发挥重要作用。

引入生物主动靶向分子可以使纳米探针在肿瘤部位渗漏后增加滞留时间。另外一种方法是增大纳米探针的体积,如分子或者小粒径的纳米探针进入肿瘤部位后发生自组装,可以通过增大在肿瘤部位的溢出同时降低内渗发挥作用。有趣的是,也可以通过"缩小体积"的方法设计纳米探针,也就是在开始阶段较大的纳米探针在肿瘤部位分解成较小的颗粒,使其更容易扩散到肿瘤更深的部位。如 Wang 等设计了一种聚合物聚集形成的直径在 100 nm 左右的纳米探针,该探针的大小有利于维持较长的血液循环时间,并增加其在肿瘤部位的渗漏效果。一旦该探针聚集在肿瘤部位,肿瘤的内在酸性环境会使其分解成直径约为 5 nm 的偶联有抗癌药物的树型分子为载体的小颗粒,该超小结构有利于提高其在肿瘤部位的穿透效果和肿瘤细胞的摄取量,发挥更大的抗肿瘤效果。

15.4.3　纳米探针的治疗效果与系统毒性

纳米治疗的前提是增强治疗效果、降低对正常组织的毒性。虽然大多数研究集中在前者,但后者也同样重要。过去几十年的纳米医学文献几乎全部是递送注射给药的纳米颗粒到实体肿瘤。但是肿瘤递送效率不是影响治疗效果的唯一因素,也不是调整处方的唯一指标。降低药物毒性和副作用与增强肿瘤摄取效率同样重要。因此,研究者不应该只看肿瘤部位的绝对蓄积数量,还要考察相对正常组织的肿瘤部位的蓄积量。

由于患者个体具有异质性,纳米诊疗制剂的个体化治疗希望能使治疗效果达到最优且毒性最小。

15.4.4 纳米探针的发展趋势

随着个体化治疗理念的普及,现代纳米医学更加关注肿瘤异质性和适合患者的个体化治疗方案。纳米诊疗制剂在这方面有其独特的优势,具有很好的应用前景。但更重要的是研究者要打破传统观念,寻找更加高效的治疗方法。比如,物理集成的诊断和治疗纳米颗粒在一些应用上有一定优势:除了递送传统化疗药物,也可以利用纳米载体递送免疫制剂。免疫治疗可以诱导持久的和全身的抗肿瘤免疫反应,尤其对转移性肿瘤有很好的疗效。很多免疫治疗制剂可以有效地递送到靶组织,提高疗效,降低副作用。虽然纳米诊疗制剂有很大潜力,但在临床转化过程中仍有很多困难。人们应该深刻理解纳米颗粒与肿瘤之间的相互作用、诊断与治疗之间的配合,更多地关注纳米制剂的工业化生产、长期毒性、监管方案。这样,才能实现有效的个体化治疗。

随着我国纳米技术与产业的发展,纳米材料在生物医学领域中的应用越来越广泛,而纳米材料的元素组成、形貌尺寸以及表面配体的理化性质等决定了它们与生物分子和生物体系的作用方式和结果。因此,在分子水平、细胞水平和动物水平等不同层级研究纳米材料对生物体系的影响具有现实而迫切的重要意义。金纳米团簇作为近年来重点研究的一类无机纳米材料,其超小的粒径带来了不同于以往较大粒径无机纳米材料的一些独特性质,研究其带来的生物学效应,将丰富纳米材料与生物体系安全性的研究。纳米材料表面配体的电荷性质、亲水/疏水性质都影响着纳米材料与生物分子的作用情况、穿越细胞膜进入细胞的能力以及在生物活体中的分布行为等。这说明纳米材料的生物学效应对纳米结构有依存性。

参考文献

[1] Harrell J, Kopelman R. Biocompatible probes measure intracellular activity[J]. Biophotonics Int, 2000, 7: 22-24.

[2] Kelkar S S, Reineke T M. Theranostics: combining imaging and therapy[J]. Bioconjugate Chem, 2011, 22(10): 1879-1903.

[3] Doane T L, Burda C. The unique role of nanoparticles in nanomedicine: imaging, drug delivery and therapy[J]. Chem Soc Rev, 2012, 41(7): 2885-2911.

[4] Janib S M, Moses A S, MacKay J A. Imaging and drug delivery using theranostic nanoparticles [J]. Adv Drug Delivery Rev, 2010, 62(11): 1052-1063.

[5] Yoo D, Lee J H, Shin T H, et al. Theranostic magnetic nanoparticles[J]. Acc Chem Res, 2011, 44(10): 863-874.

[6] Lee J E, Lee N, Kim T, et al. Multifunctional mesoporous silica nanocomposite nanoparticles for

theranostic applications[J]. Acc Chem Res, 2011, 44(10): 893-902.

[7] Ho D, Sun X, Sun S. Monodisperse magnetic nanoparticles for theranostic applications[J]. Acc Chem Res, 2011, 44(10): 875-882.

[8] Bardhan R, Lal S, Joshi A, et al. Theranostic nanoshells: from probe design to imaging and treatment of cancer[J]. Acc Chem Res, 2011, 44(10): 936-946.

[9] Chen H, Zhang W, Zhu G, et al. Rethinking cancer nanotheranostics[J]. Nat Rev Mater, 2017, 2: 17024.

[10] Jemal A, Siegel R, Ward E, et al. Cancer statistics, 2008[J]. CA Cancer J Clin, 2008, 58(2): 71-96.

[11] Weissleder R, Mahmood U. Molecular imaging[J]. Radiology, 2001, 219(2): 316-333.

[12] Weissleder R. Molecular imaging: exploring the next frontier[J]. Radiology, 1999, 212(3): 609-714.

[13] Lee S, Chen X. Dual-modality probes for in vivo molecular imaging[J]. Mol Imaging, 2009, 8(2): 87-100.

[14] Phelps M E. Positron emission tomography provides molecular imaging of biological processes[J]. Proc Natl Acad Sci U S A, 2000, 97(16): 9226-9233.

[15] Rychak J J, Grabs J, Cheung A M, et al. Microultrasound molecular imaging of vascular endothelial growth factor receptor 2 in a mouse model of tumor angiogenesis[J]. Mol Imaging, 2007, 6(5): 289-296.

[16] Folkman J. Angiogenesis in cancer, vascular, rheumatoid and other disease[J]. Nat Med, 1995, 1 (1): 27-30.

[17] McDonald D M, Baluk P. Significance of blood vessel leakiness in cancer[J]. Cancer Res, 2002, 62(18): 5381-5385.

[18] Eberhard A, Kahlert S, Goede V, et al. Heterogeneity of angiogenesis and blood vessel maturation in human tumors: implications for antiangiogenic tumor therapies[J]. Cancer Res, 2000, 60(5): 1388-1393.

[19] Maeda H, Wu J, Sawa T, et al. Tumor vascular permeability and the EPR effect in macromolecular therapeutics: a review[J]. J Controlled Release, 2000, 65(1): 271-284.

[20] Maeda H. The enhanced permeability and retention (EPR) effect in tumor vasculature: the key role of tumor-selective macromolecular drug targeting[J]. Adv Enzyme Regul, 2001, 41(1): 189-207.

[21] Torchilin V. Tumor delivery of macromolecular drugs based on the EPR effect[J]. Adv Drug Delivery Rev, 2011, 63(3): 131-135.

[22] Yang K, Zhang S, Zhang G, et al. Graphene in mice: ultrahigh in vivo tumor uptake and efficient photothermal therapy[J]. Nano Lett, 2010, 10(9): 3318-3323.

[23] Wang S, Gao R, Zhou F, et al. Nanomaterials and singlet oxygen photosensitizers: potential applications in photodynamic therapy[J]. J Mater Chem, 2004, 14(4): 487-493.

[24] Zhang X D, Luo Z, Chen J, et al. Ultrasmall Au_{10-12} $(SG)_{10-12}$ nanomolecules for high tumor specificity and cancer radiotherapy[J]. Adv Mater, 2014, 26(26): 4565-4568.

[25] Hainfeld J F, Slatkin D N, Smilowitz H M. The use of gold nanoparticles to enhance radiotherapy in mice[J]. Phys Med Biol, 2004, 49(18): 309-315.

[26] Han S, Mahato R I, Sung Y K, et al. Development of biomaterials for gene therapy[J]. Mol Ther, 2000, 2(4): 302-317.

[27] Hubbell J A, Chilkoti A. Nanomaterials for drug delivery[J]. Science, 2012, 337(6092): 303-305.

[28] Douglas T, Strable E, Willits D, et al. Protein engineering of a viral cage for constrained nanomaterials synthesis[J]. Adv Mater, 2002, 14(6): 415-419.

[29] Anker J N, Hall W P, Lyandres O, et al. Biosensing with plasmonic nanosensors[J]. Nat Mater, 2008, 7(6): 442-453.

[30] Auguié B, Barnes W L. Collective resonances in gold nanoparticle arrays[J]. Phys Rev Lett, 2008, 101(14): 143902.

[31] Yang X, Yang M, Pang B, et al. Gold nanomaterials at work in biomedicine[J]. Chem Rev, 2015, 115(19): 10410-10488.

[32] Dreaden E C, Alkilany A M, Huang X, et al. The golden age: gold nanoparticles for biomedicine [J]. Chem Soc Rev, 2012, 41(7): 2740-2779.

[33] Wu Z, Jin R. On the ligand's role in the fluorescence of gold nanoclusters[J]. Nano Lett, 2010, 10(7): 2568-2573.

[34] Xie J, Zheng Y, Ying J Y. Protein-directed synthesis of highly fluorescent gold nanoclusters[J]. J Am Chem Soc, 2009, 131(3): 888-889.

[35] Jin R. Quantum sized, thiolate-protected gold nanoclusters[J]. Nanoscale, 2010, 2(3): 343-362.

[36] Häkkinen H, Abbet S, Sanchez A, et al. Structural, electronic, and impurity-doping effects in nanoscale chemistry: supported gold nanoclusters[J]. Angew Chem Int Ed, 2003, 42(11): 1297-1300.

[37] Qian H, Zhu M, Wu Z, et al. Quantum sized gold nanoclusters with atomic precision[J]. Acc Chem Res, 2012, 45(9): 1470-1479.

[38] Santiago-Gonzalez B, Monguzzi A, Azpiroz J M, et al. Permanent excimer superstructures by supramolecular networking of metal quantum clusters[J]. Science, 2016, 353(6299): 571-575.

[39] Jain P K, Lee K S, El-Sayed I H, et al. Calculated absorption and scattering properties of gold nanoparticles of different size, shape, and composition: applications in biological imaging and biomedicine[J]. J Phys Chem B, 2006, 110(14): 7238-7248.

[40] Zavaleta C L, Smith B R, Walton I, et al. Multiplexed imaging of surface enhanced Raman scattering nanotags in living mice using noninvasive Raman spectroscopy[J]. Proc Natl Acad Sci U S A, 2009, 106(32): 13511-13516.

[41] Liang S, Li C, Zhang C, et al. CD44v6 monoclonal antibody-conjugated gold nanostars for targeted photoacoustic imaging and plasmonic photothermal therapy of gastric cancer stem-like cells [J]. Theranostics, 2015, 5(9): 970-984.

[42] Md N S, Kim H K, Park J A, et al. Gold nanoparticles coated with Gd-chelate as a potential CT/MRI bimodal contrast agent[J]. Bull Korean Chem Soc, 2010, 31(5): 1177-1181.

[43] Zhou C, Hao G, Thomas P, et al. Near-infrared emitting radioactive gold nanoparticles with molecular pharmacokinetics[J]. Angew Chem Int Ed, 2012, 51(40): 10118-10122.

[44] Hou W, Xia F, Alfranca G, et al. Nanoparticles for multi-modality cancer diagnosis: Simple protocol for self-assembly of gold nanoclusters mediated by gadolinium ions[J]. Biomaterials, 2017, 120: 103-114.

[45] Zhou C, Long M, Qin Y, et al. Luminescent gold nanoparticles with efficient renal clearance[J]. Angew Chem Int Ed, 2011, 50(14): 3168-3172.

[46] Zhang C, Li C, Liu Y, et al. Gold nanoclusters - based nanoprobes for simultaneous fluorescence

imaging and targeted photodynamic therapy with superior penetration and retention behavior in tumors[J]. Adv Funct Mater, 2015, 25(8): 1314-1325.

[47] Chen Q, Liang C, Sun X, et al. H_2O_2-responsive liposomal nanoprobe for photoacoustic inflammation imaging and tumor theranostics via in vivo chromogenic assay[J]. Proc Natl Acad Sci U S A, 2017, 114(21): 5343-5348.

[48] Cheng Y, Samia A C, Li J, et al. Delivery and efficacy of a cancer drug as a function of the bond to the gold nanoparticle surface[J]. Langmuir, 2009, 26(4): 2248-2255.

[49] Harrington K J, Mohammadtaghi S, Uster P S, et al. Effective targeting of solid tumors in patients with locally advanced cancers by radiolabeled pegylated liposomes[J]. Clin Cancer Res, 2001, 7(2): 243-254.

[50] Seymour L W, Ferry D R, Kerr D J, et al. Phase II studies of polymer-doxorubicin (PK1, FCE28068) in the treatment of breast, lung and colorectal cancer[J]. Int J Oncol, 2009, 34(6): 1629-1636.

[51] Phillips E, Penate-Medina O, Zanzonico P B, et al. Clinical translation of an ultrasmall inorganic optical-PET imaging nanoparticle probe[J]. Sci Transl Med, 2014, 6(260): 260ra149.

[52] Choi H S, Liu W, Misra P, et al. Renal clearance of quantum dots[J]. Nat. Biotechnol, 2007, 25 (10): 1165-1170.

[53] Ruggiero A, Villa C H, Bander E, et al. Paradoxical glomerular filtration of carbon nanotubes [J]. Proc Natl Acad Sci U S A, 2010, 107(27): 12369-12374.

[54] Jokerst J V, Lobovkina T, Zare R N, et al. Nanoparticle PEGylation for imaging and therapy[J]. Nanomedicine, 2011, 6(4): 715-728.

[55] Harris J M, Chess R B. Effect of pegylation on pharmaceuticals[J]. Nat Rev Drug Discovery, 2003, 2(3): 214-221.

[56] Park J H, Gu L, Von Maltzahn G, et al. Biodegradable luminescent porous silicon nanoparticles for in vivo applications[J]. Nat Mater, 2009, 8(4): 331-336.

16

纳米诊疗技术的临床转化

纳米诊疗是一门利用纳米技术在分子尺度上对疾病进行有效的检测、诊断和治疗的新技术。随着纳米诊断技术越来越多地走向临床和实际应用，发展纳米技术对于各种疾病的检测，特别是对于各种癌症的早期筛查与诊断，可以通过早发现早治疗，有效提高各种疾病的治疗效果。目前，纳米诊疗在临床诊断方面的研究主要集中在生物标志物的提取及测定领域，以疾病的早期诊断和提高疗效为目标。

16.1 纳米技术在呼出气标志物检测中的应用

16.1.1 呼出气的成分

早在古代希腊，人们就已经会通过用鼻子识别患者呼出气中一些特殊气味诊断某些疾病了[1]。18世纪，法国科学家安东尼·拉瓦西瓦（Antoine Lavoisier）第一次分析了呼出气并证明呼出气中的 CO_2 来自人体消耗氧气并"燃烧食物"。从此，人们开始关注呼出气成分并对其进行研究。到了19世纪，化学家们已经成功地发明了检测人体呼出气中的乙醇以及糖尿病患者呼出气中的丙酮的方法。但直到20世纪70年代气相色谱（gas chromatography，GC）出现，诺贝尔奖获得者莱纳斯·卡尔·鲍林（Linus Carl Pauling）才证明人体呼出气中含有200多种浓度在皮摩尔每升级的挥发性有机化合物[2,3]。鲍林的这项研究工作为研究者了解人体新陈代谢状态开创了一个新的"窗口"。在随后对人体呼出气的研究工作中，研究者们逐渐发现人体呼出气中挥发性有机化合物的组成和含量分布与人体的某些疾病之间存在着一定的联系[4]。科学家开始研究健康人与患者的呼出气成分，建立了呼出气分析应用于疾病诊断的一些方法。随着气体分析手段和技术的不断改进，人们对人体呼出气中挥发性有机化合物的种类和含量在疾病诊断中的应用有了更加深入的了解。一般而言，相对在临床占主流的体液检测（如血液检测、尿液检测等），呼出气分析有以下两个优点[5]。

（1）作为一种非入侵的技术，呼出气分析对患者无任何身体和心理上的负担。由于呼出气样品采集方便,容易进行多次重复取样,特别适合早期疾病筛查及对病情进行长时间监控。

(2)由于没有类似体液中复杂生物基质的干扰,呼出气样品的前处理过程更为简单。

目前,呼出气分析作为一种新的疾病诊断方法越来越受到人们的重视。研究人员对呼出气的组成进行了详细的研究,发现人的呼出气里的成分虽然复杂,但主要可以分为以下三类[6-10]。① 无机气体(inorganic gases,IG)。此成分占呼出气的绝大部分体积,是呼气作用中交换的主要物质,包括氮气、氧气、二氧化碳、水蒸气等。② 挥发性有机化合物(volatile organic compounds,VOC)。呼出气中有上千种 VOC,但绝大多数体积浓度都低于 10^{-9}。③ 非挥发性基质(non-volatile substances,NVS)。此成分占呼出气的极少部分体积,多数是人体脱落下来的蛋白质、糖、盐等小分子,随着呼出气排出,主要包括异前列腺素、过氧亚硝酸盐、细胞因子和极少量蛋白质。

16.1.2　呼出气中挥发性有机化合物与癌症诊断

由于癌细胞或癌组织部位的新陈代谢速度和氧化应激与正常组织有明显的不同,人体会有特殊的 VOC 产生或引起 VOC 浓度发生相应的变化。这些在常温下具有高蒸汽压的 VOC 能进入血液,并通过皮肤、尿液、呼出气排出体外。其中,呼出气中的 VOC 采集最为方便而且含量丰富,使其成为研究人员的重点研究目标。目前,大量人的呼出气样品分析表明,呼出气中大约有 3 000 种 VOC,其中绝大部分在不同的人群中存在明显的个体差异[11],只有少部分 VOC 共同存在于健康人或不同癌症患者的呼出气中。具有癌症特异性差异的 VOC 可以称为癌症 VOC。因此,通过检测患者呼出气中特定的几种或几十种癌症 VOC 浓度不仅可以诊断癌症,而且还可以判断癌症组织生长的程度。与传统的癌症诊断方法相比,呼出气分析可以克服早期癌症临床表现不明显这个难点,可以有效进行癌症的早期诊断,进而提高癌症的治疗效果。

目前的研究表明,人的呼出气中癌症 VOC 存在差异表现在浓度和类型两个方面,即健康人与癌症患者呼出气中都有同一种或多种 VOC,但在浓度上表现出明显的差异,或者健康人与癌症患者呼气中的 VOC 种类不同。这种现象的产生主要有以下两条路径[12]。

(1)疾病引起的新陈代谢和氧化应激变化会改变体液中 VOC 的浓度,而无法在体液中稳定存在的 VOC 将在肺部进行气体交换后,随着呼出气排出体外。

(2)由于氧化应激,特别是活性氧自由基的原因,癌细胞或附近的组织会产生某些特定的 VOC。这些 VOC 直接进入相邻上皮组织的呼吸系统或上消化道系统,然后随呼出气排出体外。

16.1.3　基于纳米材料的呼出气分析传感器

自呼出气中的各种癌症 VOC 被筛选出来以后,研究人员就一直致力于如何方便快速地检测这些癌症 VOC 从而实现癌症的诊断。传统的气相色谱与各种质谱等分析方法,因操作复杂、检测时间长,特别是需要大型昂贵的仪器设备,很难应用于临床的癌症诊断。因此,制备能简化检测过程、降低检测成本的各种传感器,已成为临床诊断的一个研究热点。但目前,应用各种传感器对呼出气进行分析存在以下两个挑战。

(1) 选择性。呼出气中的 VOC 有上千种,在检测某种或某几种成分的过程中,存在很大的干扰,特别是检测目标物与一些干扰杂质的结构、性质相近时。

(2) 灵敏度。呼气中的癌症 VOC 体积浓度一般都在 10^{-6} 以下,甚至在 10^{-9} 水平,虽然可以对呼出气样品进行预处理,但浓度仍十分低,这对传感器的灵敏度有很高的要求。

目前,纳米材料可以明显地提高传感器的灵敏度,但传感器的选择性一直是研究的难点。根据传感器对癌症 VOC 检测的选择性不同,文献报道中的癌症 VOC 传感器主要可以分为选择性传感器和半选择性传感器。

16.1.3.1　选择性传感器

选择性传感器是利用具有高选择性的供体/受体结合作用,因此这类传感器的制备与使用有两个特别重要的前提。

(1) 明确进入传感器进行检测的所有组分。

(2) 目标分析物与传感器涂层的选择性结合力远远大于干扰物与涂层的结合力。

因此,利用选择性传感器进行呼出气分析来诊断癌症时,不仅要筛选出可靠又特殊的癌症 VOC,还必须了解进入传感器的杂质 VOC 的结构性质。图 16-1 所示为这类传感器的一般检测过程,分为 3 部分[13]。

(1) 呼出气样品的前处理。这里包括样品收集及选择性预富集。样品收集是尽量收集富含 VOC 的肺泡气。选择性预富集不仅能提取包括癌症 VOC 在内的多种已知成分并提高其浓度,并且可以净化样品,除去样品中一些干扰检测的杂质。因此,一个合

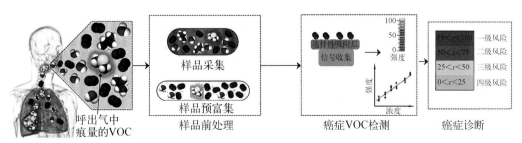

图 16-1　选择性传感器检测原理

(图片修改自参考文献[12,13])

适的预处理过程,不仅可以降低检测难度,还可以保证检测结果的准确性。

(2)癌症 VOC 的检测。选择性预富集后的样品中癌症 VOC 能被传感器表面的涂层选择性地吸附,产生电阻或频率等信号的变化,得到一个强度值。将这个强度值代入标准曲线时,可以算得癌症 VOC 在呼出气中的浓度值。

(3)癌症诊断。通过癌症 VOC 的浓度对样品提供者的身体状态进行判断,包括癌症的类型及分期。

利用选择性传感器进行呼出气分析有很高的准确性,特别适用于癌症患者的早期诊断及癌症组织生长的长期监控。虽然这种传感器在非挥发性物质的检测中已有大量的报道,但其应用于呼出气中 VOC 的检测仍有很长的路要走。其中最主要的原因是还没有找到一种可靠又有特殊结构性质的癌症 VOC。如果能找到可靠的癌症 VOC,通过合适的预处理过程及传感涂层,建立可靠的诊断方法,选择性传感器检测呼出气中癌症 VOC 的前景还是很光明的。

16.1.3.2　半选择性传感器

由表 16-1 可以发现,癌症 VOC 可以分为烃类、醇类、醛类、酮类、腈类和芳香族化合物,而且同一类中的 VOC 多数为同系物,因此人们利用几个传感元件组合成一个阵列,每个传感器分别用于检测一类中的几种 VOC。因为这种阵列中每个传感元件上的涂层不同,对不同类别 VOC 的亲和作用不同,能做到半选择性地吸附,因此这类传感器称为半选择性传感器。这种传感元件阵列,可以用于可靠地识别多组分的混合物,因此目前绝大多数呼出气分析所构建的传感器都采用了这种半选择性传感器。图 16-2 所示为半选择性传感器的检测过程,分为以下几个步骤[14]。

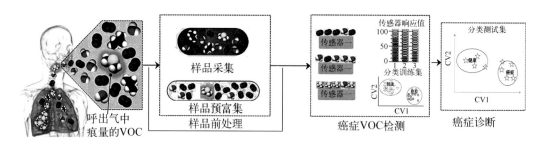

图 16-2　半选择性传感器检测原理

(图片修改自参考文献[12,14])

(1)样品前处理。样品前处理只是针对部分传感器,如湿度干扰很大时,需要前处理把水蒸气除去。但理想的传感器应该可以直接用于检测人的呼出气。

(2)呼出气分析。样品进入传感元件阵列后,每个传感器会吸附一种或几种癌症 VOC 和一些干扰的 VOC 后得到不同的信号响应。根据不同的传感元件采集到的信号值进行主成分分析后,可以得到分类训练集。

(3)癌症诊断。当一个样品用这类半选择性传感器进行检测后,处理得到的信号,看其落在哪个区域内,完成癌症诊断。

可以看出,利用半选择性传感器进行呼出气分析时,只要设计出合适的传感涂层,确定和筛选出呼出气中癌症 VOC 和杂质 VOC,就有较高的诊断准确性。传感涂层在吸附 VOC 后,会产生电学、振动频率或光学的变化,通过检测这种信号的变化,可以实现呼出气的分析。一般根据检测原理不同,可以分为电学检测、振动频率检测、光学检测和拉曼技术检测 4 种。

1) 电学检测

电学检测分为电流检测及电阻检测两类。电流检测是利用涂层中物质与目标分析物发生氧化还原反应,产生电流从而进行检测。由于呼出气中 VOC 的浓度极低,且多为不活泼的化合物,这种电流检测方法很少能应用于呼出气分析。电阻检测是利用涂层吸附目标分析物后自身的电阻发生变化而达到检测的目的。相较于电流检测,电阻检测对目标分析物的性质要求低,而且灵敏度较高,因此广泛应用于呼出气检测中。

电阻检测最重要的部分是对目标分析物的吸附,而在呼出气中的癌症 VOC 浓度极低,如何快速、灵敏地检测出吸附的癌症 VOC 是一个研究热点。纳米材料因其优异的电学和表面特性而备受关注。

基于电阻检测的呼出气传感器中最成功的当属以色列研究小组开发的一种基于金纳米颗粒的传感器[15]。图 16-3 所示为这种传感器,包括了多个不同的传感元件,分别由具有不同组成的有机涂料混合金纳米粒后作为传感涂层。在每个传感元件中,利用金纳米颗粒优异的导电性能、有机涂层作为吸附材料固定呼出气中的癌症 VOC。由于传感元件数量多而且对不同 VOC 存在明显的信号差异,该传感器已成功地应用于肺癌的诊断中。纳米材料如碳纳米管、石墨烯或其他金属纳米材料因可极大地提高传感涂层的导电性,在呼出气分析用的半选择性电阻传感器中被大量应用。虽然纳米材料被认为是吸附固定 VOC 的优异选择,但同种材料对 VOC 的吸附很难表现出差异,所以纳米材料必须先进行各种修饰。修饰后的纳米材料,不仅成本高,而且必然会降低其吸附

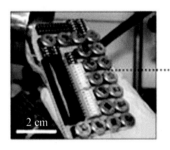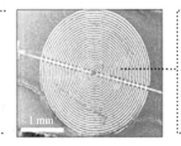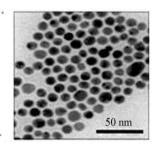

图 16-3 基于金纳米颗粒的呼出气传感器

(图片修改自参考文献[15])

能力。另外,电学传感器还受困于检测的重复性,即被传感涂层吸附后的 VOC 很难脱附离开传感器。传统的气体传感器需要在高温下进行脱附,而在呼出气分析传感器中,如何使传感涂层自清洁,也是一个研究重点。

2) 振动频率检测

当传感涂层吸附 VOC 后,整个传感器的质量会发生变化,导致振动频率发生变化,从而实现对 VOC 的质量进行精确测量[16-18]。石英微天平传感器正是利用这个原理被开发出来,成为最具代表性的振动频率传感器。这种传感器最重要的部分是石英表面的化学活性涂层。由于温度与湿度都会严重影响传感器的振动频率,干扰检测结果,用这种传感器进行检测时,需对呼出气进行预处理。

通过在石英表面固定上一层不同的金属卟啉而制备成的石英微天平传感元件阵列[19],已成功地应用于呼出气中肺癌 VOC 的检测。结果发现,制备的石英微天平传感器对呼出气中的醇类、酮类和芳香族化合物的影响极其灵敏。通过临床样品的验证,这种传感器对肺癌诊断的准确率超过 90%。但这类传感器制备过程复杂,而且抗干扰能力差,与电阻传感器一样存在检测重复性的问题,因此目前无法应用于临床。

3) 光学检测

某些 VOC 在紫外-可见光下有一定的吸收峰,在荧光下也能发光。但是,呼出气中的 VOC 种类众多,结构相似且浓度太低,利用传统的分光光度计无法进行分类检测。目前,利用光学变化对呼出气进行检测的方法只有比色传感器[20]。图 16-4 所示为这类传感器,是利用呼出气中的 VOC 与涂在传感器表面的物质反应,进而产生颜色变化(a)

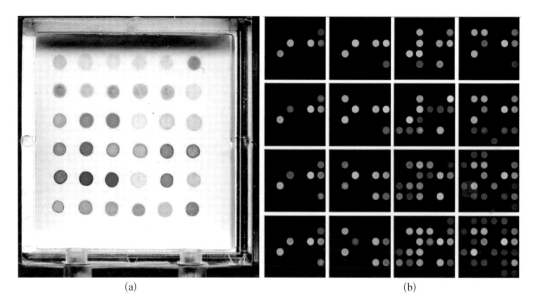

(a)   (b)

图 16-4 比色传感器

或荧光(b)。特别值得注意的是,颜色或荧光的强度,可用来对目标物进行定量检测,而不同色点的组合,可用来对目标物进行定性检测。图 16-4(b)所示从左往右分别为对二甲苯、苯乙烯、异戊二烯和己醛的定性检测,而从上往下的每一行分别为 50×10^{-9}、200×10^{-9}、350×10^{-9} 和 500×10^{-9} 的定量检测。目前,利用这种比色传感器对呼出气进行分析已成功应用于肺癌的诊断中。

虽然这种光学传感器只能对反应活性高的成分,如烯烃、醛等化合物进行检测,但如果能充分发挥设备简单、检测速度快这两个优势,则可以应用于实时实地的快速诊断。此外,这种比色传感器成本低,可以设计成一次性用品。众多的优点使这种传感器在呼出气分析中的应用前景很好。

4)拉曼技术检测

拉曼技术检测基于纳米材料制备的纳米传感器对人体呼出气中不同 VOC 响应不同区别胃癌与非胃癌患者[21]。上海交通大学崔大祥课题组首先从细胞层面探索 VOC 与胃癌的联系。随着该课题组研究的深入,研究人员利用 SPME/GC-MS 分析技术,对体外培养的胃癌细胞和胃癌患者呼出气中 VOC 进行分析研究,寻找胃癌特异性的挥发性标志物。研究人员同时探讨了胃癌细胞和胃癌患者呼出气中共同存在的挥发性标志物,用于构建胃癌早期预警和筛查方法。利用石墨烯材料与金纳米颗粒材料,该课题组开发了一种基于 SERS 的传感器。其原理如图 16-5 所示。这种传感器的表面,完全模仿了在 VOC 标志物选择时所用的固相微萃取吸附纤维的表面成分,达到对所确定的 VOC 标志物进行选择性吸附,可以提高检测的选择性,使结果更加准确。加上石墨烯上的金纳米颗粒,对 VOC 标志物的拉曼信号放大 10^5 倍以上,满足了检测所需的灵敏性。研究人员利用这种传感器对模拟呼出气样品和实际呼出气样品进行了检测。结果

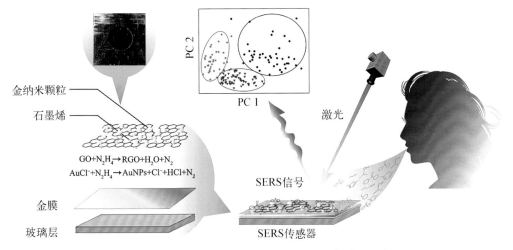

图 16-5 基于 SERS 的传感器检测原理及制备过程示意图

表明,这种方法检测速度快、使用方便,更为重要的是,这种方法不仅可以对胃癌进行早期预警,而且可以区分早期胃癌患者与晚期胃癌患者,为胃癌的治疗提供指导。通过对200例样品的分析,选择性和特异性均高于80%[22]。

16.2　纳米技术在唾液诊断中的应用

16.2.1　唾液的成分

唾液是一种无色且稀薄的液体,其中99%是水,pH值为6.6~7.1,主要包括由颌下腺、腮腺和舌下腺分泌的液体和口腔壁上许多小黏液腺分泌的黏液。作为体液中的个人信息库之一,唾液的成分与人体健康及疾病状态息息相关。唾液的成分主要分为六大类:

(1)唾液腺分泌物。主要有大量的水、蛋白质类化合物(如各种酶)以及众多的VOC小分子和代谢小分子。

(2)血液及血液衍生物。主要有牙龈或口腔出血带入的各种血中蛋白质及血细胞,还有部分DNA和RNA。

(3)微生物。主要有细菌、真菌、病毒以及它们的代谢产物。

(4)口腔内衬细胞。主要为口腔内脱落的细胞。

(5)外来物质,如食物、牙膏的残留物。

(6)其他体液,主要来自支气管和食管。

16.2.2　唾液及其在疾病早期诊断中的优势

因为其丰富的组分,唾液储存了大量的人类基因和身体状态信息,可以作为系统性检测mRNA、蛋白质和代谢小分子等的重要来源。与血液相比较,唾液成分更为简单,且唾液在口腔中经唾液腺不断分泌、更新,就像人体健康状况的一面镜子一样能不断地反映某一阶段身体状态的变化。因此,将唾液作为诊断介质受到了广泛关注。这是由于唾液有两个明显的优势[23,24]。

(1)更方便的样品收集。相较于血液与尿液,唾液的采集量及采集时间更加可控与方便。样品收集过程无创友好,不带有任何风险。通过非侵入性的方式评估健康状况和诊断疾病一直是医疗机构追求的目标。

(2)更简单的成分组成。与血、尿相比,唾液基底较为洁净,能降低基质效应产生的干扰,如血液检测中的凝聚现象和血细胞干扰。

因此,唾液在疾病诊断中具有明显的优势。唾液的组分分析方法得到了系统的研究,不仅成功应用于多种疾病特别是癌症的诊断,同时还开创了唾液组学这一新的研究领域。

16.2.3　唾液分析方法

各种唾液分析方法统称为唾液组学，主要包括唾液基因组学、唾液转录组学、唾液蛋白质组学、唾液微生物组学、唾液代谢组学。利用这些组学的研究方法，可以找到不同的疾病标志物，用于各种系统性疾病的诊断[23,24]。

16.2.4　唾液组学在癌症诊断中的应用

随着唾液组学的研究不断取得进展，科学家们在唾液中发现许多与肿瘤相关的特异性生物标志物，如表 16-1 所示。唾液诊断是早期诊断某些癌症较为实用和可靠的方法并取得了较大的成就。目前，唾液组学在癌症诊断中的应用尚处于早期研究阶段，还需要克服诸多既存障碍。可以预见，不断完善唾液诊断能为癌症诊断带来革新，特别是对癌症进行快速、可靠的大规模早期筛选和诊断[25]。然而唾液诊断也存在很大的挑战。

表 16-1　唾液标志物在癌症诊断中的应用

癌症类型	方法学	检测方法	标志物类型
口腔癌	基因组学	定量 PCR 检测	肌动蛋白 1A、内皮素受体 B
	转录组学	微阵列检测与定量 PCR 检测	白细胞介素-1、白细胞介素-8、乙酰转移酶、鸟氨酸、脱羧酶-抗酶、钙结合蛋白
	转录组学	微阵列检测与定量 PCR 检测	白细胞介素-1、白细胞介素-8、鸟氨酸、脱羧酶-抗酶、乙酰转移酶
	转录组学	定量 PCR 检测与实时 PCR 检测	miRNA-200a、miRNA-125a、miRNA-31
	蛋白质组学	ELISA 与定量 PCR 检测	白细胞介素-8
胰腺癌	转录组学	实时定量 PCR	大鼠肉瘤病毒致癌基因、甲基-结合域蛋白、顶体囊泡蛋白、磷酸甘露醇转移酶多肽
	代谢组学	毛细管电泳-质谱	亮氨酸与异亮氨酸、色氨酸、缬氨酸、谷氨酸、苯丙氨酸、谷氨酰胺、天冬氨酸
	微生物组学	微生物检测阵列	长链奈瑟菌、链球菌
肺癌	转录组学	实时定量 PCR	细胞生长因子、表皮生长因子受体、成纤维细胞生长因子、成纤维细胞生长因子受体、促乳腺癌生长调控因子
	蛋白质组学	电泳、GC-MS	钙卫蛋白、糖蛋白、触珠蛋白

（续表）

癌症类型	方法学	检测方法	标志物类型
	代谢组学	表面增强拉曼散射	癌症组织代谢产物
乳腺癌	蛋白质组学与转录组学	电泳、GC-MS	己糖-6-磷酸脱氢酶、转录蛋白、半胱氨酸蛋白酶抑制剂、碳酸酐酶

（1）标志物的选择。虽然唾液里的物质明显减少，但仍然相对复杂。从众多不同种类的化合物里，挑出容易检测、结构稳定又与癌症相关性好的标志物，仍然是一大挑战。

（2）标志物的检测。唾液中的标志物浓度低，同时存在不可避免的干扰，如何灵敏而有选择性地检测出选定的标志物，是一个很大的挑战。

（3）检测的经济性。虽然唾液诊断已经有了长足的进展，但是基于转录组学、蛋白质组学的各种检测方法都昂贵且耗时。如何能降低成本、加快检测速度，是唾液诊断在胃癌等疾病中实现早期筛查与诊断的必要条件。

16.2.5 纳米材料与唾液诊断

众多研究人员开始把研究的重点集中在各种代谢物小分子上，因为这些代谢物小分子化学性质稳定，种类众多而且浓度更高，与各种疾病的相关性高，可以作为可靠的疾病标志物用于不同疾病的诊断，特别是各种癌症的诊断[25-27]。而唾液中大量的代谢物小分子，包括氨基酸、糖类和脂肪类物质的代谢产物是理想的标志物分子。传统的色谱技术和质谱技术虽然可以用于检测这些代谢物小分子，但仍然存在很多不足，如设备昂贵、检测过程复杂及需要专业的人员，因此无法在临床上进行大规模的应用[28]。随着纳米技术的发展，唾液诊断也引入纳米技术，研究人员通过开发各种有效而简单易用的传感器，开拓了唾液诊断在临床胃癌诊断中的应用[29,30]。

上海交通大学崔大祥课题组利用 GO 与 Au NP 组合材料，制备了一种新的 SERS 传感器并建立了唾液诊断方法，可以对早期胃癌和晚期胃癌进行诊断。图 16-6 所示为在不加入任何有机稳定剂和还原剂的条件下，通过超声还原的方法合成了一种 GO 包裹 Au NP 形成的纳米卷材料（GO wrapped Au NP nanoscrolls，A/GO NS），并使用这种纳米卷结构材料制备了 SERS 传感器。这种结构特异的 A/GO NS 使 SERS 传感器在液体样品中能保持良好的稳定性，同时对液体样品中的标志物具有良好的选择吸附性和优异的 SERS 增强性能，从而可以实现对唾液样品的可靠检测。通过对 220 例实际唾液样品进行分析，发现基于这种 SERS 传感器开发的唾液诊断方法表现出良好的诊断效果，可以成功地应用于唾液诊断，从而实现早期胃癌和晚期胃癌的诊断。这种唾液诊断方法不仅操作简单、检测快速、成本低,而且还具有显著的可靠性,在临床转化上也有很大的潜力。

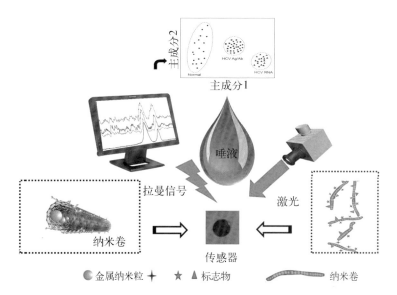

图 16-6 制备 SERS 传感器过程及对早期胃癌和晚期胃癌进行唾液诊断过程示意图

16.3 纳米技术在血液标志物检测中的应用

血液是人体最重要的体液,包含众多的疾病标志物,因此,通过检测血液中标志物的血液诊断方法是疾病诊断中的重要方法。随着纳米技术的发展,基于纳米材料的血液诊断方法在血液恶性肿瘤的诊断方面取得了重大的进展,通过建立新的检测和治疗方法,可以提高其在血液恶性肿瘤诊断中的临床应用。

血液中的游离 DNA、RNA 等遗传物质具有重要的临床意义,并且已经成为评价涉及细胞死亡或应激在内的多种临床病理的指标,包括运动、创伤、移植、感染、自身免疫性功能失调以及心血管疾病。在过去 10 年中,研究游离靶向 DNA、游离靶向 RNA 以及包括 mRNA 和微 RNA(microRNA, miRNA)在内的核酸领域已经掀起了一股浪潮,并认为是理想的癌症生物标志物,因为它们在疾病的所有阶段都有所体现,它们可以为早期诊断提供明确的目标,可以监测疗效以及提供肿瘤测序图谱信息和肿瘤动态信息,这对治疗决策是极其重要的。基于血液携带的生物标志物的癌症诊断具有许多实际意义。特别是“液体活检”技术比目前主要推行的现行“金标准”肿瘤外科组织病理检查更有优势。根据肿瘤位置,血液样本的静脉穿刺比外科手术活检的创伤性要低得多,因此降低了操作的复杂性和患者的不适感。同时也降低了成本以及允许对疾病状态进行更多的定期评估。随着PCR技术以及第二代测序技术在游离核酸诊断中的发展与应用，样品制备和实验流程已经建立并逐步完善。样本制备仍然是昂贵且复杂的，制备周期长，流程复杂以及在提取过程中有用的游离核酸大量丢失都使样本制备的困难增加。这些预分析的复杂性大大限制了游离核酸诊断的广泛应用。因此，在癌症的血液即时诊断成为现实之前，这项技术仍然需要较长时间的发展过程。利用电化学技术制备的各种传感器，可以有效地检测出血液中的各种DNA。目前，利用金纳米颗粒、碳纳米管修饰金电极制备的电化学传感器，已经实现了对血液样品中的DNA进行有效的识别和检测。

1993年科学家首次发现，miRNA可以调节细胞周期，包括细胞增殖、分化和凋亡，直接影响选择mRNA和总蛋白质进行翻译。miRNA对于化疗的细胞反应以及细胞的黏附和转移也起一定的作用，其作为肿瘤生物标志物具有光明前景。这一发现表明miRNA的水平改变与特定癌症相关联，包括肺癌、肝癌和卵巢癌，它将焦点转向miRNA的应用，其可作为一项新的、有效的诊断技术和预防措施。

人类血液（血浆或血清）中的miRNA定量一般依靠将样品总RNA进行收集和纯化然后进行反转录PCR。出于研究的目的，也有市售芯片筛查试剂盒，它们能测试人类癌症中超过184种miRNA，以及它们的靶向mRNA。然而，标准化的临床检测miRNA的转化研究十分复杂，需要优化每个所需miRNA的处理和分析。上海交通大学崔大祥课题组以DNA为模板制备得到银纳米材料，用于对血液中的miRNA进行检测，实现了对胃癌的诊断[31]。

16.4　纳米药物递送系统的临床转化

基于纳米材料的药物递送系统是实现未来个体化诊疗的潜在选择[32]，现有的技术手段已经可以在纳米颗粒外再包裹一层高分子多聚物，使得纳米材料作为载体可以同时携带多个不同的功能基团，如特异性针对某种疾病抗原的抗体、多糖、多肽等。经过修饰的纳米材料作为靶向探针引导纳米颗粒富集到特定的病变组织或病变区域，然后通过相应的成像方法可以获得病变的结构和病理信息。如果再将有关的药物分子连接到纳米材料上，就实现了靶向治疗。较小的尺寸、作为载体的通用性以及独特的"纳米特性"，都使得纳米材料在微创无创诊疗领域展现出极为广阔的应用前景。

光动力治疗是一种利用光敏剂在肿瘤组织细胞和正常组织细胞间的亲和力、滞留时间差异，用特定波长光照激活光敏剂，产生具有细胞毒性的活性氧物质，从而快速杀死肿瘤细胞的治疗方式[33]。因具有副作用小、有效、可与其他疗法协同作用、具有可重复性等优点，该治疗方式目前已经应用于临床，为难以进行传统治疗的患者提供了新的治疗机会。

光敏剂、光源和氧分子是光动力治疗的3个重要组成部分。光敏剂的光动力活性、光吸收特性、光毒性和靶向性是近年来光敏剂选择的重要因素和研究的重点。现在,卟啉衍生物、5-氨基酮戊酸(5-ALA)、酞菁类、血卟甲醚等光敏剂基本已进入临床研究阶段,具有光敏期短、单态氧产量高等优点。目前相关研究人员正在积极开展靶向性光敏剂、光源控制以及深层组织器官治疗时光传输装置、临床药物剂量的精确量化和治疗作用机制的研究,这些研究对提高癌症的临床诊疗靶向性和精准性有着重要的意义。

　　上海第九人民医院章一新教授长期致力于利用醇脂体对光敏剂 ALA 纳米递送系统的研究。醇脂体膜的柔性赋予醇脂体囊泡出色的变形能力,在进行透皮渗透时,可通过狭小的角质层细胞间隙进入皮肤深部[34]。图 16-7 所示为该课题组首次采用透射电子显微镜(TEM)直接观察到醇脂体本身在瘢痕渗透过程中的形态特征,在一定程度上阐释了醇脂体透皮药物递送的机制。醇脂体利用其脂质膜的柔性和囊泡的变形能力通过狭小的细胞间隙,携带 ALA 分子进入瘢痕组织,并在渗透过程中伴随着药物释放,从而达到较高的皮肤滞留量和渗透量。通过体外和体内实验证实,醇脂体不仅具有可靠的生物相融性,而且可有效地对 ALA 进行包覆并将其递送到目标区域,显著提高了光动力治疗效果。

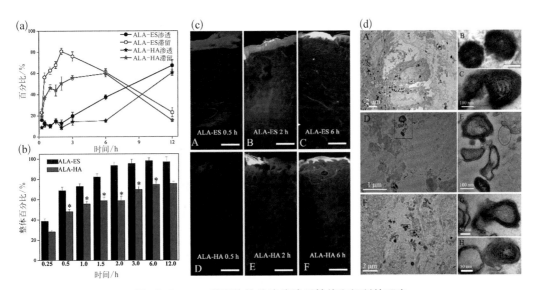

图 16-7　ALA 醇脂体体外瘢痕渗透性能和机制的研究

16.5　小结与展望

　　随着纳米诊断技术越来越多走向临床和实际应用,大量的基础研究成果预示其在药物递送、生物成像和生物传感器等方面将产生巨大优势。研究纳米毒性的根源对纳米载体安全设计有重要意义,在分子水平对纳米生物材料进行设计和质量控制是实现产业化的必由之路。为实现纳米技术的医学转化,以下两点需要解决。

1) 材料规模制备难

纳米材料的产量在实验室中可能只是克级甚至毫克级,到了工业化生产阶段可能会以"吨"计算。这种数量级的变化都需要改变相应的设备、辅料及不同的工艺参数。而工艺放大过程受设备、操作条件和工艺参数的影响很大,各成分之间的相互作用和物理状态变化程度难以预测,致使工艺放大效应很强。

2) 材料应用工艺控制难

与生物工程和化学合成不同,纳米材料在应用过程中无法用简单的方法进行监测,随工艺条件的变化,具有很大的不确定性,其应用过程中的工艺控制都无法套用传统的经验模式。特别是在大规模生产中,产品重现的关键技术环节多,需要对每个批次产品的工艺条件与理化性质进行严格监控。

参考文献

[1] Schubert J K, Miekisch W, Geiger K, et al. Breath analysis in critically ill patients: potential and limitations[J]. Expert Rev Mol Diagn, 2004, 4(5): 619-629.

[2] Rattray N J W, Hamrang Z, Trivedi D K, et al. Taking your breath away: metabolomics breathes life in to personalized medicine[J]. Trends Biotechnol, 2014, 32(10): 538-548.

[3] Badjagbo K, Sauvé S, Moore S. Real-time continuous monitoring methods for airborne VOCs[J]. TrAC Trend Anal Chem, 2007, 26(9): 931-940.

[4] Modak A S. Breath biomarkers for personalized medicine[J]. Pers Med, 2010, 7(6): 643-653.

[5] Alonso M, Sanchez J M. Analytical challenges in breath analysis and its application to exposure monitoring[J]. TrAC Trend Anal Chem, 2013, 44: 78-89.

[6] Miekisch W, Schubert J K, Noeldge-Schomburg G F E. Diagnostic potential of breath analysis - focus on volatile organic compounds[J]. Clin Chim Acta, 2004, 347(1-2): 25-39.

[7] Pang J, Feldman J, Liberman V, et al. Don't waste your breath: a study of inhaler disposal at hospital discharge for COPD patients with acute exacerbations[J]. J Gen Intern Med, 2015, 30: S144.

[8] Popov T A. Human exhaled breath analysis[J]. Ann Allerg Asthma Im, 2011, 106(6): 451-456.

[9] Novak B J, Blake D R, Meinardi S, et al. Exhaled methyl nitrate as a noninvasive marker of hyperglycemia in type 1 diabetes[J]. Proc Natl Acad Sci U S A, 2007, 104(40): 15613-15618.

[10] Buszewski B, Kesy M, Ligor T, et al. Human exhaled air analytics: Biomarkers of diseases[J]. Biomed Chromatogr, 2007, 21(6): 553-566.

[11] Khatib S, Finberg J P, Artoul F, et al. Analysis of volatile organic compounds in rats with dopaminergic lesion: Possible application for early detection of Parkinson's disease[J]. Neurochem Int, 2014, 76: 82-90.

[12] Haick H, Broza Y Y, Mochalski P, et al. Assessment, origin, and implementation of breath

volatile cancer markers[J]. Chem Soc Rev, 2014, 43(5): 1423-1449.

[13] Song G, Qin T, Liu H, et al. Quantitative breath analysis of volatile organic compounds of lung cancer patients[J]. Lung Cancer, 2010, 67(2): 227-231.

[14] Peng G, Hakim M, Broza Y Y, et al. Detection of lung, breast, colorectal, and prostate cancers from exhaled breath using a single array of nanosensors[J]. Br J Cancer, 2010, 103(4):542-551.

[15] Peng G, Tisch U, Adams O, et al. Diagnosing lung cancer in exhaled breath using gold nanoparticles[J]. Nat Nanotechnol, 2009, 4(10): 669-673.

[16] Masanobu M, Author V, Toshiyuki U. Molecular imprinting strategy for solvent molecules and its application for QCM-based VOC vapor sensing[J]. Sensor Actuat B-Chem, 2006, 113: 94-99.

[17] D'Amico A, Pennazza G, Santonico M, et al. An investigation on electronic nose diagnosis of lung cancer[J]. Lung Cancer, 2010, 68(2): 170-176.

[18] Di Natale C, Macagnano A, Martinelli E, et al. Lung cancer identification by the analysis of breath by means of an array of non-selective gas sensors[J]. Biosens Bioelectron, 2003, 18(10): 1209-1218.

[19] Ekinci K L, Roukes M L. Nanoelectromechanical systems[J]. Rev Sci Instrument, 2005, 76: 061101.

[20] Janzen M C, Ponder J B, Bailey D P, et al. Colorimetric sensor arrays for volatile organic compounds[J]. Anal Chem, 2006, 78(11): 3591-3600.

[21] Mégraud F, Lehours P. Helicobacter pylori and gastric cancer prevention is possible[J]. Cancer Detect Prev, 2004, 28(6), 392-398.

[22] Chen Y, Zhang Y, Pan F, et al. Breath analysis based on surface-enhanced Raman scattering sensors distinguishes early and advanced gastric cancer patients from healthy persons[J]. ACS Nano, 2016, 10(9): 8169-8179.

[23] Denny P, Hagen F K, Hardt M, et al. The proteomes of human parotid and submandibular/ sublingual gland salivas collected as the ductal secretions[J]. J Proteome Res, 2008, 7(5): 1994-2006.

[24] Spielmann N, Wong D T. Saliva: diagnostics and therapeutic perspectives[J]. Oral Dis, 2011, 17 (4): 345-354.

[25] Zhang X J, Feng X L, Peng Y, et al. Integrated analysis of miRNA profiling and bioinformatics reveals the potential key miRNAs in gastric cancer[J]. Cancer Res, 2015, 75: 3996-3996.

[26] Van Cutsem E, de Haas S, Kang Y K, et al. Bevacizumab in combination with chemotherapy as first-line therapy in advanced gastric cancer: A biomarker evaluation from the AVAGAST randomized phase III trial[J]. J Clin Oncol, 2012, 30(17): 2119-2127.

[27] Abate-Shen C, Shen M M. Diagnostics: the prostate-cancer metabolome[J]. Nature, 2009, 457 (7231): 799-800.

[28] Xiao H, Zhang Y, Kim Y, et al. Differential proteomic analysis of human saliva using tandem mass tags quantification for gastric cancer detection[J]. Sci Rep, 2016, 6: 22165.

[29] Andreou C, Hoonejani M R, Barmi M R, et al. Rapid detection of drugs of abuse in saliva using surface enhanced Raman spectroscopy and microfluidics[J]. ACS Nano, 2013, 7(8): 7157-7164.

[30] Chan W C, Udugama B, Kadhiresan P, et al. Patients, here comes more nanotechnology[J]. ACS Nano, 2016, 10(9): 8139-8142.

[31] Zhang J, Li C, Zhi X, et al. Hairpin DNA-templated silver nanoclusters as novel beacons in strand

displacement amplification for microRNA detection[J]. Anal Chem, 2015, 88(2): 1294-1302.

[32] Coelho J F, Ferreira P C, Alves P, et al. Drug delivery systems: Advanced technologies potentially applicable in personalized treatments[J]. EPMA J, 2010, 1(1): 164-209.

[33] Dolmans D E, Fukumura D, Jain R K. Photodynamic therapy for cancer[J]. Nat Rev Cancer, 2003, 3(5): 380-387.

[34] Zhang Z, Chen Y, Xu H, et al. 5 - Aminolevulinic acid loaded ethosomal vesicles with high entrapment efficiency for in vitro topical transdermal delivery and photodynamic therapy of hypertrophic scars[J]. Nanoscale, 2016, 8(46): 19270-19279.

17 纳米精准医学面临的挑战与前景

纳米精准医学,就是充分利用纳米技术的优势,解决精准医学面临的科学问题与技术问题,最终实现疾病的精准诊断与精准治疗,提高对患者的诊疗效率,降低疾病的发病率与死亡率。但是,到目前为止,纳米技术与精准医学的交叉融合仍面临一些挑战,需要尽快加以解决。体外纳米诊断技术,需要解决纳米材料与纳米器件的精准制备与加工问题。纳米尺度元器件的制造仍面临"卡脖子"的挑战。体内纳米诊疗技术,需要解决纳米探针及纳米机器的遥控、体内代谢、安全性与进出问题。总之,纳米技术与精准医学的整合形成的纳米精准医学,既面临一些急需攻关解决的挑战,同时又展示出美好的技术前景。

17.1 纳米精准诊疗技术的发展趋势

20 世纪 80 年代末纳米技术刚刚兴起,更多的是以在电子产品上的应用为目标,到 2000 年左右人们才意识到纳米技术在医药研究与临床应用中的重要作用。之后,各国政府为了抢占纳米生物技术与纳米医药的制高点,纷纷斥巨资推进其研发。例如,美国 2005 年宣布启动"肿瘤纳米技术"计划,成立了"肿瘤纳米技术联合会";2005—2006 年由美国国立卫生研究院(NIH)出资在美国建立了 20 个纳米医学研究中心,开展了国立卫生研究院纳米医学路线图计划(Nanomedicine Roadmap Initiative),国家癌症研究所纳米技术联盟,国家心脏、肺和血液研究所(National Heart, Lung and Blood Institute, NHLBI)纳米技术卓越项目(PEN),国家环境健康科学研究所(National Institute of Environmental Health Sciences, NIEHS)纳米健康事业计划(Nano Health Enterprise Initiative)等纳米医学重大计划,真正开展大规模、系统性的研究。此外,纳米生物技术与纳米医药的研究也成为日本、德国、英国等发达国家的新热点。据调研公司 BCC Research 在 2011 年 1 月出版的报告《纳米生物技术:应用及全球市场》(*Nanobiotechnology: Applications and Global Markets*)数据,2010 年纳米生物技术产品市场达到 193 亿美元规模,医学应用(包括药物传输和杀微生物剂)市场销售额高达 191 亿美元[1]。

美国将纳米生物医药列为突破重点,主要内容为:在分子生物学中的应用、疾病早期检测和治疗、纳米药物输送、纳米仿生、组织工程中的关键纳米技术、纳米生物器件。美国国立卫生研究院于 2005 年启动了"肿瘤纳米技术计划",旨在将纳米技术、癌症研究与分子生物医学相互结合,通过一系列研究计划,实现其在 2015 年消除癌症死亡和痛苦的目标。重点研究内容是借助纳米技术,主要包括纳米颗粒材料技术以及纳米传感器技术,形成一些新的针对恶性肿瘤的早期诊断、预警与治疗技术及纳米器件。尽管美国的"癌症纳米技术计划"远未达到最初设定的目标,但是此技术培养了一大批从事纳米技术研发的人才,并促进了纳米医学技术的发展,为美国在纳米精准医学领域占据优势地位奠定了基础。

日本是世界上较早制订纳米科技计划的国家,也是利用纳米技术发展微型机电系统的最大投资国,其实施的"纳米科技综合支援计划",意在通过最大限度地发挥各科研机关的潜在能力,组织联合公关,建设特殊研究设施,促进纳米技术研究发展。其纳米生物器件研究重点包括对体内病灶进行诊断和治疗的微纳系统、纳米仿生材料。日本政府从 2002 年起实施了"纳米医疗器械开发计划",欲开发毫米级内窥镜、能观察蛋白质活动的超精细细胞图像装置、能高效递送药物到病灶的给药系统等各种微型医疗器械,争取在 5~10 年内达到实用化水平。为此,日本政府在早稻田大学专门成立了"先端科学-健康医疗融合研究机构",政府每年投资 8 亿日元,进行纳米诊断技术与器件研发,在人工心脏、微流控系统、机器人、纳米药物支架、分子影像设备等方面处于国际领先地位[1]。

欧盟 2006 年推出了第 7 框架计划,致力于增强纳米科技的国际地位。德国提出的研究重点包括药物递送系统、生物分子操纵与探测技术、具有生物实体的纳米电子学以及生物实体界面研究与探测技术研究。目前集中研究可摧毁肿瘤细胞的纳米靶向给药系统、用于诊断受感染后人体血液中抗体形成的纳米生物传感器、用于治疗癌症和心血管疾病的纳米器件[1]。

因此,加强基于纳米材料与纳米效应的纳米生物器件的研发与积极推进其产业化,是一种国际化的趋势,将有力推动纳米精准医学的发展,对提升在纳米生物技术领域的国际地位,具有重要的现实意义和巨大的经济效益与社会效应。

纳米生物技术是指研究生命现象的纳米技术,它是纳米技术和生物学交叉渗透形成的一门新兴学科,同时涉及物理学、化学、量子学、医学、药学、材料学、电子学、计算机科学等众多领域,它在生物医药领域有着广泛的应用和产业化前景,将在疾病诊断、治疗、预防及组织器官修复、替代等方面发挥重要作用,是纳米精准医学的核心研发内容。

纳米生物技术发展迅速,在很短的时间内就取得了一系列可喜的成绩,研究成果层出不穷,有些成果已经进入或接近产业化阶段。例如,美国自国家纳米技术计划(National Nanotechnology Initiative, NNI)实施以来,在纳米技术的基础研究方面取得突破,在应用研究和产品开发方面,半导体芯片、癌症诊断、光学新材料和生物分子追踪等四大热点领域也快速发展。在疾病的探测方面,证明了磁性纳米粒子、金纳米粒子等纳米颗粒对疾病标志物的检测有更高的灵敏度[2]，对众多疾病如肿瘤的早期诊断有很大的帮助；在疾病的治疗方面，发现了以纳米颗粒为载体的药物可以减少副作用，增加病变部位靶向性。目前阿霉素脂质体纳米药物、紫杉醇的白蛋白纳米药物等[3]已经进入市场，同时还有几十个纳米药物正在进行临床试验，预期将很快进入市场销售。从目前的进展看，再过 5～10 年可望有更多的纳米检测技术与纳米药物用于临床，以挽救患者生命。例如，2010 年 3 月，美国加州理工学院等机构的研究人员成功地研发出一种微型纳米粒子，该粒子可以通过患者的血液进入肿瘤，然后释放出药物，可以精确抑制 *RRM2* 癌基因，这一结果证明 RNA 干扰（RNAi）技术的治疗方法可以在人体内起作用[4]。该研究结果发表在 *Nature* 杂志上。美国加州大学圣迭戈分校、圣塔芭芭拉分校以及麻省理工学院的科学家们研发出了纳米级的新式"鸡尾酒疗法"，该方法可同时对血液中的肿瘤细胞进行定位，并释放抗癌药物，达到消灭肿瘤的目标。崔大祥课题组与美国郭陪宣教授合作，设计制备了针对 *BRCAA1* 基因的 RNA 纳米粒子，实验证明：制备的 RNA 纳米粒子具有好的生物相容性，能够靶向体内胃癌细胞，抑制胃癌细胞的生长[5]，具有临床应用前景。

干细胞的研发一直是国际前沿热点。纳米技术与干细胞技术结合，出现一个新的研究领域，即干细胞纳米技术（stem cell nanotechnology）[6]，这也是纳米精准医学领域的一个重要研究方向。把纳米技术应用到干细胞的研究与开发过程中，可以解决干细胞研究中的一系列问题，促进干细胞技术的快速发展。干细胞分成两种，胚胎干细胞和成体干细胞。胚胎干细胞是指一类起源于胚胎，处于未分化状态，可以长期自我分化和自我更新，具有在一定条件下分化形成各种组织细胞潜能的细胞。利用 DiR 近红外荧光染料标记了鼠胚胎干细胞，利用小动物成像系统，观察到 DiR 标记的胚胎干细胞能够主动靶向识别体内的胃癌细胞，实现了体内胃癌细胞的近红外荧光成像；同时也证明 CXCR4-CXCL12 轴在胚胎干细胞靶向体内胃癌过程中起了主要作用[7]；也调查了单壁碳纳米管对胚胎干细胞的增殖与分化的影响，树形分子修饰的碳纳米管能够进入胚胎干细胞，并可刺激胚胎干细胞的生长与发育[8]。崔大祥课题组利用树形分子修饰的磁性纳米粒子，转染 *Oct4*、*Sox2*、*LIN28* 和 *Nanog* 4 种基因进入 293T 细胞，在条件培养基的培养下，成功地制备出人多潜能干细胞（诱导性多能干细胞，iPS）[9]，也收集了培养 72 h 的 iPS 细胞的培养基，与胃癌 MGC803 细胞、肝癌细胞株、乳腺癌细胞株等共培养，结果表明，胃癌细胞等的生长被抑制；也表明 iPS 细胞分泌的产物具有抑制胃癌细胞等生长的功能。研究人员也利用荧光磁性纳米粒子标记了人 iPS 细胞，经尾静脉注入荷瘤裸鼠体内，结果表明，人 iPS 细胞逐渐在荷瘤裸鼠体内胃癌细胞周围聚集，利用荧光磁性纳米粒子的特性，实现了胃癌细胞的靶向荧光成像与磁共振成像；在体外磁场作用下，利用热成像仪，测到肿瘤局部温度达到 45℃ 以上，而重要脏器可以耐受温度为 38℃，所以利用外加磁场对体内肿瘤实施磁热治疗，具有好的治疗效果[10]。制备

CXCR4 抗体修饰的金纳米棒,与人的 iPS 细胞共同孵育,观察到 CXCR4 抗体修饰的金纳米棒高效进入人的 iPS 细胞,制备荷瘤小鼠模型,经尾静脉注射负载有 CXCR4 修饰的金纳米棒的 iPS 细胞,观察到 iPS 细胞能够靶向肿瘤部位,利用金纳米棒的吸光产热特性,实现了肿瘤的光热治疗[11]。肿瘤干细胞是肿瘤转移、复发的重要原因,制备的 CD44 抗体偶联的金纳米星探针,成功地实现了胃癌干细胞的靶向光声成像、CT 成像与光热治疗[12],显著抑制了肿瘤干细胞的生长,具有临床转化价值。目前的系列进展表明,干细胞纳米技术在干细胞研究与开发方面,具有广泛的应用前景,是精准医学的一个十分重要的领域。

纳米靶向药物的研发也是精准医学的一个重要的研究领域。针对肿瘤的特异性靶点,设计制备靶向药物,可实现肿瘤的靶向成像与治疗,同时可观察治疗效果。例如,Tian 等制备了拉曼报告分子偶联的 90 nm 金纳米粒子,然后进行 PEG 修饰后,偶联抗体药物西妥昔单抗(cetuximab),制备的抗体药物金 SERS 纳米天线,实现了与肺癌细胞表皮生长因子受体(EGFR)的特异性结合,阻止了 EGF 蛋白的信号转导,显著抑制了癌细胞的增殖,同时实现了肿瘤组织边界的拉曼光谱成像与边界的确定[13]。Jesus 课题组报道了葡萄糖偶联的金纳米粒子用于肿瘤的近红外荧光成像与靶向治疗,利用多功能金纳米粒子探针实现体外与体内干扰小 RNA(siRNA)递送治疗[13,14],将金纳米棱镜用于胃肠道肿瘤的靶向光声成像[15,16],将 siRNA/RGD 偶联金纳米粒子用于肺癌的靶向成像与治疗,诱导肺癌细胞出现炎症样反应与免疫反应,呈现低剂量的 siRNA 治疗效果[17];将叶酸偶联的金纳米棒用于荧光、CT 成像指导下的增强放射治疗[18];将 BRCAA1 抗体偶联的金纳米棱镜用于胃癌的靶向光声成像与光热治疗[19];将叶酸偶联 ce6 修饰的金纳米团簇用于胃癌的靶向成像指导下的光动力学与光热治疗[20];将光敏剂偶联的金纳米囊泡用于影像指导下的光热与光动力学治疗[21]。针对肿瘤的微环境如 pH 值、ROS、乏氧等开发的纳米响应性药物,可实现肿瘤的靶向成像与化学、光动力学治疗[22-24]。

改善难溶性药物的溶解度,促进药物的吸收,提高药物的生物利用度,是药剂学领域亟待攻克的难题,而纳米技术与药剂学相结合有望加速该难题的解决,这也是纳米精准医学领域的一个重要研究方向。纳米技术的应用优势日益显现:纳米化使药物的粒度大大减小,表面积大大增加,水溶性差的药物在纳米载体中可形成较高的局部浓度,同时其水中分散性提高,可形成稳定的胶体溶液;药物的黏附性增强,在吸收部位的滞留时间延长;纳米载药系统可以提高药物的透膜能力和稳定性,有利于提高药物的生物利用度,特别是生物药剂学分类体系(BCS)Ⅱ类(低溶解度、高通透性)和Ⅳ类(低溶解度、低通透性)的药物,这一技术越来越受到国内外一些研究机构、制药公司的青睐。例如,2010 年,以色列特拉维夫大学细胞研究与免疫学部门和纳米科学及纳米技术中心的研究人员在药物运输方面获得了突破性的进展,他们发明了一种纳米载体,可以直接把化疗药物输送到肿瘤细胞,避免与正常细胞的相互作用,不仅可以提高化疗的疗效,而且可以减少化疗药物的毒副作用,提高患者的顺应性和生存质量。

纳米精准医学新的领域也会不断出现并不断提高与完善。随着纳米生物技术的发展,将不仅仅是模仿自然界现有的分子组装,而是实现更深入并有目的地控制分子结构;纳米技术重要的难点之一就是不能实实在在地看到研究对象的作用方式。例如,病毒小于光波长度,标准的光学显微镜看不到其生物结构,利用其他成像技术也很难捕捉到。美国加州大学洛杉矶分校成立的一个多学科合作研究小组,利用低温电子显微镜技术,揭示了腺病毒准确的原子分辨的三维结构和其蛋白质网络的相互作用,并且可对病毒进行修饰使其能够向病变部位递送药物,该发现为世界各地试图修饰腺病毒用于疫苗和癌症基因治疗的研究者提供了关键的结构信息。

随着化学、物理学、生物学、材料学等领域的不断进步,纳米生物技术的一些功能、纳米级的结构可以和活细胞、蛋白质兼容,可以量身定制纳米药物、纳米器械,以进行疾病的诊断和防治,这是纳米精准医学中的重要转化内容。《纳米生物技术:应用及全球市场》报告指出,未来 5 年中可能实现商业化的纳米生物技术包括药物传输、诊断、研发工具、杀微生物剂和 DNA 测序。纳米生物技术产品市场将以 9% 的年复合增长率增长,2015 年市场规模已达到 297 亿美元。纳米生物技术的医学应用市场将以 8.7% 的年复合增长率增长,2017 年已达到 342 亿美元。在研发工具市场,DNA 测序成为纳米技术的新兴市场机遇。2010 年这部分市场为 6 300 万美元,2017 年超过 3.5 亿美元,年增长率达 37%。

在不远的将来,纳米生物技术在医学临床的应用将会非常广泛,纳米药物载体应用于恶性肿瘤的靶向性治疗将成为一种新的诊疗方法,纳米基因载体将推进基因治疗的临床应用。纳米探针诊断技术和纳米磁珠细胞分离技术已在临床和生物技术产品开发中广泛应用,纳米生物材料作为人体内植入物和应用于组织工程将解决传统材料在临床应用中的许多弊端,纳米技术改造传统药物和中药加工工艺也将在很大程度上提高中医药的治疗效果。未来疾病诊断技术与治疗技术相结合是发展方向,纳米生物技术的发展将有利于尽快实现诊断与治疗技术的融合[25]。同时,采用纳米生物技术还可将化疗、基因治疗、放射治疗、细胞治疗等技术相结合,从而提高肿瘤治疗效果,而如何实现这些技术的融合则是未来的发展方向。

17.2　纳米精准诊疗技术的案例分析

我国在纳米精准医学方面,不断取得一些重大进展。我国"十五"与"十一五"期间,国家通过纳米研究国家重大科学研究计划、国家 863 计划、国家自然科学基金、国家重点实验室计划专项、国家科技基础条件平台建设以及各种人才专项等,加强了对纳米科学技术的投入,在研究所及高校成立了多个纳米研究中心,通过搭建研究平台推动我国纳米科技的发展,已初步形成了以医学、理学、工学多学科专家为核心的纳米技术研发团队。"十一五"国家 863 计划资助了纳米药物、纳米生物材料、纳米生物器件 3 个重点项目。

到目前为止,我国在纳米精准医学研究方面已处于国际先进水平,部分研究成果达到国际领先水平。在纳米药物研究方面,北京大学药学院张祥教授课题组在新型纳米药物、载药纳米脂质体的生物效应研究、载药纳米药物的制备方面取得阶段性成果,部分纳米药物制剂已获得国家食品药品监督管理总局(现国家市场监督管理总局)的批文。我国在用于组织器官修复的纳米生物材料方面也取得了重大进展,已成功制备出纳米水凝胶等制剂,并应用于口腔修复、骨缺损修复等领域,部分制剂已获得注册证书。中国科学院理化技术研究所研究人员设计合成了一系列形貌可控的介孔二氧化硅纳米载体作为模型,系统深入地研究了它们所产生的一系列细胞效应。该项成果对于全面了解纳米材料的生物安全性和建立纳米安全性防御体系具有重要的指导意义,丰富了纳米生物载体材料的研究。四川大学的魏于全院士课题组在纳米脂质体作为药物载体方面进行了大量研究,基于脂质体的多个药物(包括基因药物、小分子难溶药物)已完成GLP 安全性评价,目前已与多家国内知名药企合作,进入新药的临床批文申报阶段。在采用聚合物纳米胶束提高难溶药物水溶性方面,四川大学也取得了显著的成果,已成功研制出紫杉醇及多烯紫杉醇纳米药物,并已与国内知名药企达成了合作意向,共同开发纳米药物。上海交通大学研究人员设计制备了新型的安全性好的嵌段共聚物载体,利用此载体能够把紫杉醇等毒副作用强的化疗药物包裹在内部,外部是亲水性的基团,针对肿瘤细胞的缺氧特性,连接上缺氧诱导因子抗体,成功地实现了体内的肿瘤组织靶向成像与治疗[26]。纳米技术的快速发展,使人们合成和改进临床化疗药物的能力直接延伸到分子和原子水平,并最终达到操纵单个原子,在纳米尺度上制备具有特定活性和功能的纳米化疗药物。中国科学院高能物理研究所多学科中心"纳米生物效应与安全性重点实验室"在 2004 年首次发现内含 Gd 原子的金属富勒烯三明治纳米结构颗粒可以直接作为肿瘤的高效低毒化疗药物以来,已经从分子免疫、神经调控、干细胞分化、血管生成等诸多方面对纳米颗粒直接作为高效低毒化疗药物的药效和机制,进行了长达 6 年多的研究,在国际著名学术刊物上连续发表了一系列的研究成果,逐渐形成较大的国际影响力[27]。2010 年该所与国家纳米中心合作研究,发现可以高效低毒抑制肿瘤生长的 Gd@C82(OH)22 纳米颗粒。该纳米颗粒可以促进对顺铂耐药细胞的内吞功能,进而有效地增加肿瘤细胞内的顺铂药物浓度,该纳米颗粒容易进入细胞并通过阻断 DNA 遗传物质的复制进一步抑制耐药肿瘤细胞的繁殖。

我国在纳米快速检测领域,也取得系列重大进展。建立了系列快速检测技术原理方法,特别是基于量子点标记的层析芯片技术[28],用于系列病原体快速检测诊断,具有原创性。上海交通大学崔大祥教授课题组建立了磁性纳米粒子规模化可控制备的技术原理方法,并研发了磁性纳米粒子标记的层析试纸条与芯片[28],研发了配套的定量检测设备[29],开发的系列标志物快速检测试剂已进入临床试用与注册阶段,获得系列发明专利授权,具有原创性;研发的巨磁阻效应基础上的微流控检测芯片系统,已成功地用于SNP分型诊断[30],并已开发出手持式设备。中国科学院上海应用物理研究所和美国亚利桑那州立大学的研究人员合作发展了一种基于DNA纳米技术的三维DNA纳米结构探针,并在此基础上构建了一类新型的生物传感平台,实现了对基因和蛋白质的高性能检测。国家纳米科学中心和美国哈佛大学研究人员合作首次成功制备了石墨烯与动物心肌细胞的人造突触。该研究第一次实现了通过门电势的偏置引起同一石墨烯器件n型和p型工作模式的转变,进而在细胞电生理过程中得到了相反极性的石墨烯电导信号,充分证明了测量生物信号的电学本质。另外,该项工作建立了一维、二维纳米材料与细胞相结合的独特研究体系,将为生物电子学的研究带来新的机遇。上海交通大学研究人员利用磁性纳米粒子的巨磁阻效应与微流控芯片加工技术,设计制备了新型的巨磁阻传感器微流控芯片系统,实现了对血液中肿瘤细胞的自动捕获、分离、核酸突变快速分型检测。由于巨磁阻传感器芯片与微流控通道是分开的,此系统可以重复使用,为解决临床肿瘤实际诊断问题,提供了新的技术支撑。上海交通大学研发的磁性快速检测芯片与配套定量检测设备,解决了传统快速检测层析技术的定量问题,是快速诊断领域的突破,现已进入产业化阶段。

我国在肿瘤早期分子影像诊断领域,也取得系列重大进展。研发了系列多功能纳米探针,既实现了肿瘤早期的荧光、CT、MRI、PET、光声等多模态靶向成像,又实现了在成像同时的磁热、光热、化疗靶向治疗,并提出了"系统分子影像"的概念[31]。其中,同位素标记的RGD已进入II期临床试验。上海交通大学研究人员制备了PEG化的树形分子修饰的磁性纳米粒子,能够高效递送反义siRNA进入肿瘤细胞,下调靶基因与蛋白质的表达,实现了对肿瘤的有效治疗[32]。安全性评价表明,PEG化的树形分子修饰的磁性纳米粒子具有很好的安全性。此研究成果为进一步临床应用奠定了基础。国家纳米科学中心研究人员在不同层次上深入地开展了金纳米棒与生物体相互作用的研究。最新的研究工作发现,特定表面修饰的金纳米棒能选择性地有效杀死肿瘤细胞,通过选择性进入肿瘤细胞的线粒体,破坏线粒体的结构和功能,引起肿瘤细胞死亡;而对正常细胞和成体干细胞的结构和功能无明显影响,且成体干细胞可有效排出金纳米棒[33]。他们的研究结果对金纳米棒在生物医学领域的应用具有重要的意义。近年来,研究组建立了研究金纳米棒在生物体内分布的系统集成分析方法;实现通过改变长径比和表面设计调控其进入细胞的能力和降低细胞毒性,表面包被铂纳米晶的金纳米棒具有很强的类酶活性,可应用于酶联免疫分析。此外,还编制了金纳米棒表征的国家标准(GB/T 24369.1-2009),研制了金纳米棒国家标准样品(GSB 02-2629-2010)。上海交通大学研究人员利用DNA片段与自组装技术,制备了一维、二维和三维的金纳米棒阵列,实现了对核酸的超敏感检测。他们还利用树形分子取代金纳米棒表面的CTAB毒性分子,成功地制备出安全性好的RGD连接的树形分子修饰的金纳米棒,利用其吸收近红外光特性,实现了靶向体内肿瘤血管并破坏肿瘤血管、杀灭肿瘤细胞、延长荷瘤鼠的生存时间[34];也首次证明制备的金纳米棒具有增强放射治疗敏感性的功能[35]。这些系列研究成果为金纳米棒在肿瘤早期探测、分子影像与靶向治疗等方面的潜在应用打下了良好基础。

纳米生物材料在组织器官的修复方面具有广阔的应用前景,四川大学、北京大学、中国科学院上海硅酸盐研究所、华南理工大学、西南交通大学、华中科技大学等单位在该领域进行了大量且深入的研究,已建立了相关纳米技术平台和纳米生物材料中试生产车间。同时,四川大学的研究人员还开发了一种可注射的水凝胶,该材料在预防术后组织器官粘连方面具有优异的效果。

17.3　纳米精准医学面临的挑战

纳米精准医学,如同新出现的领域一样,面临很多挑战。众所周知,人体是一个复杂的系统,神经网络系统遍布全身,分子、细胞、组织与器官之间的协调作用,维护了身体功能的正常运转。纳米材料、纳米探针、纳米药物以及纳米器件等进入人体后,在实现其功能的同时,如何影响人体器官、细胞及组织的功能,需要大量的研究来证实,这是一个巨大的挑战。纳米材料、纳米探针、纳米药物以及纳米器件进入人体后,到达相应的治疗部位,但大量的研究表明,虽然大部分纳米材料及器件到达了治疗部位,仍然有少部分纳米材料到达其他部位。这少部分纳米材料和器件是如何影响其他部位的功能的,目前还不清楚,仍需要大量的研究来证实其有害还是无害、影响是正面的还是负面的,体内的安全性仍面临争议[35]。还缺少系统的实验与理论方法定量地研究纳米材料及器件等的结构、力学、形变等,建立理论模型同样也面临巨大的挑战。

纳米精准医学需要大量的精准纳米材料、精准纳米探针、精准纳米药物、精准纳米器件、精准智能仪器。体外诊断的纳米材料及纳米机器对人体无影响,但是进入人体的纳米探针与纳米机器如何实现精准制造、规模化制备,也是巨大的技术挑战。分子印刷、自组装、软蚀刻以及原子力操纵可以实现部分制造功能,如何实现精准组装也是一个巨大的挑战。纳米材料、纳米探针、纳米器件等是创新性很强的新生事物,如何建立统一的制造标准,如何建立科学合理的评价标准,并得到全世界的认可,也是一个巨大的挑战。

精准医学是建立在基因测序与生物信息学技术的基础上。如何快速实现基因测序,是一个巨大的挑战。到目前为止,测序技术已进入第三代。纳米孔测序已从梦想变成了现实,但是仍存在一些挑战。如何制备出带有数万个纳米孔的薄膜,在核酸片段通过时快速鉴定每一个碱基?如何快速记录每一个碱基的电信号?总之,纳米技术与测序技术结合,必将会改变传统的测序模式,增加测序效率。在不远的将来,手持式的纳米测序芯片将进入医院和科研机构,并改变疾病的诊疗模式。

17.4　纳米精准医学的技术前景

纳米精准医学是充分利用纳米技术的优势解决精准医学中面临的科学问题与技术问题,实现疾病的精准诊断与精准治疗。特别是微纳制造技术驱动了诊疗技术向智能化、自动化、微型化、个性化方向发展。纳米材料如石墨烯、碳纳米管、量子点、金纳米棱镜、金纳米团簇等新一代材料和纳米技术驱动生物医用材料向高性能、高生物相容性、可诱导分化生长方向发展;纳米探针的设计与制造使得分子影像更精准,实现肿瘤等的精准诊断、诊疗一体化、精准治疗;纳米材料与心脑血管支架结合,通过表面修饰、自组装处理等,使得支架具有更好的生物相容性、更好的柔韧性、更符合生理要求;纳米技术与中药结合,实现了中药纳米化处理,可显著提高中药的水溶性、安全性及药效;特别是DNA 纳米技术与 RNA 纳米技术的发展,使得安全、高效的纳米药物能够被开发出来;纳米技术与化学药物的结合,可解决药物的溶解性与安全性等问题;纳米技术与测序技术结合,可开发新一代纳米测序技术,形成核心的纳米测序仪器与关键性的前沿技术,自主研发产品与创新的能力将会显著提高,可解决不依赖进口的问题,形成自主的核心竞争力。

总之,纳米技术与精准医学结合形成的纳米精准医学具有突出的技术优势,展现出巨大的应用前景。纳米精准医学的稳步发展,必将产生巨大的经济效益与社会效益,改变我们的世界,使我们的生活更加美好。

参考文献

[1] 庞代文,蒋兴宇,黄卫华.纳米生物检测[M].北京:科学出版社,2014:20-89.

[2] Liu B, Jia Y, Ma M, et al. High throughput SNP detection system based on magnetic nanoparticles separation[J]. J Biomed Nanotechnol, 2013, 9(2): 247-256.

[3] Song H, He R, Wang K, et al. Anti-HIF-1α antibody-conjugated pluronic triblock copolymers encapsulated with paclitaxel for tumor targeting therapy [J]. Biomaterials, 2010, 31 (8): 2302-2312.

[4] Davis M E, Zuckerman J E, Choi C H J, et al. Evidence of RNAi in humans from systemically administered siRNA via targeted nanoparticles[J]. Nature, 2010, 464(7291): 1067-1070.

[5] Cui D X, Zhang C L, Liu B, et al. Regression of gastric cancer by systemic injection of RNA nanoparticles carrying both ligand and siRNA[J]. Sci Rep, 2015, 5: 10726.

[6] Wang Z, Ruan J, Cui D X. Advances and prospect of nanotechnology in stem cells[J]. Nanoscale Res Lett, 2009, 4(7): 593-605.

[7] Ruan J, Song H, Li C, et al. DiR-labeled embryonic stem cells for targeted imaging of in vivo gastric cancer cells[J]. Theranostics, 2012, 2(6): 618-628.

[8] Ruan J, Shen J, Wang Z, et al. Efficient preparation and labeling of human induced pluripotent

stem cells by nanotechnology[J]. Int J Nanomed, 2011, 6: 425-435.

[9] Li C, Ruan J, Yang M, et al. Human induced pluripotent stem cells labeled with fluorescent magnetic nanoparticles for targeted imaging and hyperthermia therapy for gastric cancer[J]. Cancer Biol Med, 2015, 12(3): 163-174.

[10] Ruan J, Ji J J, Song H, et al. Fluorescent magnetic nanoparticle-labeled mesenchymal stem cells for targeted imaging and hyperthermia therapy of in vivo gastric cancer[J]. Nanoscale Res Lett, 2012, 7: 309.

[11] Liu Y L, Yang M, Zhang J P, et al. Human induced pluripotent stem cells for tumor targeted delivery of gold nanorods and enhanced photothermal therapy[J]. ACS Nano, 2016, 10(2): 2375-2385.

[12] Liang S J, Li C, Zhang C L, et al. CD44v6 monoclonal antibody-conjugated gold nanostars for targeted photoacoustic imaging and plasmonic photothermal therapy of gastric cancer stem-like cells [J]. Theranostics, 2015, 5(9): 970-984.

[13] Conde J, Bao C, Cui D X, et al. Antibody-drug gold nanoantennas with Raman spectroscopic fingerprints for in vivo tumour theranostics[J]. J Control Release, 2014, 183: 87-93.

[14] Han J S, Zhang J J, Yang M, et al. Glucose-functionalized Au nanoprisms for optoacoustic imaging and near-infrared photothermal therapy[J]. Nanoscale, 2016, 8: 492-499.

[15] Conde J, Ambrosone A, Sanz V, et al. Design of multifunctional gold nanoparticles for in vitro and in vivo gene silencing[J]. ACS Nano, 2012, 6(9): 8316-8324.

[16] Bao C, Beziere N, del Pino P, et al. Gold nanoprisms as optoacoustic signal nanoamplifiers for in vivo bioimaging of gastrointestinal cancers[J]. Small 2013, 9: 68-74.

[17] Conde J, Tian F, Hernández Y, et al. In vivo tumor targeting via nanoparticle-mediated therapeutic siRNA coupled to inflammatory response in lung cancer mouse models [J]. Biomaterials, 2013, 34(31): 7744-7753.

[18] Huang P, Bao L, Zhang C L, et al. Folic acid-conjugated silica-modified gold nanorods for X-ray/CT imaging-guided dual-mode radiation and photo-thermal therapy[J]. Biomaterials, 2011, 32: 9796-9809.

[19] Bao C C, Conde J, Pan F, et al. Gold nanoprisms as a hybrid in vivo cancer theranostic platform for in situ photoacoustic imaging, angiography and localized hyperthermia[J]. Nano Res, 2016, 9(4): 1043-1056.

[20] Zhang C L, Li C, Liu Y L, et al. Gold nanoclusters-based nanoprobes for simultaneous fluorescence imaging and targeted photodynamic therapy with superior penetration and retention behavior in tumors[J]. Adv Funct Mater, 2015, 25: 1314-1325.

[21] Lin J, Wang S, Huang P, et al. Photosensitizer-loaded gold vesicles with strong plasmonic coupling effect for imaging-guided photothermal/photodynamic therapy[J]. ACS Nano, 2013, 7(6): 5320-5329.

[22] Hou W X, Zhao X, Qian X Q, et al. pH-sensitive self-assembling nanoparticles for tumor near-infrared fluorescence imaging and chemo-photodynamic combination therapy[J]. Nanoscale, 2016, 8(1): 104-116.

[23] Yue C X, Zhang C L, Alfranca G, et al. Near-infrared light triggered ROS-activated theranostic platform based on Ce6 - CPT-UCNPs for simultaneous fluorescence imaging and chemo-photodynamic combined therapy of lung cancer[J]. Theranostics, 2016, 6(4): 456-469.

[24] Yue C, Liu P, Zheng M, et al. IR-780 dye loaded tumor targeting theranostic nanoparticles for

NIR imaging and photothermal therapy[J]. Biomaterials，2013，34：6853-6861.

[25] Zheng M，Yue C，Ma Y，et al. Single-step assembly of DOX/ICG loaded lipid-polymer nanoparticles for highly effective chemo-photothermal combination therapy[J]. ACS Nano，2013，7：2056-2067.

[26] Yang Y M，Yue C X，Han Y，et al. Tumor-responsive small molecule self-assembled nanosystem for simultaneous fluorescence imaging and chemotherapy of lung cancer[J]. Adv Fun Mater，2016，26：8735-8745.

[27] Liu Y，Chen C Y，Qian P X，et al. Gd-metallofullerenol nanomaterial as non-toxic breast cancer stem cell-specific inhibitor[J]. Nat Comm，2015，6：5988.

[28] Zhang X Q，Li D，Wang C，et al. A CCD-based reader combined quantum dots-labeled lateral flow strips for ultrasensitive quantitative detection of anti-HBs antibody[J]. J Biomed Nanotechnol，2012，8：372-379.

[29] Zhnag X Q，Jiang L，Zhang C L，et al. A silicon dioxide modified magnetic nanoparticles-labeled lateral flow strips for HBs antigen[J]. J Biomed Nanotechnol，2011，7：776-781.

[30] Lei H M，Wang K，Ji X J，et al. Contactless measurement of magnetic nanoparticles on lateral flow strips using tunneling magnetoresistance（TMR）sensors in differential configuration[J]. Sensors，2016，16：2130.

[31] Zhi X，Deng M，Yang H，et al. A novel HBV genotypes detecting system combined with microfluidic chip，loop-mediated isothermal amplification and GMR sensors [J]. Biosens Bioelectron，2014，54：372-377.

[32] Kasianowicz J J，Brandin E，Branton D，et al. Characterization of individual polynucleotide molecules using a membrane channel [J]. Proc Natl Acad Sci U S A，1996，93（24）：13770-13773.

[33] Hou Y F，Wang K，Xiao K，et al. Smartphone-based dual-modality imaging system for quantitative detection of color or fluorescent lateral flow immunochromatographic strips [J]. Nanoscale Res Lett，2017，12：291.

[34] Pan B F，Cui D X，Ozkan C S，et al. DNA-templated ordered array of gold nanorods in one and two dimensions[J]. J Physical Chem C，2005，111：12572-12576.

[35] Pelaz B，Alexiou C，Alvarez -Puebla R A，et al. Diverse applications of nanomedicine[J]. ACS Nano，2017，11：2313-2381.

缩　略　语

英文缩写	英文全称	中文全称
AFM	atomic force microscope	原子力显微镜
AFP	α-fetoprotein	甲胎蛋白
AgBr	silver bromide	溴化银
$AgNO_3$	silver nitrate	硝酸银
ALK	anaplastic lymphoma kinase	间变性淋巴瘤激酶
AMP	amphetamine	安非他明
AMR	anisotropic magnetoresistance	各向异性磁阻
AQP0	aquaporin 0	水通道蛋白 0
ARMS	amplification refractory mutation system	扩增受阻突变系统
BARC	Bead Array Counter	磁粒子计数阵列
CA	carbohydrate antigen	糖类抗原
CagA	cytotoxin-associated gene A	细胞毒素相关基因 A
CCD	charge-coupled device	电荷耦合器件
CEA	carcinoembryonic antigen	癌胚抗原
cfDNA	circulating cell-free DNA	循环游离 DNA
CIP	current-in-plane	面内电流
CK-MB	creatine kinase isoenzyme	肌酸激酶同工酶
CK	cytokeratin	细胞角蛋白
LSCM	laser scanning confocal microscope	激光扫描共聚焦显微镜
CMOS	complementary metal oxide semiconductor	互补金属氧化物半导体
CMR	colossal magnetoresistance	庞磁阻
COC	cocaine	可卡因
Co	cobalt	钴
CTAB	cetyltrimethylammonium bromide	十六烷基三甲基溴化铵
CTC	circulating tumor cells	循环肿瘤细胞

（续表）

英文缩写	英文全称	中文全称
ctDNA	circulating tumor DNA	循环肿瘤 DNA
CTM	circulating tumor microemboli	循环肿瘤微栓子
cTnI	cardiac troponin I	心肌肌钙蛋白 I
cTnT	cardiac troponin T	心肌肌钙蛋白 T
Cu	copper	铜
CV	coefficient of variation	变异系数
dPCR	digital PCR	数字 PCR
DICM	differential interference contrast microscope	微分干涉相差显微镜
DTC	disseminated tumor cells	播散肿瘤细胞
ECL	electrochemiluminescence	电化学发光
EGFR	epidermal growth factor receptor	表皮生长因子受体
EMT	epithelial-mesenchymal transition	上皮-间质细胞转化
Ep-CAM	epithelial cell adhesion molecule	上皮细胞黏附分子
EPR	enhanced permeability and retention effect	高通透性和滞留效应
ESR1	estrogen receptor 1	雌激素受体 1
FAST	fiber array scanning technology	光纤阵列扫描术
FCM	flow cytometry	流式细胞术
Fe	iron	铁
GMI	giant magnetoimpedance	巨磁阻抗
GMR	giant magnetoresistance	巨磁阻
GSTP1	glutathione S-transferase Pi 1	谷胱甘肽 S-转移酶 P1
GTP	guanosine triphosphate	三磷酸鸟苷
HAuCl$_4$	chloroauric acid	氯金酸
HBeAg	hepatitis B e antigen	乙型肝炎 e 抗原
HBsAg	hepatitis B surface antigen	乙型肝炎表面抗原
HBV	hepatitis B virus	乙型肝炎病毒
HCG	human chorionic gonadotropin	人绒毛膜促性腺激素
HER2	human epidermal growth factor receptor 2	人表皮生长因子受体 2
HIV	human immunodeficiency virus	人类免疫缺陷病毒
HP	*Helicobacter pylori*	幽门螺杆菌

英文缩写	英文全称	中文全称
HSV	herpes simplex virus	单纯疱疹病毒
ICC	immunocytochemistry	免疫细胞化学法
IgG	immunoglobulin G	免疫球蛋白 G
IMS	immunomagnetic separation	免疫磁性分离
KOH	potassium hydroxide	氢氧化钾
KRAS	kirsten rat sarcoma viral oncogene	鼠类肉瘤病毒癌基因
LED	light emitting diode	发光二极管
LH	luteinizing hormone	黄体生成素
LSC	laser scanning cytometry	激光扫描细胞计量仪
LSP	localized surface plasmon	局域表面等离激元
LSPR	localized surface plasmon resonance	局域表面等离激元共振
MAP	methamphetamine	甲基苯丙胺
MI	molecular imaging	分子影像学
MOP	morphine	吗啡
MRAM	magnetic random access memory	磁随机存取存储器
MRI	magnetic resonance imaging	磁共振成像
MR	magnetoresistance	磁阻
mRNA	messenger RNA	信使 RNA
MSH2	mutS homolog 2	DNA 错配修复蛋白 2
NGS	next-generation sequencing	下一代测序
Ni	nickel	镍
NRL	Naval Research Laboratory	美国海军研究实验室
OMR	ordinary magnetoresistance	常磁阻
PCR	polymerase chain reaction	聚合酶链反应
Pd	palladium	钯
PET	positron emission tomography	正电子发射断层成像
PMR	powder magnetoresistance	顺行磁阻
PSA	prostate specific antigen	前列腺特异性抗原
PSP	propagating surface plasmon polariton	传导的表面等离激元
Pt	platinum	铂

（续表）

英文缩写	英文全称	中文全称
RASSF1A	ras association domain-containing family protein 1 isoform A	ras 相关结构域家族蛋白 1 异构体 A
RT-PCR	reverse transcription-polymerase chain reaction	反转录聚合酶链反应
Ru	ruthenium	钌
RV	rubella virus	风疹病毒
SAF	synthetic antiferromagnetic	合成反铁磁
SDT	spin dependent tunneling	自旋相关隧道效应
SEM	scanning electron microscope	扫描电子显微镜
SERS	surface enhanced Raman scattering	表面增强拉曼散射
SiO_2	silicon dioxide	二氧化硅
SPECT	single-photon emission computed tomography	单光子发射计算机断层成像
SPM	scanning probe microscope	扫描探针显微镜
SP	surface plasmon	表面等离激元
STED	stimulated emission depletion microscopy	受激发射损耗显微术
STM	scanning tunneling microscope	扫描隧道显微镜
STORM	stochastic optical reconstruction microscopy	随机光学重建显微法
Super-ARMS	super amplification refractory mutation system	超级扩增受阻突变系统
TAC1	tachykinin-1	速激肽 1
TIE	transport-of-intensity equations	基于强度传输方程
TIMP3	tissue inhibitor of metalloproteinase 3	组织金属蛋白酶抑制剂 3
TIRF	total internal reflection fluorescence microscope	全内反射荧光显微镜
TMR	tunnel magnetoresistance	隧道磁阻
tRNA	transfer ribonucleic acid	转运 RNA
Wi-Fi	wireless fidelity	无线保真
CT	computed tomography	计算机断层成像

索　引

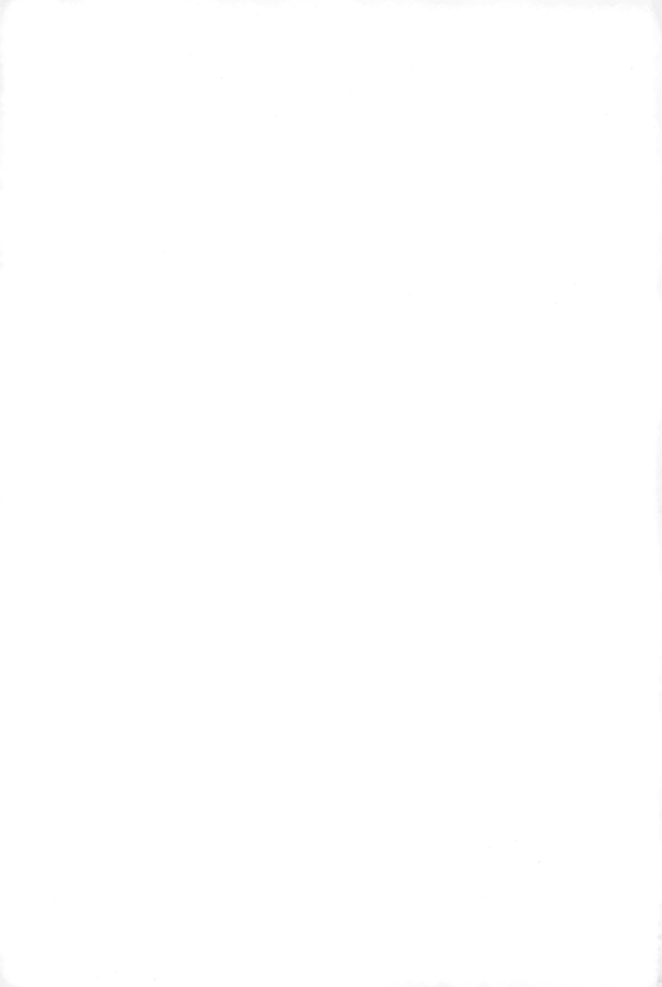